普通高等教育中医药类"十三五"规划教材

全国普通高等教育中医药类精编教材

U0188247

中 医 内 科 学

（第 3 版）

（供中医学、中西医临床医学等专业用）

主 编

余小萍　方祝元

副主编

黄礼明　谢春光　王　健

史　伟　张琳琪　王茂泓

主 审

蔡　淦　田德禄

上海科学技术出版社

图书在版编目（ＣＩＰ）数据

中医内科学 / 余小萍,方祝元主编. —3 版. 一上海:上海科学技术出版社,2018.5(2024.1 重印)
普通高等教育中医药类"十三五"规划教材　全国普通高等教育中医药类精编教材
ISBN 978 - 7 - 5478 - 3944 - 7

Ⅰ. ①中… Ⅱ. ①余… ②方… Ⅲ. ①中医内科学 - 高等学校 - 教材　Ⅳ. ①R25

中国版本图书馆 CIP 数据核字(2018)第 056899 号

中医内科学(第 3 版)
主编　余小萍　方祝元

上海世纪出版(集团)有限公司
上海 科 学 技 术 出 版 社　出版、发行
(上海市闵行区号景路 159 弄 A 座 9F - 10F)
邮政编码 201101　　www.sstp.cn
常熟市兴达印刷有限公司印刷
开本 787×1092　1/16　印张 26
字数 600 千字
2006 年 8 月第 1 版
2018 年 5 月第 3 版　2024 年 1 月第 21 次印刷
ISBN 978 - 7 - 5478 - 3944 - 7/R · 1584
定价: 48.00 元

普通高等教育中医药类"十三五"规划教材
全国普通高等教育中医药类精编教材

普通高等教育中医药类"十三五"规划教材
全国普通高等教育中医药类精编教材

普通高等教育中医药类"十三五"规划教材
全国普通高等教育中医药类精编教材

新中国高等中医药教育开创至今历六十年。一甲子朝花夕拾，六十年砥砺前行，实现了长足发展，不仅健全了中医药高等教育体系，创新了中医药高等教育模式，也培养了一大批中医药人才，履行了人才培养、科技创新、社会服务、文化传承的职能和使命。高等中医药院校的教材作为中医药知识传播的重要载体，也伴随着中医药高等教育改革发展的进程，从少到多，从粗到精，一纲多本，形式多样，始终发挥着至关重要的作用。

上海科学技术出版社于1964年受国家卫生部委托出版全国中医院校试用教材迄今，肩负了半个多世纪的中医院校教材建设和出版的重任，产生了一大批学术深厚、内涵丰富、文辞隽永、具有重要影响力的优秀教材。尤其是1985年出版的全国统编高等医学院校中医教材(第五版)，至今仍被誉为中医教材之经典而蜚声海内外。

2006年，上海科学技术出版社在全国中医药高等教育学会教学管理研究会的精心指导下，在全国各中医药院校的积极参与下，组织出版了供中医药院校本科生使用的"全国普通高等教育中医药类精编教材"(以下简称"精编教材")，并于2011年进行了修订和完善。这套教材融汇了历版优秀教材之精华，遵循"三基""五性""三特定"的教材编写原则，同时高度契合国家执业医师考核制度改革和国家创新型人才培养战略的要求，在组织策划、编写和出版过程中，反复论证，层层把关，使"精编教材"在内容编写、版式设计和质量控制等方面均达到了预期的要求，凸显了"精炼、创新、适用"的编写初衷，获得了全国中医药院校师生的一致好评。

2016年8月，党中央、国务院召开了新世纪以来第一次全国卫生与健康大会，印发实施《"健康中国2030"规划纲要》，并颁布了《中医药法》和《〈中国的中医药〉白皮书》，把发展中医药事业作为打造健康中国的重要内容。实施创新驱动发展、文化强国、"走出去"战略以及"一带一路"倡议，推动经济转型升级，都需要中医药发挥资源优势和核心作用。面对新时期中医药"创新性发展，创造性转化"的总体要求，中医药高等教育必须牢牢把握经济社会发展的大势，更加主动地服务和融入国家发展战略。为此，精编教材的编写将继续秉持"为院校提供服务、为行业打造精品"的工作要旨,在全国中医院校中广泛征求意见,多方听取要求,全面汲取经验,经过近一年的精心准备工作,在"十三五"开局之年启动了第三版的修订工作。

本次修订和完善将在保持"精编教材"原有特色和优势的基础上,进一步突出"经典、精炼、新颖、实用"的特点,并将贯彻习近平总书记在全国卫生与健康大会、全国高校思想政治工作会议等系列讲话精神,以及《国家中长期教育改革和发展规划纲要(2010—2020)》《中医药发展战略规划纲要(2016—2030年)》和《关于医教协同深化中医药教育改革与发展的指导意见》等文件要求,坚持高等教育立德树人这一根本任务,立足中医药教育改革发展要求,遵循我国中医药事业发展规律和中医药教育规律,深化中医药特色的人文素养和思想情操教育,从而达到以文化人、以文育人的效果。

同时,全国中医药高等教育学会教学管理研究会和上海科学技术出版社将不断深化高等中医药教材研究,在新版精编教材的编写组织中,努力将教材的编写出版工作与中医药发展的现实目标及未来方向紧密联系在一起,促进中医药人才培养与"健康中国"战略紧密结合起来,实现全程育人、全方位育人,不断完善高等中医药教材体系和丰富教材品种,创新、拓展相关课程教材,以更好地适应"十三五"时期及今后高等中医药院校的教学实践要求,从而进一步地提高我国高等中医药人才的培养能力,为建设健康中国贡献力量!

教材的编写出版需要在实践检验中不断完善,诚恳地希望广大中医药院校师生和读者在教学实践或使用中对本套教材提出宝贵意见,以敦促我们不断提高。

全国中医药高等教育学会常务理事、教学管理研究会理事长

胡鸿毅

2016 年 12 月

中医内科学是中医学临床课程之首，是中医基础理论课程与临床各学科课程的桥梁，具有承上启下的作用，历来为人们所重视。在源远流长的中医药发展过程中，中医内科学逐渐形成了完整的理论体系，有效地指导着临床实践。

全国普通高等教育中医药类精编教材《中医内科学》第 3 版，是在 2013 年 1 月第 2 版的基础上经过修订编写而成。本着精益求精的精神，本教材编委会对前一版教材进行了充分讨论，在保持前一版教材特色的基础上，突出精编教材应有的"经典、精练、新颖、实用"的特点，体现继承和发展的统一。

本次修订的内容主要有：一是对总论的修改；二是对各论的编排次序进行了调整，根据脏腑、气血津液、肢体经络的生理特点及病机变化，将内科病证分为七章；三是补充了心衰和肥胖两个章节；四是对历史沿革、病因病机、诊断、鉴别诊断、辨证论治和临证要点等方面进行适当的修改；五是更新了中医内科学现代研究的参考文献。

本教材共分总论和各论两部分。总论部分列有三个方面的内容，其一为中医内科学发展简史，介绍中医内科学发生、发展的轨迹及代表人物、著作和学术观点；其二为中医内科学基础，包括病因学、病机学、分类学、治疗学；其三为中医内科临证方法及病历书写，是内科临床基本功，必须掌握。各论分七章，按肺系、心脑系、脾胃系、肝胆系、肾膀胱系、气血津液、肢体经络病证顺序排列，介绍了 53 个常见病证及其附属疾病的概念、病因病机、诊断、相关检查、鉴别诊断、辨证论治、转归预后、临证要点，并附古代文献摘要和现代文献推介等。本教材还附有方剂，以备查阅。

本教材由余小萍、方祝元为主编，蔡淦、田德禄为主审，由主编、副主编负责统稿审修。本教材中肺痿、汗证、痰饮由余小萍撰写；总论、胸痹心痛、眩晕由方祝元撰写；中风、癫狂、痉证由王健撰写；哮病、肺胀、血证由黄礼明撰写；消渴、瘿病、肥胖由谢春光撰写；痢疾、便秘、胃痛（附吐酸、嘈杂）由王茂泓撰写；癃闭、淋证（附尿浊）由张琳琪撰写；疟疾、腰痛由史伟撰写；虚劳、内伤发热由汲泓撰写；头痛、痴呆、郁证由田军彪撰写；痹证、痿证由刘健撰写；水肿、关格由何泽云撰写；颤证、痫病由张丽萍撰写；痞满、呃逆、腹痛由窦丹波撰写；鼓胀、积聚、厥证由吕书勤撰写；咳嗽、喘证、肺痨由林琳撰写;癌病由宋爱英撰写;感冒、泄泻、呕吐由李雁撰写;阳痿(附遗精)由冷伟撰写;噎膈(附反胃)由周亚娜撰写;心悸、不寐(附健忘、多寐)由张红霞撰写;黄疸、胁痛由陈四清撰写;心衰由孙丽霞撰写;肺痈由沈若冰撰写。

　　本教材在编写过程中,编委会各位专家克服困难,不辞辛苦,同时也得到了所在院校的大力支持,对此深表谢意!

　　本次修订,主要是在精编教材《中医内科学》第2版基础上进行的,其中仍保留了第1版和第2版作者的辛勤工作成果,在此对他们亦表示衷心感谢!

　　由于编者学识所限,本教材编写和修订中难免有疏漏或不足之处,恳请各院校在使用过程中提出宝贵意见,为中医内科学教学质量的不断提高而努力。

《中医内科学》编委会

2018 年 1 月

总　　论

各　　论

总　　论

中医内科学，古称"大方脉"，是运用中医学理论阐述内科所属病证的病因病机、证治规律、预后转归、康复调摄等，并采用中药治疗为主的一门临床学科。

中医内科学是连接中医基础理论课与临床各学科的桥梁课程，系统地反映了中医辨证论治的内容，具有承上启下的作用。基础理论知识只有经过中医内科学的进一步讲授和临床实践，才能深入理解和掌握；临床各学科则必须以内科学作基础，才能更好地熟悉本学科的特点和技能，因此中医内科学被认为是中医学临床学科的主干课程。

第一章 中医内科学发展简史

导学

本章主要介绍了中医内科学发展的历史沿革、主要学术成就、有影响的著作和代表性人物、学术流派，以及历代中医内科学发展的主要特点。

学习重点：历代中医内科学的主要学术成就，有影响的内科学著作、代表性人物、主要学术流派。

学习要求：

(1) 掌握中医内科学历代的主要学术著作、代表性人物及重要学术流派。

(2) 熟悉中医内科学的主要发展成就及主要学术特点。

(3) 了解中医内科学发展的历史沿革。

中医内科学的形成和发展源远流长，自殷商肇基以来，历经三千余年的不断实践与总结，逐步形成了相对独立的临床学科体系。

一、萌芽阶段（春秋战国以前）

原始社会时期，人们在生产斗争的同时便开始了原始的医药活动，随着医药活动的增加，中医内科学开始萌芽。早在殷商的甲骨文中，已经有了"疾首""疾腹""疾言""疟疾""蛊"等内科病证的记载，并采用按摩和药物等方法治疗。商代伊尹创制的"汤液"就是中医内科治疗疾病的主要方法。据《周礼·天官》记载，当时的宫廷医生已有疾医、食医、疡医、兽医之分，其中的疾医可谓是最早的内科医生。

二、奠基阶段（春秋战国到秦汉时期）

殷周之际出现的阴阳五行学说是朴素的唯物主义学说，至春秋战国时代，则被广泛用于阐述和解释一切自然现象，并被中医学所采纳，以此探讨和认识人体生理病理现象，从而促进了中医学的发展，为中医学奠定了比较坚实的理论基础。这时期出现了《脉法》《五十二病方》《治百病方》《足臂十一脉灸经》《阴阳十一脉灸经》等医学著作，而成书于秦汉之间的《黄帝内经》则是一部划时代的医学巨著。

《黄帝内经》包括《素问》《灵枢》两部分，共18卷，各81篇。其基本理论可概括为：① 强调整体观念：人体是一个有机的整体，人的健康和病态与自然环境有一定的关系。② 将阴阳五行学说贯穿于生理、病理、诊断及治疗等各个方面，摸索出人体疾病变化与治疗的大体规律。③ 重视脏腑、经络，论述人身五脏六腑、十二经脉、奇经八脉等的生理功能、病理变化及其相互关系。④ 在整体观、阴阳五行、脏腑经络等理论指导下,叙述六淫、七情、饮食、劳伤等病因以及脏腑、六气、经络的病理变化。⑤ 论述望、闻、问、切四诊的诊断方法和具体内容。⑥ 确定治未病,因时、因地、因人制宜,标本,正治反治,制方,饮食宜忌,精神治疗及针刺大法等治疗法则。⑦ 记载了 200 多种内科病证,从病因、病理、病性转化及预后等方面作了简要的论述,有些病证还专篇加以讨论,如"热论""咳论""痿论""疟论""痹论"等。

汉代张仲景勤求古训,博采众方,并结合自己的临床实践,著成《伤寒杂病论》,以六经论伤寒,以脏腑言杂病,开创了辨证论治的先河,临证时因证立法,以法系方,按方遣药,注意剂型对治疗效果的影响。书中共制 375 首方剂,有不少功效卓著的名方一直沿用至今。

《黄帝内经》形成的上述理论体系和《伤寒杂病论》创立的包括理、法、方、药在内的六经辨证和脏腑辨证诊治理论体系,为中医内科学的形成奠定了基础,对后世医学的发展产生了深远的影响。

三、充实阶段(两晋至金元时期)

晋代王叔和所著的《脉经》,汇集了晋以前脉学的成就,成为我国第一部脉学专著,丰富了切诊内容。葛洪的《肘后备急方》、陶弘景的《本草经集注》、雷敩的《雷公炮炙论》等方药专著的问世,促进了药物合理运用。

隋唐时代,对内科中的多种疾病已有详细的论述,如对伤寒、中风、天行、温病、脚气病、瘿病等都积累了一定的治疗经验,对绦虫病、麻风、恙虫病、狂犬病的预防和治疗亦具有较高的水平。王焘《外台秘要》已记载消渴患者的尿是甜的;对黄疸病及治疗效果的观察,提出"每夜小便中浸白帛片,取色退为验"。孙思邈《备急千金要方》进一步总结了消渴病的发病过程及其药物、食治等疗法,并规定了饮食、起居的某些禁忌。巢元方《诸病源候论》是我国现存最早的病因病机学及证候学专著,其中记载内科病 27 卷,内科症状 784 条,对每一个病证的病因、病机、证候分类进行了深入的探讨和总结。如对泄泻与痢疾、痰证与饮证,一反过去之统称而分别立论;对寸白虫的病因、疟疾的分类、麻风病的临床表现都具有极其深刻的认识。

宋代对于医学人才的选拔与培养比较重视,规定了各科人员之间的比例关系。《元丰备对》记载,宋神宗时"太医局九科学生额三百人",分科中属内科的大方脉 120 人,风科 80 人,可见当时对内科之器重。从宋代起,金、元、明三代均设有大方脉科,为治疗成人各种内科疾病的专科,促进了内科的进步。宋代陈无择的《三因极一病证方论》一书,在《伤寒论》病因分类的基础上,结合《黄帝内经》理论,创立外因、内因、不内外因的三因学说,此说概括性强,适于临证应用,沿用至今。宋徽宗赵佶敕撰《圣济总录》,其中有 18 卷专论诸风,反映当时对"风证"的专题研究已有一定的水平。张锐著《鸡峰普济方》,把水肿分为多种类型,根据起始部位的特征区别不同性质的水肿,施以不同治法。宋代董汲所著《脚气治法总要》,对脚气病的病因、发病情况、治疗方法均有详细论述,并订出 64 首方,是一部现存较全面的脚气病专书。元代葛可久著《十药神书》,是一部治疗肺痨病的专著,书中所拟 10 首方,分别具有止血、止嗽、祛痰、补养等作用,对肺痨全过程的分型和治疗总结了一套可以遵循的经验。

尤其值得一提的是金元时期四大医家的出现,他们各自结合当时的社会形势、人体状况及发病特点,总结了具有特色的理论和治疗方法。刘完素对《黄帝内经》中五运六气学说有深刻的研究,他根据临床实践经验,参照《黄帝内经》病机十九条的内容,认为"火热"是引起疾病的重要原因,故力倡火热致病机制,创立"火热论"。在治疗上,他极善于使用寒凉药物,故后人称之为"寒凉派"。张子和受刘完素的学术影响并加以发挥,认为疾病发生的根本原因全在于病邪之侵害,不论外因、内因致病，一经损害人体，即应设法驱邪外出，不能让其滞留体内为患。他把汗、吐、下三法广泛运用于临床，并有独到的见解。由于他治病以攻邪为主，后人称他为"攻下派"。李杲生活于金元混战、社会动荡之年代，人民饥寒交迫，体质虚弱，从而使后天脾胃在人体中的地位更加突出。所以，他指出"内伤脾胃，百病由生"，治病时则多用补气升阳的药物。由于他擅长温补脾胃，后世称他为"补土派"。朱丹溪研究了先世医家的学术思想和著作，融各家学说于一炉，独树"相火论"和"阳有余，阴不足"两论。在治疗上，竭力主张滋阴降火之法，故后世称他为"滋阴派"。此四者形成了对后世影响极大的金元四大派，进一步充实、丰富了中医内科学的理论与临床实践。

四、成形阶段（明清时期）

金元以后，医家掀起了发展、创新中医学术的风气，如对人体脏腑生理、病理的新探讨，对脏腑代谢产物的重视等，对不少内科病证证治的见解也不断有新的突破，这些均使中医内科学，甚至中医学在广度与深度上都得到了迅速发展。

明代薛己的《内科摘要》，是我国最早用"内科"命名的医著。王纶在《明医杂著》中明确指出"外感法仲景，内伤法东垣，热病用河间，杂病用丹溪"，是对当时内科学术思想的总结，反映当时内科学的学术理论已经形成体系。王肯堂的《证治准绳》、张景岳的《景岳全书》、秦景明的《症因脉治》、李中梓的《医宗必读》等著作，对内科疾病都有了深刻认识。如《景岳全书》中的阴阳互补学说、《医宗必读》中的"治泻九法"等，至今仍有十分重要的临床指导价值。

清代，内科学方面的学术著作琳琅满目，《古今图书集成·医部全录》（陈梦雷）、《医宗金鉴》（吴谦）、《张氏医通》（张璐）、《沈氏尊生书》（沈金鳌）、《辨证录》（陈士铎）、《临证指南医案》（叶桂）等著作纷呈。林珮琴的《类证治裁》简明实用，熊笏著的《中风论》及尤在泾著的《金匮翼》对中风病的叙述、汪绮石著的《理虚元鉴》对虚劳病的分析、卢之颐著的《痎疟论疏》对疟疾的认识，都是内科专篇专著，体现出一定的学术水平。王清任著的《医林改错》，对瘀血证的论述和所创立的活血化瘀诸方，沿用至今。唐容川的《血证论》是论述血证的专著，对血证的认识更深入一步，并提出治血证四大要法，对后世影响较大。

明清时期，在医学史上具有特别突出地位的便是温病学说的形成和发展。吴又可的《温疫论》，是我国传染病学中较早的专门论著，他认为：瘟疫有别于其他热性病，它非感受"六气"所致，而以感染"戾气"和机体功能状况不良为发病主因。并指出"戾气"的传染途径是与其人体接触，自口鼻而入，无论老少强弱，触之皆病。这一认识，在我国医学发展史上是一个突破性的见解。叶桂的《温热论》为温病学的发展提供了理论与辨证的基础，其贡献在于：首先提出了"温邪上受，首先犯肺，逆传心包"之说，概括了温病的发病途径和传变规律，成为外感温病的纲领；其次，根据温病的发病过程，分为卫、气、营、血四个阶段，表示病变由浅入深的四个层次，作为辨证施治的纲领；再者，在温病诊断上，总结前人经验，创造地发展了察舌、验齿、辨别斑疹与白㾦的方法。这就为温病学说奠定了理论与实践基础。吴瑭在叶氏学说基础上著成《温病条辨》，以三焦为纲，病名为目，论述风温、温热、瘟疫等九种温病的证治，并提出清络、清营、育阴等各种治法，使温病学说更趋系统和完整，建立了温病辨证论治体系。其后，薛生白著《湿热病篇》，对湿温病进行了深入研讨；王孟英著《温热经纬》，将温病分为新感与伏气两大类进行辨证施治。这些都发挥和补充了温病学说，促进了温病学说的发展。

温病学弥补了伤寒六经辨证对外感热病详于寒而略于温的不足，形成了一个与伤寒不同的又一个外感热病体系，使内科学之外感病的实践与理论进入更高、更完善的阶段。

五、发展阶段

20 世纪 50 年代后,中医内科学迎来了崭新的发展时期。首先是全国各地先后建立了中医药医疗、教学和科研机构,培养了一大批中医内科学人才,服务了更多内科疾病的患者;其次,对中医内科学文献进行了整理和研究,出版了大批有价值的中医学典籍,以及《实用中医内科学》等一批中医内科学临床专著。专供各大中医院校教学使用的《中医内科学》教材历经数代中医人、多家出版社的数次修订和编撰出版,内容不断完善和更新,更加符合中医内科学的传承和发展需要;第三是中医内科学科的研究工作成绩卓著,通过对胸痹心痛、疟疾、肾病、肝病、脾胃病、肿瘤等疾病的研究,深化了病因病机的认识,在诊断、辨证规范化和防治方法等方面有了较大突破,提高了临床疗效。通过对内科急症如高热、中风、厥脱、血证、急腹痛等疾病的研究,明确了通里攻下、活血化瘀、清热解毒、扶正祛邪等治疗方药的初步药理机制,研制了一批高效、速效、低毒、安全的急救中成药。屠呦呦因受葛洪《肘后救卒方》启发而运用现代科研方法发现了青蒿素,挽救了全球特别是发展中国家数百万疟疾患者的生命,从而成为首获科学类诺贝尔奖的中国人,博大精深的中医药学再次引起世界瞩目;第四,中医内科临床诊治逐步规范化,国家中医药管理局先后四次组织制定并颁布了《中医病案规范》和《中医病历书写基本规范》,还相继颁布了《中医证候分类与代码》《中医病证诊断疗效标准》《中医临床诊疗术语》等国家和行业标准,促进了中医临床、教学、科研和国内外学术推广与交流的科学化、规范化。

2016 年 12 月 25 日,中华人民共和国第十二届全国人民代表大会常务委员会第二十五次会议通过了《中华人民共和国中医药法》,并于 2017 年 7 月 1 日起正式施行。从此中医药学发展彻底有了法律保障,中医内科学也迎来了天时、地利、人和的良好发展机遇,将在构建中国特色医药卫生体系、推进健康中国建设的宏伟蓝图中发挥更加积极、重要的作用。

第二章　中医内科学基础

本章主要介绍了中医内科学基础知识中有关病因学、病机学、分类学和治疗学的内容。

学习重点：内、外病因的不同种类，各病机、病证种类的基本概念，治疗学中的主要治疗原则及治法。

学习要求：

（1）掌握病因的分类，脏腑、气血病机病证的基本概念，主要治疗原则和治法。

（2）熟悉风火湿痰病机、六经病机、卫气营血病机、三焦病机及病证的基本概念。

（3）了解中医内科学的病证分类。

第一节　病因学

中医学的病因学说是在古代与巫斗争中逐渐发展起来的。春秋时期秦国著名的医生医和提出六气病因学说，指出因晦淫过度可以使人发生内热蛊惑之疾，可谓比较原始的病因学说。《黄帝内经》已经清楚认识到疾病与自然环境的关系，并且提供了防病的知识。这种预防思想的提出证实了当时对病因的认识已经相当深刻。《伤寒杂病论》把复杂的病因粗略地概括为三大类，已见病因学之端倪。该书指出："千般疢难，不越三条，一者，经络受邪入脏腑，为内所因也；二者，四肢九窍，血脉相传，壅塞不通，为外皮肤所中也；三者，房室、金刃、虫兽所伤。此以详之，病由都尽。"至隋代，巢元方《诸病源候论》被视为我国最早的病因病机学专著，书中对一些疾病的病因、病理描述比较详尽而科学。如对某些寄生虫病的发生，已明确指出与饮食有关，书中举例认为寸白虫候是吃了不熟的肉类所致；还指出，一些传染病是因感受外界的有害物质（乖戾之气）所致；某些病证的发生与人体的过敏体质有关，如接触生漆而生漆疮则与人体禀赋有关，等等。此后的医学著作对病证的论述，常先论病因，然后再论脉证方药等，如《太平圣惠方》《圣济总录》，说明病因已为人们重视。

至宋代，陈无择在仲景病因学的基础上，结合《黄帝内经》理论，对病因进行了深入研究，著成我国第一部病因学专著《三因极一病证方论》，系统地阐述了"三因学说"，指出：内因为七情，即喜、怒、忧、思、悲、恐、惊,所谓"七情动之,内伤脏腑,外形于肢体";外因为六淫,即风、寒、暑、湿、燥、火,起于经络,发于脏腑,如伤寒、中暑、温疫等;不内外因为饮食饥饱、叫呼伤气、虫兽所伤、中毒、金疮、跌损压溺等。这种分类方法更符合临床实际,而且明确、具体。后世医家结合当时社会背景对发病的影响,对具体的病因不断有新的发挥,如李杲的"饮食劳倦"、朱丹溪的"郁"及"房劳"、吴又可的"戾气"、王孟英的"新感"与"伏气"等,但都未出三因之约。至今,三因学说仍被沿用。

一、外因

六淫是外感病的主要致病因素,即风、寒、暑、湿、燥、火六种外感病邪的统称。当人体内外环境失调时,感受六淫之邪即能发病。

1. 风　风为六淫之首,善行而数变。风常因季节之气候变化而有不同,故有风温、风寒、风热、风燥之异,又常与其他邪气结合成为风湿、风火等,故古人称"风为百病之长"。

感受风邪发病,轻者在上焦气分为伤风;风性善动,风邪中经入络,可见面瘫、痉证;风邪夹寒湿邪痹阻经络,可致行痹,见游走性关节肌肉疼痛。

2. 寒　寒为阴邪,性主收引。伤于体表者为伤寒,直接伤于里者为"中寒"。

3. 暑　暑是夏令的主气。暑热挟风伤表,邪在上焦。若在烈日下长途奔走或劳作等,感受暑热,称之为中暑,也称中暍。中暑是热证,多因动而得之,阳主动,故也称阳暑。相反,暑令因静而得病,就称为阴暑。暑热多挟湿气,故治暑多需化湿。

4. 湿　湿为重浊之邪,黏滞难化。若气候潮湿,涉水淋雨,居处潮湿,汗出沾衣等均可使湿邪侵袭人体。湿属阴性,与风邪结合为风湿,与寒邪结合为寒湿,与热邪结合为湿热。

5. 燥　燥为秋季主气,亦为火之余气。燥邪为病又有温燥、凉燥之分。初秋有夏热之余气,燥与温热结合侵犯人体,则多见温燥病证;深秋又有近冬之寒气,燥与寒邪结合侵犯人体,则多见凉燥病证。

6. 火　火(热)为阳邪,多由外感温热邪气所化,古人有"五气化火"之说,凡风、寒、暑、湿、燥五气均可转化为火。火邪致病多发病急骤,变化较快,病势较重,表现为热证、实证,且最易耗伤阴津。诸躁狂越,皆属于火,火性躁动又易扰乱神明而致神昏谵语、烦躁不安之症。

另外,疫疠之邪亦为外来致病因素之一。疫邪致病互相染易,不问老少,病状相似;疠是指自然界一种毒戾之气,危害人体更大,不同于普通的六淫之邪。

感染六淫之邪立即发病,称为"新感"。感染六淫之邪不立即发病,经过一个时期方出现病证,称为"伏邪"。新感与伏邪相对,主要是从症状的表里、轻重和传变的迟速加以区别。

六淫致病,可以是单一的,更多的时候是相兼为病,如风寒或风寒湿等。而六淫之邪侵入人体后,在一定条件下往往发生转化,如寒邪郁而化热、温热化燥等,临证时需审证求因,辨证论治。

二、内因

内因包括七情、饮食、内生五邪、痰饮、瘀血。

1. 七情　中医将人体的不同情绪变化归纳为喜、怒、思、忧、悲、恐、惊七种不同的表现,并认为"五脏生五志",其中喜(惊)为心志,思为脾志,怒为肝志,恐为肾志,悲(忧)为肺志。正常的情志活动,有利于人体的阴阳处于平衡状态,保证相应脏腑各项生理功能的正常。

但如若情志过激或情志刺激过久,超过了人体所能调节的范围,使人体气机紊乱,脏腑阴阳气血失调,则可导致疾病的产生,此时的七情则成为一个致病因素。首先是扰乱气机,正如《黄帝内经》中所云:"怒则气上,喜则气缓,悲则气消,恐则气下,思则气结。"又指出:"喜伤心,怒伤肝,思伤脾,忧伤肺,恐伤肾。"其次,导致精血亏损,《黄帝内经》说:"怒则气逆,甚则呕血及飧泄""恐惧而不解则伤精……精时自下。"第三,损阴伤阳。《黄帝内经》说:"大惊卒恐,则血气分离,阴阳破败。"第四,先伤神,后伤形。《彭祖摄生养性论》中说:"积忧不已,则魂神伤矣;愤怒不已,则魄神散矣,喜怒过多,神不归室;憎爱无定,神不守形;汲取而欲,神则烦;切切所思,神则败。"

七情致病,与刺激因素的强弱以及患者的体质和敏感性有一定的关系。另外,已病之人情志的异常波动,常可使病情加重或急剧恶化。

2. **饮食**　饮食是人体营养的主要来源,若饮食不节或不洁、偏嗜等常能使脾胃纳化失调而致病。伤食多成肠胃病,即《黄帝内经》所说"饮食自倍,肠胃乃伤"。伤食还可聚湿、凝痰、化热、生虫或变生他证。饮食所伤的特点与社会状况、经济水平有密切关系,临证中值得重视。

3. **内生五邪**　内生五邪即内风、内寒、内湿、内燥、内火(内热)的统称,是脏腑功能失调所产生的病理产物,同时又是致病因素,其致病特征类似于风、寒、湿、燥、火外邪所致疾病表现,又称"内生五气"。

(1) 内风:多由肝阳、阴虚、火热过甚所变生而成,常导致眩晕、头痛、抽搐、昏厥、麻木、角弓反张等。

(2) 内寒:多由气虚、阳虚而产生,如心阳虚、肺气虚、脾阳虚、肾阳虚等均可变生相应的病证,称其为虚寒,常导致脘腹隐痛、泄泻、肢冷、脉微等。

(3) 内湿:嗜食膏粱厚味,或过食生冷瓜果、甜腻食物,或外湿入里,均可使脾气不运,湿浊内生。常导致胸闷脘痞、纳呆泛呕、尿少便溏、面浮肢肿等。

(4) 内燥:热病之后,津血耗伤,或过服温热之品,或汗、吐、下法克伐太过,也能伤津亡液,燥证易起。常导致皮肤干燥、口唇燥裂、目中干涩、鼻孔燥热、渴饮善饥、咽干噎膈、大便不畅,甚则酿成痿躄、劳嗽、痉病等。

(5) 内火:可区分为实火与虚火两类。实火多由五脏功能亢进所生,称为"五志之火",常导致口疮、心烦、不寐、目赤、口苦、头昏胀痛、腹痛、便秘、吐血、咽痛、咳血、痰黄、溲赤、遗精、淋证等。虚火多由阴血亏损所生,常导致潮热盗汗、颧红耳鸣、虚烦不眠等。

4. **痰饮**　痰饮主要是肺、脾、肾功能失调,水液代谢障碍所变生。古人有"水泛为痰""水沸为痰"之说。痰黏稠而饮清稀,痰无处不到,症状多端,而饮则易停留空腔或组织疏松之处。痰其性多属阳,而饮其性多属阴,但两者又可互相转化。

5. **瘀血**　凡血脉中血液流行不畅、停滞,或停积体内的离经之血,称之为瘀血。多由气滞、气虚、血热、阴血不足、阳气不振以及外伤等产生。常导致疼痛如刺、固定不移,肿块,肌肤甲错,唇舌青紫,瘀斑瘀点等。

三、不内外因

1. **劳逸太过**　劳指劳累,逸指安逸,过度劳累或过度安逸均可致病。过度劳累包括劳力过度、劳神过度、房劳过度;过度安逸包括长期既不劳动,也不运动,致使人体气血不畅,脾胃功能减弱,《黄帝内经》所说"久卧伤气"即是此意。

2. **外伤**　包括枪弹伤、金刃伤、跌打损伤、持重努伤、烧烫伤、冻伤、虫兽伤、食物中毒或药物中毒等,这些因素不仅能引起外科病证,而且能使脏腑功能失调,导致内科病证。

第二节 病 机 学

《黄帝内经》奠定了中医学理论的基础,对人体的生理、病理已有相当深刻的论述,为后世病机学的发展创造了条件。《伤寒杂病论》对病机学作出了创造性的发挥,提出"六经辨伤寒,脏腑辨杂病"的方法,开创了六经辨证和脏腑辨证的先导。以后医家又将六经辨证运用于杂病,脏腑辨证也日趋深化和发展,特别是金元四大家从不同的方面作了深入的阐述。由于历代医家的不断努力,脏腑辨证逐渐完善,而且对脏腑变化的病理产物如气、血、风、火、痰、湿、瘀血等的认识也日益深刻,并经过不断整理与充实,日趋系统和完整。明清温病学说的发展,提出和完善了卫气营血辨证和三焦辨证的具体内容,亦形成了完整的病机学说。从实践中人们认识到,中医学丰富的病机学说,在不同类型的疾病中得以广泛应用,如六经、卫气营血、三焦多用于外感病,而脏腑、气血、风火痰湿等多用于内伤病,但两者也是可以互相影响,互相渗透的。后世还逐步认识到,诸多辨证方法都可以统一到脏腑生理、病机上来,诚然,这项工作还有待进一步去探索,它必将促进病机学的不断发展。

一、脏腑病机、病证的基本概念

脏腑病机,是探讨疾病发生演变过程中脏腑功能活动病理变化的机制。脏腑病证,是脏腑病理变化反映于临床的不同证候。

从脏腑病理生理学理解,心主血脉,血脉充足则面色红润光泽;心主神明,心能主宰情志思维活动;舌为心之苗,又为心窍,心与小肠互为表里,故心热常反映出舌尖色红,而移热于小肠,则见舌疮心烦、小溲短赤。心包为心之外卫,保护心主,故外邪内侵,则心包代心受邪为病。

肺主气,司呼吸,外合皮毛,开窍于鼻,主一身之治节,且肺为娇脏,不耐寒热,故外感诸病,常先犯肺卫为患。肺与大肠互为表里,大肠职司传导,有赖肺气之肃降而排泄通调;反之,大肠积滞不通,也能影响肺气肃降。

脾胃为后天之本,气血生化之源,主受纳、腐熟、运化水谷。脾有统血功能,四肢肌肉亦为脾所主。脾性升清,胃宜通降,两者功能一旦失健,必将影响水谷之纳化,出现一系列胃肠病变。

肝性刚强,喜疏泄条达,藏血,濡养筋与爪甲,开窍于目,其经脉络胆,会巅,绕阴器。胆附于肝,互为表里。若肝阳亢盛,则胆火亦旺,可见面红、目赤、头痛诸症;肝血不足,则胆气亦衰,而现头晕、目涩、视力减退及雀盲等症。

肾为水火之脏,命门附于两肾,内寄真阴真阳,主藏精,有温润五脏的功能。为人体精髓之源泉,故称先天之本。脑健、骨坚、发荣、耳聪、齿固,是为肾气充实;生育、发育、月事为肾所司,亦反映肾气盈亏。肾与膀胱互为表里,膀胱为州都之官,主藏津液,其气化赖肾气之开阖。所以肾脏有病,就会出现骨不坚、脑不健、发不荣、耳不聪、齿不固,甚至发育迟缓,月事中断,胎产障碍;气化失职,并可为喘逆、肿满、癃闭、遗尿诸证。

因为脏腑是构成人体的一个密切联系的整体,五脏之间有生克乘侮,脏之与腑又互为表里,所以在疾病演变过程中,反映出来的病理变化和证候,就极为错综复杂,尤其是病机的演变发展,虚实寒热的参合更迭,都是辨证施治的关键。若能明确脏腑病机的基本概念,就能由浅入深,分辨各种内科杂病的不同证候,分清病情主次、病性虚实、病理转化,从而运用理、法、方、药,一线贯通,为临床实践和深入钻研打下良好基础。

兹分别就肺与大肠、心与小肠、脾与胃、肝与胆、肾与膀胱的生理、病机、病证范围、证候分类以及证治要点分述如下。至于心包为心之外卫,三焦是脏腑的外腑,前者附入于心,后者基本上包括了脏腑的病机、病证,故不列专题讨论。

(一) 肺(附:大肠)

1. **生理**　肺居胸中,上连气道,喉为门户,开窍于鼻,合称肺系。肺在体为皮毛,其经脉下络大肠,互为表里。肺主气属卫,为宗气出入之所,司呼吸,为气机出入升降之通道。助心主治节,合皮毛而煦泽皮肤,故《黄帝内经》说:"肺者,相傅之官,治节出焉。"肺又为水之上源,通调水道而下输膀胱。

2. **病机**　肺主气,肺之病理表现主要为肺气宣降失司。因肺为娇脏,不耐寒热,又为呼吸之孔道,所以外感及肺痨之病邪,常先犯肺。又肺气贯百脉而通他脏,故他脏有病,或内伤为病,也常累及于肺。

肺的病证,可分为虚实两大类。虚证又有阴虚、气虚之分:阴虚多系津液消耗、肺失濡养所致;气虚多为久病亏耗,或被他脏之病所累。实证则多由痰浊水湿内聚、寒邪外束或邪热乘肺所致。

3. **病证范围**　肺系的疾病,临床常见有感冒、咳嗽、哮病、喘证、肺痈、肺痨、肺痿、肺胀、咯血、衄血、失音等。

4. **证候分类**

(1) 虚证

1) 阴虚肺燥

病机概要:外感燥邪或肺痨邪毒,或久咳伤肺,气血亏损,以致肺阴不足,虚热内生,耗灼肺金。

主要脉证:咳呛气逆,痰少质黏,咳吐不利;痰中带血,或为血丝,或见血块;潮热盗汗,午后颧红,心烦少寐;口干咽燥,声音嘶哑;舌红少苔,脉细数。

治疗:滋阴润肺,用百合固金汤之类。

2) 肺气亏虚

病机概要:劳伤过度,病后元气未复,或久咳伤肺,致肺气亏虚,失其温煦。

主要脉证:咳而短气,痰液清稀;倦怠懒言,声音低怯;面色白,畏风形寒,或有自汗;舌淡苔薄白,脉虚弱。

治疗:补益肺气,用补肺汤之类。

另外,临床上肺气虚与肺阴虚往往同时出现,称之气阴两虚,证候及治法、方药也应相兼并行。

(2) 实证

1) 风寒束肺

病机概要:风寒外束,肺气失宣。

主要脉证:恶寒发热,头痛身楚,无汗,鼻塞流涕,咳嗽痰稀薄;苔薄白,脉浮紧。

治疗:发散风寒,用三拗汤。

2) 风热袭肺

病机概要:风热上受,肺失宣肃。

主要脉证：恶风，发热汗出，鼻流浊涕；咳声洪亮，咯痰黄稠；大便干结，小便黄赤；苔薄黄，脉浮数。

治疗：疏风清热肃肺，用桑菊饮。

3）风燥伤肺

病机概要：风燥伤肺，肺失润降。

主要脉证：咳嗽痰少，或带血丝，咳时胸部隐痛；口干而渴，唇燥咽痛，或兼鼻塞，头痛，恶寒发热；舌质红，脉细数。多发于秋季。

治疗：温燥宜疏风清肺，润燥止咳，用桑杏汤；凉燥宜疏风散寒，润燥止咳，用杏苏散。

4）气火犯肺

病机概要：气郁化火，或木火刑金，气机升降失司。

主要脉证：咳呛气逆，咳甚咯血，面赤咽干，常感痰滞咽喉，咯之难出；胸胁胀痛，口干且苦；舌苔薄黄少津，脉弦数。

治疗：清肺降火平肝，用泻白散。

5）痰浊阻肺

病机概要：形寒饮冷，水饮痰浊内聚，阻塞肺气，气机不得升降。

主要脉证：咳嗽气喘，喉中痰鸣，痰多黏稠；胸胁支满疼痛，倚息不得卧；苔腻色白，脉滑。

治疗：化痰降气，涤痰去壅，用三子养亲汤。

6）痰热蕴肺

病机概要：痰热蕴肺，肺失肃降。

主要脉证：咳嗽气粗，痰黄质稠量多，咯吐不爽，或有腥味，或吐血痰；胸胁胀满，咳时痛著，或有身热，口干欲饮；舌苔薄黄而腻，脉滑数。

治疗：清热化痰肃肺，用清金化痰汤。

7）痰瘀阻肺

病机概要：痰浊瘀血，壅阻于肺，治节无权，气机失于升降。

主要脉证：咳嗽痰多，色白或黄，质稠；喉间痰鸣，喘息不能平卧，胸部膨满，憋闷如塞；面色灰白而暗，心悸不宁，唇甲发绀；舌质暗，或暗紫，苔腻或浊腻，脉结滑。

治疗：涤痰祛瘀，泻肺平喘，用涤痰汤合桃仁红花煎。

8）寒饮伏肺

病机概要：寒饮伏肺，肺失宣降。

主要脉证：咳嗽气喘，喉中痰鸣，咯痰清稀多沫，色白量多；发热恶寒；苔白滑，脉浮紧。

治疗：温肺化饮，止咳平喘，用小青龙汤之类。

(3) 兼证

1）脾虚及肺：纳呆便溏，咳嗽痰多，倦怠乏力，甚则面足浮肿，苔白，脉濡弱。治以培土生金，用参苓白术散之类。

2）肺肾阴虚：咳嗽夜剧，腰腿酸软，动则气促，骨蒸潮热，盗汗遗精，舌红苔少，脉细数。治以滋养肺肾，清降虚热，用百合固金汤之类。

5. 证治要点

(1) 肺主气，味宜辛，治肺不远温，用药辛苦温可以开泄肺气，辛酸可以敛肺益气。肺主治节，肺病日久，心血阻滞，也应气血兼顾。

（2）肺为娇脏，清虚而处高位，选药宜轻清，不宜重浊，正所谓"治上焦如羽，非轻不举"。又，治疗肺气之病，大法当用肃降。

（3）肺主气为娇脏，故治疗肺之虚证，补肺不宜温燥，润肺切忌滋腻。

（4）肺之病证，可以运用五行生克制化的关系进行治疗，如虚证可用补脾（补母）、滋肾（补子）的治法，而实证可用泻肝的治法。肺又主通调水道，为水之上源，治肺可以利尿，即提壶揭盖法。

（5）肺与大肠互为表里，所以肺经实证、热证可泻大肠，使肺热从大肠下泄而气得清肃。因肺气虚致大肠津液不布而便秘者，则用滋养肺气之法，以通润大肠。

（6）肺经病证，从病因上分析可分外感、内伤，辨证则不外虚实两类，其中又有寒、热、痰之别，医者应掌握这些要领，灵活辨治。

附：大肠

1. **生理**　大肠包括回肠和广肠（直肠）。回肠上接阑门，下接广肠，广肠下端为魄门（肛门），其经脉络肺。大肠司传送糟粕以排出，正如《黄帝内经》所说："大肠者，传导之官，变化出焉。"

2. **病机**　因大肠为"传导之官"，所以大肠的病理主要反映在大便异常方面，特别是大便秘结。一切热证，均可灼伤津液而便秘；肺脏清肃之气不能下降，也能发生便秘；肾水不足，肠中津液缺乏，也能造成大便秘结。此外，因大肠属于脾胃系统，故凡脾胃虚弱，运化失健，也可影响大肠，而致传导功能失常。

3. **证候分类**

（1）寒证：腹痛肠鸣，大便溏泄，溲清，脉缓，舌苔白滑。治以散寒止痛，用胃苓汤合良附丸之类。

（2）热证：口燥唇焦，大便秘结，或便腐臭，肛门灼热肿痛，小便短赤，苔黄燥，脉数。治以通便泻热，用凉膈散之类。若症见下利赤白或脓血，里急后重，发热身重，脉滑数，舌苔黄腻，为湿热痢疾。治以清热利湿，用芍药汤或白头翁汤之类。

（3）虚证：久痢泄泻，肛门下脱，四肢欠温，舌淡苔薄，脉细数。治以厚肠固摄，用真人养脏汤之类。

（4）实证：腹痛拒按，或发热、呕逆、便秘，或便而不爽，苔黄，脉沉实。治以清热导滞，用承气汤之类。

（二）心（附：小肠）

1. **生理**　心居胸中，心包围护其外，与小肠互为表里，在体为脉，其经脉下络小肠，开窍于舌。心主血脉，故为人体生命活动的中心；又主神明，故为情志思维活动之中枢。汗为血之液，故汗出与心有密切关系。

2. **病机**　因为心之生理功能主要为主血脉和神明，因此在病理条件下，反映在临床上的证候就离不开血脉运行的障碍和情志思维活动的异常。又心包为心之外卫，故温邪逆传，多为心包所受；而心本脏之病多起于内伤，如禀赋不足，脏气虚弱，或病后失调，以及思虑过度伤及心脾，都是导致心阴虚或心阳虚的病因。心阴虚的主要病机为心血亏耗，心阳虚的主要病机是心气不足，两者皆能表现为心神不宁。若思虑太过，气机郁结，津液凝聚，生痰化火，痰火上扰，或气滞脉中，瘀血阻络，或饮邪阻遏心阳，均可出现心之热证和实证。

3. **病证范围**　心系病常见主要有心悸、心痛、健忘、失眠、遗精、癫狂、昏迷、气喘、吐血、衄血、舌疮、尿血等。

4. 证候分类

(1) 虚证

1) 心气虚

病机概要：化源不充或心气过耗,心气不足,胸中宗气运转无力。

主要脉证：心悸气短,动则为甚;自汗,面色白,神疲乏力,胸部闷痛;舌淡红,苔薄白,脉细弱。

治疗：益气养心,用养心汤。

2) 心阳虚

病机概要：为思虑伤神,劳心过度,心阳不足,温运无力所致。

主要脉证：心悸、气喘、心痛、舌苔淡白、脉细弱或虚大无力等,为心阳虚之主症。心悸的特点为心中空虚,惕惕而动,动则尤甚;气喘的表现为阵阵发作,气短而息促,行动尤甚;心痛系暴作,并现肢冷,脉疾数而散乱,甚则手足唇鼻青紫晦暗,或面色白,自汗,形寒等症参见。

治疗：温心阳,益心气,用桂枝加附子汤或参附汤之类。

3) 心血虚

病机概要：思虑劳倦太过,心血暗伤,心神失养。

主要脉证：心悸怔忡,虽静卧亦不减轻,健忘,失眠多梦;面色苍白无华,头晕目眩,神疲乏力;舌质淡红,脉细弱或结代。

治疗：养血宁心,用归脾汤。

4) 心阴虚

病机概要：思虑劳心过度,或热病后期,以致营血亏虚,阴精暗耗,阴不敛阳,心阳浮越。

主要脉证：心悸、心痛、少寐、舌质淡红、苔少或舌尖干赤等为心阴虚之主症。其心悸、心痛的特点为心悸而烦,隐隐作痛,惊惕不安;少寐多伴梦扰不宁,心嘈乃心中灼热似饥。此外,或见健忘、梦遗、盗汗、多疑善虑等症。

治疗：滋阴养心安神,用天王补心丹或朱砂安神丸之类。

另外,心之气血两虚、气阴两虚或阴阳两虚,也多互见,临证时当兼顾互用。

(2) 实证

1) 心火炽盛

病机概要：心思过用或肝火移心,或胃火扰心、心火内炽。

主要脉证：心悸阵作,烦热躁动不安,寐多恶梦;面赤目红,口干苦,喜凉饮,口舌糜烂肿痛,小便黄赤灼热;舌尖红绛,苔黄或起芒刺,脉数有力。

治疗：清心泻火,用朱砂安神丸或导赤散之类。

2) 痰迷心窍

病机概要：思则气结,津液凝聚为痰,或脾不健运,湿痰内蕴,蕴久化火,痰热内扰,甚则上蒙心包,神不守舍。

主要脉证：心悸、癫狂、不寐、舌质红赤或干裂、苔黄、脉滑数为其主症。其心悸为时时动悸,胸中躁动烦热;癫狂的特点为神志痴呆,语无伦次,甚则哭笑无常,如癫如狂;不寐多见恶梦纷纭,躁扰难寐。或见面赤,口渴喜冷饮,吐血,衄血,小便热赤,溲血淋痛等症。

治疗：清心豁痰,用黄连温胆汤或礞石滚痰丸。

3）痰阻心脉

病机概要：饮食不节，痰浊滋生，闭阻心脉，气血行涩。

主要脉证：胸中窒闷而痛，或胸痛反射至肩背；咳喘，痰多，气短，形体偏胖；苔浊腻，脉滑。

治疗：通阳泄浊，豁痰宣痹，用瓜蒌薤白半夏汤。

4）心血瘀阻

病机概要：情志不遂，气机郁结，气滞血瘀，心脉痹阻。

主要脉证：心悸，胸闷而痛，多为钝痛或绞痛，痛引肩背或背膈内侧，口唇及指甲发绀；舌质暗红，或见紫斑点，脉细涩，或三五不调，或促结。

治疗：活血通脉，用丹参饮或血府逐瘀汤之类。

5）水饮凌心

病机概要：水湿内停，积久成饮，停于胸中，阻遏心阳。

主要脉证：心悸、眩晕、呕吐、舌苔白腻、脉滑或沉紧为主症。本证之心悸为悸而胸闷；眩晕多伴泛恶欲吐，呕吐皆为痰涎。有时兼见畏寒、痞满、肠鸣。

治疗：温阳化饮，用苓桂术甘汤。

6）热陷心包

病机概要：温病之人，失治误治，邪热内传，逆传心包。

主要脉证：高热烦躁，神昏谵语，直视狂乱；面赤，斑疹，口渴；舌质红绛，苔黄，脉数。

治疗：清心开窍，用安宫牛黄丸。

（3）兼证

1）心脾两虚：面色萎黄，食少倦怠，气短神怯，健忘，怔忡，少寐，妇女月经不调，脉细软无力，苔白舌淡。治宜补益心脾，用归脾汤之类。

2）心肾不交：虚烦不眠，夜寐梦遗，潮热盗汗，咽干，目眩，耳鸣，腰酸腿软，夜间尿多，舌红无苔，脉虚数。治宜交通心肾，用黄连阿胶汤或交泰丸之类。

3）痰瘀互结：心烦不寐，多梦善惊，纳呆泛呕，头晕目眩，胸脘痞闷，胸中刺痛，胸痛彻背，舌质紫暗或有瘀斑，苔腻，脉滑。治宜化痰祛瘀，用温胆汤合丹参饮之类。

4）热移小肠：详见"小肠实热"。

5. 证治要点

（1）心气不足和心血亏耗为鉴别心阳虚和心阴虚的主要病机。

（2）临证时若遇有阴阳两虚、气血俱亏者，应两者兼治。如炙甘草汤之阴阳并调、十全大补汤之气血双补。

（3）心阳虚与水饮凌心两证，与脾阳不运也有关系，治疗还应温运脾阳、健脾养心。

（4）心阴虚与痰迷心窍两证，与肝经的虚实也有关系，前者是肝阴虚木不生火，后者是肝火旺灼津为痰，治疗时应联系整体处理。

（5）痰瘀同源于心火，也可同源于心脾两虚，故痰瘀互阻之证可以同现。治疗时则宜消痰与祛瘀兼施，或补益心脾以化痰祛瘀。

（6）虚证一般可佐用安神宁心之品，如酸枣仁、柏子仁、茯神、龙眼肉等。实证可用镇静开窍之品，如龙齿、牡蛎、郁金、菖蒲、琥珀等。

（7）小肠病由于心移热者，均为实证，治宜清心火，导热下行。小肠本腑之病，多与脾、胃、大肠相关，临证时应联系互参。

附：小肠

1. **生理** 小肠上接幽门,与胃相通,下连大肠,两者相合处为阑门,其经脉络心。小肠受盛胃中水谷,主转输清浊,清者输于各部,浊者渗入膀胱,下注大肠。

2. **病机** 小肠之病,多因饮食失节,损伤脾胃下传而引起。小肠与心互为表里,故心亦移热于小肠。一旦小肠为病,其病理表现主要为浊清不分,转输障碍,症见小便不利、大便泄泻,临床上可分为虚寒、实热等证。

3. **证候分类**

(1) 小肠虚寒:小腹隐痛喜按,肠鸣溏泻,小便频数不爽,舌淡苔薄白,脉细而缓。治以温通小肠,用吴茱萸散之类。

(2) 小肠实热:心烦口疮,咽痛耳聋,小便赤涩,或茎中痛,脐腹作胀,矢气后稍快,舌红苔黄,脉滑数。治以清利实热,用导赤散或凉膈散之类。

(三)脾(附:胃)

1. **生理** 脾与胃以膜相连,位于腹内,互为表里,脾胃为仓廪之官,在体为肉,开窍于口,腐熟水谷,脾主运化,输布水谷精微,升清降浊,共为生化之源,五脏六腑、四肢百骸皆赖以养。脾又有益气、统血、主肌肉四肢等重要生理功能,故古人合称脾胃为"后天之本"。

2. **病机** 脾胃的功能主要为受纳和运化,其病理因素多系饥饱劳倦所伤,影响水谷的消化吸收,使脾胃之受纳、转输、传导等功能失调。脾经之病,不外虚实、寒热等方面。如脾阳虚衰,中气不足属虚证;寒湿困脾,湿热内蕴属实证。因脾虚不运则水湿不化,故脾病多与湿有关,而见本虚标实证候。而且,脾虚也常影响到他脏,出现兼证。

3. **病证范围** 临床常见的脾胃病证有胃痛、痞满、呕吐、呃逆、噎膈、泄泻、腹痛、痢疾、便秘、痰饮、吐血、便血等。

4. **证候分类**

(1) 虚证

1) 脾阳虚衰

病机概要:胃病日久,饮食生冷肥甘,或过用寒凉药物,及年高体弱或病后失养,脾阳不足,运化无权。

主要脉证:面黄少华,脘冷或泛吐清水,腹胀,食入运迟;喜热饮,大便溏烂,溲清;舌淡、苔白,脉濡弱。或见肌肉消瘦、四肢不温、少气懒言等。

治疗:温运中阳,用理中汤之类。

2) 中气不足

病机概要:素体气虚,或因病久耗伤脾胃之气,升清降浊无权。

主要脉证:纳运不健,声低气短,四肢乏力;肠鸣腹胀,大便溏薄而便意频;舌淡、苔薄白,脉缓或濡细。或见肌肉消瘦、动则气坠于腰腹、脱肛等症。

治疗:健脾益气,用四君子汤之类;中气下陷者,治以益气升阳,用补中益气汤。

(2) 实证

1) 寒湿困脾

病机概要:涉水淋雨,坐卧湿地,或内湿素盛,中阳被遏,脾失运化。

主要脉证:饮食不香,中脘饱闷;口甜而黏,头身重困,便不实或泄泻;舌苔白腻,脉濡细。

治疗：运脾化湿,用胃苓汤之类。

2) 湿热内蕴

病机概要：因感外邪,或素嗜酒酪,损伤脾胃,脾失健运,湿停化热,湿热交阻,隧道不通,胆液不循常道而外溢,熏染肌肤。

主要脉证：脘胁痞胀,不思饮食;身重体困,小便色赤不利;苔黄而腻,脉濡数。或见口渴、口苦、便溏、发热等症。

治疗：清热利湿,用茵陈蒿汤、四苓散之类。

(3) 兼证

1) 脾胃不和：胃脘痞满,隐痛绵绵,食入难化,嗳气作呃,恶心呕吐,大便不实或便次增多,脉细,苔薄白。治以益气运中,调和脾胃,用半夏泻心汤之类。

2) 脾肾阳虚：少气懒言,怯寒肢冷,自汗,大便溏泻或五更泄泻,腰膝酸软,舌淡,苔薄白,脉沉细。治以健脾温肾,用理中汤合四神丸之类。

3) 脾湿犯肺：咳吐痰涎,胸闷气短,胃纳不佳,苔白微腻,脉滑。治以燥湿化痰,用二陈汤或平胃散之类。

4) 心脾两虚：见心病兼证。

5) 肝脾不和：见肝病兼证。

5. 证治要点

(1) 脾病的虚证与实证是相对的。脾虚失运,水湿潴留,多属本虚标实,临证必须注意。一般轻证,当先健脾,化其水湿。标实之证,则应攻补兼施。

(2) 脾病与湿的关系非常密切,无论虚实寒热诸证,均可出现湿之兼证,如寒证的寒湿困脾,热证的湿热内蕴,实证的水湿内停,虚证的脾不运湿。故治疗时当结合病情,参以燥湿、利湿、逐水、化湿之品,湿去则脾运自复。

(3) 脾与胃的病性可相对地来看,古人认为"实则阳明,虚则太阴",所以脾病多虚多寒,胃病多实多热。

(4) 以脏腑整体观念分析,脾不但与胃肠有关,其病理演变与其他脏腑也有关,如脾病日久不愈,常影响他脏;同样,他脏有病,也常传于脾。所以,治脾能使其他脏腑疾病转归良好,而治疗其他脏腑也有助于脾病的恢复。

附：胃

1. 生理　胃在膈下,上连食管,下通小肠,其经脉络脾。胃之上口为贲门,下口为幽门;贲门部又名上脘,幽门部又名下脘,其间为中脘,三部共称胃脘。胃主受纳、腐熟水谷,脾主运输水谷之精微,故脾胃表里相合,共司升清降浊。《黄帝内经》称"胃者,太仓也"。

2. 病机　胃为水谷之海,凡饮食不节,饥饱失常,或冷热不适,都能影响胃的功能而发生病变。胃为燥土,故性喜润恶燥,所以一般以食结郁热、口渴便秘等燥热之证皆属于胃。又胃主受纳,所以临床常以呕吐为胃病之主症。

3. 证候分类

(1) 胃寒：胃脘胀满疼痛,绵绵不止,喜热喜按,泛吐清水,呕吐呃逆,苔白滑,脉迟。治以温胃散寒,用良附丸之类。

(2) 胃热：口渴思冷饮,消谷善饥,呕吐嘈杂,或食入即吐,口臭,牙龈肿痛、腐烂或出血,舌红苔黄少津,脉滑数。治以清胃泻火,用清胃散之类。

(3)胃虚:胃脘痞满,食不化,时作嗳气,大便不实,脉软弱,苔少。治以益气健脾,用四君子汤之类。

(4)胃实:食滞胃脘,脘腹胀满,大便不爽,口臭嗳腐,或呕吐,舌苔薄黄,脉滑。治以消导化滞,用保和丸之类。

(5)胃气壅滞:脘中作胀疼痛,嗳气倒饱,不思饮食,苔薄白,脉弦。治以和胃通降,用香苏散之类。

(6)胃络瘀阻:脘痛如刺,固定不移,拒按,夜间痛甚,或有呕血、便血史,舌暗或有瘀斑,脉弦。治以活血祛瘀,用丹参饮或失笑散之类。

(四)肝(附:胆)

1. **生理**　肝在胁下,胆附其中。肝在体为筋,开窍于目,其经脉连目系,交于巅。肝主血液之贮藏调节,目得其养而视明。肝又司全身筋骨关节之屈伸,其性刚强,喜条达而恶抑郁,凡精神情志功能之调节,与肝气有密切关系。

2. **病机**　肝病的病理表现,也可概括为虚实两证,而以实证为多见。因肝为刚脏,主藏血,体阴而用阳,由于情志所伤,致肝气不得疏泄,郁而化火,火动则阳失潜藏,阳亢则风自内生,风火相煽,上升巅顶,或横窜经络,以致血不归藏,随气火而并走于上,这就是肝风发生的病机。根据其病情轻重之不同,又可分为肝气郁结、肝火上炎、肝阳妄动等实热证候。若肾阴亏虚,精不化血,肝失濡养,则成肝阴不足、虚阳上扰的虚证。外寒入侵,滞留于肝脉,亦属肝之实证。

3. **病证范围**　与肝胆相关的病证,主要有中风、眩晕、头痛、痉证、痫病、昏厥、胁痛、黄疸、积聚、鼓胀、耳鸣、吐血、衄血、惊恐、不寐、麻木、颤震等病证。

4. **证候分类**

(1)实证

1)肝气郁结

病机概要:郁怒伤肝,木失条达,肝气横逆,疏泄无权,气机阻滞不畅,为痛为聚;血行瘀阻,经脉痹塞,为癖为积。

主要脉证:胁痛、呕逆、腹痛则泻、便后不爽、积聚、脉弦等为其主症。其胁痛为气闷不舒,流窜作痛,不得转侧;呕逆为气逆吐酸,或呕出黄绿苦水;腹痛则泻,泻后不爽之特点,时有少腹作痛不适,泻后不减,每因情志不遂而发;积聚之部位在胁下,癖积或左或右,或聚散无常,时觉胀痛或刺痛。此外,尚可出现易怒、食欲不振等症。

治疗:疏肝理气,破积散聚,用柴胡疏肝散或越鞠丸之类。

2)瘀血阻络

病机概要:肝藏血,主疏泄,气滞日久,而致血瘀,阻于肝络。

主要脉证:胁肋刺痛,固定不移,或有外伤史,甚则胁下积块;舌暗有瘀斑,脉弦。

治疗:活血化瘀,散结通络,用血府逐瘀汤或化积丸之类。

3)肝经湿热

病机概要:感受湿热之邪,客于肝经;或中焦湿热,土壅木郁。

主要脉证:胁肋闷痛或绞痛,口中黏苦,恶心纳呆;或黄疸,或寒热往来;舌红苔黄腻,脉弦滑或弦数。

治疗：清热利湿，用龙胆泻肝汤或茵陈蒿汤之类。

4）肝火上炎

病机概要：肝胆疏泄失司，气郁化火，火随气窜，或火性炎上，上扰巅顶。

主要脉证：胁痛、呕吐、眩晕、头痛、狂怒、耳聋、耳鸣、目赤、吐衄、舌边光红、苔黄或干腻、脉弦数等为其主症。其胁痛为灼痛而烦；呕吐苦水或黄水；眩晕、头痛为头晕不支，自觉筋脉跳动，额热而痛，痛若刀劈，或为胀痛；耳鸣、耳聋均为暴作，鸣声如潮，阵作阵平，按之不减；目赤为眼结膜发红，暴痛或肿；吐衄亦为骤然暴作，血涌量多，冲口而出。此外，尚可见小便热涩黄赤、面赤而热、口苦而干等。

治疗：清泄肝胆，用天麻钩藤饮或当归芦荟丸之类。

5）肝阳妄动

病机概要：肝气化火，阳气暴张，火随气窜，横逆络道，血随气升，上冲巅顶。

主要脉证：昏厥、痉挛、麻木、眩晕、头痛、脉弦、舌体歪斜颤动、舌质红、苔薄黄等为其主症。其昏厥为卒然晕仆，不省人事，或抽搐，或吐涎；痉挛表现为项强，四肢挛急，不能屈伸，角弓反张；麻木为手足面唇等部有如蚁行感；眩晕、头痛为头眩眼花，行走飘浮，头部抽掣作痛。此外，或在昏厥之后，出现口眼歪斜、语言謇涩、半身不遂等症。

治疗：平肝息风，用羚羊钩藤汤之类。

6）寒滞肝脉

病机概要：外感寒邪入侵厥阴肝经，肝气失宣，络气痹阻。

主要脉证：少腹胀痛、睾丸坠胀或阴囊收缩、舌润滑、苔白、脉沉弦或迟为其主症。少腹胀痛，常牵及睾丸偏坠剧痛，受寒则甚，得热而缓。此外，或见形态虚怯、蜷缩等症。

治疗：温经暖肝，用暖肝煎之类。

（2）虚证

肝阴不足

病机概要：肝为刚脏，赖肾水以滋养，肾阴不足，精不化血，血不养肝，则肝阴不足，肝阳上亢。

主要脉证：眩晕头痛、耳鸣、耳聋、胁痛、麻木震颤、雀目、舌质红干少津、苔少、弦细数等为主症。其眩晕、头痛为头目昏眩欲倒、不欲视人，昏ן
而胀痛，绵绵不停；耳鸣、耳聋系逐渐而起，鸣声低微，经常不已，按之可减；麻木为肢体不仁之感，抚之觉快；胁痛多为隐痛，拂之则减；震颤为肢体筋肉瞤动，或自觉或他觉发抖动摇，甚者四肢筋挛拘急；雀目为两目干涩，入夜视力大减，或成夜盲。此外，尚可见面部烘热、午后颧红、口燥咽干、少寐多梦等症。

治疗：柔肝滋肾，育阴潜阳，用一贯煎或大补阴煎之类。

（3）兼证

1）肝气犯胃：胸脘痞闷时痛，两胁走窜，食入不化，嗳气吐酸，舌苔薄黄，脉弦。治以泄肝和胃，用四逆散合左金丸之类。

2）肝脾不和：不思饮食，腹胀肠鸣，便溏，舌苔白腻，脉弦缓。治以调和肝脾，用逍遥散之类。

3）肝胆不宁：虚烦不眠，或恶梦惊恐，触事易惊或善恐，短气乏力，目视不明，口苦，苔薄白，脉弦细。治以养肝清胆宁神，用酸枣仁汤之类。若属痰热扰动，苔腻而黄，脉弦滑者，用黄连温胆汤。

4）肝肾阴虚：面色憔悴，两颧嫩红，头眩目干，腰膝酸软，咽喉干痛，盗汗，五心烦热或大便艰涩,男子遗精,女子经水不调或带下,舌红无苔,脉细。治以滋阴降火,用杞菊地黄丸之类。

5)肝火犯肺:胸胁刺痛,咳嗽阵作,咳吐鲜血,性急善怒,烦热,口苦,头眩目赤,苔薄舌红,脉弦数。治以清肝泻肺,用黛蛤散或泻白散之类。

5. 证治要点

(1)肝脏体阴用阳,疏肝时不忘育阴。

(2)肝为刚脏,属春木而主风,性喜升发,故肝病多见肝阳偏亢的证候。肝之寒证,仅见寒凝少腹厥阴肝经证候。

(3)在肝病的实证中,肝气郁结、肝火上炎、肝阳妄动三者同出一源,多由情志郁结,肝气有余,化火上冲,致阴血不足而妄动。三者关系极为密切,不能截然分割,临床应掌握主次,随证论治。

(4)肝阳妄动属危重之证,有上冲巅顶和横窜经络之别。上冲者宜息风潜阳,横窜者当和络息风,挟痰则兼以涤痰。

(5)实证久延,易耗伤肝阴,形成本虚标实证,临床颇常见,辨证时须予注意。

(6)肝病虚证,多因肾阴不足,精不化血,以致肝阴不足,阳亢上扰,应与实证对照,详细鉴别。其病机与肾阴亏乏有极为密切的关系,故临床多取肝肾并治之法。

附:胆

1. 生理　胆附于肝,内藏清汁,其经脉络肝。胆中所藏为清净之汁,与其他传化之腑所盛之浊质不同,故《备急千金要方》又称之为"中清之腑"。所以,胆既属六腑,又属奇恒之腑。胆性则直,豪壮果断,所以《黄帝内经》说:"胆者,中正之官,决断出焉。"

2. 病机　胆因寄附于肝,禀春生之气,其性则直,故在病理情况下,多现阳亢火旺之证。火热可灼津成痰,故胆病又多兼痰证。痰火郁遏,常扰心脾,故辨证施治之时,既要泻胆化痰,又要清心安神。

3. 证候分类

(1)胆虚证:头晕欲呕,易惊少寐,视物模糊,舌苔薄滑,脉弦细。治以养心神,和胆胃,用酸枣仁汤之类。

(2)胆实证:目眩耳鸣,头晕,胸满胁痛,口苦,呕吐苦水,心烦易怒,寐少梦多,或往来寒热,脉弦数实,舌红苔黄。治以清胆泻热,用龙胆泻肝汤之类。若心烦易怒,躁扰不宁,少寐多梦,痰黏纳少,苔腻而黄,脉弦滑者,治以清化痰热,用黄连温胆汤之类。

(五)肾(附:膀胱)

1. 生理　肾左右各一,命门附焉,内藏元阴元阳,为水火之脏,其经脉络膀胱,互为表里。肾在体为骨,开窍于耳。肾主藏精,为生殖发育之源;肾主水,以维持体内水液代谢平衡;肾主骨生髓;肾开窍于耳,故听力乃肾气所充。肾的生理功能极为重要,故古人称肾为"先天之本"。

2. 病机　肾为先天之本,藏真阴而寓元阳,为水火之脏,只宜固藏,不易泄漏,所以肾多虚证,其病因多为劳倦淫欲过度,久病失养,致肾气耗伤。临床表现为阳虚、阴虚两大类型:阳虚包括肾气不固、肾不纳气、肾阳不足和肾虚水泛;阴虚包括肾阴亏虚和阴虚火旺。又肾与膀胱相表里,肾气不化直接影响膀胱气化,故膀胱虚证也是肾虚的病理表现。

3. 病证范围　肾与膀胱常见病证有水肿、淋证、癃闭、关格、阳痿、遗精、腰痛、耳鸣耳聋、遗尿、小便失禁等。

4. 证候分类

(1) 阳虚

1) 肾气不固

病机概要：肾阳素亏，劳损过度，久病失养，肾气亏耗，失其封藏固摄之权。

主要脉证：面色淡白，腰脊酸软，听力减退；小便频数色清，甚则失禁，滑精早泄，尿后余沥；舌淡苔薄白，脉细弱。

治疗：固摄肾气，用大补元煎之类。

2) 肾不纳气

病机概要：劳伤肾气，或久病气虚，气不归元，肾失摄纳之权。

主要脉证：短气喘逆，动则尤甚；咳逆汗出，小便常随咳嗽而出，甚则痰鸣，面浮色白；舌淡苔薄，脉虚弱。

治疗：纳气归肾，用人参胡桃汤或参蛤散之类。

3) 肾阳不足

病机概要：禀赋薄弱，久病不愈，或房劳伤肾，下元亏损，命门火衰。

主要脉证：面色㿠白，腰酸腿软，阳痿；头昏耳鸣，形寒尿频；舌淡苔白，脉沉弱。

治疗：温补肾阳，用右归丸或金匮肾气丸之类。

4) 肾虚水泛

病机概要：禀赋素虚，久病失调，肾阳亏耗，不能温化水液，致水邪泛滥而上逆，或外溢肌肤。

主要脉证：水溢肌肤，则为周身浮肿，下肢尤甚，按之如泥，腰腹胀满，尿少；水泛为痰，则咳逆上气，痰多稀薄，动则喘息；舌淡苔白，脉沉迟。

治疗：温阳化水，用真武汤或济生肾气丸之类。

(2) 阴虚

1) 肾阴亏虚

病机概要：酒色过度，或久病之后，真阴耗伤。

主要脉证：形体虚弱，头昏耳鸣，少寐健忘，腰酸腿软；或有遗精，口干；舌红少苔，脉细。

治疗：滋养肾阴，用六味地黄汤或左归丸之类。

2) 阴虚火旺

病机概要：欲念妄动，或热病后耗伤肾阴，阴虚生内热，水亏则火浮。

主要脉证：颧红唇赤，潮热盗汗，腰脊酸痛；虚烦不寐，阳盛梦遗，口咽干痛，或呛咳，小便黄，大便秘；舌红苔少，脉细数。

治疗：滋阴降火，用知柏地黄汤之类。

(3) 兼证

1) 肾虚土衰：大便溏泄，完谷不化，滑泄难禁，腹胀少食，神疲形寒，肢软无力，舌淡苔薄，脉沉迟。治以补火生土，用四神丸之类。

2) 肾水凌心：心悸不宁，水肿，胸腹胀满，咳嗽短气，不能平卧，唇甲青紫，四肢厥冷，舌淡苔薄，脉虚数。治以温化水气，用真武汤之类。

5. 证治要点

(1) 一般而论，肾无表证和实证。肾之热，属于阴虚之变；肾之寒，为阳虚之化。

(2) 肾虚之证，一般分为阴虚、阳虚两类。总的治则是"培其不足"。阴虚证治忌辛燥、苦寒，宜甘润壮水以补阴配阳,使虚火降而阳归于阴,所谓"壮水之主,以制阳光"。阳虚证治忌凉润、辛散,宜甘温益气以补阳配阴,使阴霾散而从于阳,所谓"益火之源,以消阴翳"。至于阴阳俱虚、精气两亏证,治当阴阳双补。

(3)肾阴虚者,往往导致相火偏旺,此为阴虚生内热之变,治则滋阴为主,参以清泻相火。肾阳虚者,在温肾补火的原则下,必须佐以填精益髓、血肉有情之品,资其化生之源。

(4)肾与膀胱互为表里,膀胱病变属虚寒者,多由肾阳虚衰、气化失职所致,当以温肾化气为主。而实热癃闭之证,可由他脏移热所致,也可因膀胱本脏湿热壅结而成,治当清利通窍为主。

(5)肾与其他脏腑的关系非常密切。如肾阴不足,可致水不涵木,肝阳上亢;或子盗母气,耗伤肺阴;或水不上承,心肾不交。而肾阳亏虚,又易形成火不生土,脾阳衰弱。上述病证,通过治肾参治他脏,对病情恢复有很重要的意义。

附:膀胱

1. **生理** 膀胱位于少腹,其经脉络肾。生理功能主要为贮存津液,化气行水,故《黄帝内经》说:"膀胱者,州都之官,津液藏焉,气化则能出矣。"小便之源为津液,津液之余入膀胱,气化则为小便。

2. **病机** 膀胱有化气行水功能,故病理变化主要表现为气化无权,癃闭,小便不利、频数、失禁等。肾主水液,与膀胱互为表里,肾气不化必影响膀胱气化,此为膀胱虚证的主要病机。至于膀胱实热证,系由他脏移热或本腑湿热壅结而成。

3. **证候分类**

(1)虚寒:小便频数、淋漓不尽,或遗尿,舌淡苔润,脉沉细。治以固摄肾气,用桑螵蛸散之类。

(2)实热:小便短赤不利,尿色黄赤,或浑浊不清,尿时茎中热痛,甚则淋沥不畅,或见脓血砂石,舌红苔黄,脉数。治以清利湿热,用八正散之类。

二、气血病机、病证的基本概念

气和血,是人体生命活动的动力和源泉,它既是脏腑功能的反映,又是脏腑活动的产物,人体病理变化无不涉及气血,所以认识和分析气血的病机、病证,就能更深入地探讨脏腑病理变化,对指导临床实践有重要意义,故王清任说:"治病之要诀,在明白气血。"

(一)气

1. **生理** 气的来源,一为禀受于父母,为先天之气,称为元气,入藏于肾;其二源于后天水谷之气,此气承脾胃之输布,充泽于五脏,就成为各脏之气。两气相合,即成为人体生命活动的动力,正如《黄帝内经》谓"真气者,所受于天,与谷气并而充身者也"。

人体之气,包括元气、宗气、营气、卫气及五脏之气。元气乃先天精气所化,发源于肾,借三焦之道通达全身,以推动五脏六腑的功能活动。宗气为水谷之气与自然界之清气相合而成,客于胸中,出喉咙而司呼吸,贯心脉以行气血。营气亦由水谷所化,源于脾胃,为营运于脉中之精气,内注五脏六腑,外营四肢百骸。卫气同营气,生于水谷,源于脾胃,所不同者,乃运行于脉外,循皮肤之中、分肉之间,以温养肌肉皮肤,其主要功能为保卫体表,抵御外邪入侵。五脏之气,则指五脏功能的具体表现,有关内容已如前述,不再重复。

2. **病机** 疾病之发生演变与气的关系极为密切,即《黄帝内经》所谓"百病皆生于气"。

气病的病因,不外外感及内伤。外感疾病中,风寒外束,则致肺气失宣,而为咳嗽;寒与气结,是为疝为瘕;风热上乘内炽,肺气失于肃降,而见咳吐黄痰、鼻翼煽动;邪热内扰心包,心气逆乱,故有神昏惊厥之证;湿浊阻遏气机,在肺则气机壅塞而喘逆吐涎,在脾则清浊不分而见腹胀、泄泻。至于内伤之病,则不外乎怒则气上、喜则气缓、悲则气消、恐则气下、劳则气耗、思则气结。

综上所述,外感、内伤均可引起气病,由于病因、病机的不同,其病理变化所反映出来的证候亦有区别。

气病与脏腑的关系非常密切,气来源于脾肾,升降出入治节于肺,升发疏泄于肝,统血贯脉而周行于心,故脏腑一旦受病,就会直接或间接地反映出气的病理变化,出现不同的气病证候。如肺气不宣,则为喘咳;肺气不足,则神倦气短;心气逆乱,则心神被扰而昏迷癫狂;气血亏耗,则心气不足而心悸怔忡。脾胃不和,则胃气上逆而泛恶呕吐;脾失运化,则胃气虚衰而纳呆泄泻,生湿生痰。肝气郁结,则化火上炎,肝阳暴张而上扰神明;肝气虚则胆亦虚,而头晕心悸,胆怯肢麻。肾气虚弱,固摄失权则遗泄;肾气不纳,故动则喘息;气不化水,而水泛为痰为肿。

气病虽有虚实之分,然多见于升降出入之变。升降出入为气机运动的基本形式,亦是脏腑功能活动的基本表现,如心火下降,肾水上济;肝性升发,肺主肃降;脾主升清,胃主降浊;肺主呼气,肾主纳气。其中,脾胃为气机升降之枢纽,肝肺为气机升降之道路,心肾为气机升降之动力。心肺胃之气以降为顺,肝脾肾之气以升为健。脏腑协调,维持气机升降出入。病理情况下,脏腑功能失调,进而影响气机之升降出入,因此为病。

3. 气病证候　气病的病理与脏腑直接相关,因此,气病的证候也包括在脏腑的不同证候之中,具体内容也如前述。现仅将气病概括为虚实两证分述如下。

(1) 气虚:凡因劳伤过度,久病失养而耗伤元气者,皆属气虚。其主要表现为少气懒言,语声低微,自汗,心悸怔忡,头晕耳鸣,倦怠乏力,食少,小便清或频,脉虚弱或虚大等。此外,气虚易下陷,久病阳亦虚,故脱肛及子宫脱出等,亦属气虚范畴。

(2) 气实:气实证多由痰火、食滞、湿热、郁结等所致,或外感治疗不当而引起。其主要表现有胸闷脘痞,痰多喘满,气粗,腹胀,大便秘结,脉搏弦滑或数实等。此外,气实易化火,故有"气有余便是火"之说。

4. 气病治疗　治疗气病的基本原则是气虚宜补气,气实宜理气、行气、降气。气虚者,其补气,主要是补肺、肾、脾之气,因脾胃为元气生化之源,脾胃虚衰则元气不足,其他脏腑亦因元气不足而虚弱,如李杲说:"脾胃之气既伤,元气亦不能充,而诸病之所由生也。"肺为脾之子,脾气不足,最易导致肺气出入升降失常,加重病情的发展。肾为先天之本,主藏精气,又为气化之司,故肾气不足,则可引起一系列水液气化失调的病证。因此,气病的治疗,一般是根据气虚的不同病机,以补肺脾肾之气为主。补脾胃气虚,常用四君子汤、补中益气汤;补肺气常用补肺汤;补肾气常用大补元煎、金匮肾气丸等。

至于气实证,主要因气郁、气滞、气逆以及外邪侵犯所致,与肝、肺、脾三脏关系较为密切,故多采用泄肝、理脾、宣肺、降逆、散寒、化结等法。一般气实之证多较复杂,故当分别其与脏腑的关系,针对治疗。如肺气郁阻者宜开,胃气积滞者宜导,肝火上逆者宜降,肝气郁结者宜疏,胆气壅滞者宜和,肝胆火盛者宜泄,气滞而痛者宜调。如湿、食、痰、火夹杂为患,则当分清轻重缓急进行调治。

(二) 血

1. 生理　血来源于水谷之精气,通过脾胃的生化输布,注之于脉,化而为血。另外,血与肾的关系也极为密切,精血互生,故有"肾为水脏,主藏精而化血"之说。血的功能主要是充润营养全身。目之视,足之步,掌之握,指之摄,皮肤的感觉,五脏六腑功能之协调,无不赖血之营养。

血液所以能循行脉中,周流不息,除了与"心主血脉"的功能有直接联系外,与气的功能亦密切相关。因血属阴,赖阳气以运行,气行则血行,气滞则血瘀,气脱则血失,故有"血随气行,气为血帅"之说。

2. **病机** 血病的表现一般分为出血、血瘀、血虚,三者的病因病理既有区别,又有联系。如出血既是血虚的病因,又可能是瘀血的病机,当出血蓄积于内而为瘀者,就是这种联系的反映。现将三者的病理分述如下。

(1)出血:正常情况下,血液循行于脉中,若脉络受伤,血溢脉外,即为出血。从上而出,称为上溢,如咳血、吐血、衄血等;从下而出,称为下溢,如便血、尿血、崩漏等。

出血之病机,大多由火引起,亦有因气之不足,血无所依而导致者。因此,归纳出血的病机,不外风、火、燥、热损伤脉络;过食酒酪辛辣动火之品,或肥厚甘甜蓄积为患;七情因素之激扰,五志之火内燔;素有血病,复因恣情纵欲,耗伤肾阴,虚火伤络;以及跌打损伤,强力负重等。

(2)瘀血:凡离经之血未出体外,停滞于内,或脉中之血为邪气,或痰火或湿热所阻,均能成瘀。其病机可归纳为邪毒入营,或外阻脉道;出血后处理不当,余血内留;产后恶露不下;挫伤脉络,以及其他气病、血病等。

(3)血虚:主要由于失血过多或生血不足两个方面。如吐血、衄血、产后以及外伤性出血等,血失过多,新血未生;或因脾胃素弱,水谷之精微不能化生营血;以及久病不愈,肠中虫积,营血消耗等,均能使脏腑百脉失养,而出现一系列血虚的病理反应。

3. **血病证候**

(1)出血:多以出血之部位或器官而分证,如咳嗽咯痰而出者,为肺系之出血;随食物呕吐而出者,为胃之出血;随大小便而出者,为便血、尿血;由鼻窍而出者,是为衄血;女子月事过多或经血频频者,是为崩漏。此外,尚有从龈、耳、目、肌肤等处出血者。其临床症状,则根据其病因、病机及出血部位各有不同,有关内容,均分述于各论血证诸篇中。

(2)瘀血:主要表现为疼痛,部位随瘀血所在而定,痛处不移,状若针刺,得寒温不移,常兼痞闷、胀满、烦热、眼睑乌黑、唇色枯萎、皮肤紫斑,或有血丝红缕,甚则肌肤甲错,舌质暗,或见瘀斑,脉细涩。

(3)血虚:面色苍白,唇舌、爪甲色淡无华,头眩晕,心悸怔忡,气微而短,疲倦乏力,或手足发麻,脉细。

4. **血病治疗** 血病的治疗,主要根据上述证候,分证施治,血虚者补血,出血则止血,血瘀者宜活血化瘀。

(1)出血:凡由火热引起出血者,以泻热止血为主法。如肝胆火热内炽出血,用龙胆泻肝汤之类;血热妄动出血,用犀角地黄汤之类;胃火内炽出血,用《金匮要略》泻心汤之类;阴虚火旺咯血,用泻白散之类;肠风下血,用槐花散之类;热在下焦尿血,用小蓟饮子之类;如因脾不统血或气不摄血致出血者,法当益气摄血,可用归脾汤或补中益气汤之类。

(2)瘀血:瘀血的治疗,视病情而定。如瘀血内结,可行血破瘀,用桃仁承气汤或抵当汤之类;如瘀血阻滞,可行气活血,或活血化瘀,用血府逐瘀汤之类;因寒滞经脉而血瘀者,可温经活血,用温经汤之类;因正虚无力推动血行而瘀者,又当扶正祛瘀同用,用补阳还五汤之类。

(3)血虚:主要是补气养血,用人参养荣汤或十全大补汤。妇人血虚,多用四物汤或当归补血汤之类。若精血双亏,则应佐以益肾填精之品。

三、风火湿痰病机、病证的基本概念

风、火、湿、痰饮,既是六淫之气,又是脏腑病理变化产物,也是脏腑疾病的临床表现。因此,它们既可以是直接,也可以是间接的致病因素。

(一) 风

风有内外之分。外风为六淫病毒之一;内风系人体阳气所化,多呈现火热炽盛、肝阳偏亢或阴血亏虚所引起的一系列气血逆乱的证候。

1. 风证特点

(1) 外风:病起急骤,身热而渴,或兼咳嗽,肢体酸痛,或骨节红肿,游走不定,或皮肤出现风疹作痒,或口眼㖞斜等。

(2) 内风:多系肝阳肝风、阴血亏虚所产生,或因情志、起居、饮食失节而诱发,根据病情轻重不同,多有头目眩晕,抽搐震颤,癫狂,或卒中,口舌歪斜,语言謇涩,半身不遂等。

2. 风证病机

(1) 外风:风为六淫之首,四季皆能伤人,经口鼻或肌表而入。经口鼻而入者,多先犯肺系;经肌表而入者,多始自经络,正虚邪盛则内传脏腑。此两者感受途径又可同时兼有。

风邪为病,很少单独袭人,往往兼邪同犯或随时气而发病。如冬多兼寒;天气由寒转暖,则多与温邪病毒入侵而为温病;时令多湿,或居处潮湿,则兼湿为患;也有风、寒、湿同时感受而致病者。风为阳邪,其性善行速变,故侵犯经络骨节,其痛多游走流窜而无定处。挟热者为风热,风热上受多犯头面咽喉;若兼湿,湿性下流,故多犯下肢。又,风气刚劲,常卒然伤人,留滞经络,出现口㖞舌强、肢体拘急挛痛等证。

(2) 内风:内风系自内而生,产生内风的病机如下。

1) 热极生风:热为阳邪,热极之证,必灼伤津液,消灼营血;营血既伤,心肝受病,邪热上扰,可出现惊厥神昏证候。

2) 肝风内动:肝脏内寄相火,体阴用阳,赖肾水以滋之。肾水不足,肝失所养,体弱用强,则肝火偏亢而上炎;风自火升,血随气逆,横窜络道,上窜巅顶,直扰神明,可出现眩晕、抽搐,或卒中、不省人事等证候,此即"肝风内动"和"诸风掉眩,皆属于肝"的病机。

3) 血虚生风:肝为藏血之脏,其性刚强,赖血以濡养。血虚则肝阴不足,肝阳偏亢,风自内生,也会出现瘛疭、眩晕、痉厥等证。

由前述可知,内风为病,多与心、肝、肾三脏有关,病本在肝肾,病标则在心。此外,内风与痰也有一定关系,如内有痰火郁结,则更易生风;反之,肝风内动,痰浊随之上逆,易出现卒中。

3. 风证辨证论治

(1) 外风

1) 风寒:如感冒伤风,症见头项强痛,恶寒或发热无汗,鼻塞,苔薄白,脉浮紧等。治以疏风散寒,用葱豉汤或荆防败毒散之类。

2) 风热:风热外感,多犯上焦,见头胀,咽喉肿痛,发热不恶寒,或少汗恶风,目赤胀痛羞明,咳吐黄痰,也可见头面红赤肿痛,乳蛾、鼻渊;如风热伤络,则为咳血,小便色黄,脉洪数等。治以疏风清热,用桑菊饮或银翘散之类。

3) 风湿：风湿为患，表现为肌表经络的证候可为头痛而重，骨节疼痛，走窜不定，及湿疹、水疱等；表现为肠胃的证候则为肠鸣腹痛，泄泻清稀如水等。治以散风化湿，在肌表经络者用羌活胜湿汤之类，在肠胃可用藿香正气散之类。

（2）内风：病情轻者，主要表现为头目眩晕、心绪不宁、手足颤动；重者可突然出现昏迷、口眼歪斜、角弓反张、半身不遂等症。热极生风，必兼热盛症状；虚风内动，必兼肝肾阴虚、肝阳上亢的症状；血虚生风，必兼血虚内燥症状。

内风的治疗，凡热极生风者，宜平肝息风，用羚角钩藤汤之类，酌情可加用安宫牛黄丸、至宝丹、紫雪丹；如虚阳妄动者，宜滋阴潜阳，用大定风珠汤之类；血虚生风者，宜养阴息风，用加减复脉汤之类。

（二）火

火为热之甚。火既是六淫病邪之一，亦可由疾病过程中产生。有虚实之分，实火多因直接感受火热，或他邪化火而成；虚火则是脏腑病理变化反映于临床的一种病症，多由气血失调，精血亏耗而生。

1. **火证特点**　火系热之甚，其性上炎，故火证与热证相似，但比热证更重，其主要特点如下。

实火：多由外感所致，病势急速，病程短，多有壮热、面红耳赤、口渴心烦、喜冷饮，甚者狂躁、谵语、昏迷、小便短赤、大便秘结，唇焦，苔黄燥或起刺，脉洪数等。

虚火：多因内伤而起，病势缓慢，病程长，症见潮热盗汗，午后颧红，虚烦失眠，口干咽燥，干咳无痰，或痰中带血，耳鸣健忘，腰酸遗精，舌质红绛少津或光剥无苔，脉细数等。

2. **火证病机**　在生理状态下，人体脏腑活动赖水谷之气以营养，从而生火生热以为用；反过来，人体又赖此火热之能以腐熟水谷、化生精气而维持生命，这种火称之为"少火"。病理状态下，精血耗伤，脏腑功能失常，阴阳失其相对平衡，因脏腑阳气偏亢所生之火称为"壮火"，是反常之邪火，能伤人正气而致病，即《黄帝内经》所谓"壮火食气，少火生气"。言少火为正常之火，物赖以生；壮火为反常之火，物因以耗。

火的病机，不外内伤、外感两个方面。凡感受六淫之邪而为火证者，可因直接感受火热所起，亦可由他邪演化而生。因感受火热之邪而出现火热证者，乃由火热灼伤津液营血，内损脏腑所致。因感他邪而为火证者，则是渐趋化热，由热化火，如寒之化火，必须由寒化热，热极而后生火；湿之化火，必须与热相结，或湿蕴化热，湿热极盛而成痰火。一般认为，这种由外感引起的火，多属实火，反映于临床就是实火证候。

内伤亦可生火，如劳伤过度，情志抑郁，淫欲妄动，均可影响脏腑正常生理功能，使气血失调，或久病失养，精血亏耗，均可导致内火的发生，而出现火证。这种因内伤所致之火，多属虚火，反映于临床多是虚火证候。

3. **火证辨证论治**　辨火之证，首别虚实。虚者宜补宜滋，浮者宜引宜敛，实者宜清宜泻。由于受病的脏腑不同，虚实有别，必须详细辨证。

（1）实火

1) 心火炽盛：主症为面红耳赤，五心烦热，口燥唇裂，舌碎糜破，甚则喜笑无常、谵语、神昏、吐血等。治以清泻心火，用泻心汤之类。

2) 肝胆火盛：主症为胁痛耳聋，少寐多梦，头昏目赤，口苦，筋痿，或淋浊、溺血等。治以清泄肝胆，用龙胆泻肝汤之类。

3) 肺火壅盛:主症为气粗鼻煽,咳吐稠痰,烦渴欲饮,大便燥结,或鼻衄、咳血等,治以清肃肺热,用千金苇茎汤或泻白散之类。

4) 胃火炽盛:主症为烦渴引饮,牙龈腐烂而痛或出血,呕吐嘈杂,消谷善饥等。治以清泻胃热,用清胃散之类。

5) 大肠火热:大便秘结不通,或暴泻黄赤,肛门灼热等。治以泻下积热,用大承气汤之类。

6) 小肠火热:主症为少腹坠痛,血淋热浊等。治以清心降火,用导赤散之类。

7) 脾火内炽:主症为口舌干燥,烦渴易饥等。治以清脾泻火,用泻黄散之类。

8) 膀胱火盛:主症为癃闭淋沥,遗溺浑浊,尿血腹痛等。治以清利火热,用八正散之类。

9) 火热入心,蒙蔽清窍:主症为神昏、谵语、抽搐等。治以清心开窍,用安宫牛黄丸、至宝丹之类。

(2) 虚火

1) 肾虚火动:主症为虚热骨蒸及其他阴虚证候。治以滋阴降火,用知柏地黄丸之类,骨蒸者用清骨散之类。

2) 脾胃虚火:主症为渴喜热饮,懒言恶食等。治以甘温除热,用补中益气汤或黄芪建中汤之类。

(三) 湿

湿有内外之分。外湿为六淫之一,常先伤于下。湿留体内或从热化,结为湿热,或从寒化,聚为寒湿,或致泄泻,或为水肿。内湿为病理产物,与脾的病理变化有密切关系。

1. **湿证特点** 湿为阴邪,得温则化,得阳则宣。但湿邪性黏腻而滞,故不易速去,常反复经久不已。

外湿:外湿起病,与气候环境有关,如阴雨连绵,或久处雾露潮湿,均易发生湿病;又脾胃素弱,也容易感受外湿。其临床表现多有身重体酸,关节疼痛,甚者屈伸不利,难以转侧,其痛常限于一处不移,苔白微腻,脉濡缓等。

内湿:内湿之证,皆与脾胃有关,故以脾胃症状为主,如口淡乏味而腻,食欲不振,或食而不多,胸脘痞闷,嗳气泄泻,肢软无力,头痛身重,苔白厚而腻,脉濡弱等。

2. **湿证病机** 湿的形成及其病机有外来与内生之别。外湿乃外来之邪,多由肌肤体表侵入,浅则伤人皮肉筋脉,或流注关节,甚则可入脏腑。湿邪伤人,常兼寒、热与风。湿邪侵入人体,可从阴化寒,亦可从阳化热,视人体脏腑功能的不同、禀赋之强弱以及治疗失当而转化。如肾阳素虚者易从寒化,胃热之人易从热化;过用寒凉易于寒化,妄加温燥易于热化。

内湿的形成,多因饮食不节,如恣食生冷酒醴肥甘,或饥饱失时,损伤脾胃;脾伤则运化功能失常,致津液不得运化敷布,故湿从内生,聚而为患,或为泄泻,或为肿满,或为饮邪。此即《黄帝内经》"诸湿肿满,皆属于脾"的病机。在内湿基础上,更容易感受外湿,两者互相影响,可出现各种不同的湿证。

3. **湿证辨证论治**

(1) 外湿

1) 寒湿:全身疼痛,以关节痛为重,行动不便,无汗,便溏,或见四肢浮肿,苔白腻,脉濡缓。治以蠲痹通络,用蠲痹汤之类。

2) 风湿:见风证辨证论治。

3）湿热：发热心烦，口渴自汗，四肢关节肿痛，胸满黄疸，小便黄赤，舌苔黄腻，脉濡数。治以清热化湿，如苍术白虎汤之类。以关节肿痛为主者，用桂枝白虎汤之类；以黄疸为主者，用茵陈五苓散之类。

4）暑湿：呕吐泄泻，发热汗出，胸闷腹满，不思饮食，苔白滑，脉虚濡。治以芳香化湿，用藿香正气散之类。

（2）内湿

1）湿浊困脾：肢体无力，困倦疲惫，脘闷饱胀，大便溏稀，或见呕逆，脉濡，苔白滑而腻。治以理脾除湿，用胃苓汤之类。

2）湿从热化：湿热蕴于心经，则口舌生疮糜烂；湿热注于下焦，或为痢疾，或为淋浊、血尿、癃闭，或为带下；湿热浸淫肌肤，则为痢疾；流注关节，则红肿疼痛。治疗可参照火证，酌加除湿之品。皮肤湿热所致的疥癣疹疮，可用解毒化湿法，如苦参汤或蛇床子散之类。

（四）痰饮

痰和饮，都是病理变化的产物，是水液停集反映于临床的两种不同证候。古人谓"积水成饮，饮凝成痰"。水、饮、痰三者的区别即稠浊者为痰，清稀者为饮，更清者为水。痰饮之产生，与脾、肺、肾三脏关系最为密切。

1. 痰饮的特点　从发病部位而言，饮多见于胸腹四肢，故与脾胃关系较为密切。痰之为病，全身各处均可出现，与五脏之病均有关系。张景岳说："饮惟停积肠胃，而痰则无处不到。水谷不化而停为饮者，其病全由脾胃；无处不到而化为痰者，凡五脏之伤，皆能致之。"

（1）痰之主症：胸部痞闷，胁肋胀痛，咳嗽痰多，恶心呕吐，腹泻，心悸，眩晕，癫狂，皮肤麻木，关节痛或肿胀，皮下结节或结肿，溃破流脓，久不收口，苔白滑或厚，脉滑。

（2）饮之主症：临床症状多随饮停部位而异。如见呕吐，肠鸣辘辘，是为痰饮，饮在肠胃；如咳唾引胁下作痛，心下痞硬，则为悬饮，饮停胸胁；如体重而肿，为溢饮，饮在四肢；如喘咳气逆，不能平卧，为支饮，饮在膈上。

2. 痰饮病机　人体在生理状态下，水谷之精气得脾之健运，肺之调节，肾之煦蒸，三焦之气化，或化为血，或化为津液，以营养全身；或变为汗，或变为气，或变为溺，而排出体外。而在病理状态下，脏腑失却正常生化输布功能，合游溢之水谷精气，遇阴寒聚而为水为饮，得火气之煎熬变津成痰。脾虚，中阳不振，运化失职，水谷精气敷布失常，则可聚而成饮成痰；阴虚生热，或肝郁化火，火热上炎，灼熬津液，因而生痰；风寒犯肺，气机郁闭，或化热化燥，蒸灼肺津而成痰。痰迷心窍则神昏癫痫，犯肺则咳嗽痰多，留滞中焦而肠鸣腹泻，流窜肌肉筋骨而为瘰疬痰核。饮在肌肉，溢而为肿；留胁则咳唾引胁而痛，心下痞硬；居膈上则咳喘不能平卧，下注肠中则辘辘有声。

3. 痰饮辨证论治

（1）痰证

1）风痰咳嗽：即一般伤风，有表证咳嗽。治以宣肺化痰，用杏苏散之类。

2）痰湿犯肺：咳嗽痰多，色白质稀。治以燥湿化痰，用二陈汤之类。

3）痰热伏肺：肺有伏热，痰黏而黄。治以清热化痰，用清金化痰汤之类。

4）痰蒙心窍：卒然昏仆，痰涎壅塞。治以化痰开窍，用稀涎散之类。

5）痰核瘰疬：项下痰核瘰疬。治以消痰散结，用消核散之类。

6）痰气相搏：气为痰滞，痰因气结，痰涎壅塞，喘咳气急，胸膈噎塞。治以降气化痰，用半夏厚朴汤之类。

(2) 饮证

1) 痰饮：症见咳嗽心悸,思水不欲饮,肠中水声辘辘,呕吐清水,胸腹胀满,苔白,脉弦滑。治以温化痰饮,用苓桂术甘汤之类。

2) 悬饮：饮在胁,咳唾引痛,心下痞硬,发热汗出,苔白或腻,脉弦。治以攻逐水饮,用十枣汤之类。

3) 溢饮：干呕发热而渴,面目四肢浮肿,身体疼重,苔白或微黄,脉浮而散。治以发汗逐饮,用大青龙汤或小青龙汤之类。

4) 支饮：咳逆倚息,短气不能平卧,身体微肿,脉弦细,苔白。治以泻肺逐饮,用葶苈大枣泻肺汤之类。

四、六经病机、病证的基本概念

张仲景在继承《黄帝内经》《难经》等医学知识的基础上,创立了六经辨证论治体系,运用于外感病。六经辨证,一是对外感病发展不同阶段、六经不同证候的概括,即太阳病、阳明病、少阳病、太阴病、少阴病、厥阴病;二是表明了风寒邪气所在部位与转化及其发展变化的一般规律,即太阳病→阳明病→少阳病→太阴病→少阴病→厥阴病,显示病情由表及里、由浅入深的六个阶段。外感病的临床表现,是各脏腑经络受到以风寒为主的邪气侵袭后所引起的病理反映,掌握和运用这种规律,是非常必要的。一则由于邪气性质的差异,二则由于脏腑、经络属性有阴阳,部位有浅深。加之人体禀赋有强弱,年龄有老幼,故病情演变就会再现寒、热、虚、实的不同,辨证时,就需要在原有基础上灵活运用。

六经辨证的基本内容概括如下。

(一) 太阳病

太阳病主表,为外感病初起,风寒侵袭肌表之证。

1. **提纲** 太阳之为病,脉浮,头项强痛而恶寒。

2. **病机** 风寒袭击,营卫失和,则为经证;经证不解,内传膀胱,则为腑证;邪入气分为蓄水证,邪入血分为蓄血证。

3. **证治**

(1) 经证：分中风、伤寒两证。

中风证：又称表虚证。恶风发热,汗出,头项强痛,脉浮缓。治宜调和营卫,以桂枝汤为主方。

伤寒证：又称表实证。恶寒发热,无汗,头痛身痛,项背强,脉浮紧。治宜辛温解表,以麻黄汤为主方。

(2) 腑证：分蓄水证、蓄血证。

蓄水证：恶风发热,小便不利,烦渴喜饮,饮入则吐,脉浮。治宜解表利水,以五苓散为主方。

蓄血证：恶风发热,少腹硬满,小便自利,神志错乱,甚则发狂,脉沉细。治宜破血逐瘀,以桃核承气汤为主方。

(二) 阳明病

阳明病主里,为风寒之邪由表入里、由寒化热而致邪热炽盛之证。

1. **提纲** 阳明之为病,胃家实是也。

2. **病机** 寒邪由表入里化热,热蕴胃肠,倘若未见肠中有燥屎则称为经证,若已见肠中有燥屎停积则称为腑证。

3. **证治**

(1)经证:高热,汗自出,不恶寒,反恶热,烦渴引饮,脉洪大而数,舌苔黄燥。治宜清热泻火,白虎汤为主方。

(2)腑证:腹满而痛,大便秘结,潮热谵语,脉沉实。治宜泻热通腑,以诸承气汤为主方。

(三)少阳病

少阳病,主半表半里,为病邪已脱离太阳之表,而尚未进入阳明之里。

1. **提纲** 少阳之为病,口苦,咽干,目眩。

2. **病机** 病邪由表内传,或由里外传,或起于本经而停留于表里之间,正邪相争,枢机不运,升降不利。

3. **证治** 少阳证为往来寒热,胸胁苦满,默默不欲饮食,心烦喜呕,口苦,咽干,目眩等。治宜和解少阳,以小柴胡汤为主方。若太阳少阳合病,则兼见头痛、身痛、汗出等,治宜和解疏表,以柴胡桂枝汤为主方。若少阳阳明合病,则兼见脘腹胀满、痞硬,大便或秘结或下利,治宜和解通里,以大柴胡汤为主方。

(四)太阴病

太阴病主脾阳虚衰。为病邪由三阳转变而来,或直接侵入,损伤脾胃,导致脾阳不振。本病为邪入于阴的早期阶段。

1. **提纲** 太阴之为病,腹满而吐,食不下,自利益甚,时腹自痛,若下之,必胸下结硬。

2. **病机** 寒邪由表入里,损伤脾胃,脾阳不振,运化无权。

3. **证治** 太阴病为腹满而痛,下利,食不下而吐,治宜温中健脾,以理中汤为主方。若太阴病兼有表证,则宜根据证情缓急,相应采用先解表,后温里,或表里兼顾之法。

(五)少阴病

少阴病主心肾虚衰,为病邪传入少阴,损伤心肾,导致心肾之阴阳虚衰。本病可由他经传变而来,或直中而病,为病情危重的后期阶段。

1. **提纲** 少阴之为病,脉微细,但欲寐。

2. **病机** 病邪深入伤及心肾,或致阳气耗伤则内生虚寒,或致阴血亏损则内生虚热。少阴病,属虚寒者多,而属虚热者少。

3. **证治**

(1)少阴虚寒证为畏寒身蜷,四肢厥逆,精神委靡而欲睡,脉微细,或下利清谷,小便清长。治宜回阳救逆,以四逆汤为主方。

(2)少阴虚热证为心烦,不得眠,口燥咽干,舌红少苔,脉细数等。治宜育阴清热,以黄连阿胶汤为主方。

(3)少阴水泛证为心下悸,头眩,筋肉跳动,全身颤抖,有欲倒于地之势,甚则浮肿,小便不利,或四肢沉重疼痛,或下利,或腹痛等。治宜温阳行水,以真武汤为主方。

(4)少阴病兼证为或兼见太阳证,或兼见阳明证。治宜两者兼顾,分别用助阳解表的麻黄附子细辛汤,或急下存阴的大承气汤。

（六）厥阴病

厥阴病主寒热错杂。为伤寒后期，病邪入里，使人体气血津液和脏腑功能遭到严重损伤，病情复杂，常表现为寒热互见，阴阳错杂。

1. **提纲**　厥阴之为病，消渴，气上撞心，心中疼热，饥而不欲食，食则吐蛔，下之利不止。

2. **病机**　病邪损伤气血津液，脏腑功能发生障碍，而致阴阳失调，导致内外或上下寒热错杂之证。

3. **证治**

（1）寒热错杂证：时心烦，得食而呕，甚则吐，或见吐利。治宜寒温并用，以乌梅丸为主方。

（2）厥阴寒证：干呕，吐涎沫，头痛，手足厥冷，脉细欲绝等。治宜养血通脉，温经散寒，以当归四逆加吴茱萸生姜汤为主方。

（3）厥阴热证：热利，下重，口干欲饮水，脉数。治宜清热利浊解毒，以白头翁汤为主方。

五、卫气营血病机、病证的基本概念

卫气营血病机，是探讨温热病发生演变过程中，按病变的浅深轻重而分成卫、气、营、血四个阶段的变化机制。叶桂在《温热论》指出："大凡看法，卫之后方言气，营之后方言血。"概括了温热病邪气传变规律。卫气营血病证，是温邪传至卫、气、营、血各阶段反映于临床的不同证候，即包括卫分证候、气分证候、营分证候、血分证候。它们的一般变化规律是卫分→气分→营分→血分，病变由浅入深，由轻转重。反之，由营、血传至卫、气，是病变由深出浅，由重转轻。

（一）卫分证

卫分证主要见于温热病初起。温邪从口鼻或皮毛而入，侵犯肺卫。

1. **主症**　发热，微恶风寒，头痛，无汗或少汗，咳嗽，口渴，舌边尖红，苔薄白，脉浮数等。

2. **病机**　温邪上受或侵袭肌表，肺卫失于宣肃。

3. **证治**

（1）风温卫分证：症同主症，治宜辛凉解表，以银翘散为主方。

（2）秋燥卫分证：症见恶寒发热，头痛无汗，咽干唇燥，鼻干，干咳，舌苔薄白而干，脉浮细。秋燥有凉燥与温燥之分。热燥治宜辛凉解表、宣肺润燥，以桑菊饮为主方；凉燥治宜散寒解表、宣肺润燥，以杏苏散为主方。

（3）暑温、湿温之卫分证：可参考三焦病机之上焦证候。

（二）气分证

气分证主要见于温邪由卫分入里化热，病变部位有胃、脾、肠、胆、胸膈等，其中以热盛阳明较为常见。

1. **主症**　壮热，不恶寒但恶热，汗多，渴欲冷饮，舌苔黄燥，脉洪大。

2. **病机**　邪入阳明气分，正邪剧争，耗伤津液。

3. **证治**

（1）热积肺胃：症见如主症，治宜清热生津，以白虎汤为主方。若兼见汗出过多而伤津耗气，可用人参白虎汤为治。若兼见痰黄而稠，胸痛气喘，可用麻杏石甘汤加清化痰热药治疗。若兼见大便秘结或泻下黄臭稀水，腹痛拒按，可用调胃承气汤为治；再有伤阴之证，可用增液承气汤为治。

（2）里热夹湿：可参考三焦病机之中焦证。

(三) 营分证

营分证多由卫分、气分传来,也有起病即为营分证者,是温热病的严重阶段。

1. **主症**　身热夜甚或身灼热,渴不欲饮或反不渴,心烦不寐,时有谵语。舌质红绛,脉细数。

2. **病机**　温热之邪入里,热势内盛,损伤营阴,或热扰心神,或热极生风。

3. **证治**　热灼营阴,症见如主症,或斑疹隐隐,舌绛无苔。治宜清营泄热,以清营汤为主方。

(1) 热入心包:症见高热,神昏,谵语,或四肢厥冷,抽搐。治宜清心开窍,以清营汤送服安宫牛黄丸或局方至宝丹。

(2) 热极生风:症见高热,躁扰不宁,抽搐,或四肢拘急,项强,角弓反张,舌颤,舌红或绛,脉弦数。治宜清热息风,以白虎汤加羚羊角、钩藤之类。

(四) 血分证

血分证多从营分发展而来,也有由卫分、气分直入血分的,个别情况也有起病即现血分证者,是温热病的危重阶段。

1. **主症**　吐血,衄血,便血,溺血,斑疹密布,身热,或低热,手足心热,口干舌燥,齿枯唇焦,躁扰不宁,或神昏谵语,舌质红绛或光红如镜,或手足抽搐,痉厥。

2. **病机**　热盛迫血,热瘀交结,阴液被灼,虚风内动。

3. **证治**

(1) 热在血分:症见如主症。治宜清热凉血解毒,以犀角地黄汤为主方。

(2) 气血两燔:症见壮热口渴,心烦躁扰,甚或昏狂谵妄,吐血,衄血,肌肤发斑,舌绛,苔黄燥,脉数。治宜清气凉血化斑,以化斑汤为主方。若热毒充斥表里上下,内侵脏腑,外窜经络,症见寒战高热,大渴饮冷,头痛如劈,烦躁谵妄,神昏,出血等;治宜清气凉血,泻火解毒,以清瘟败毒饮为主方。

(3) 血热动风:症见壮热神昏,头晕胀痛,手足抽搐,颈项强直,角弓反张,舌干绛,脉弦数。治宜凉肝息风,以羚羊钩藤汤为主方。

(4) 血热伤阴:因邪气的强弱和阴液耗伤程度不同,表现有异。治疗总离不开清热凉血和滋阴增液两法,具体运用时酌情取舍。

六、三焦病机、病证的基本概念

吴瑭根据历代文献对三焦的论述和三焦病变的辨证方法,创立了三焦辨证,以此作为外感温病的辨证纲领。三焦病机是探讨湿温病发生演变过程中,病变浅深轻重发展的不同阶段、三类不同证候的概括,即上焦湿热证候、中焦湿热证候、下焦湿热证候。其次标明了湿热邪气所在部位及湿热病发展变化的一般规律,即上焦证→中焦证候→下焦证候,显示湿热病由上到下,向纵深发展的三个阶段。《温病条辨》指出:"凡病温热,始于上焦,在于太阴,肺病逆传,则为心包;上焦病不治,则传中焦,脾与胃也;中焦病不治,则传下焦,肝与肾也,始于上焦,张于下焦。"这种分类辨证方法,难与卫气营血或六经严格区别。从临床实践中认识到:只有湿热病多表现为湿热弥漫上、中、下三焦或留滞于其中一两个部位。因此,后世学者提出以三焦辨证作为湿热病的辨证纲领最为适宜。

(1) 上焦湿热证候:是湿热邪气侵袭人体的初起,即湿热邪气自口鼻而入,侵袭于肺,导致肺气不宣,肃降失司,卫外功能失常及水液代谢障碍的一类证候。它以恶寒、发热、身热不扬、头身重痛、脉濡等为其主要特点。同时由于湿困脾胃,又可兼见胸闷脘痞、纳呆不饥等症状。上焦湿热证候,除肺的病变外,还可见湿热酿痰、蒙蔽心包之证,其临床表现以表情淡漠、神识痴呆、时昏时醒为主要特点。

治疗应选辛温宣透,芳香化湿之法。正如吴瑭所说:"治上焦如羽,非轻不举。"湿热酿痰、蒙蔽心包之证,治应选化湿清热、芳香开窍之法。

(2)中焦湿热证候:是湿热邪气郁阻脾胃,导致脾胃的运化功能障碍、气机升降失常的一类证候。由于湿邪与热邪轻重程度不同,中焦湿热证候可以分为湿重于热、热重于湿和湿热并重三种类型。在此阶段,由于湿邪困阻,肺气不宣,其寒热模糊、头重身痛等上焦见证亦可同时存在。

湿重于热:是以湿为主,湿浊困脾,多以身体重楚、脘痞不饥、口淡不渴、大便溏滞不爽、苔腻、脉濡为主要特点。

热重于湿:多见于暑湿病,以里热为主,又挟湿邪,症见高热,心烦,口渴,脘腹胀满,舌红,苔黄腻,脉濡数。

治疗应以燥湿为法,以祛除湿邪,调整脾胃功能,使之恢复升降平衡。湿重于热,治宜辛温开郁,苦温燥湿;热重于湿,治宜苦寒清热燥湿。正如吴鞠通所说:"治中焦如衡,非平不安。"

(3)下焦湿热证候:是湿热邪气下注膀胱或小肠、大肠,导致水液代谢障碍、饮食传导功能失常的一类证候。它以小便不利或大便不畅为主要临床特点。在此阶段,由于水湿困阻,脾胃运化失司,中焦见证也可同时存在。

下焦湿热证候的治疗,主要针对病变部位,采用相应的方法。膀胱湿热证候,治当通利小便为法;大肠湿热证候,治当导滞通腑。湿重于热者,治宜辛温宣化与健脾利湿相合,以宣化湿浊,通利大肠;热重于湿者,治宜选用苦寒通下燥湿与行气消导之品相配,以清除大肠湿热。正如吴瑭所说:"治下焦如权,非重不沉。"

第三节 分 类 学

中医内科学所包含的疾病,随着医疗实践的不断深入而与日俱增。为了方便学习、研究与临床应用,探讨内科疾病分类的必要性早就引起人们的普遍重视。《金匮要略》一书中,已经作了有益的探索,如痉、湿、暍三者皆是从太阳开始,来自外感的病证,故合为一篇利于鉴别;消渴、小便不利、淋病均属小便异常症状,故列为一篇论述;呕、吐、哕、下利又都是胃肠疾病,合在一起讨论,易于辨证施治。《诸病源候论》以"候"类述,共1 739则,把风病、虚劳病、伤寒、温病、热病、时气病等作为全身性疾病,然后再按证候特征或脏腑生理系统进行分类。《备急千金要方》将风病、伤寒、脚气、消渴、水肿等作为全身性疾病,其他疾病则归入肝脏、胆腑、心脏、小肠腑、脾脏、胃腑、肺脏、大肠腑、肾脏、膀胱腑等脏腑门中。《太平惠民和剂局方》在疾病分类方面也作了一些尝试,如将内科病分为诸风、伤风、诸气、痰饮、诸虚、痼冷、积热、泻痢、杂病等。宋代陈无择《三因极一病证方论》按三因将疾病分类,但就某些病证之中,又包含了内因、外因、不内外因等不同证治,所以也说明此法分类尚未达到尽善之地。《明医杂著》将当时常见内科病证分题讨论,如对发热、劳瘵、泄泻、痢、疟、咳、痰饮、喘胀、饮食过伤、头痛、小便不禁、阳痿、梦遗、暑病等的证治,加以论述,重点突出。

张从正《三法六门》把疾病按病因分为风、寒、暑、湿、燥、火、内伤、外伤、内积、外积共十门，这对后世《医门法律》影响颇大，是书将前六者及诸杂证分门别类，著成一书。《医学纲目》则按脏腑分部加以分类。如肝胆部，论述中风、癫痫、痉厥等病；小肠部，论述心痛、胸痛、谵妄等病；脾胃部，论述内伤饮食、诸痰、诸痞等病；肺大肠部，论述咳嗽、喘急等病；肾膀胱部，论述耳鸣、耳聋、骨病、牙痛等；伤寒部，论述伤寒病为主，兼及温病、暑病、温疫等。《症因脉治》将所论病证，每一"症"又以外感、内伤分类，可以说是以外感、内伤对疾病分类的雏形。《证治汇补》将内科杂病分为八门。其中提纲门列中风、伤风、中寒、暑、湿、燥、火等证，内因门列气、血、痰、郁证及虚损劳倦等，外体门列发热、恶寒、汗病、疟等，上窍门列眩晕、头痛、五官等病，胸膈门：列咳嗽、喘、哮、呕吐、反胃等，腹胁门列心病、腹痛、霍乱等，腰膝门列痿躄、疝、脚气等，下窍门列泄泻、痢、便血、淋、遗精等，探讨了按部分类的方法。《医学实在易》以表证、里证、寒证、热证、实证、虚证分类讨论疾病的证治。

由上可见，历代医家对内科疾病的分类，尚未统一看法。为了便于指导临床，寻找一个比较合理的分类法是十分必要的。中华人民共和国成立后，也进行了探讨，认为以病因、病机变化为纲对内科疾病加以分类，较为合适。以病因为纲，可将内科疾病分为外感疾病和内伤疾病两大类。外感疾病，是由外感六淫等邪气所致；内伤疾病是由情志刺激、饮食劳倦、起居失常以及脏腑功能失调所产生的病机产物，如气血津液输布失常所生之痰浊、瘀血等引发。诚然，这两类疾病也是可以互相转化的。一些外感疾病可变为内伤疾病，内伤疾病使正气亏虚也易感受外邪，在病程的某一阶段可以变成外感疾病。按病机变化为纲可将内科疾病分为热病与杂病两大类。热病包括一切有热证而以六经、三焦、卫气营血为发生病机改变的病证；杂病包括以脏腑功能失调为主而产生的病证。

病因分类，突出了病因的特殊性，便于临床辨证求因、审因论治。病机分类反映了疾病病机变化的内在联系，且助于掌握疾病发生发展的规律。因为病机主要是脏腑功能失调造成的，故可以进一步按五脏六腑进行分类。

病机分类法是在病因分类法的基础上进行的，是对病因分类的补充。因此，临床上可把这两类分类法结合起来，称之为外感热病与内伤杂病。

一、外感热病的分类

外感热病，根据感受邪气的不同可分为伤寒与温病，温病又可分为温热病与湿热病。温热病包括了风温、春温、冬温、秋燥、温毒、温疫等；湿热病包括了湿温、伏暑、暑温等。按发病特点，温病又可分为新感温病与伏气温病两类，如风温、冬温、暑温、秋燥属新感温病，春温、伏暑则属伏气温病。

二、内伤杂病的分类

内伤杂病分类的理论基础是脏象学说。人体是一个以脏腑为中心的有机整体，外联四肢百骸、五官九窍，以气血津液为物质基础，以经络为通路。因此，内伤杂病虽多，但其病机变化始终不离脏腑功能紊乱、经络通路障碍、气血津液生成运行输布失常。故内伤杂病的分类，可按照不同脏腑生理病理变化而分为肺系病证、心系病证、肝系病证、肾系病证、经络病证、气血病证和津液病证等。

本教材考虑到教师讲解和学生学习的便利，以及时代发展、中医内科疾病谱的变化等综合因素，分为肺系病证、心脑系病证、脾胃系病证、肝胆系病证、肾膀胱系病证、气血津液病证、经络肢体病证七大类。外感热病中的感冒因主要以发热、恶寒、咳嗽等肺卫症状为主,故列入肺系病证。外感热病中的疟疾因有往来寒热及形成疟母后等特点,故列入肝胆系病证。

<h1 style="text-align:center">第四节 | 治 疗 学</h1>

中医内科学的治疗学,其理论是严谨的,方法是多样的,内容包括治疗原则和治疗方法。治疗原则可概括为整体论治、治病求本、动中施治等;治疗方法可概括为内治法和外治法两大类,其中各含有许多具体的方法。

成书时间较《黄帝内经》还早的《五十二病方》,即记载了汤液、醪醴等内治法和药浴、烟熏、蒸气、熏法、熨法、砭法、灸法、按摩法等外治法。《金匮要略》一书中的中药剂型已有汤剂、丸剂、散剂、酒剂、洗剂、熏剂、滴耳剂、吹鼻剂、灌鼻剂、软膏剂、肛门栓剂、阴道栓剂等;《伤寒论》还对服药法进行了深入的探讨;《理瀹骈文》对外治法作了比较全面的总结。所有关于治疗方法的改进,都旨在提高治疗效果、方便给药途径和减少毒副作用。

中药和方剂是内科治疗疾病的主要手段,《神农本草经》收载药物365种,至《本草纲目》载药已达1 892种,目前使用的中药已达5 000余种。另外,中药炮制方法的进步,也更增强了药效,减轻了毒性。南北朝刘宋时期的《雷公炮炙论》,记载的炮炙方法有蒸、煮、炒、焙、炙、炮、煅、浸、水飞等17种具体方法。之后,加工炮炙法不断增加,特别是中华人民共和国成立后,在剂型改革方面做了许多新的尝试,如片剂、冲剂、针剂等,更有利于临床应用。

方剂的组成是在中医药的理论指导下产生和发展的,《黄帝内经》制定了君、臣、佐、使的组方原则。成无己根据《黄帝内经》之旨,依病情轻重、病位上下、病势缓急、药味奇偶等,提出七方,即大、小、缓、急、奇、偶、复等7种类型的方剂。后《伤寒明理论》又按方剂的功效而确定10个分类,即宣、通、补、泻、轻、重、滑、涩、燥、湿,其中宣剂可决壅、通剂可祛滞、补剂可扶弱、泄剂可去闭、轻剂可祛实、重剂可镇怯、滑剂可去著、涩剂可固脱、燥剂可祛湿、湿剂可润燥。以后医家又不断补充,《医方集解》将方剂分类增至21种之多,即补养、发表、涌吐、攻里、表里、和解、理气、理血、祛风、祛寒、清暑、利湿、润燥、泻火、除痰、消导、收涩、杀虫、明目、痈疡、经产,并附急救良方。《医学心悟》遂在此基础上经过综合、归纳,结合病性而以八法概括之,即汗、吐、下、温、清、补、消、和,实为从繁就简、提纲挈领之分类法,故为后世医家所沿用。

方剂的产生和发展也是以提高临床疗效为基础的,《五十二病方》收载医方280多个,至宋代《太平圣惠方》广泛收集了前代方书和当代民间验方,集方达16 834首,后《圣济总录》已逾20 000首。《普济方》是我国现存最大的一部方书,载方已达61 730首,可见中医方剂之宏丰。为了便于临床作用,对方剂进行筛选是必不可少的工作,《校正太平惠民和剂局方》曾根据当时临床需要,选列297首,后世的《医方集解》《汤头歌诀》《时方歌括》等著作也都为了实用、诵读、记忆方便作了新的探索,因此也具有很大的参考价值。

一、治疗原则

治疗原则是按照整体观念和辨证论治方法制定的治疗疾病的法则,对治疗过程中的立法、处方、用药等具有指导意义。其内容可概括为整体论治、治病求本、随证施治、医护结合等。

（一）整体论治

由于人体的脏腑、经络以及形体诸窍构成一个完整的有机体，同时又与自然界保持密切联系。因此，人体任何局部的疾病往往影响到全身，治疗时单纯治疗局部是不够的，更应该注意整体，从调节整体达到治疗局部病变的目的。再者，治疗中还应该结合天时、地域、体质等因素通盘考虑，采取因时、因地、因人制宜的方法，才能获得更好的效果。

（二）治病求本

治病求本，是指对发病的根本原因予以治疗。本和标是相对而言的，如就正邪而言，正气是本，邪气是标；就疾病先后而言，旧病、原发病是本，新病、续发病是标。通过辨证分析能够认识疾病的本质，看出标与本，从而确定相应的治疗方法。运用治病求本这一法则，必须掌握正治与反治、治标与治本、扶正与祛邪以及预防为主等项内容。

1. **正治与反治**

（1）正治：是逆其证候性质而治的一种治疗法则，又称逆治。正治法适用于疾病的征象与本质相一致的病证。

（2）反治：是顺从疾病假象而治的一种治疗法则，又称从治。如"热因热用"治疗真寒假热证，"寒因寒用"治疗真热假寒证，"塞因塞用"治疗真虚假实证，"通因通用"治疗真实假虚证等。

2. **治标与治本**　病变中常有主次标本的不同，治疗时也宜有先后缓急的区别。

（1）急则治其标：在疾病的过程中，当标病甚急，如不及时解决，则危及患者生命或影响疾病的治疗，必须抓紧时间，抓住病机，尽快解决标病。

（2）缓则治其本：在标病缓解之后或无明显危重证候的情况下，可以针对发病的根本原因或原发疾病进行治疗。此原则是对慢性病或急性病的根本原因或原发疾病进行治疗。所以，此原则对慢性病或急性病的恢复期有重要意义。

（3）标本兼顾：标病本病并重之时，必须两者兼顾，而不能舍本治标或舍标治本，如益气解表法或表里双解法等。

标本的治疗法则，既有原则性，又有灵活性，但最终目的在于抓住疾病的主要矛盾，做到治病求本。

3. **扶正与祛邪**　疾病的发生发展，就是正气与邪气相互斗争的过程，而治疗疾病就是扶助正气，祛除邪气，从而使病情逐渐好转，终至痊愈。

（1）扶正：即是扶助正气，增强体质，提高机体抗病能力。此法则适用于疾病过程中，以正气虚为主要矛盾而邪气不盛的虚证。

（2）祛邪：即是用泻实之法祛除病邪，从而达到邪去正安。此法则适用于以邪气盛为主要矛盾而正气不衰的实证。

在具体运用扶正、祛邪法则时，还有先扶正后祛邪、先祛邪后扶正或扶正与祛邪兼用之别。先扶正后祛邪适用于正虚邪实而以正虚为主的情况，正气不耐攻邪，则当先扶正，待正气恢复后再攻其邪；先祛邪后扶正适用于正虚邪实，而正气尚能耐攻，或祛邪同时扶正反会助邪的情况，故先祛邪气，邪退正虚时再予扶正；扶正与祛邪兼用适用于正虚邪实，两者兼用则扶正不留邪，祛邪又不会伤正。

4. **预防为主**　预防，是指采用一定的措施，防止疾病的发生与发展。其内容包括未病先防和既病防变两个方面。

（1）未病先防：疾病的发生既然取决于正邪两个方面，因此，增强机体正气则使邪不可干。正气的维护和增强主要依靠调摄精神，使情绪安定，气机调畅；锻炼身体，使体质增强，气血旺盛；保持生活起居的规律，养精蓄锐，以应付不断变化的不良刺激和损伤。另外，药物预防和人工免疫以及讲究卫生，防止环境、水源和食物污染也很重要。

（2）既病防变：若疾病已经发生，则应早期诊断，早期治疗，以防止疾病发展和转变。

（三）随证施治

仲景在《伤寒论》太阳病变证治疗时提出了"随证施治"的原则："太阳病三日，已发汗，若吐，若下，若温针，仍不解者，此为坏病，桂枝不中与之也，观其脉证，知犯何逆，随证治之。"验之临床，疾病发生以后，则有好转或加重的变化，因此，必须用发展的观点、动态的观点进行观察和处理。在临证过程中，不仅需要掌握常法、主方，而且应该随病情的变化进行治法乃至方药的加减增损，不至于治疗疾病用一法一方守到底。

无论外感病或内伤病，都有一定的阶段性，既要熟悉某一阶段的特点，又要知道其转化的规律，从而能够知常达变，随证施治。

（四）医护结合

疾病的治疗效果与调护有极为密切的关系，因此，在治疗疾病过程中，加强精神、饮食起居、服药等方面的护理，至关重要。在临床上，根据不同疾病的特点，在辨证施治的同时，采取必要的护理措施，可以提高疗效。

二、治疗方法

汗、吐、下、和、温、清、补、消是中医治疗疾病的最常用的八种治法。

（一）汗法

本法是开泄肌腠，逐邪外出的一种治法。

1. 适用范围　汗法除适用于一般外感初期外，还适用于水肿和疮疡病的初期以及斑疹将透的阶段。

2. 具体运用

（1）表实证：辛温发汗，辛凉发汗。

（2）虚人表证：滋阴发汗，助阳发汗。

3. 注意和禁忌

（1）凡剧烈吐下之后，以及淋家、疮家、亡血家等，原则上都在禁汗之列。

（2）发汗应以汗出邪祛为度，不宜过量，以防汗出过多，损伤阳气，用量应因时、因地、因人制宜。

（3）凡用发汗剂时，必须告诉患者，服药后要避风寒，暂禁油腻厚味。

（二）吐法

是引导病邪或有毒物质，使之从口涌吐而出的一种治法。

1. 适用范围　吐法适用于痰涎壅盛，食积胃脘不化，恶心欲呕，或误食毒物尚留胃中等疾病。

2. 具体运用　多用于病情严重急迫，必须迅速呕出之实证。根据病情不同，可分别采用药物或非药物吐法。

3. 注意和禁忌

（1）凡病情危笃、老弱气衰者，诸失血者，诸喘息不安者，妊娠或产后者，原则上都列为禁忌。

（2）凡服用吐剂，一般以一吐为快，不宜反复使用。

（3）凡用催吐剂时，应告诉患者，在吐后稍俟方可进食。宜先进糜粥，禁食生冷硬物，且要避风御寒。

（三）下法

是攻逐体内积滞，通泄大便的一种治法。

1. 适用范围　常用于邪在肠胃，燥屎内结，热结于里，以及水结、蓄血、痰滞、虫积等疾病。

2. 具体运用　下法主要用于里实证，因证候不同，可分别为寒下、温下、逐下、润下、通瘀、攻痰、驱虫等具体治法。

3. 注意和禁忌

（1）凡邪在表或邪在半表半里一般不可下；阳明病腑未实不可下；年高津枯便秘，或素体虚弱、阳气衰微而大便艰难者，不宜用峻下法。妇女妊娠或行经期间，皆应慎用。

（2）下法应以邪去为度，不宜过量，以防正气受伤。《黄帝内经》有"大积大聚，其可犯也，衰其大半而止"之戒。

（四）和法

是和解少阳，扶正达邪，协调内脏功能的一种治法，又称和解法。

1. 适用范围　此法运用范围很广，如少阳证、太阳少阳及少阳阳明合病，肝胃不和、肝郁所致的月经不调，肝木乘土的腹痛泄泻等。

2. 具体运用　适用于病在半表半里，或表里同病而汗、吐、下法又不宜的情况。具体治法有和解少阳、调和肝脾、调理胃肠等。

3. 注意和禁忌　凡病邪在表未入少阳者、邪已入里之实证以及虚寒证，原则上都列为禁忌。

（五）温法

温法是祛除寒邪和补益阳气的一种治法，其主要作用在于回阳救逆，温中散寒，从而达到补益阳气而祛邪治病的目的。

1. 适用范围　温法适用于寒邪留滞或由热证转变为寒证的疾病。

2. 具体运用　温法主要用于里寒证，包括回阳救逆和温中散寒。

3. 注意和禁忌　凡热伏于里，热重厥深，形成真热假寒者；内热火炽而见吐血、溺血、便血者；素体阴虚，舌质红、咽喉干燥者，挟热下利，神昏气衰，形瘦面黑，状如槁木，阴液虚脱者；这些原则上都列为禁忌。

（六）清法

清法是治疗热证的一种方法，有退热降火、保津除烦止渴的作用。

1. 适用范围　凡热证，不论热在气分或营血，内伤或外感，只要里热炽盛，皆可用清法治疗。

2. 具体运用　因为热有在气分、在营血的不同，故具体治法包括：辛凉清热，苦寒清热，清营透热，咸寒清热，养阴清热和清热开窍等。

3. 注意和禁忌　表邪未解，阳气被郁而发热者禁用；体质素虚，脏腑虚寒者禁用；因气虚血虚而引起的虚热慎用。阴盛格阳的真寒假热证和命门火衰的虚阳上浮者,皆不可误用。

(七) 补法

是补益人体阴阳气血之不足,或补益某一脏之虚损的一种治法。

1. **适用范围** 适用于正气不足、体力虚弱的患者,如气虚、血虚、阴虚、阳虚以及正气虚弱而无力逐邪者。

2. **具体应用** 补法首先要照顾脾肾,因这两脏为先后天之本。一般可分为补气、补血、补阴、补阳四大法。

3. **注意和禁忌** 凡实证表现为虚证假象者禁补;在运用补剂时,为了防止因虚不受补而发生气滞,应在补药中少佐理气药。

(八) 消法

包括消散和消破两个内容,其作用与下法相似而又有不同。消法适用于食滞停积或慢性癥瘕积聚而又不宜攻下者,以渐消缓散的方法来达到治疗目的。

1. **适用范围** 适用于气、血、痰、食所形成的积聚凝滞等疾病。

2. **具体运用** 针对病因、病证、病机的不同,有消坚、磨积、行气、利水、消瘀、消食导滞、消痰化饮、消水散肿等具体治法。

3. **注意和禁忌**

(1) 气滞中满的腹胀及土衰不能制水的肿满禁用。

(2) 阴虚热病见口渴不食,或因脾虚而有腹胀泄泻者禁用。

(3) 脾虚生痰或肾虚水泛为痰者禁用。

(4) 妇人血枯而月经停闭者禁用。

以上八法,在临床上有单独运用的,也有随病情的变化而互相配合使用的。因为单纯某一治法,多是对病情发展的某一阶段,或针对某些突出证候所采取的措施,往往很难适应病情的变化,所以通常多是八法配合利用,如汗下并用、温清并用、攻补兼施、消补并用等。

三、用药途径

(一) 内治法

1. **汤** 药物加水煎成,去渣,取汁内服。吸收较快,易于发挥作用,涤除邪气时多用。

2. **散** 药物研成粉末为散,粗末加水煎服,细末直接冲服,亦可外用。

3. **丸** 药物研成细末,用蜜或水,或糊,或药汁、蜂蜡等拌和,制成圆球形的大小不等的药丸,分别称蜜丸、水丸、药汁丸、蜡丸等。服用方便,吸收较缓慢,药力较持久。

4. **膏** 分内服与外用两种。内服膏剂,又称膏滋,是把药物和水煎熬,滤滓,加入冰糖、蜂蜜等,熬成稠厚的膏,可长期服用,具有滋补调养作用。

5. **丹** 依方精制的成药,一般为粉末状或颗粒状。分内服和外用两种,内服如紫雪丹、至宝丹、玉枢丹等。

6. **酒** 古称酒醴,现称药酒。药物浸入酒内,经过一段时间,或隔汤煎煮,滤去渣,取液服。借酒力以助发散通络。

7. **注射液** 药物经过提取加工,制成水剂或油剂,装瓶密封,供肌内或静脉注射用。吸收快,发挥作用迅速,且不需经口服,适用于抢救及不能口服者。

（二）外治法

1. **贴**   药粉用油,或醋,或蜂蜜,或蛋清等,调成膏状,摊于纸或布上,粘置于患处。如治鼓胀等用白芥子、苏子、香附、萝卜子、山楂各等量,炒研细面调匀,入七宝膏,贴脐上。

2. **涂**   药粉用油或醋等调成糊状,直接涂于皮肤。如用活蜗牛 10 只,与面捣涂颈部,治虚火上炎咽痛。

3. **敷**   较涂法用药多,面积大,药层厚。如治痰喘用生南星末或白芥子末适量,姜汁调敷足心。

4. **熨**   将药物炒热或煎热,置于体表患处,来回移动,如霍乱以食盐炒熨胸背为治。

5. **熏**   将药物煎汤用热气熏,或将药物点燃用烟熏。如伤寒不汗,用紫苏煎浓汤,熏头面及腘窝。

6. **浸**   将患处放入药液中浸泡。如小便不通,用黄酒 1 000 毫升浸足。

7. **洗**   药物煎煮后,洗浴局部或全身。治风瘫,用蓖麻仁 40 粒,桃、柳、桑、槐、椿枝各 200 克,加茄根 100 克,水 5 000 毫升,煎洗患肢。

8. **擦**   将药物调成糊状,在皮肤或患处来回涂抹。用靛花磨鹿角涂患处治疗痄腮等。

9. **蒸**   将药物置于器皿中或房中,蒸之,患者置其中吸入或熏蒸。如治外感阳虚不作汗,用黄芪、防风各一两蒸全身。

10. **扑法**   将药粉扑撒在患处上,有拍打之意。如用敛汗粉扑患处,治疗自汗。

11. **吹**   将药粉吹入鼻、耳、咽等处。如发黄用瓜蒂解黄散吹鼻或棉裹塞鼻,鼻窍出黄水而愈,但勿深入。

12. **塞**   将药末塞入耳、鼻、肛门或阴道内。如久泻用乌梅塞肛门内。

13. **填法**   将药末填入脐中,用布或膏药盖住。如五倍子研细,津调填脐治疗遗精。若填入阴道或肛门又称纳法。

14. **导法**   将药物塞入肛门,导便下行。如用蜜和盐熬导肛,治疗津枯便秘。

以上就内科临床常用的内治法和外治法作一简要介绍,正确使用这些方法,定会提高治疗的效果。

第三章 中医内科临证方法及病历书写

导学

本章主要介绍了中医内科临证要点,内科住院及门诊病历书写的一般格式、要求及内容。

学习重点:中医内科临证方法,内科住院及门诊病历书写的一般格式、要求和内容。

学习要求:

(1)掌握中医内科病历的一般要求和内科住院病历书写格式。

(2)熟悉中医内科的临证方法。

第一节 中医内科临证方法

临证方法,就是运用中医学理论知识,对疾病进行诊断和治疗的方法。在中医临床上,一般概括为诊察、辨证、论治三个方面,它贯穿于诊治患者的全过程,既包涵医生的诊治过程中和全部思维活动,也包括医生按规定书写完整病历的每一项内容,是医生理论知识与临床技能——基本功的真实反映。

临证的要求,是诊治迅速而正确,理法方药丝丝入扣,而且应使患者经治后获得疗效。因此,临证方法的训练、掌握、熟练,对每一位学生都是必不可缺的。

一、重视辨证论治

(一)锤炼过硬的诊察能力

诊察的内容,主要是四诊,即望、闻、问、切。医生通过四诊,获得辨证所需的全部资料。资料内容应该包括患者的一般情况,如姓名、性别、年龄、籍贯、职业、工作单位、婚姻等。作为辨证需要,还应该了解患者性格、爱好、信仰、居住条件等。对于疾病,要深入了解发病情况、最痛苦症状、诊治过程及疗效,以及患者就诊时的全部病症。中医的诊断与主诉有着非常密切的关系,所以通过询问病史可确定主诉内容,即患者最痛苦的症状,最急需解除的病痛及其发生、延续的时间。同时,也应了解既往病史、家庭成员疾病或死亡情况、个人史、妇女的经带胎产史、药物过敏史等。然后通过望、闻、切诊进行查体以发现阳性体征。随着科学的进步,中医的望、闻、切的方法和内容也逐步丰富和发展,如将纤维胃镜所看到的胃黏膜病变,作为望诊的延伸,即胃镜检查结果也在辨证时加以参考。其他如X线、B超、CT、MR、实验室检查结果等,既可看作是对中医四诊内容的补充,也可看作是中医四诊的延伸。现代中医应该学会和运用这些西医的理化检查知识,以发展中医四诊的水平,丰富中医四诊内容,提高中医的诊治水平。

采集病史,要求全面、系统、确切、重点。所谓全面,就是耐心细致地了解疾病发生、发展的全过程,如起病原因,最初症状,诊断与治疗内容,效果如何,刻下最突出的症状是什么,以及既往患病情况等。所谓系统,就是将患者未加整理的病情,边问边思索,使之条理化,判断出该患者所得疾病是外感还是内伤,若是内伤杂病,还应判断其以心系为主,或心肝两系为主,或心、肝、脾三系为主等,必要时再追问病史,以最后弄清病变所属部位。所谓确切,就是要真实,要求患者一五一十地介绍病情,同时医生也要防止主观臆测,或按书本知识引导患者叙述病情。所谓重点,就是把患者没有条理的症状,经过医生头脑的思索、整理,有重点地书写在病历上。

查体,要求操作正规、轻柔、熟练。要反复训练,以中医望、闻、切诊为主,西医的视、触、叩、听为辅,西医为中医诊断服务。

诊察要求全面占有临床资料,四诊中应以规范、客观的指征替代医生或患者的主观直觉。工作在现代医学环境下的当代中医,X线、B超、CT、内镜及其他现代化检查是难以回避的,应将相关资料充实于四诊内容中,并逐渐对资料的多项指标量化。

(二)规范地掌握辨证方法

中医的辨证与论治是前后关联的两部分,辨证论治是中医学的核心,无论是中医理论的阐述,还是临床诊治过程与方法,都要围绕辨证论治来展开。因此,辨证论治被称为中医学的精髓,也是医学领域中独具特色之处。

辨证论治,包括辨证与论治两层内容。同时两者又有因果关系,形成一个疾病诊疗中不可分割的整体。辨证在前,论治在后,前者为后者提供依据,后者则可验证前者准确与否。这就是中医诊治疾病过程中,理、法、方、药的基本内涵。时至今日,我们仍然十分强调中医理、法、方、药贯穿一致的重要性。

辨证,是以中医理论为基础,将通过中医望、闻、问、切四诊所得的信息,结合相关的现代检查结果,对临床资料去粗取精,去伪存真的分析与归纳过程。辨证从整体出发,全面考察患者体质的强弱、邪气的盛衰,并联系地理环境、精神因素的相互影响,进行分析、归纳、综合,从而将就诊时病情的病位、病性、病理转化关系整合清楚,形成"证",或"证候"。辨证,要求做到"言之有理,理必有据"。中医理论诞生于2 000多年前的古代哲学思想,经过反复梳理,在历代医家不断的实践中充实、完善起来,是行之有效的理论体系。尽管由于历史条件所限,它并非完美无缺,如有待客观化、规范化上的提高,但仍拥有强大的生命力、说服力,具有不可置疑的科学性。

中医辨证与论治都是针对"患病的人",一个生活在特定自然、社会环境下的人,故而,此人的病情既有一定的规律性,又有一定的特殊性,也就是说即使一群人在同一个地方,得同一种病,在中医看来,他们的病位、病性、转化规律在共性中也有区别。这种认识方法正是中医辨证论治的独到之处,应该认真掌握。

内科疾病包括外感病与内伤病两大类。中医在长期的发展过程中,形成了非常丰富的辨证方法,一般外感病常用六经辨证、卫气营血辨证或三焦辨证,内伤病常用八纲辨证、脏腑辨证、经络辨证、气血辨证、风火痰湿辨证,但两者也是互相渗透的,并以脏腑的生理病理作基础,而且都以八纲作为总纲。

临证时分析病情,方法是多种多样的。在内科临证时,一般多采用综合分析的方法,即对四诊所得到的资料,注意其主症的特异性,结合兼症,参考舌、脉等查体资料,用中医基础理论知识,从生理功能分析出病理变化,从而推断出疾病的病位、病性、病机转化等,最后确定诊断。

辨证的要求,应做到言之有理,理必有据,陈述简明,表达准确。在书写病历时,可以使用中医传统的四六句,也可以逐点分析,最后得出结论。

诊断是辨证的结果,它包括二级诊断,一是病名或证名的诊断,其与主诉有非常密切的关系;二是证候的诊断,其内容既有病性又有病理转化,如病名、证名诊断为胃痛,证候诊断为脾胃不和、上热下寒等。

(三) 由浅入深地训练论治水平

论治,是根据诊断,研讨、确定治疗方案、治法、主方或基础方、药味组成、剂量、煎法、服法、调养宜忌等的过程。

论治有两点值得重视:

第一,中医强调,治疗"患病的人",而不是简单治其"病"。既要照顾"祛邪",又要注意患者的耐受性。治病时要充分重视得病的人,而不能仅仅看到所得之病。

中医有许多治疗原则,如急则治标、缓则治本,正治、反治,因人、因地、因时制宜等都具有很高的科学性、实用性和有效性。

第二,具体论治中,应该认真贯彻"以理立法,以法选方,以方遣药"的原则,努力做到理法方药贯穿一致,丝丝入扣,这就要求在每一个环节上下工夫。

应该说,中医治病是针对"病理"的,如何用中医理论,将患者的病情从生理到病理分析清楚,病位、病性、转化关系研究明白至关重要。只有病理抓准了,才能有针对性地确定治疗方案。

治疗方案是论治的总体设计,如采用单一的中药,或中药配合针灸、按摩或食疗综合治疗;或用单一的攻法或补法,或先攻后补,或先补后攻,或攻补兼施,还可以有时间的初步安排等。治则即治疗原则,包括正治反治、标本缓急、脏腑补泻、三因制宜等。治法是针对病情的具体治疗方法,如清热解毒、理气和中等。在治法的原则指导下,选取一张最合适的古方或自拟方作为主方,对初学者尤为必要,否则就会胡乱凑药,无章无法,影响疗效。有了主方后,根据患者的具体情况,加减用药以使之更适合本患者的病情,临床经验越多加减也就越灵活,组成的方子也就贴切而有效。剂量也需根据古今经验而调整,针对性才更强。煎法、服法以及调养宜忌对治疗效果也至关重要,所以也是论治的组成部分,不可遗漏或疏忽。

论治的要求,要做到据证立法,以法选方,按方遣药,灵活变通,达到理法方药贯穿一致。

至于方剂,就内科而言,所需掌握方剂应约在150首。并且掌握同类方剂的变化规律,即所谓类方,如二陈、四君、四物、理中、六味地黄等的变方。将方剂有机串联起来,既容易掌握又熟悉了变化规律,有利于临床应用。

中医临床上常用复方治病。中药复方的最大特点是多种药物的有机配伍,形成优化组合的药物整体,发挥复方治疗的整体调节作用,因此,复方配伍理论是中药组方法则的核心。中医学是在中医理论指导下复方用药的整体性治疗,多为"多成分、多靶点"的药物作用模式,这是中医临床治疗的重要特色,具有明显的优越性。

配伍理论主要有药物的君、臣、佐、使,相反、相畏、相杀、七情,药对配伍,药量配伍等。应根据辨证结果,在传统方剂理论指导下,结合现代药物研究结果,合理组方。尽量避免处方时堆砌药物,否则不但难以体现中医理论水平,也难以取得良好的疗效。

中医治病是因人、因地、因时、因具体兼症,在固定的效验方剂基础上,加减使用更有针对性的药物,在临床治疗中才能做到"守中有变",更贴近病情变化,提高临床疗效。

中药应掌握150味左右,并且注意同类药物之间的差异。如止咳时何时用白前,何时用前胡;化痰时何时用贝母,何时用橘红等用药特点。

临证方法是临床医生必须掌握的临床技能,只有反复训练,才能熟能生巧,达到提高疗效的目的。

二、强调整体观

中医整体观,表现在人与自然,人体的生理、病理诊断以及治疗的各个方面,这主要是由中医理论所依据的哲学基础所决定的。因为在中国文化的传统价值观中,重道轻器、尚无薄有、重神轻形是以一贯之的,这是由对世界本身的根本看法所决定的。有什么样的世界观,就有什么样的方法论。气一元化本体论决定着化生性整体观,在对"化生"的把握中的得神忘形、重神轻形,对人体及其疾病的诊疗过程中不重定量分析和结构观察是逻辑的必然。因为中医学强调"上守神,粗守形""上守理,粗守关",中医基础理论对人的生命的阐述是"天覆地载,万物悉备,莫贵于人,人以天地之气生,四时之法成"。这些天地人相应观的文字很好地概括了人与自然界之间的相互作用、相互影响。

中医学将人体视为自然界的一部分,认为人体生理病理的变化顺从着阴阳变化和气理氤氲升降的规律,其理论基础就是阴阳五行学说。阴阳五行学说认为自然并不是外在于人的对象,也不是作为人的对立面而存在,而是与人息息相通。人并不站在自然的对立面与之抗衡,而是与自然融合为一。人类本身是自然界和谐的一个组成部分,顺着自然规律,从根本上与自然相合,这就是"天人合一"。

在内科理论认识和临床实践中,注意把握人与自然环境之间的关系是非常必要的,无论生理或病理,天、地、人的关系密不可分。如某年或湿气当令,或燥气当令对发病的影响;某种疾病好发季节,不同地域的发病病机特点等,都是医者必然掌握的基本知识。这对提高我们对疾病本质的认识和提高治疗效果都是极为重要的。

同样,中医学认为人体本身也是一个有机的整体,其特点是以五脏为中心的整体观。人体这个整体是以经络为联系、沟通、调节的通路,以心、肝、脾、肺、肾五脏为主,联系胆、胃、大肠、小肠、三焦、膀胱六腑,形体,五官及四肢百骸等全身组织器官,以精、气、血、津液为物质基础,并通过其作用,来完成整体性生命活动。五脏之间虽有不同的生理功能,但他们并不是各不相关,而是相互依存、相互制约、相互影响的,是一个既对立又统一的整体。只有熟悉生理状态下的正常功能,互相联系,才能认识病理状态的变化,通过四诊获得临床资料,进行辨证论治,这样才能显示出中医的治疗多途径的特色,如主张病不仅治本脏,还可以从他脏来治,包括补土生金、扶土抑木等。

中医学理论对疾病的认识侧重于整体、宏观,司外揣内,通过疾病表现在外的征象,根据自身的理论体系,探测、演绎疾病的病因、病性、病位,归纳出"证"的概念。因这种思辨、推理是建立在反复的临床实践基础上,其对疾病病性、病位、病势的判断能力也可在反复实践过程中得到升华。

作为一种学说,阴阳五行以宏观模糊的整体观为核心,形成了相对的、恒动的循环往复,但在一个患者患病的时候,其病理变化又是特定的。当然,人是一种高级动物,人也有主动改造自然或创造自然的能力,因此,在病理状态下的特殊变化是可能发生的。因此,在临床运用阴阳五行学说时,既掌握发病一般规律的共性,又要注意每一个患者发病特点。

中医临证中,当前注意抓就诊时的证候学特点,包括症、舌、脉以及相关理化检查,这一点是要一丝不苟地牢牢把握的,而原原本本的运用中医基础理论知识去分析,也是万万不能放弃的。

至于临床上遇到的所谓"隐证",即有些西医检查发现的阳性结果,而未出现症状者,作为在当今临床第一线的中医工作者,一般均会认识其病因特点、发病部位、病理特点,细心一些,也会从蛛丝马迹中找到一些症状,加以分析、认证和诊治。这是在整体观点指导下可以有效进行的。

三、注重形神统一论

当今,随着生活节奏的加快,生活方式的改变及竞争的加剧,使医疗情态发生了巨大变化,疾病谱与医学模式都在发生转变。医学发展也在适应新的形势。新的健康观已十分重视心理、社会因素对人类健康的作用,确立了机体与环境相适应的整体健康观,即"健康不仅是没有疾病和病症,而且是一种个体在身体上、精神上、社会上安全完好的状态",这与中医学的健康观念正好一致。中医学认为,人之形体与精神应协调统一,形神合一是健康长寿的前提和基础。因而养生延衰必须形神并重,天人合一,顺应自然变化,坚持动以养形,静以养神,形神兼养以使之协调,促进人体的健康。

中医心身医学认为引发疾病的原因很多,但就人体而言,不外乎躯体因素和心理因素两大类。现代科学技术的迅猛发展,日益揭示了事物的综合、整体、动态联系及其复杂性,促使整个医学科学的思维模式有了从解剖—还原—分析到整体—系统—综合的变化。病因谱的变化显示生活方式、心理因素、环境因素在现代疾病谱上发挥的重要影响。这些都促使了生物医学模式向生物—心理—社会医学模式的转变。在生物—心理—社会医学模式的指导下,人们愈来愈认识到人类健康和疾病不仅与人的生理因素,而且与人的心理因素以及政治、经济、文化等社会因素有着不可分割的联系,从而导致了医学基本观念的转变。这就使心身疾病被提到新的高度,受到医学界的广泛重视。中医学在此领域有着深入而系统的研究,积累了丰富的经验,是中医宝库的重要组成部分。

中医心身医学的理论基础,源于《黄帝内经》的"形神合一论""天人合一论""心神合一论"等。中医脏象学说从整体观念出发,认为人的一切精神、意识、思维活动都是五脏功能的表现,并将神分为五类而分属于五脏,在《黄帝内经》中已谈到"心藏神,肺藏魄,肝藏魂,脾藏意,肾藏志"。人的一切精神、意识、思维活动虽五脏各有所属,但最终归属于"心藏神"。

对于心身疾病的生理病理,中医理论中也有深刻的认识,强调"精、气、神"的相互联系及对人体生理病理的影响。《黄帝内经》中指出"主明则下安,以此养生则寿,殁世不殆,以为天下则大昌。主不明则十二官危,使道闭塞不通,形乃大伤",还提出"心者,五脏六腑之主也……悲哀忧愁则心动,心动则五脏六腑皆摇",精辟地阐述了心理对生理的影响,是中医的心理病理学。

在临床上,也经常会看到心气充沛,心血充盈即神志清明,精神饱满;心气不足,心血亏损就出现精神不振。如果有严重的心脏病或大出血,患者出现神志精神方面的明显症状。最佳的心理状态带来最佳的生理状态,人的自我防御、自我调整和自我修复能力只有在其心理状态最佳时才能充分地发挥。所以,心理养生是驱邪防病、延年益寿至关重要的方面。

心身疾病在临床上的表现,已不仅是神志方面的表现,已经扩大到内科心、肝、脾、肺、肾的各个系统,如失眠、眩晕、消渴、胸痹、胃痛、哮喘、肿瘤等。

中医心身疾病的治疗,历来强调"先治其心,而后医其身"。具体治疗方法,归纳起来,可有中医心理治疗、中医行为矫正治疗、中医心理药物治疗、辨证治疗、食物疗法、针灸疗法、推拿疗法、道家松静疗法、药枕、浴足疗法,等等。

中医心身疾病的护理,包括心理护理和功能护理,心理护理在心身疾病中特别重要,重点在于改善患者的情绪,消除心理矛盾和冲突。中医心身疾病的预防,分为个人与社会两个方面,个人方面应提高个人的心理素质,增强心理免疫力,对易感人群进行心理指导和帮助。社会方面应建立支持系统,在家庭、学校和工作单位对易感人群进行心理援助,解决实际问题。

在内科诊疗中,不仅重视患者的心理因素变化对疾病发病的影响,予以适当的疏导,同时要加强情志致病的辨证论治,只有如此,才会改善和提高当今社会条件下的诊疗水平。

平时养生也应注意心理调养,经常使人处于恬淡虚无,贱物贵身;善待生活,知足常乐;顺志调情,处事不惊;陶冶情趣,张弛有序;回归自然,净化心灵的状态。这对于防病治病都是极为有利的,以期达到"形与神俱而尽其天年"。

第二节　中医内科病历的一般要求

中医病历是中医理论与临床实践紧密结合的医疗记录,它详细记载了整个疾病过程中病情演变、治疗方案及效果、各项检查、各级医师诊疗及会诊意见等内容,是正确进行辨证论和推测疾病预后转归的重要依据,是医疗、教学、科研工作的宝贵资料,又可作为业务考核和行政、司法相关的重要参考资料。

加强对中医病历的管理,提高对中医病历的书写要求,是医院管理工作中的重要环节,也是提高中医临床诊断与治疗水平的重要措施;在教学医院,又是教学过程中学生必须进行的基本功训练的一项内容。

现将国家中医药管理局2010年7月1日起施行的《中医病历书写基本规范》摘录于后,供学习掌握。

附:中医病历书写基本规范

第一章　基本要求

第一条　病历是指医务人员在医疗活动过程中形成的文字、符号、图表、影像、切片等资料的总和,包括门(急)诊病历和住院病历。

第二条　中医病历书写是指医务人员通过望、闻、问、切及查体、辅助检查、诊断、治疗、护理等医疗活动获得有关资料,并进行归纳、分析、整理形成医疗活动记录的行为。

第三条　病历书写应当客观、真实、准确、及时、完整、规范。

第四条　病历书写应当使用蓝黑墨水、碳素墨水,需复写的病历资料可以使用蓝或黑色油水的圆珠笔。计算机打印的病历应当符合病历保存的要求。

第五条　病历书写应当使用中文,通用的外文缩写和无正式中文译名的症状、体征、疾病名称等可以使用外文。

第六条　病历书写应规范使用医学术语,中医术语的使用依照相关标准、规范执行。要求文字工整,字迹清晰,表述准确,语句通顺,标点正确。

第七条　病历书写过程中出现错字时,应当用双线划在错字上,保留原记录清楚、可辨,并注明修改时间,修改人签名。不得采用刮、粘、涂等方法掩盖或去除原来的字迹。

上级医务人员有审查修改下级医务人员书写的病历的责任。

第八条　病历应当按照规定的内容书写,并由相应医务人员签名。

实习医务人员、试用期医务人员书写的病历,应当经过本医疗机构注册的医务人员审阅、修改并签名。

进修医务人员由医疗机构根据其胜任本专业工作实际情况认定后书写病历。

第九条　病历书写一律使用阿拉伯数字书写日期和时间,采用24小时制记录。

第十条　病历书写中涉及的诊断,包括中医诊断和西医诊断,其中中医诊断包括疾病诊断与证候诊断。

中医治疗应当遵循辨证论治的原则。

第十一条　对需取得患者书面同意方可进行的医疗活动,应当由患者本人签署知情同意书。患者不具备完全民事行为能力时,应当由其法定代理人签字;患者因病无法签字时,应当由其授权的人员签字;为抢救患者,在法定代理人或被授权人无法及时签字的情况下,可由医疗机构负责人或者授权的负责人签字。

因实施保护性医疗措施不宜向患者说明情况的,应当将有关情况告知患者近亲属,由患者近亲属签署知情同意书,并及时记录。患者无近亲属的或者患者近亲属无法签署同意书的,由患者的法定代理人或者关系人签署同意书。

第二章　门(急)诊病历书写内容及要求

第十二条　门(急)诊病历内容包括门(急)诊病历首页[门(急)诊手册封面]、病历记录、化验单(检验报告)、医学影像检查资料等。

第十三条　门(急)诊病历首页内容应当包括患者姓名、性别、出生年月日、民族、婚姻状况、职业、工作单位、住址、药物过敏史等项目。

门诊手册封面内容应当包括患者姓名、性别、年龄、工作单位或住址、药物过敏史等项目。

第十四条　门(急)诊病历记录分为初诊病历记录和复诊病历记录。

初诊病历记录书写内容应当包括就诊时间、科别、主诉、现病史、既往史,中医四诊情况,阳性体征、必要的阴性体征和辅助检查结果,诊断及治疗意见和医师签名等。

复诊病历记录书写内容应当包括就诊时间、科别、中医四诊情况,必要的体格检查和辅助检查结果、诊断、治疗处理意见和医师签名等。

急诊病历书写就诊时间应当具体到分钟。

第十五条　门(急)诊病历记录应当由接诊医师在患者就诊时及时完成。

第十六条　急诊留观记录是急诊患者因病情需要留院观察期间的记录,重点记录观察期间病情变化和诊疗措施,记录简明扼要,并注明患者去向。实施中医治疗的,应记录中医四诊、辨证施治情况等。抢救危重患者时,应当书写抢救记录。门(急)诊抢救记录书写内容及要求按照住院病历抢救记录书写内容及要求执行。

第三章　住院病历书写内容及要求

第十七条　住院病历内容包括住院病案首页、入院记录、病程记录、手术同意书、麻醉同意书、输血治疗知情同意书、特殊检查(特殊治疗)同意书、病危(重)通知书、医嘱单、辅助检查报告单、体温单、医学影像检查资料、病理资料等。

第十八条　入院记录是指患者入院后,由经治医师通过望、闻、问、切及查体、辅助检查获得有关资料,并对这些资料归纳分析书写而成的记录。可分为入院记录、再次或多次入院记录、24 小时内入出院记录、24 小时内入院死亡记录。

入院记录、再次或多次入院记录应当于患者入院后 24 小时内完成;24 小时内入出院记录应当于患者出院后 24 小时内完成,24 小时内入院死亡记录应当于患者死亡后 24 小时内完成。

第十九条　入院记录的要求及内容。

(一)患者一般情况包括姓名、性别、年龄、民族、婚姻状况、出生地、职业、入院时间、记录时间、发病节气、病史陈述者。

(二)主诉是指促使患者就诊的主要症状(或体征)及持续时间。

(三)现病史是指患者本次疾病的发生、演变、诊疗等方面的详细情况,应当按时间顺序书写,并结合中医问诊,记录目前情况。内容包括发病情况、主要症状特点及其发展变化情况、伴随症状、发病后诊疗经过及结果、睡眠和饮食等一般情况的变化,以及与鉴别诊断有关的阳性或阴性资料等。

1. 发病情况　记录发病的时间、地点、起病缓急、前驱症状、可能的原因或诱因。

2. 主要症状特点及其发展变化情况　按发生的先后顺序描述主要症状的部位、性质、持续时间、程度、缓解或加剧因素,以及演变发展情况。

3. 伴随症状　记录伴随症状,描述伴随症状与主要症状之间的相互关系。

4. 发病以来诊治经过及结果　记录患者发病后到入院前,在院内、外接受检查与治疗的详细经过及效果。对患者提供的药名、诊断和手术名称需加引号(" ")以示区别。

5. 发病以来一般情况　结合"十问"简要记录患者发病后的寒热、饮食、睡眠、情志、二便、体重等情况。

与本次疾病虽无紧密关系,但仍需治疗的其他疾病情况,可在现病史后另起一段予以记录。

(四)既往史是指患者过去的健康和疾病情况。内容包括既往一般健康状况、疾病史、传染病史、预防接种史、手术外伤史、输血史、食物或药物过敏史等。

(五)个人史,婚育史,月经史,家族史。

1. 个人史　记录出生地及长期居留地,生活习惯及有无烟、酒、药物等嗜好,职业与工作条件及有无工业毒物、粉尘、放射性物质接触史,有无冶游史。

2. 婚育史、月经史　婚姻状况、结婚年龄、配偶健康状况、有无子女等。女性患者记录经带胎产史,初潮年龄、行经期日数、间隔日数、末次月经时间(或闭经年龄)、月经量、痛经及生育等情况。

3. 家族史　父母、兄弟、姐妹健康状况,有无与患者类似疾病,有无家族遗传倾向的疾病。

(六)中医望、闻、切诊应当记录神色、形态、语声、气息、舌象、脉象等。

(七)体格检查应当按照系统循序进行书写。内容包括体温、脉搏、呼吸、血压,一般情况、皮肤、黏膜,全身浅表淋巴结,头部及其器官,颈部,胸部(胸廓、肺部、心脏、血管),腹部(肝、脾等),直肠肛门,外生殖器,脊柱,四肢,神经系统等。

(八)专科情况应当根据专科需要记录专科特殊情况。

(九)辅助检查指入院前所做的与本次疾病相关的主要检查及其结果。应分类按检查时间顺序记录检查结果,如系在其他医疗机构所作检查,应当写明该机构名称及检查号。

（十）初步诊断是指经治医师根据患者入院时情况,综合分析所作出的诊断。如初步诊断为多项时,应当主次分明。对待查病例应列出可能性较大的诊断。

（十一）书写入院记录的医师签名。

第二十条　再次或多次入院记录,是指患者因同一种疾病再次或多次住入同一医疗机构时书写的记录。要求及内容基本同入院记录。主诉是记录患者本次入院的主要症状(或体征)及持续时间;现病史中要求首先对本次住院前历次有关住院诊疗经过进行小结,然后再书写本次入院的现病史。

第二十一条　患者入院不足 24 小时出院的,可以书写 24 小时内入出院记录。内容包括患者姓名、性别、年龄、职业、入院时间、出院时间、主诉、入院情况、入院诊断、诊疗经过、出院情况、出院诊断、出院医嘱、医师签名等。

第二十二条　患者入院不足 24 小时死亡的,可以书写 24 小时内入院死亡记录。内容包括患者姓名、性别、年龄、职业、入院时间、死亡时间、主诉、入院情况、入院诊断、诊疗经过(抢救经过)、死亡原因、死亡诊断、医师签名等。

第二十三条　病程记录是指继入院记录之后,对患者病情和诊疗过程所进行的连续性记录。内容包括患者的病情变化情况及证候演变情况、重要的辅助检查结果及临床意义、上级医师查房意见、会诊意见、医师分析讨论意见、所采取的诊疗措施及效果、医嘱更改及理由、向患者及其近亲属告知的重要事项等。

中医方药记录格式参照中药饮片处方相关规定执行。

病程记录的要求及内容:

（一）首次病程记录是指患者入院后由经治医师或值班医师书写的第一次病程记录,应当在患者入院 8 小时内完成。首次病程记录的内容包括病例特点、拟诊讨论(诊断依据及鉴别诊断)、诊疗计划等。

1. 病例特点　应当在对病史、四诊情况、体格检查和辅助检查进行全面分析、归纳和整理后写出本病例特征,包括阳性发现和具有鉴别诊断意义的阴性症状和体征等。

2. 拟诊讨论(诊断依据及鉴别诊断)　根据病例特点,提出初步诊断和诊断依据;对诊断不明的写出鉴别诊断并进行分析;并对下一步诊治措施进行分析。诊断依据包括中医辨病辨证依据与西医诊断依据,鉴别诊断包括中医鉴别诊断与西医鉴别诊断。

3. 诊疗计划　提出具体的检查、中西医治疗措施及中医调护等。

（二）日常病程记录是指对患者住院期间诊疗过程的经常性、连续性记录。由经治医师书写,也可以由实习医务人员或试用期医务人员书写,但应有经治医师签名。书写日常病程记录时,首先标明记录时间,另起一行记录具体内容。对病危患者应当根据病情变化随时书写病程记录,每日至少 1 次,记录时间应当具体到分钟。对病重患者,至少 2 日记录一次病程记录。对病情稳定的患者,至少 3 日记录一次病程记录。

日常病程记录应反映四诊情况及治法、方药变化及其变化依据等。

（三）上级医师查房记录是指上级医师查房时对患者病情、诊断、鉴别诊断、当前治疗措施疗效的分析及下一步诊疗意见等的记录。

主治医师首次查房记录应当于患者入院 48 小时内完成。内容包括查房医师的姓名、专业技术职务、补充的病史和体征、理法方药分析、诊断依据与鉴别诊断的分析及诊疗计划等。

主治医师日常查房记录间隔时间视病情和诊疗情况确定,内容包括查房医师的姓名、专业技术职务、对病情的分析和诊疗意见等。

科主任或具有副主任医师以上专业技术职务任职资格医师查房的记录,内容包括查房医师的姓名、专业技术职务、对病情和理法方药的分析及诊疗意见等。

(四)疑难病例讨论记录是指由科主任或具有副主任医师以上专业技术任职资格的医师主持、召集有关医务人员对确诊困难或疗效不确切病例讨论的记录。内容包括讨论日期、主持人、参加人员姓名及专业技术职务、具体讨论意见及主持人小结意见等。

(五)交(接)班记录是指患者经治医师发生变更之际,交班医师和接班医师分别对患者病情及诊疗情况进行简要总结的记录。交班记录应当在交班前由交班医师书写完成;接班记录应当由接班医师于接班后 24 小时内完成。交(接)班记录的内容包括入院日期、交班或接班日期、患者姓名、性别、年龄、主诉、入院情况、入院诊断、诊疗经过、目前情况、目前诊断、交班注意事项或接班诊疗计划、医师签名等。

(六)转科记录是指患者住院期间需要转科时,经转入科室医师会诊并同意接收后,由转出科室和转入科室医师分别书写的记录。包括转出记录和转入记录。转出记录由转出科室医师在患者转出科室前书写完成(紧急情况除外);转入记录由转入科室医师于患者转入后 24 小时内完成。转科记录内容包括入院日期、转出或转入日期,转出、转入科室,患者姓名、性别、年龄、主诉、入院情况、入院诊断、诊疗经过、目前情况、目前诊断、转科目的及注意事项或转入诊疗计划、医师签名等。

(七)阶段小结是指患者住院时间较长,由经治医师每月所作病情及诊疗情况总结。阶段小结的内容包括入院日期、小结日期,患者姓名、性别、年龄、主诉、入院情况、入院诊断、诊疗经过、目前情况、目前诊断、诊疗计划、医师签名等。

交(接)班记录、转科记录可代替阶段小结。

(八)抢救记录是指患者病情危重,采取抢救措施时作的记录。因抢救急危患者,未能及时书写病历的,有关医务人员应当在抢救结束后 6 小时内据实补记,并加以注明。内容包括病情变化情况、抢救时间及措施、参加抢救的医务人员姓名及专业技术职称等。记录抢救时间应当具体到分钟。

(九)有创诊疗操作记录是指在临床诊疗活动过程中进行的各种诊断、治疗性操作(如胸腔穿刺、腹腔穿刺等)的记录。应当在操作完成后即刻书写。内容包括操作名称、操作时间、操作步骤、结果及患者一般情况,记录过程是否顺利、有无不良反应,术后注意事项及是否向患者说明,操作医师签名。

(十)会诊记录(含会诊意见)是指患者在住院期间需要其他科室或者其他医疗机构协助诊疗时,分别由申请医师和会诊医师书写的记录。会诊记录应另页书写。内容包括申请会诊记录和会诊意见记录。申请会诊记录应当简要载明患者病情及诊疗情况、申请会诊的理由和目的,申请会诊医师签名等。常规会诊意见记录应当由会诊医师在会诊申请发出后 48 小时内完成,急会诊时会诊医师应当在会诊申请发出后 10 分钟内到场,并在会诊结束后即刻完成会诊记录。会诊记录内容包括会诊意见、会诊医师所在的科别或者医疗机构名称、会诊时间及会诊医师签名等。申请会诊医师应在病程记录中记录会诊意见执行情况。

……

(二十)出院记录是指经治医师对患者此次住院期间诊疗情况的总结,应当在患者出院后24 小时内完成。内容主要包括入院日期、出院日期、入院情况、入院诊断、诊疗经过、出院诊断、出院情况、出院医嘱、中医调护、医师签名等。

（二十一）死亡记录是指经治医师对死亡患者住院期间诊疗和抢救经过的记录,应当在患者死亡后 24 小时内完成。内容包括入院日期、死亡时间、入院情况、入院诊断、诊疗经过(重点记录病情演变、抢救经过)、死亡原因、死亡诊断等。记录死亡时间应当具体到分钟。

（二十二）死亡病例讨论记录是指在患者死亡 1 个星期内,由科主任或具有副主任医师以上专业技术职务任职资格的医师主持,对死亡病例进行讨论、分析的记录。内容包括讨论日期、主持人及参加人员姓名、专业技术职务、具体讨论意见及主持人小结意见、记录者的签名等。

（二十三）病重(病危)患者护理记录是指护士根据医嘱和病情对病重(病危)患者住院期间护理过程的客观记录。病重(病危)患者护理记录应当根据相应专科的护理特点书写。内容包括患者姓名、科别、住院病历号(或病案号)、床位号、页码、记录日期和时间、出入液量、体温、脉搏、呼吸、血压等病情观察、护理措施和效果、护士签名等。记录时间应当具体到分钟。

采取中医护理措施应当体现辨证施护。

……

第二十六条　输血治疗知情同意书是指输血前,经治医师向患者告知输血的相关情况,并由患者签署是否同意输血的医学文书。输血治疗知情同意书内容包括患者姓名、性别、年龄、科别、病案号、诊断、输血指征、拟输血成分、输血前有关检查结果、输血风险及可能产生的不良后果、患者签署意见并签名、医师签名并填写日期。

第二十七条　特殊检查、特殊治疗同意书是指在实施特殊检查、特殊治疗前,经治医师向患者告知特殊检查、特殊治疗的相关情况,并由患者签署是否同意检查、治疗的医学文书。内容包括特殊检查、特殊治疗项目名称、目的、可能出现的并发症及风险、患者签名、医师签名等。

第二十八条　病危(重)通知书是指因患者病情危、重时,由经治医师或值班医师向患者家属告知病情,并由患方签名的医疗文书。内容包括患者姓名、性别、年龄、科别,目前诊断及病情危重情况,患方签名、医师签名并填写日期。一式两份,一份交患方保存,另一份归病历中保存。

第二十九条　医嘱是指医师在医疗活动中下达的医学指令。医嘱单分为长期医嘱单和临时医嘱单。

长期医嘱单内容包括患者姓名、科别、住院病历号(或病案号)、页码、起始日期和时间、长期医嘱内容、停止日期和时间、医师签名、执行时间、执行护士签名。临时医嘱单内容包括医嘱时间、临时医嘱内容、医师签名、执行时间、执行护士签名等。

医嘱内容及起始、停止时间应当由医师书写。医嘱内容应当准确、清楚,每项医嘱应当只包含一个内容,并注明下达时间,应当具体到分钟。医嘱不得涂改。需要取消时,应当使用红色墨水标注"取消"字样并签名。

一般情况下,医师不得下达口头医嘱。因抢救急危患者需要下达口头医嘱时,护士应当复诵一遍。抢救结束后,医师应当即刻据实补记医嘱。

第三十条　辅助检查报告单是指患者住院期间所做各项检验、检查结果的记录。内容包括患者姓名、性别、年龄、住院病历号(或病案号)、检查项目、检查结果、报告日期、报告人员签名或者印章等。

各　　论

第一章 肺系病证

导学

肺系病证主要包括感冒、咳嗽、哮病、喘证、肺痈、肺痨、肺胀、肺痿等病证。

学习重点：感冒的发病特点，辨证要点和治疗原则，时行感冒和虚人感冒，分证论治；咳嗽的病因病机，辨证要点和治疗原则，分证论治；哮病的概念，病因病机，夙根，与喘证的鉴别，辨证要点和治疗原则，分证论治；喘证的病因病机，辨证要点和治疗原则，分证论治，上实下虚和喘脱的特点，病机及治疗；肺痈的临床特点，病因病机，辨证要点，治疗原则，分证论治；肺痨的概念，临床特点，病因病机，治疗原则，分证论治；肺胀的概念，病因病机，分证论治；肺痿的概念，病因病机，分证论治。

学习要求：

（1）掌握肺系病证感冒、咳嗽、哮病、喘证、肺痈、肺痨、肺胀、肺痿的概念、发病特点、病因病机、诊断及鉴别诊断和辨证论治。

（2）了解相关疾病的经典理论及各家学说。

肺居胸中，主气，司呼吸，外合皮毛，开窍于鼻，喉为门户，在液为涕，在志为悲，肺主一身之治节，其经脉下络大肠，互为表里。

肺系疾病多因外感六淫、饮食不当、情志所伤、久病体虚所致。其病理变化主要为肺气宣降失司。肺系疾病病机，可分为虚实两大类。实者由于邪阻于肺，肺失宣肃，升降不利；虚则由于肺脏气阴不足，肺不主气，升降无权，或被他脏疾病所累。根据肺的生理功能和病机变化特点，临床将感冒、咳嗽、哮病、喘证、肺痈、肺痨、肺胀、肺痿等归属为肺系病证。如六淫外袭，肺卫受邪，则为感冒；内、外之邪干肺，肺气上逆，则为咳嗽；痨虫蚀肺，则病肺痨，痰邪阻肺，肺失宣降，则为哮、喘；肺热生疮，则成肺痈；久病伤肺，肺气不能敛降，则为肺胀；肺叶痿而不用，则为肺痿。

此外，肺有通调水道、下输膀胱功能，助心主治节，肺肝升降相因，脾为金母，金水相生，与大肠为表里，故与其他脏腑关系密切。肺脏病变可以累及心、脾、肝、肾、膀胱、大肠等脏腑，临证辨治时当兼顾。

第一节 感 冒

感冒是以鼻塞、流涕、喷嚏、咳嗽、头痛、恶寒、发热、全身不适等为主要临床表现的外感疾病。

其病情轻者称为"伤风""冒风"或"冒寒";病情重者称为"重伤风"。在一个时期内广泛流行,证候多相类似者称为时行感冒。本病全年可以发生,尤以春秋季多见。

早在《黄帝内经》中已有外感风邪引起感冒的记载,如《素问·骨空论》说:"风者百病之始也……风从外入,令人振寒、汗出、头痛、身重、恶寒。"汉代张仲景《伤寒论·辨太阳病脉证治》所论太阳病主方之桂枝、麻黄两个汤证,为后世辨治外感表证奠定了基础。"感冒"一词始见于宋代杨士瀛《仁斋直指方·诸风》,其"伤风方论"中记载了参苏饮治"感冒风邪,发热头痛,咳嗽声重,涕唾稠黏",此"感冒"为感受之意。宋代陈无择《三因极一病证方论·叙伤风论》有对伤风的专题论述,伤风病名一直沿用至今。元代朱丹溪《丹溪心法·中寒附录》中言"伤风属肺者多,宜辛温或辛凉之剂散之",强调伤风病位属肺,治疗分辛温、辛凉两大治法。始把"感冒"作为病证名的是《丹溪心法·头痛》。清代李用粹《证治汇补·伤风》云:"有平昔元气虚弱,表疏腠松,略有不谨,即显风症者,此表里两因之虚证也。"对虚人感冒有了深刻认识,并提出扶正祛邪的治疗方法。清代林珮琴《类证治裁》一书提出"时行感冒"之名。随着温热病学的发展,此后医家在治疗时行感冒时多用桑菊饮、银翘散之类,辛凉解表。经历代医家不断补充论述,感冒的理法方药已日臻完善。

西医学的上呼吸道感染、流行性感冒等表现为本病特征者,均可参考本篇辨证论治。

【病因病机】

感冒是由于六淫之邪、时行疫毒侵袭人体,邪犯肺卫,以致卫表不和,肺失宣肃而为病。

1. 六淫外袭 因气候突变,冷热失常;或生活起居不当,寒温失调,六淫之邪侵袭人体而为病。外感为病,常以风为先导。风邪侵袭人体,常兼夹当令之气,相合而致病。在不同季节,而表现为不同证候,如秋冬寒冷之季,风与寒合,多为风寒证;春夏温暖之时,风与热合,多见风热证;夏秋之交,暑多夹湿,每又表现为风暑夹湿证候。感受时令之气者,一般病情较轻,常表现为伤风、冒风、冒寒;若四时六气失常,非其时而有其气,即春应温而反寒,夏应热而反冷,秋应凉而反热,冬应寒而反暖,伤人致病者,一般较感受当令之气为重,常为重伤风、小伤寒。

2. 感受时行疫毒 时行疫毒(天行疫疠之气)流行人间,伤人而致病,其特点为病情重而多变,往往相互传染,广泛流行,且不限于季节性。正如《诸病源候论·时气病诸候》所言"因岁时不和,温凉失节,人感乖戾之气而生病者,多相染易"。

六淫外邪或时行疫毒侵袭人体而发病,其途径有二,或从口鼻而入,或从皮毛内侵。肺为五脏之华盖,居胸中,位于上焦,主气司呼吸,上通于喉,开窍于鼻,外合皮毛,职司卫外,为人身之藩篱。外邪从口鼻、皮毛入侵,肺卫首当其冲,故感冒之病位在肺卫。感邪之后,随即出现卫表不和及肺失宣肃症状。卫表不和则见恶寒、发热、头痛、身痛;肺失宣肃而见鼻塞、流涕、喷嚏、咳嗽、咽痛。

外邪侵袭人体是否发病,关键在于卫气之强弱,同时与感邪之轻重有关。《灵枢·百病始生》曰:"风雨寒热不得虚,邪不能独伤人。"若气候突变,冷热失常,六淫猖獗,卫外之气失于应变,易于发为本病。也有素体虚弱,卫表不固,稍有不慎,即易感邪,发为虚人感冒。阳虚者感邪易从寒化,阴虚者受邪易从热化、燥化。

由于感受四时之气的不同及禀赋素质的差异,故临床证候表现有风寒、风热及挟湿、挟暑、挟燥,以及体虚感冒的不同,在病程中又可见寒与热的转化或错杂,时行感冒疫毒较重,往往会内传脏腑,或变生他病。

【诊断】

(1) 普通感冒初起多见鼻咽和卫表症状。鼻、咽作痒而不适，鼻塞，流涕，喷嚏，声重，头痛，恶风等。继而恶寒发热、咽痛、咳嗽、肢节酸重不适等。由于风邪有夹暑、夹湿、夹燥的不同，还可见相关症状。

时行感冒多呈流行性，在同一时期发病者人数剧增，且病证相似，多突然起病，憎寒、发热、体温常达 39～40℃，周身酸痛、疲乏无力，1～3 日后出现明显的鼻塞、流涕、喷嚏、咳嗽、咽痛等，病情一般较普通感冒为重，体力恢复较慢。

(2) 病程较短，一般 3～7 日可愈，普通感冒一般不传变。

(3) 四时皆可发病，以冬、春季多见。

【相关检查】

(1) 外周血白细胞计数及分类检查、胸部 X 线检查等有助于诊断。

(2) 痰和咽拭子的病原体检查有助于确定病原体。

【鉴别诊断】

1. **风温** 风温早期，有类似风热感冒的症状，但普通感冒热势多不高，或不发热，全身症状不重，四时皆可发病，多不传变，易于治愈；而风温则以发热为主，全身症状显著，病情较重，传变迅速，由卫及气，甚则入营入血，继发或合并他病，出现神昏、惊厥等危重证候，有明显的传染性、季节性，冬春多见，病程长短不一，重者预后较差。

2. **鼻渊** 感冒与鼻渊均可见鼻塞流涕、头痛等症状。鼻渊多流浊涕腥臭，眉额胀痛，一般无表证，且病程漫长，反复发作；而感冒鼻流清涕，多有外感表证，病程短暂，治疗后症状很快消失。

【辨证论治】

辨证要点

1. **辨风寒、风热** 风寒感冒者以恶寒重，发热轻，无汗，头痛，身痛，鼻塞流清涕，口不渴，咽不痛不肿，咽痒，苔白，脉浮紧为特征；风热感冒者以发热重，恶寒轻，有汗，鼻塞流黄涕，口渴，咽痛，苔白少津或薄黄，脉浮数为特征。

2. **辨兼挟证** 挟湿者多见于梅雨季节，以身热不扬，头胀如裹，骨节重痛，胸闷，口淡或黏为特征；挟暑者多见于长夏，以身热汗出，心烦口渴，小便短赤，苔黄腻为特征；挟燥者多见于秋季，以身热头痛，鼻燥咽干，咳嗽无痰或少痰，口渴，舌红为特征。

3. **辨体虚感冒之气虚、阴虚** 体虚之人患感冒后，缠绵不已，经久不愈或反复感冒，在临床上应该区分气虚、阴虚的不同。气虚者在感冒诸症的基础上兼有恶寒甚，倦怠乏力，气短懒言，身痛无汗，咳痰无力，脉浮无力等症；阴虚者兼见身微热，手足发热，心烦口干，少汗，干咳少痰，舌红，脉细数。

治疗原则

感冒的病位在卫表肺系，治疗当因势利导，从表而解，遵《素问·阴阳应象大论》"其在皮者，汗而发之"之意，以解表达邪为原则。风寒者治以辛温解表；风热者治以辛凉清解；暑湿外感者当清暑祛湿解表；挟湿化燥者，又当随证加减；病有入里之趋势或兼里证者，又应表里双解；时行感冒多属风热毒邪犯肺，除辛凉解表之外，还当佐以清热解毒之品。虚人感冒则应扶正与解表兼顾，不可专行发散,以免重伤肺气。

分证论治

1. 风寒感冒

[主症] 轻者鼻塞声重,喷嚏,时流清涕,咽痒,咳嗽,咯痰清稀色白,口不渴或喜热饮;重者恶寒重,发热轻,无汗,头痛,肢节酸痛。

[兼次症] 挟湿则见头重体倦,胸闷泛恶,纳呆腹泻;挟痰浊见咳嗽痰多,胸闷食少;寒包火者,又见心烦口渴,咽喉疼痛,咳嗽气急,痰黄黏稠,溲赤便秘等内热证。

[舌脉] 苔薄白而润,挟湿或痰浊则苔白腻,寒包火者则苔黄;脉浮或浮紧,挟湿或痰浊则脉滑,寒包火则脉浮数。

[分析] 风寒外袭,肺气失宣,故咳嗽,咯痰清稀色白;肺气失宣,窍道不利,故鼻塞声重,流清涕,咽痒;风寒之邪外束肌表,卫阳被郁,故见恶寒发热,无汗;清阳不展,络脉失和,则头痛,肢节酸痛;寒为阴邪,故口不渴或喜热饮;苔薄白而润,脉浮紧,俱为表寒之象。

[治法] 辛温解表,宣肺散寒。

[方药] 葱豉汤加味或荆防败毒散加减。前方用葱白通阳散寒,豆豉透表达邪,多加苏叶、杏仁宣肺化痰,荆芥、防风以助辛温发散之力,多用治风寒感冒轻证。后方以荆芥、防风、生姜辛温散寒;柴胡、薄荷解表退热;川芎活血散风止痛;前胡、桔梗、枳壳、茯苓、生甘草宣降肺气;羌活、独活祛风散寒,兼能祛湿。方中人参有扶正祛邪之意,体实者可酌情减量。

项背强者,加葛根以疏利膀胱经;头痛甚者,加川芎、藁本、白芷以祛风散寒止痛;鼻塞流涕者,加辛夷、苍耳子通窍散寒;若风寒挟湿,见肢节重痛、腹胀呕恶,可加陈皮、半夏、苍术、厚朴,或据证情改用羌活胜湿汤加减以疏风祛湿;挟痰浊,症见咳嗽痰多、胸闷食少者,可加二陈汤化痰除湿;寒包火者,可用麻杏石甘汤解表清里,外寒重者加荆芥、防风以解表,里热甚加黄芩、知母、栀子以清热。表里皆实也可用防风通圣散加减。

2. 风热感冒

[主症] 发热,微恶寒,汗出不畅,头痛,鼻塞流黄涕,口干而渴,咽喉红肿疼痛,咳嗽,痰黄黏稠。

[兼次症] 风热重证或感受时行疫毒,高热不退,寒战,头痛,鼻咽干燥,口渴心烦;风热挟湿可见头重体倦,胸闷,泛恶,小便赤;秋令挟燥邪者,可见口唇鼻咽干燥,口渴,干咳无痰或痰少质黏,咯吐不爽。

[舌脉] 苔薄黄,若风热重证则舌质红,苔黄,挟湿则苔黄腻,挟燥邪则舌质红少津;脉浮数。

[分析] 风热犯表,热郁肌腠,卫表失和,故身热,微恶风寒,汗出不畅;风热上扰,则见头痛;风热之邪熏蒸清道,则咽喉肿痛,口干而渴,鼻流黄涕;风热犯肺,肺失清肃,则咳嗽,痰黄黏稠;苔薄黄,脉浮数,为风热侵于肺卫之征。

[治法] 辛凉解表,清肺透邪。

[方药] 银翘散加减。方中金银花、连翘辛凉透表,清热解毒;薄荷、荆芥、豆豉疏风解表,透热外出;桔梗、牛蒡子、甘草宣肺祛痰,解毒利咽;竹叶、芦根甘凉清热,生津止渴。

若头痛重者,可加桑叶、菊花、蔓荆子等清利头目;咳嗽痰多者,加用杏仁、贝母、瓜蒌皮等止咳化痰;咽喉红肿,疼痛甚者,加板蓝根、马勃、玄参等清热解毒利咽;风热重证或时行感冒,可加葛根以解肌,黄芩、石膏清热,知母、天花粉生津止渴;风热挟湿者,可加藿香、佩兰等以化湿;暑令发病,可据时令特点加鲜荷叶、荷梗、鲜藿香、鲜佩兰、西瓜皮、六一散等清化暑湿;秋季挟燥邪者,加沙参、梨皮、瓜蒌皮,也可用桑杏汤加减以疏风清肺,养阴润燥。

3. 暑湿感冒

[主症]　夏令感邪,身热,汗出热不解,鼻塞流浊涕。

[兼次症]　头昏重胀痛,身重倦怠,心烦口渴,或口中黏腻,渴不多饮,胸闷泛恶,大便或溏,小便短赤。

[舌脉]　舌质红,苔薄黄腻;脉濡数。

[分析]　夏季感冒,感受当令之暑邪,暑多挟湿,每多暑湿并重。暑湿伤表,表卫不和,故身热,汗出热不解;暑湿犯肺,肺气不清,窍道不利,故鼻塞流浊涕;风暑挟湿上犯,则头昏重胀痛;暑热内扰,热盛津伤,则心烦口渴,小便短赤;暑湿中阻,气机不展,故身重倦怠,口中黏腻,胸闷泛恶,腹胀,大便或溏;舌质红,苔黄腻,脉濡数,为暑热挟湿之象。

[治法]　清暑祛湿解表。

[方药]　新加香薷饮加减。方中以香薷祛暑发汗解表;金银花、连翘辛凉清解;厚朴、扁豆花和中化湿。

若暑热偏盛者,加黄连、黄芩、青蒿清暑泄热,并配合鲜荷叶、鲜芦根清暑生津;湿困卫表,身重少汗,恶风者,加大豆卷、藿香、佩兰芳香化湿宣表;小便短赤者,加六一散、赤茯苓清热利湿;若里湿偏盛,胸脘痞闷,口中黏腻,腹胀便溏者,加苍术、白蔻仁、厚朴、陈皮和中化湿。

4. 体虚感冒

(1) 气虚感冒

[主症]　恶寒发热,无汗,鼻塞,头痛,倦怠乏力,咳嗽,咯痰无力。

[兼次症]　多见老年人或体虚久病者,平素神疲体弱,气短懒言,恶风,易汗出,反复发作。

[舌脉]　舌质淡,苔薄白;脉浮而无力。

[分析]　老年人或体虚久病者,气虚卫表不密,故恶风,易汗出;腠理不固,易受邪侵,风寒外袭,卫表不和,故恶寒发热,头痛鼻塞;气虚腠理不固,易受邪侵,故反复发作,稍有不慎即易感冒;肺气失宣,则咳嗽、咯痰;素体气虚体弱,故见倦怠无力,气短懒言,咯痰无力;舌质淡,脉浮无力,为气虚邪在卫表之象。

[治法]　益气解表。

[方药]　参苏饮加减。方中人参多用党参代替,茯苓、甘草补益肺脾之气,扶正祛邪;苏叶、葛根疏风解表;前胡、桔梗、枳壳、半夏、陈皮宣肺理气,化痰止咳。

若气虚较甚者,可加用黄芪,也可用补中益气汤加苏叶等益气升阳解表;若气虚自汗,稍不慎易感外邪者,可用玉屏风散益气固表;若阳气虚衰而感受风寒者,症见身热较轻,恶寒较重,头痛,身痛,面色㿠白,四肢不温,语声低微,舌质淡胖,苔薄白,脉沉无力,治当温阳解表,宜选参附再造汤加减;若恶寒无汗,阳虚不甚者,也可选用麻黄附子细辛汤。

(2) 阴虚感冒

[主症]　身热,微恶风,无汗或微汗,头痛,干咳少痰。

[兼次症]　多见久病之体,平时反复易感,口干咽燥,心烦失眠等。

[舌脉]　舌质红,苔剥脱或少苔;脉细数。

[分析]　由于素体阴虚,感邪后邪从热化,故见身热,微恶风、头痛、干咳少痰等风热之证;久病之体,阴液素亏,阴虚生内热,故口干咽燥,心烦,失眠;阴虚津少,津不上乘,故口干咽燥,无汗或微汗;舌质红,苔剥脱或无苔,脉细数,均为阴虚内热之象。

[治法] 滋阴解表。

[方药] 加减葳蕤汤化裁。方中玉竹滋阴生津以助汗源;葱白、豆豉、桔梗、薄荷解表散邪;白薇清热养阴,清而能透;大枣、甘草甘润和中,可助玉竹之养阴。全方解表而不伤阴,滋阴而不留邪。

若表证较重,酌加荆芥、薄荷、菊花以祛风解表;咽干,咳嗽无痰,或痰少咯吐不爽者,加牛蒡子、浙贝母以利咽化痰止咳;心烦口干甚者,加麦冬、天花粉、知母、栀子以清热除烦,生津止渴。若产后或月经淋漓过多,肌衄、便血等出血病后,症见头痛身热,微寒无汗,面色不华,唇甲色淡,心悸头晕,舌质淡,苔白,脉细或浮而无力,属于血虚感冒,治当养血解表,宜选葱白七味饮治疗。

以上体虚感冒虽以气虚、阴虚进行分类,但临床上还可见气阴两亏、气血不足、阴阳俱虚等,需详细辨证,兼顾用药。

【转归预后】

风寒感冒,寒热不退,邪气可化热而见口干欲饮,痰转黄稠,咽痛等症状。反复感冒,引起正气耗散,可由实转虚;或在素体亏虚的基础上反复感邪,以致正气愈亏,而成本虚标实之证。

一般而言,感冒属轻浅之疾,预后大多良好,只要能及时合理诊治,可较快痊愈。但对老年人、婴幼儿、体弱患者及时行感冒之重证,必须予以重视,详察正不胜邪之象,并及时调治,防止传变。若感冒失治误治,邪气不能及时祛除,还可以诱发痹证、肾风水肿、胸痹心痛等而使病情恶化,预后较差。

【临证要点】

1. **首辨寒热虚实** 若风寒之证误用辛凉,汗不易出,病邪难以外达,甚或发生变证;而风热之证误用辛温,则有助热伤津动血之弊,或引起传变。除体虚感冒兼顾扶正补虚外,一般应忌用补敛之品,以免留滞邪气。

2. **适时应用清热解毒之品** 时行感冒以风热多见,且症状较重,可出现高热持续不退,甚则神昏、谵妄等表现,在辛凉解表的基础上适当加入清热解毒之品,如板蓝根、大青叶、蚤休、鱼腥草、金银花、连翘、黄芩、生石膏等以提高疗效。

3. **不可发汗太过** 感冒轻证或初期偏寒偏热俱不明显,患者一般仅有恶风、微热、头胀、鼻塞,可用辛平轻剂,药用薄荷、防风、荆芥、桑叶等微辛轻清,透邪外达,不可重剂发表,以免伤正,引邪入里。

4. **预防传变及病情恶化** 感冒病在卫表,一般不传变,但老年人、婴幼儿、体弱或感邪较重者,可化热入里犯肺,或逆传心包(如并发肺炎,流感的肺炎型、中毒型)的传变过程,当以温病辨治原则处理。

5. **温凉兼顾,灵活施治** 若风寒外束,表寒未解,内郁化热,或肺有蕴热,复感风寒之证,可取温清并施,辛温与辛凉合用之法,解表清里,宣肺清热,表里双解。并须根据寒热的主次及其演变,适当配伍,如麻杏石甘汤、大青龙汤,即属此类方剂。

【古代文献摘录】

《伤寒论·太阳病脉证治》:"太阳中风,阳浮而阴弱。阳浮者,热自发,阴弱者,汗自出。啬啬恶寒,淅淅恶风,翕翕发热,鼻鸣干呕者,桂枝汤主之。"

《景岳全书·伤风》:"皮毛为肺之合,而上通于鼻,故其在外为鼻塞声重,甚者并连少阳、阳明之经,而或为头痛,或为憎寒发热。其在内则多为咳嗽,甚则邪实在肺而为痰,为喘。有寒胜而受风者,身必无汗而多咳嗽,以阴邪闭郁皮毛也。有热胜而受风者,身必多汗恶风而咳嗽,以阳邪开泄肌腠也。有气强者,虽见痰嗽,或五、六日,或十余日,肺气疏则顽痰利,风邪渐散而愈也;有气弱者,邪不易解,而痰嗽日甚,或延绵数月,风邪犹在,非用辛温必不散也。有以衰老受邪,而不慎起居,则旧邪未去,新邪继之,多致终身受其累,此治之尤不易也。"

《类证治裁·伤风》:"其症恶风有汗,脉浮,头痛,鼻塞声重,咳嗽痰多,或憎寒发热。惟其人卫气有疏密,感冒有浅深,故见症有轻重……凡体实者,春夏治以辛凉,秋冬治以辛温,解其肌表,风从汗散。体虚者,固其卫气,兼解风邪……如初起风兼寒,宜辛温发表,郁久成热,又宜辛凉疏解。忌初用寒凉,致外邪不得疏散,郁热不得发越,重伤肺气也。"

《证治汇补·伤风》:"如虚人伤风,屡感屡发,形气病气俱虚者,又当补中,而佐以和解,尚专泥发散,恐脾气益虚,腠理益疏,邪乘虚人,病反增剧也。"

《医学心悟·论汗法》:"汗者,散也……风寒初客于人也,头痛发热而恶寒,鼻塞声重而体痛,此皮毛受病,法当汗之……凡一切阳虚者,皆宜补中发汗。一切阴虚者,皆宜养阴发汗。"

【现代文献推介】

[1] 李锦强,赵建平,白丽.感冒的中医证候规律研究[J].湖南中医杂志,2012,28(2):80-81.
[2] 王融冰,李兴旺,陈晓蓉.975例流行性感冒患者中医证证特征分析[J].中医杂志,2015,56(7):579-582.
[3] 李建生,余学庆.普通感冒中医诊疗指南(2015版)[J].中医杂志,2016,57(8):716-720.
[4] 张继,张义良.固表温肾散治疗气虚感冒220例临床观察.四川中医,2011,29(9):77.

第二节　咳　嗽

咳嗽是以发出咳声或伴咯吐痰液为主要表现的一种病证。咳嗽既是独立性的一种疾患,又是肺系多种疾病的一个主要症状。历代将有声无痰称为咳,有痰无声称为嗽,有痰有声称为咳嗽。临床上多声痰并见,很难截然分开,所以一般通称咳嗽。

《黄帝内经》对咳嗽的病因、病位、症状、证候分类、病机转归及治疗等问题进行了较为详细的论述,如《素问·宣明五气》说"五气所病……肺为咳",说明咳嗽乃肺系受病。《素问·咳论》既认为咳嗽是由于"皮毛先受邪气"所致,又指出"五脏六腑皆令人咳,非独肺也",强调其他脏腑功能失调,病及于肺,也可以导致咳嗽。咳嗽的分类,历代论述甚多,《素问·咳论》以脏腑命名,分为肺咳、心咳、肝咳、脾咳、肾咳等,并且描述了各类不同证候的特征。隋代巢元方《诸病源候论·咳嗽候》有"十咳"之称,除五脏咳外,尚有风咳、寒咳、久咳、胆咳、厥阴咳等。金代刘完素《素问病机气宜保命集·咳嗽论》指出咳与嗽有别,"咳谓无痰而有声,肺气伤而不清也。嗽谓无声而有痰,脾湿动而为痰也。咳嗽谓有痰而有声,盖因伤于肺气,动于脾湿,咳而为嗽也"。

明代张景岳把咳嗽明确分为外感、内伤两大类,并论述了外感咳嗽和内伤咳嗽的病机过程,丰富了咳嗽辨证论治的内容。《景岳全书·咳嗽》指出:"咳嗽之要,止惟二证。何为二证? 一曰外感,一曰内伤而尽之矣。"至此,咳嗽之辨证分类始较完善,切合临床实用。清代医家喻嘉言《医门法律·咳嗽门》论述了燥邪伤肺咳嗽的证治,创立温润和凉润治咳之法。

西医学中上呼吸道感染、急慢性支气管炎、支气管扩张、肺炎等疾病以咳嗽为主症时,均可参照本篇辨证论治。

【病因病机】

肺为娇脏,外合皮毛,内为五脏之华盖,主气司呼吸,易受内外之邪侵袭,肺脏功能失调是咳嗽发生之关键所在。清代医家陈修园《医学三字经·咳嗽》所说:"肺为脏腑之华盖,呼之则虚,吸之则满,只受得本然之正气,受不得外来之客气,客气干之则呛而咳矣,只受得脏腑之清气,受不得脏腑之病气,病气干之亦呛而咳矣。"咳嗽的病因有外感和内伤两大类,由于感受外邪引起之咳嗽,称为外感咳嗽;由于脏腑功能失调引起之咳嗽,称为内伤咳嗽。

1. **外感咳嗽** 一般认为,六淫外邪,在肺卫功能减弱或失调的情况下,均可乘虚或从口鼻而入,或从皮毛侵袭,伤及肺系,使肺气不清,肺失宣降,气机上逆引起咳嗽。金代医家刘完素《河间六书·咳嗽论》谓"寒、暑、燥、湿、风、火六气,皆令人咳嗽",即是此意。但由于四时主气的不同,因而人体所感受的致病外邪亦有区别,其中以风、寒、热、燥关系密切,故临床以风寒、风热、燥邪咳嗽较为多见,张景岳曾倡"六气皆令人咳,风寒为主"之说,认为风邪挟寒者居多。

2. **内伤咳嗽** 脏腑功能失调,内邪干肺。可分为肺脏自病和其他脏腑病变涉及于肺两种。

(1)肺脏自病:常由肺系多种疾病迁延不愈,阴伤气耗,肺不主气,肃降无权而致气逆为咳。肺阴亏耗,失于清润,气逆于上,引起咳嗽而痰少;肺气不足,清肃无权,引起咳嗽气短。

(2)他脏及肺

痰湿蕴肺:由饮食生冷,嗜酒过度,过食肥甘厚腻或辛辣刺激之品,损伤脾胃,脾失健运,不能输布水谷精微,酿湿生痰,上渍于肺,痰壅肺气,肺气不清,宣降失司而发为本病,此即"脾为生痰之源,肺为贮痰之器"的道理。如痰湿蕴肺,久蕴化热,痰热郁肺,则可表现为痰热咳嗽。

肝火犯肺:肝与肺以经脉相连,肝气升发,肺气肃降,相互制约,相互协调,则人体气机升降正常。若因情志抑郁,肝失条达,气机不畅,日久化火,火气循经上逆犯肺,肺气不清,肺失肃降,则致咳嗽,称为"木火刑金"。

综上所述,不论导致咳嗽的原因如何,都必须病起于肺或由他脏之病累及于肺,引起肺气不清,肺失宣肃,肺气上逆始能发生。正如《医学三字经·咳嗽》所说:"是咳嗽不止于肺,而亦不离乎肺也。"外感咳嗽属于邪实,为外邪犯肺,肺气壅遏不畅所致;若不能及时驱邪外达,可进一步演变转化,表现风寒化热、风热化燥,或肺热蒸液成痰,痰热蕴肺等情况。内伤咳嗽多属邪实与正虚并见,病理因素主要为"痰"与"火",但痰有寒热之别,火有虚实之分;痰可郁而化热化火,火能炼液灼津为痰。他脏及肺者,多因邪实导致正虚,如肝火犯肺者,多气火耗伤肺津;痰湿犯肺者,多湿困中焦,水谷不能化为精微,肺失所养;若久延脾肺两虚,甚则病延及肾,或肾阴亏虚,虚火上炎,灼伤肺阴,肃降失常;或肾阳不振,气化无权,水饮上逆犯肺而咳。肺脏自病的咳嗽则多为因虚致实,如肺阴不足每致阴虚火炎,灼津为痰,或肺气亏虚,气不化津,津聚成痰,气逆于上,引起咳嗽。

咳嗽虽有外感、内伤之分,但两者常相互影响。外感咳嗽如迁延失治,邪伤肺气,更易反复感邪,而致咳嗽频作,肺气受伤,则渐转为内伤咳嗽;内伤咳嗽,肺脏有病,卫外不强,则易感外邪而引发或加重咳嗽,如此反复日久,则肺脏更加虚损。

总之,咳嗽的病变主脏在肺,与肝、脾、肾关系最为密切。外感咳嗽属于邪实,由于感邪的不同,有风寒、风热、燥热之分;内伤咳嗽多属邪实与正虚并见,或以邪实为主,以痰、火关系最为密切,或以正虚为主,而以阴虚、气虚多见。

【诊断】

(1)咳逆有声或伴喉痒咯痰。

(2)外感咳嗽多起病急,病程短,常伴恶寒发热等表证;内伤咳嗽多为久病,常反复发作,病程较长,常伴其他脏腑失调的症状。

【相关检查】

（1）体格检查：包括体型、鼻、咽、喉、气管及肺部等，注意两肺呼吸音及有无哮鸣音、湿啰音或爆裂音。

（2）辅助检查：主要包括影像学检查，诱导痰细胞学检查，肺功能检查和气道高反应性检查，呼出气一氧化氮测定（FeNO），24小时食管pH-多通道阻抗监测等，有助于诊断。

【鉴别诊断】

1. 肺痈　两者均为肺部疾病，均可见咳嗽症状。但咳嗽以咳嗽、咳痰为主要临床表现，其病机是肺失宣肃，肺气上逆；而肺痈以咳嗽、胸痛、发热、咳吐大量腥臭脓血痰为临床特征，病机为热壅血瘀，蕴毒化脓而成痈，并根据病机演变过程，可分初期、成痈期、溃脓期、恢复期。

2. 肺痨　两者均可见咳嗽。但肺痨以咳嗽、咳血、潮热、盗汗、身体逐渐消瘦等为主要临床表现，是具有传染性的慢性虚损疾患。感染"痨虫"是肺痨唯一的病因，发病与否与正气强弱密切相关。

3. 哮病、喘证　哮病和喘证虽然也会兼见咳嗽，但各以哮、喘为其主要临床表现。哮病主要表现为喉中哮鸣有声，呼吸气促困难，甚则喘息不能平卧，发作与缓解均迅速；喘证主要表现为呼吸困难，甚则张口抬肩、鼻翼煽动、不能平卧，是多种急、慢性疾病的一个症状。咳嗽日久不愈，可转变为喘证。

4. 肺胀　肺胀是多种慢性肺系疾病反复发作，迁延不愈而致，除咳嗽症状外，还有胸部膨满，喘咳上气，烦躁心慌，甚则肢体浮肿，面色晦暗等，病机为肺脾肾功能失调，痰浊、水饮与瘀血互结。病情缠绵，经久难愈。

5. 痰饮　参见"痰饮"篇。

【辨证论治】

辨证要点

1. 辨外感与内伤　外感咳嗽，多是新病，起病急，病程短，初起多兼有寒热、头痛、鼻塞等肺卫表证，多属邪实。内伤咳嗽，起病慢，往往有较长的咳嗽病史，常兼他脏病证。由他脏及肺者，多因邪实导致正虚；肺脏自病者，多因虚致实。

如咳嗽时作，白天多于夜间，咳而急剧，声重，咽痒则咳者，或咳声嘶哑，病势急而病程短者，多为外感风寒或风热；咳声粗浊者多为风热或痰热伤津所致；早晨咳嗽阵发加剧，咳嗽连声重浊，痰出咳减者，多为痰湿或痰热咳嗽；病势缓而病程长者多为阴虚或气虚；午后、黄昏咳嗽加重，或夜间时有咳嗽，咳声轻微短促者，多属肺燥阴虚；夜卧咳嗽较剧，持续不已，少气或伴气喘者，为久咳致喘的虚寒证。

2. 辨虚实寒热　外感咳嗽以风寒、风热、风燥为主者多属实证，而内伤咳嗽中痰湿、痰热、肝火多属邪实，日久伤肺，可与正虚并见。临床上见恶寒，咯痰，鼻涕清稀色白，多属寒；恶风，咯痰，鼻涕稠黏而黄，多属热；病势急，病程短，咳声洪亮有力属实；病势缓，病程长，咳声低弱，气怯，乏力属虚。

咳嗽痰少，或干咳无痰者，多属燥热、气火、阴虚；痰多者，常属痰湿、痰热、虚寒；痰白清稀者，属风、属寒；痰白而稠厚者属湿；痰黄而黏稠者，属热；痰中带血者，多属肺热或肺阴虚。

治疗原则

外感咳嗽多是新病，属邪实，治以宣肺散邪为主；内伤咳嗽多宿病，常反复发作，多属邪实正虚，治当祛邪扶正,标本兼治。分清虚实主次处理,若属虚证,则当根据虚之所在,予以培补。

咳嗽的治疗,除直接治肺外,还应从整体出发,注意治脾、治肝、治肾等。咳嗽初期一般忌敛涩留邪,当因势利导,肺气宣畅则咳嗽自止;咳嗽日久,祛邪止咳,扶正补虚,标本兼顾。

分证论治

(一) 外感咳嗽

1. 风寒袭肺

[主症]　咳嗽声重,气急咽痒,痰稀色白。

[兼次症]　鼻塞,流清涕,头痛,肢体酸楚,恶寒,发热,无汗。

[舌脉]　舌苔薄白;脉浮或浮紧。

[分析]　风寒之邪外束肌表,内袭于肺,肺卫失宣,肺气闭郁,不得宣通,故咳嗽声重,气急咽痒;寒邪郁肺,气不布津,凝聚为痰,故痰白清稀;风寒束表,皮毛闭塞,卫阳被遏,故兼鼻塞,流清涕,头痛,肢体酸楚,恶寒,发热,无汗等风寒表证;苔薄白,脉浮,均为风寒袭肺之象。

[治法]　疏风散寒,宣肺止咳。

[方药]　三拗汤合止嗽散加减。两方均能宣肺止咳化痰,前方用麻黄、杏仁、甘草,重在宣肺散寒,适用于初起风寒闭肺。后方以荆芥疏风解表;桔梗、白前升降肺气;紫菀、百部润肺止嗽;桔梗、甘草、陈皮宣肺化痰利咽,适用于外感咳嗽迁延不愈,表邪未净,或愈而复发。喉痒而咯痰不畅者,两方合用,尤宜于风寒外束肌表,内郁肺气之咳嗽。

若挟痰湿,咳而痰黏,胸闷,苔腻者,加半夏、厚朴、茯苓以燥湿化痰;若风寒外束,肺热内郁,俗称"寒包火证",而见咳嗽音哑,气急似喘,痰液黏稠,口渴,心烦,或有身热者,加生石膏、桑白皮、黄芩以解表清里,或用麻杏石甘汤。

若素有寒饮伏肺,见证除风寒束表外,兼见咳嗽上气,痰液清稀,胸闷气急,舌质淡红,苔白而滑,脉浮紧或弦滑者,治以疏风散寒、温化寒饮,常用小青龙汤加减。

2. 风热犯肺

[主症]　咳嗽频剧,气粗或咳声音哑,喉燥咽痛,咯痰不爽,痰黏稠或稠黄。

[兼次症]　咳时汗出,鼻流黄涕,口渴,头痛,肢楚,恶风,身热。

[舌脉]　舌质红,苔薄黄;脉浮数或浮滑。

[分析]　风热犯肺,肺失清肃,而见咳嗽频剧,气粗或咳声音哑,肺热伤津,则见口渴,喉燥咽痛;肺热内郁,蒸液成痰,故痰黏而稠,咳吐不爽;风热犯表,卫表不和而见鼻流黄涕,头痛,汗出,四肢酸楚,恶风,身热等表热证;舌质红,苔薄黄,脉浮数,均为风热犯肺之征。

[治法]　疏风清热,宣肺止咳。

[方药]　桑菊饮加减。方中桑叶、菊花、薄荷辛凉解表,宣透风热;杏仁、桔梗、甘草宣肺祛痰止咳;连翘、芦根清热生津。亦可加前胡、牛蒡子以增强宣肺之力。

咳甚加金银花、浙贝母、枇杷叶宣肺清热止咳;肺热甚者,加黄芩、鱼腥草清泄肺热;咽痛加射干、青果清热利咽;若内挟湿邪,症见咳嗽痰多,胸闷汗出,苔黄而腻,脉濡数者,加砂仁、佩兰理气化湿;热伤肺津,咽燥口干,舌质红,酌加南沙参、天花粉清热生津;痰中带血丝者加白茅根、藕节;若夏令兼挟暑湿,症见咳嗽胸闷,心烦口渴,尿赤,舌质红,苔薄,脉濡数者,加鲜荷叶、鲜藿香、六一散之类,以疏风解暑。

3. 风燥伤肺

[主症]　干咳,连声作呛,无痰或有少量黏痰,不易咯出。

［兼次症］ 喉痒,唇鼻干燥,咳甚则胸痛,或痰中带有血丝,口干,咽干而痛,或鼻塞,头痛,微寒,身热。

［舌脉］ 舌质红,苔薄白或薄黄,干而少津;脉浮数或小数。

［分析］ 风燥伤肺,肺失清润,故见干咳作呛;燥热灼津则咽喉口鼻干燥,痰黏不易咯吐;燥热伤肺,肺络受损,故痰中夹血;本证多发于秋季,乃燥邪与风热并见的温燥证,故见风燥外客,卫气不和的表证;舌质红,苔薄白,干而少津,脉浮数,均为温燥伤肺的表现。

［治法］ 疏风清肺,润燥止咳。

［方药］ 桑杏汤加减。药用桑叶、豆豉疏风解表;杏仁、贝母化痰止咳;南沙参、梨皮生津润燥;山栀清热。本方用治温燥袭肺之证,可达清宣润肺止咳之功。

若津伤较甚者配麦冬、玉竹滋养肺阴;热重者酌加生石膏、知母清肺泄热;痰中夹血配生地、白茅根清热止血;若痰多难咯者加贝母、瓜蒌润肺化痰;咽痛明显者加玄参、马勃清润咽喉;若系凉燥犯肺,此证为燥证与风寒并见,常兼风寒袭表之证,表现干咳少痰或无痰,咽干鼻燥,兼有恶寒发热,头痛无汗、苔薄白而干等症,用药当以温而不燥,滑而不凉为原则,治法为疏风散寒,润肺止咳,方用杏苏散加减,可以酌加紫菀、款冬、百部等以温润止咳;若恶寒甚无汗,可配荆芥、防风以散寒解表。

（二）内伤咳嗽

1. 痰湿蕴肺

［主症］ 咳嗽痰多,咳声重浊,痰白黏腻或稠厚或稀薄,每于晨间咳痰尤甚,因痰而嗽,痰出则咳缓。

［兼次症］ 胸闷,脘痞,呕恶,纳差,腹胀,大便时溏。

［舌脉］ 舌质淡,苔白腻;脉濡滑。

［分析］ 痰湿蕴肺,肺失宣降,故咳嗽痰多,咳声重浊,痰白黏腻或稠厚或稀薄;晨间痰壅,故咳痰尤甚,痰出则咳缓;湿痰中阻,脾为湿困,故兼胸闷脘痞,呕恶纳差,腹胀,大便时溏等症;舌苔白腻,脉濡滑,为痰湿内盛之征。

［治法］ 燥湿化痰,理气止咳。

［方药］ 二陈汤合三子养亲汤加减。前方用半夏、茯苓燥湿化痰;陈皮、甘草理气和中。痰湿较重者,见咳而痰多稠厚,胸闷,脘痞,苔腻,加苍术、厚朴以增强燥湿化痰之力。后方以白芥子温肺利气化痰;苏子、莱菔子降气化痰消食,三者合用具有降气化痰止咳作用,适用于咳逆痰涌,胸满气急,苔浊腻的痰浊蕴肺证。

若寒痰较重,痰黏白如沫,怕冷者,加干姜、细辛温肺化痰;久病脾虚,酌加党参、白术益气健脾。

2. 痰热郁肺

［主症］ 咳嗽气息粗促,或喉中有痰声,痰多、质黏厚或稠黄,咯吐不爽,或有热腥味,或吐血痰。

［兼次症］ 胸肋胀满,咳时引痛,面赤,或有身热,口干欲饮。

［舌脉］ 舌质红,苔薄黄腻;脉滑数。

［分析］ 痰热壅阻肺气,肺失清肃,故咳嗽气息粗促,痰多质黏稠、色黄、咯吐不爽;痰热郁蒸,则痰有腥味;热伤肺络,故胸肋胀痛,咳时引痛,或咯吐血痰;肺热内郁,则有身热,口干欲饮;舌质红,苔薄黄腻,脉滑数,均为痰热蕴肺之征。

［治法］ 清热化痰,肃肺止咳。

[方药]　清金化痰汤加减。药用桑白皮、黄芩、山栀、知母清泄肺热;贝母、瓜蒌、桔梗清热化痰止咳;茯苓、甘草、橘红健脾理气化痰;热灼肺津,故以知母、麦冬清肺养阴。

痰热甚者,可加竹沥水、天竺黄、竹茹清热化痰,以增强清热化痰止咳之力;痰黄如脓或腥臭,酌加鱼腥草、金荞麦根、薏苡仁、冬瓜子清热化痰解毒;胸满咳逆,痰盛,便秘,配葶苈子、大黄泻肺逐痰;痰热伤津,酌加南沙参、天冬、天花粉养阴生津。

3. 肝火犯肺

[主症]　气逆作咳阵作,咳时面红目赤,引胁作痛,可随情绪波动增减。

[兼次症]　烦热咽干,常感痰滞咽喉,咯之难出,量少质黏,或痰如絮条,口干口苦,胸胁胀痛。

[舌脉]　舌质红,苔薄黄少津;脉弦数。

[分析]　肝失条达,郁结化火,上逆侮肺,肺失肃降,以致气逆作咳,咳则连声;肝火上炎,故咳时面红,口苦咽干;木火刑金,炼液成痰,肺热津亏,则痰黏或成絮条,难以咯吐;胁肋为肝经循行之区域,故咳引胁痛;舌质红,苔薄黄少津,脉弦数,皆为肝火肺热之征。

[治法]　清肺泻肝,化痰止咳。

[方药]　黄芩泻白散合黛蛤散加减。前方能清肺泻热,用桑白皮、地骨皮、黄芩清肺泻火;甘草、粳米养胃和中以扶肺气。后方用青黛、蛤壳清肝化痰。两方相合,使气火下降,肺气得以清肃,咳逆自平。

火热较盛,咳嗽频作,痰黄者,可加山栀、丹皮、贝母、枇杷叶以增清热止咳化痰之力;胸闷气逆,加枳壳、旋覆花利肺降逆;胸痛配郁金、丝瓜络理气和络;痰黏难咯,酌加海浮石、贝母、竹茹、瓜蒌清热化痰降气;火郁伤津,咽燥口干,咳嗽日久不减,酌加沙参、麦冬、天花粉养阴生津。

4. 肺阴亏耗

[主症]　干咳,咳声短促,痰少黏白,或痰中夹血,或声音逐渐嘶哑。

[兼次症]　午后潮热,颧红,手足心热,夜寐盗汗,口干咽燥,起病缓慢,日渐消瘦,神疲。

[舌脉]　舌质红,少苔;脉细数。

[分析]　肺阴亏虚,虚热内灼,肺失滋润,肃降无权,肺气上逆,则干咳,咳声短促;虚火灼津为痰,肺损络伤,故痰少黏白或见夹血;阴虚肺燥,津液不能濡润上承,则咳声逐渐嘶哑,口干咽燥;阴虚火旺,故午后潮热,手足心热,颧红,夜寐盗汗;阴精不能充养而致形瘦神疲;舌质红,少苔,脉细数,为肺阴亏虚,阴虚内热之征。

[治法]　养阴清热,润肺止咳。

[方药]　沙参麦冬汤加减。药用沙参、麦冬、天花粉、玉竹滋养肺阴,润肺止咳;桑叶清散肺热;扁豆、甘草甘缓和中。本方有甘寒养阴、润燥生津之功,用于阴虚肺燥,干咳少痰,可加川贝母、甜杏仁润肺化痰,桑白皮、地骨皮清肺泻火。

痰中带血加丹皮、白茅根、仙鹤草、藕节清热止血;潮热酌加功劳叶、银柴胡、青蒿、鳖甲、胡黄连以清虚热;盗汗加乌梅、生牡蛎、浮小麦收敛止涩;咯吐黄痰加海蛤粉、知母、黄芩清热化痰;手足心热,梦遗,加知母、黄柏、女贞子、旱莲草、五味子滋肾敛肺。

【转归预后】

外感咳嗽一般易治,若迁延失治、误治,反复发作,损耗正气,则可转为内伤咳嗽。临床上燥与湿两者较为缠绵,因湿邪困脾,久则脾虚而致积湿生痰,转为内伤之痰湿咳嗽;燥伤肺津,久则肺阴亏耗,成为内伤阴虚肺燥之咳嗽。

内伤咳嗽多呈慢性反复发作,治疗难取速效。痰湿咳嗽日久反复,肺脾两伤,可发展成为痰饮;内伤咳嗽日久不愈,可累及他脏,由肺及脾及肾,常出现痰凝、血瘀、水停而演变成喘证、哮病、肺胀、虚劳等,则病程趋于缠绵,临床迁延难愈。

咳嗽在病机演变上有两方面的转归,一因阳气渐衰,病延及肾,表现为肺气虚寒的虚性咳喘;或因痰湿转从寒化,气不布津,停而为饮,表现为本虚标实之寒饮伏肺证,两者之间又互有联系。至于肺虚咳嗽,虽然初起轻微,但如失治误治,则日益加重,致成虚劳。

【临证要点】

1. 宜忌"三要"　"国医大师"周仲瑛对咳嗽的治疗提出宜忌"三要",一是外感咳嗽治宜表散,忌寒凉收敛;二是内伤咳嗽宜清养化痰,忌辛宣燥热;三是治疗咳嗽要注意审证求因,切勿见咳止咳。

2. 谨守病机,各司其治　外感咳嗽与时令有关。风寒咳嗽最为常见,初起只需辛散轻扬,忌用收涩之品,还应注意避免过用汗法,中病辄止。风热咳嗽应以辛凉宣透、清金降火为要,禁用辛温发表以免耗劫津液。风燥咳嗽每致咯血或痰带血丝,且最易缠绵,因其病久或有血瘀征象者,活血化瘀之品当慎用,必要时可选活血止血药,如三七。内伤咳嗽多由虚损或虚实夹杂,故邪实正虚者须妥善处理。临床需注意的是,化痰祛邪不宜过用辛燥,以免耗气劫阴。滋阴时慎用寒凉,免伤胃气,以甘平滋阴为佳,佐以甘淡实脾(白术、橘皮、山药、谷芽),以免纯阴碍脾。治湿之要在于淡渗,不可纯用甘酸腻浊之药,以免壅其湿而增其咳。另外咳嗽是人体祛邪的一种正常表现,治疗不能单纯见咳止咳,必须按照不同的病因分别处理。外邪犯肺发生演变转化者,应该随证变法。

3. 病分脏腑,治有重点　治肺者,主要有温宣、清肃两法,是直接针对咳嗽的主病之脏施治。治脾者,主要有健脾化痰和健脾益肺等方法。痰湿偏盛,咳嗽痰多,标实为主可用健脾化痰之法;肺脾虚弱,咳嗽而神疲纳少者可用健脾益肺之法。治肾者,以补肾为法,适用于咳嗽日久,咳而气短者。

4. 久咳易感,注意预防　冬病夏治法是中医疾病预防观的重要组成部分。中医学认为,伏天时人体皮肤腠理疏松,"阳盛于外而虚于内",故当养其内虚之阳,以助生长之能,达到扶正祛邪之目的。可用白芥子、苏子、细辛、甘遂、肉桂、麻黄等制为药粉,用鲜姜50克切碎捣汁并与上药调成糊状为药饼,贴敷肺俞、脾俞、肾俞、定喘、天突、大椎、膻中等穴。平素易于感冒者,可予玉屏风散服用,适当参加体育锻炼,或面部迎香穴按摩,早晚足三里艾灸等。

【古代文献摘录】

《景岳全书·咳嗽》:"外感之邪多有余,若实中有虚,则宜兼补以散之。内伤之病多不足,若虚中挟实,亦当兼清以润之。"

《医宗必读·咳嗽》:"大抵治表者,药不宜静,静则留连不解,变生他病,故忌寒凉收敛。治内者,药不宜动,动则虚火不宁,燥痒愈甚,故忌辛香燥热。"

《医约·咳嗽》:"咳嗽毋论内外寒热,凡形病气俱实者,宜散宜清,宜降痰,宜顺气。若形气病气俱虚者,宜补宜调,或补中稍佐发散清火。"

《医学入门·咳嗽》:"新咳有痰者外感,随时解散;无痰者便是火热,只宜清之。久咳有痰者燥脾化痰,无痰者,清金降火。盖外感久则郁热,内伤久则火炎,俱宜开郁润燥……苟不治本而浪用兜铃、粟壳涩剂,反致缠绵。"

【现代文献推介】

[1]　周仲瑛.国医大师周仲瑛.北京:中国医药科技出版社,2011:17.

[2]　中华中医药学会.中医内科常见病诊疗指南:中医疾病部分.北京:中国中医药出版社,2008:1-4.

［3］ 中华中医药学会内科分会肺系病专业委员会.咳嗽中医诊疗专家共识意见(2011版).中医杂志,2011,52(10):896-899.

［4］ 郑伟彬,洪敏俐.慢性咳嗽的中医治疗研究进展.山东中医杂志,2009,28(5):357-359.

［5］ 疏欣杨,杨道文.晁恩祥治疗慢性咳嗽的经验.北京中医药,2010,29(5):337-338.

［6］ 杨清高,周璟.浅析陈修园论治咳嗽.中医药导报,2012,18(2):29.

第三节 哮 病

哮病是以发作性痰鸣气喘,发时喉中哮鸣有声,呼吸气促困难,甚则喘息不能平卧为主要临床表现的病证。

《黄帝内经》中虽无哮病之名,但书中所记载的"喘鸣"与本病的发作特点相似。如《素问·阴阳别论》说:"……起则熏肺,使人喘鸣。"汉代张仲景《金匮要略》则称为"上气",具体描述了本病发作时的典型症状,提出了治疗方药,如《金匮要略·肺痿肺痈咳嗽上气病脉证治》说:"咳而上气,喉中水鸡声,射干麻黄汤主之。"还从病机上将其归属于痰饮病中的"伏饮",堪称后世顽痰伏肺为哮病夙根的理论渊源。如《金匮要略·痰饮咳嗽病脉证并治》篇说:"膈上病痰,满喘咳吐,发则寒热,背痛腰疼,目泣自出,其人振振身𥉉剧,必有伏饮。"此后还有"呷嗽""哮吼""齁䶎"等形象性病名,如隋代巢元方《诸病源候论》除沿用"上气"病名外,又称作"呷嗽",宋代张杲《医说》有"齁"之名。直至元代朱丹溪才首创"哮喘"病名,把本病从笼统的"喘鸣""上气"中分离出来,阐明其病机专主于痰,提出未发以扶正气为主,既发以攻邪气为急的治疗原则。明代虞抟进一步对哮与喘作了明确的区别。后世医家鉴于哮必兼喘,故一般通称"哮喘",为与喘证区分,故名为"哮病"。

西医学中的支气管哮喘、喘息性支气管炎,以及其他急性肺部过敏性疾患所致的以哮喘为主要临床表现者,可参考本篇辨证论治。

【病因病机】

哮病的发生,乃宿痰内伏于肺,复因外感、饮食、情志、劳倦等诱因引触,以致痰阻气道,气道挛急,肺失肃降,肺气上逆所致。

1. **外邪侵袭** 外感风寒或风热之邪,未能及时表散,邪气内蕴于肺,壅遏肺气,气不布津,聚液生痰而成哮病之因。如《临证指南医案·哮》说:"宿哮……沉痼之病……寒入背腧,内合肺系,宿邪阻气阻痰。"其他如吸入花粉、烟尘、异味气体等,也能影响肺气之宣降,致津液凝聚,痰浊内蕴,发生哮病。

2. **饮食不当** 贪食生冷,脾阳受困,寒饮内停,或嗜食酸咸肥甘,积痰蒸热,或因进食鱼、虾、蟹等发物,而致脾失健运,饮食不归正化,水湿不运,痰浊内生,上干于肺,壅阻肺气而发哮病。如《医碥·喘哮》说:"哮者……得之食味酸咸太过,渗透气管,痰入结聚,一遇风寒,气郁痰壅即发。"由于体质差异,对不同食物的敏感性有异,故古有"食哮""鱼腥哮""卤哮""糖哮""醋哮"等病名。

3. **情志失调** 情志不遂,肝气郁结,木不疏土;或郁怒伤肝,肝气横逆,木旺乘土均可致脾失健运,失于转输,水湿蕴成痰浊,上干于肺,阻遏肺气,发生哮病。

4. **体虚病后** 素体禀赋薄弱,体质不强,或病后体弱(如幼年患麻疹、顿咳,或反复感冒,咳嗽日久等),导致肺、脾、肾虚损,痰浊内生,成为哮病之因。若肺气耗损,气不化津,痰饮内生;或阴虚火盛,热蒸液聚,痰热胶固;脾虚水湿不运,肾虚水湿不能蒸化,痰浊内生,均成为哮病之因。一般体质不强多以肾虚为主,多见于幼儿,故有"幼稚天哮"之名;病后所致者以肺脾虚为主。

综上可见,哮病的病理因素以痰为根本,痰的产生责之于肺不能布散津液,脾不能转输精微,肾不能蒸化水液,以致津液凝聚成痰,伏藏于肺,成为哮病发生的"夙根"。此后每遇气候突变、饮食不当、情志失调、劳累过度等诱因导致气机逆乱而发作。以上各种病因既是生痰聚浊之原因,又是引起哮病发作的诱因。正如《景岳全书·喘促》所说:"喘有夙根,遇寒即发,或遇劳即发者,亦名哮喘。"《症因脉治·哮病》亦指出:"哮病之因,痰饮留伏,结成窠臼,潜伏于内,偶有七情之犯,饮食之伤,或外有时令之风寒束其肌表,则哮喘之症作矣。"

哮病在发作期和缓解期的病机变化是不同的。发作期的基本病机变化为"伏痰"遇诱因引触,痰随气升,气因痰阻,痰气搏结,壅塞气道,气道挛急,肺失宣降,痰随气动,故致痰鸣如吼,气息喘促。如《证治汇补·哮病》说:"因内有壅塞之气,外有非时之感,膈有胶固之痰,三者相合,闭拒气道,搏击有声,发为哮病。"《诸病源候论·呷嗽候》亦说:"呷嗽者……其胸膈痰饮多者,嗽则气动于痰,上搏喉咽之间,痰气相击,随嗽动息,呼呷有声。"可见本病发作期的病位主要在于肺系,病机环节为痰阻气闭,以邪实为主,故见呼气困难,自觉呼出为快。由于病因不同,体质差异,发作期有寒哮、热哮、痰哮、风哮之分。若病因寒邪诱发,素体阳虚,痰从寒化,属寒痰为患,发为寒哮;若病因热邪诱发,素体阳盛,痰从热化,属痰热为患,发为热哮;若因情志失调、饮食不当、劳累等诱发,而寒、热象俱不显者则为痰哮;若外风袭肺,或素体阴血亏虚,虚风内动,或肝木郁而化风,引触宿痰,致反复发作,时作时止,发时喉中哮鸣有声,止时如常人者,有如风之善行而数变,为风哮。寒哮、痰哮痰郁化热均可转化为热哮;由痰热内郁,风寒外束,还可发为寒包火证。

若哮病长期反复发作,势必伤正,导致内脏虚损,如寒痰损伤脾肾之阳,痰热耗伤肺肾之阴,则病变可从实转虚,在缓解期表现为肺、脾、肾等脏器虚弱之候。肺虚则不主气,气不化津,而痰浊内蕴,或肺阴虚火旺炼液为痰,肃降无权,并因肺虚卫外不固,易感受外邪而诱发;脾虚运化失职,水谷不化精微上输于肺,反积湿生痰,上贮于肺,影响肺气升降,常因饮食不当诱发;肾虚精气亏乏,摄纳失常,阳虚则水泛为痰,或阴虚则虚火灼津成痰,上干于肺,而致肺气出纳失司,每易遇劳诱发。由于肺、脾、肾三脏之间生理上相互联系,病机上相互影响,故可病及二脏或三脏同病,表现为肺、脾、肾的气虚及阳虚,或肺、肾的阴虚。在缓解期感短气、疲乏,常有轻度哮病,难以全部消失。一旦大发作,每易持续不解,邪实与正虚错综并见,肺肾两虚而痰浊壅盛。因肺助心主治节,贯于心肺之宗气有赖于肺之正常呼吸,心阳根于命门之火,严重者因肺不能治理调节心血之运行,宗气不能充养心之阳气,命门之火不能上济于心,则心阳同时受累,甚至发生"喘脱"危候。

【诊断】

(1)发作时喉中哮鸣有声,呼吸困难,甚则张口抬肩,不能平卧,或唇甲青紫。

(2)呈反复发作性。常因气候突变、饮食不当、情志失调、劳累等因素诱发。发作前多有鼻痒、喷嚏、咳嗽、胸闷、情绪不宁等先兆。

(3)多有过敏史或家族史。

【相关检查】

(1)肺部听诊两肺可闻及哮鸣音,或伴有湿啰音。

(2) 血嗜酸性粒细胞计数、胸部 X 线、肺功能等检查有助于诊断。

【鉴别诊断】

1. **喘证** 喘证与哮病的病因病机不同：喘证由外感六淫，内伤饮食、情志，或劳欲、久病，致邪壅于肺，宣降失司，或肺不主气，肾失摄纳而成；哮病乃宿痰伏肺，遇诱因引触，致痰阻气道，气道挛急，肺失肃降而成。临床表现亦有明显区别，正如《医学正传·哮喘》指出："哮以声响名，喘以气息言，夫喘促喉间如水鸡声谓之哮，气促而连续不能以息者谓之喘。"哮病与喘证都有呼吸急促的表现，但哮必兼喘，而喘未必兼哮。哮指声响言，喉中有哮鸣声，是一种反复发作的独立性疾病；喘指气息言，为呼吸气促困难，是多种急慢性疾病的一个症状。

2. **支饮** 支饮为受寒饮冷，久咳致喘，迁延反复伤肺，肺气不能布津，阳虚不运，饮邪留伏，支撑胸膈，上逆迫肺之证，以"咳逆倚息，短气不得卧，其形如肿"(《金匮要略·咳嗽痰饮病脉证并治》)为典型表现，可有痰鸣气喘症状，与哮病发作期相似，但多系部分慢性咳喘经久不愈，逐渐加重而成，病势时轻时重，发作与间歇界限不清，咳喘重于哮鸣，与哮病之间歇发作，突然发病，迅速缓解，哮吼声重而咳轻，或不咳，两者有显著不同。但如胸膈之痰饮留伏，又可成为哮病之因。

3. **肺胀** 肺胀为多种慢性肺部疾病长期反复发作，肺脾肾三脏虚损，痰瘀相结，致肺气壅滞，肺体胀满，肺不敛降而成，以喘促、咳嗽、咯痰、胸部膨满、憋闷如塞等为临床特征；哮病为诱因引触宿痰，痰阻气道，气道挛急，肺失肃降而成，痰鸣气喘呈发作性，常突然发病，迅速缓解有明显区别。但哮病长期反复发作，可向肺胀转化。

4. **咳嗽** 参见"咳嗽"篇。

5. **心衰** 参见"心衰"篇。

6. **痰饮** 参见"痰饮"篇。

【辨证论治】

辨证要点

1. **辨已发未发** 哮病发作期和缓解期临床表现不同。发作期以喉中哮鸣有声，呼吸气促困难，甚则喘息不能平卧等为典型临床表现。一般发作和缓解均迅速，多由气候变化、饮食不当、情志刺激、劳累等因素诱发。突然起病，亦可有鼻痒、喷嚏、咳嗽、胸闷、情绪不宁等先兆症状。继则咽痒胸闷，微咳干呛，以至呼吸困难，呼气延长，喉中痰鸣有声，痰黏量少，咯吐不利，甚则张口抬肩，目睛胀突，不能平卧，端坐俯伏，烦躁不安，面色苍白，唇甲青紫，额汗淋漓，或伴寒热。若能将大量黏痰畅利吐出，则窒闷之势得以渐减，呼吸渐感通畅，痰鸣气憋随之缓解，即如常人，或感疲劳，纳差。发作可持续数分钟、数小时，或更长。缓解期无典型症状，若病程日久，反复发作，导致身体虚弱，平时可有轻度哮病，而以肺、脾、肾虚损为主要表现，或肺气虚，或肺气阴两虚，或脾气虚、肾气虚、肺脾气虚、肺肾两虚等。平时有轻度哮病者，在大发作时易致持续难平。

2. **辨证候虚实** 哮病属邪实正虚之证，发作时以邪实为主，症见呼吸困难，呼气延长，喉中痰鸣有声，痰黏量少，咯吐不利，甚则张口抬肩，不能平卧，端坐俯伏，胸闷窒塞，烦躁不安，或伴寒热，苔腻，脉实。未发时以正虚为主，肺虚者，气短声低，咯痰清稀色白，喉中常有轻度哮鸣音，自汗恶风；脾虚者，食少，便溏，痰多；肾虚者，平素短气息促，动则为甚，吸气不利，腰酸耳鸣。但久病正虚者，发时每多虚实错杂，故又当按病程新久及全身症状以辨别其主次。虚证应审其阴阳之偏虚，区别脏腑之所属。

3. **辨痰之性质** 发作期痰阻气道,气道挛急,肺失肃降,以邪实为主,痰有寒痰、热痰、痰湿、风痰之异,分别引起寒哮、热哮、痰哮、风哮。一般寒哮内外皆寒,其症喉中哮鸣如水鸡声,咳痰清稀,或色白如泡沫,口不渴,舌质淡,苔白滑,脉浮紧;热哮痰热壅盛,其症喉中痰鸣如吼,胸高气粗,咳痰黄稠胶黏,咯吐不利,口渴喜饮,舌质红,苔黄腻,脉滑数;发时寒热征象不明显,喘咳胸满,但坐不得卧,痰涎涌盛,喉如曳锯,咯痰黏腻难出者,为痰哮;反复发作,时发时止,发时喉中哮鸣,痰少或无痰,止时如常人为风哮。

治疗原则

发时治标,平时治本为哮病治疗的基本原则。发时攻邪治标,祛痰利气,寒痰宜温化宣肺,热痰当清化肃肺,痰浊壅肺应去壅泻肺,风痰当祛风化痰,表证明显者兼以解表;反复日久,正虚邪实者又当攻补兼顾,不可拘泥;平时扶正治本,阳气虚者应温补,阴虚者宜滋养,分别采取补肺、健脾、益肾等法,以冀减轻、减少或控制其发作。如寒热虚实错杂者,当兼以治之。《景岳全书·喘促》说:"扶正气者,须辨阴阳,阴虚者补其阴,阳虚者补其阳。攻邪气者,须分微甚,或散其风,或温其寒,或清其痰火。然发久者,气无不虚……若攻之太过,未有不致日甚而危者。"可作为哮病临证辨治之准则。

分证论治

(一) 发作期

1. 寒哮

[主症] 呼吸急促,喉中哮鸣有声,胸膈满闷如塞。

[兼次症] 咳不甚,痰少咯吐不爽,或清稀呈泡沫状,口不渴,或渴喜热饮,面色晦暗带青,形寒怕冷,或小便清,天冷或受寒易发,或恶寒、无汗、身痛。

[舌脉] 舌质淡,苔白滑;脉弦紧或浮紧。

[分析] 寒痰伏肺,遇感触发,痰升气阻,以致呼吸急促而哮鸣有声;寒痰郁闭,肺气不得宣畅,则见胸膈满闷如塞,咳反不甚而咯痰量少,或咯清稀泡沫痰。阴盛于内,阳气不能宣达,故面色晦暗带青,形寒怕冷;病因于寒,内无郁热,故口不渴或喜热饮;外寒每易引动内饮,故天冷或受寒则发;外寒诱发则见恶寒、无汗、身痛;小便清,舌淡苔白滑,脉弦紧或浮紧,皆为寒盛之象。

[治法] 温肺散寒,化痰平喘。

[方药] 射干麻黄汤加减。方中射干、麻黄开痰结,宣肺气;干姜、细辛温肺蠲饮;紫菀、款冬花、半夏降气化痰;五味子收敛肺气,大枣和中并调和诸药。

若痰涌胸满,喘逆不得卧,可加葶苈子、苏子、瓜蒌、杏仁等泻肺涤痰,宽胸利气;若表寒里饮,寒象较甚者,可用小青龙汤,酌加杏仁、苏子、白前、陈皮、青皮等化痰利气;若面唇青紫,舌淡暗者,可加桃仁、红花、丹参、赤芍等活血化瘀;若痰稠胶黏难出,哮喘持续难平者,加皂荚、白芥子豁痰利窍以平喘;若见痰色转黄,身热,汗出,口干,苔黄者,乃痰郁化热之趋,可酌加石膏、黄芩、桑白皮、枇杷叶、浙贝母等清肺化痰。

若病久,发作频繁,发时喉中痰鸣如鼾,声低,气短不足以息,咳痰清稀,面色苍白,汗出肢冷;舌淡苔白,脉沉细者,为阴盛阳虚,本虚标实,当标本同治,治以温阳补虚,降气化痰,用苏子降气汤,可酌配黄芪、党参、山茱萸、坎炁、紫石英、沉香、诃子等补肾摄纳;阳虚明显者,伍以附子、肉桂、补骨脂、钟乳石等温补肾阳。

2. 热哮

[主症] 气粗息涌,喉中痰鸣如吼,胸高胁胀。

[兼次症]　咳呛阵作,咳痰色黄或白,黏浊稠厚,咯吐不利,烦闷不安,不恶寒,汗出,面赤,口苦,口渴喜饮。

[舌脉]　舌质红,苔黄腻;脉滑数或弦滑。

[分析]　痰热壅肺,肺失清肃,肺气上逆,故喘而气粗息涌,痰鸣如吼,胸高胁胀,咳呛阵作;热蒸炼液成痰,痰热胶结,故痰黏浊稠厚,或黄或白,咯吐不利;痰火郁蒸,则烦闷,自汗,面赤,口苦。病因于热,热伤津液,故不恶寒而口渴喜饮;舌质红,苔黄腻,脉滑数,皆痰热内盛之征。

[治法]　清热宣肺,化痰定喘。

[方药]　定喘汤加减。方中麻黄宣肺定喘;黄芩、桑白皮以清泄肺热,止咳平喘;杏仁、半夏、款冬花、苏子降气平喘,化痰降逆;白果敛肺祛痰定喘;甘草和中调和诸药。

若寒邪外束,肺热内盛,加石膏与麻黄相配,宣散寒邪,解肌清里;表寒重恶寒、无汗者,酌配桂枝、生姜,加强解表散寒之力;肺气壅实,痰鸣息涌不得卧,加葶苈子、广地龙涤痰泻壅;内热壅盛,苔燥黄、大便秘结者,加大黄、芒硝通腑利肺;痰黄稠胶黏,酌配知母、海蛤粉、鱼腥草、枇杷叶等清泄痰热。

若病久痰热伤阴,虚中挟实,气急难续,咳呛,痰少质黏,口燥咽干,烦热颧红,舌红少苔,脉细数者,则当养阴清热,敛肺化痰,可用麦门冬汤加沙参、冬虫夏草、川贝母、天花粉;肾虚气逆,酌配地黄、山茱萸、胡桃肉、灵磁石、紫石英、诃子、五味子等补肾纳气定喘。

3. 痰哮

[主症]　喘咳胸满,但坐不得卧,痰涎涌盛,喉如曳锯,咯痰黏腻难出。

[兼次症]　呕恶,纳呆,口黏不渴,神倦乏力,或胃脘满闷,或便溏,或胸胁不舒,或唇甲青紫。

[舌脉]　舌质淡或淡胖,或舌质紫暗或淡紫,苔厚浊;脉滑实或弦、涩。

[分析]　痰浊因饮食不当,或情志刺激等诱因引触,阻塞气道,壅遏肺气,肺失肃降,故见喘咳胸满,但坐不得卧,痰涎涌盛,喉如曳锯,咯痰黏腻难出;痰浊蕴中,脾气受困,中焦气机不利,故见呕恶,纳呆,口黏不渴,胃脘满闷,神疲,便溏;若因情志刺激引发,则见胸胁满闷不舒,脉弦;痰浊闭阻,胸阳不展,血运窒涩,故见唇甲青紫,舌紫暗或淡紫;舌质淡或淡胖、苔厚浊乃痰浊内阻之象。

[治法]　涤痰除壅,降气平喘。

[方药]　二陈汤合三子养亲汤加减。前方半夏、陈皮、茯苓、甘草理气化痰,运脾除湿;后方苏子、白芥子、莱菔子化痰下气平喘。可加葶苈子、杏仁、青皮、厚朴利气涤痰。

如兼腹胀、便秘者,可酌加大黄、芒硝通腑泻壅,荡涤痰浊;如喘逆甚,兼胸胁满闷不舒、脉弦滑实者,可加郁金、川楝子、香橼皮、沉香等疏肝理气,降气平喘;如痰涎涌盛者,可合用葶苈大枣泻肺汤泻肺除壅;兼见唇甲青紫,舌质紫暗或淡暗,脉弦涩挟血瘀者,加丹参、桃仁、红花、当归等活血祛瘀;若兼意识蒙眬,似清似昧者,可合用涤痰汤涤痰开窍。

4. 风哮

[主症]　哮喘反复发作,时发时止,发时喉中哮鸣有声,呼吸急促,不能平卧,止时有如常人。

[兼次症]　咳嗽痰少或无痰,发前多有鼻痒、咽痒、喷嚏、咳嗽,或精神抑郁,情绪不宁;或伴恶风,汗出;或伴形体消瘦,咽干口燥,面色潮红或萎黄不华。

[舌脉]　舌质淡或舌红少津,苔薄白或无苔;脉浮或弦细。

[分析]　宿有痰浊伏肺,风邪自口鼻皮毛而入犯肺,或阴虚血少,虚风内动,或肝木郁而化风致风盛痰阻,气道挛急而发病;风盛痰阻,气道挛急,肺气上逆,故喉中哮鸣有声,呼吸急促,不能平卧;痰浊伏肺,肺失宣降,则咳嗽痰少;正邪交争于咽喉,故鼻痒、喷嚏;风善行而数变,故哮喘反复发作,

时发时止,止如常人;风邪侵袭,腠理疏松,故恶风,汗出;苔薄白,脉浮为风邪为患之象;肝木郁而不疏,则精神抑郁,情绪不宁,脉弦;素体阴血不足,失于濡养,故见形体消瘦,咽干口燥,面色潮红或萎黄不华;舌质淡或舌红少津,无苔,脉细为阴血不足之征。

[治法] 疏风宣肺,化痰平喘。

[方药] 华盖散加减。方中麻黄可用炙麻黄散风宣肺平喘;紫苏子、杏仁降气平喘;茯苓、陈皮行气化痰;桑白皮泻肺平喘;甘草调和诸药。

外风引发者,可加蝉衣、苏叶、僵蚕等加强祛风解痉之力;鼻塞、喷嚏、流涕重者,加荆芥、防风等祛风散邪;胸闷明显或闷痛者,加瓜蒌、薤白、法半夏等化痰宽胸;喉中痰涌,倚息不得卧者,加射干、葶苈子或合用葶苈大枣泻肺汤泻肺除壅;若情志不遂,肝木郁而化风引发者,可用四逆散加郁金、僵蚕、钩藤、地龙、白附子等疏肝解郁,祛风解痉;若因阴血亏虚,虚风内动引发者,可用补肝汤加钩藤、菊花、刺蒺藜等滋阴养血,潜阳息风。

哮病日久迁延不愈,必致正虚,大发作时邪少虚多,肺肾两亏,痰浊壅盛,甚至出现张口抬肩,鼻煽气促,面青,汗出,肢冷,脉浮大无根等喘脱危候者,当参考"喘证"之"喘脱"论治。

(二) 缓解期

1. 肺虚

[主症] 气短声低,咯痰清稀色白,喉中常有轻度哮鸣音,每因气候变化而诱发。

[兼次症] 面色白,平素自汗,怕风,常易感冒,发前喷嚏频作,鼻塞流清涕。

[舌脉] 舌质淡,苔薄白;脉细弱或虚大。

[分析] 肺虚不能主气,气不化津,痰饮蕴肺,故气短声低,咯痰清稀色白,喉中常有轻度哮鸣音;肺虚卫气虚弱,不能充实腠理,外邪易侵,故自汗,怕风,常易感冒,每因气候变化而诱发;发前喷嚏,鼻塞流清涕,为肺气失宣,窍道不利所致;面色白,舌质淡,苔薄白,脉细弱或虚大,皆为肺气虚弱之征。

[治法] 补肺固卫。

[方药] 玉屏风散加减。方用黄芪补益肺脾,益气固表;白术健脾益气,助黄芪益气固表;防风走表祛风以助黄芪实表固卫。

若自汗,怕冷畏风明显者,加桂枝、白芍、生姜、大枣等调和营卫;自汗甚,加浮小麦、麻黄根等敛汗;阳虚而肺中虚冷者,加附子、干姜配黄芪以温阳益气;气阴两虚,咳呛,痰少质黏,口干咽燥,舌质红者,可用生脉散加黄芪、北沙参、玉竹等益气养阴。

2. 脾虚

[主症] 气短不足以息,少气懒言,每因饮食不当而引发。

[兼次症] 平素食少脘痞,痰多,便溏,倦怠无力,面色萎黄不华,或食油腻易腹泻,或泛吐清水,畏寒肢冷,或少腹坠感,脱肛。

[舌脉] 舌质淡,苔薄腻或白滑;脉细软。

[分析] 脾虚中气不足则气短难息,少气懒言,倦怠乏力;脾虚健运无权,故食少脘痞,便溏,常因饮食不当而引发;泛吐清水,畏寒肢冷,为脾虚及阳,失于温运;中气下陷则见少腹下坠,脱肛;面色萎黄,舌质淡,舌苔薄腻或白滑,脉细软,皆属脾虚气弱之征。

[治法] 健脾化痰。

[方药] 六君子汤加减。方用党参、白术、茯苓、甘草健脾益气;陈皮、半夏理气,燥湿化痰。

若脾阳不振,形寒肢冷,便溏者,加桂枝、干姜或合用理中丸以振奋脾阳;若中气下陷,见便溏,少腹下坠,脱肛等,则可改用补中益气汤。

3. **肾虚**

[主症]　平素短气息促,动则为甚,吸气不利,劳累后喘哮易发。

[兼次症]　腰酸腿软,脑转耳鸣,或畏寒肢冷,面色苍白;或颧红,烦热,汗出黏手。

[舌脉]　舌淡胖嫩,苔白,或舌红苔少;脉沉细或细数。

[分析]　久病肾虚,摄纳失常,气不归元,故气短息促,动则为甚,吸气不利;肾中精气亏乏,不能充养脑髓、腰腿,故脑转耳鸣,腰酸腿软;劳则伤肾,故易诱发;畏寒肢冷,面色苍白,舌淡胖嫩苔白,脉沉细,为肾阳虚生外寒之征;颧红,烦热,汗出黏手,舌红苔少,脉细数,为肾阴虚生内热之候。

[治法]　补肾摄纳。

[方药]　金匮肾气丸或七味都气丸加减。前方偏于温肾助阳,后方偏于益肾纳气。金匮肾气丸中肉桂、附子温补肾阳,鼓舞肾气;六味地黄丸滋补肾阴,乃阴中求阳之意。阳虚明显者,加补骨脂、淫羊藿、鹿角片温肾壮阳;阳虚痰盛者,可用苏子降气汤温补肺肾,祛痰降逆。七味都气丸即六味地黄丸加五味子,能滋补肾阴,摄纳肾气。阴虚明显者,加麦冬、当归、龟甲胶滋阴补肾;阴虚痰盛者,可用金水六君煎滋阴化痰。

一般肾虚不能纳气而喘者,可加胡桃肉、冬虫夏草、紫石英、灵磁石等潜镇补肾摄纳,或予参蛤散,方用人参大补元气,蛤蚧尾补肾填精。还可服紫河车粉,以补肾元,养精血。

由于肺、脾、肾三脏在生理病理上相互联系和影响,因而肺虚、脾虚、肾虚虽各有其特点,但临证三脏之虚损每多错杂并见,表现为肺脾气虚、肺肾气虚或肺肾阴虚、脾肾阳虚或三脏皆虚等不同证候,治疗应区别主次,适当兼顾。

【转归预后】

本病较为顽固,易于反复发作,迁延难愈。部分儿童、青少年至成年时,肾气日盛,正气渐充,辅以药物治疗,可以中止发作;中老年、体弱病久者,肾气渐衰,发作频繁者则不易根除。寒痰伤阳气,热痰耗阴津,疾病后期易出现阴液耗竭、阳气衰弱或阴阳俱衰之局面。肺肾两虚,痰浊壅盛,上实下虚,哮喘持续发作者,可出现喘脱危候。本病长期反复发作,使肺脏受损,肺燥津伤,或肺气虚冷,可转化为肺痿;若肺脾肾受损,可演变为肺胀。

【临证要点】

1. **注意分期而治**　哮病发作期与缓解期的治疗迥然不同。发作时攻邪治标,祛痰利气,着重治痰,解除气道挛急,恢复肺气宣降:寒痰宜温化宣肺,热痰当清化肃肺,痰浊壅肺应去壅泻肺,风痰当祛风化痰,表证明显者兼以解表。缓解时扶正治本:阳气虚者应温补,阴虚者宜滋养,分别通过补肺、健脾、益肾等法调节津液运化,祛除宿痰。

2. **注意虚实夹杂**　哮病易于虚实夹杂。哮病多幼年患病,长期反复发作,常致正气虚弱与邪气盛实相夹杂,使病情复杂,治疗棘手。临证应仔细审查病情,视正虚与邪实之多寡,以攻补兼施为原则,调整扶正与祛邪之权重。

3. **谨防"喘脱"危证**　哮病发作持续不得缓解,可因宗气不续,肺失调节治理心血,心之阳气虚脱而致"喘脱"危候,急当回阳固脱。一旦"喘脱"发生,则病致危殆,故关键在于预防。因而,当哮病持续发作时当尽快解除气道挛急,缓解症状,甚至参合西医救治。

4. **强调缓解期调治**　哮病缓解期适当的调治,是减少哮病复发或减轻发作症状或根治哮病的重要措施。充分抓住哮病缓解期肺、脾、肾三脏虚弱及宿痰内伏的病机特点,合理使用调补肺、脾、肾和祛痰方药,及运用冬病夏治法都是哮病治疗的重要环节。

5. **调节饮食起居**　适应气候变化,随时增减衣服,避免接触刺激性气体及易导致过敏的灰尘、花粉、食物、药物和其他可疑异物。平时饮食宜清淡而富有营养,忌生冷、肥甘、厚味、辛辣、海膻发物等,宜戒烟酒。鼓励患者根据个人状况,选择太极拳、内养功、八段锦、散步或慢跑、呼吸体操等方法长期锻炼,增强体质,预防感冒。应注意劳逸结合,防止疲劳过度。

【古代文献摘录】

《医宗必读·喘》:"喘者,促促气急,喝喝痰声,张口抬肩,摇身撷肚。短气者,呼吸虽急,而不能接续,似喘而无痰声,亦不抬肩,但肺壅而不能下。哮者与喘相类,但不似喘开口出气之多,而有呀呷之音……三证极当详辨。"

《症因脉治·哮病》:"哮病之症,短息倚肩,不能仰卧,伛偻伏坐,每发六七日,轻则三四日,或一月,或半月,起居失慎则旧病复发,此哮病之症也。"

《医学统旨》:"大抵哮喘,未发以扶正为主,已发以攻邪气为主。亦有痰气壅盛壮实者,可用吐法。大便秘结,服定喘药不效,而用利导之药而安者。必须使薄滋味,不可纯用凉药,亦不可多服砒毒劫药,倘若受伤,追悔何及。"

《张氏医通·哮》:"凡哮证见胸凸背驼者,此肺络败,为痼疾,不治。"

《医学实在易·哮证》:"一发则肺腧之寒气,与肺膜之浊痰,狼狈相依,窒塞关隘,不容呼吸,而呼吸正气,转触其痰,鼾駒有声。"

《时方妙用·哮证》:"哮喘之病,寒邪伏于肺腧,痰窠结于肺膜,内外相应,一遇风寒暑湿燥火六气之伤即发,伤酒伤食亦发,动怒动气亦发,劳役房劳亦发。"

【现代文献推介】

[1]　孙彦珍,袁雪晶,孙轶秋.哮喘免疫机制与中医药的调控作用研究进展[J].南京中医药大学学报,2013,29(5):497-500.

[2]　明溪,虞坚尔,李刚,等.基于中医"肾精"学说与间充质干细胞的内在相关性探讨补肾药在哮喘治疗中的作用机理[J].中医杂志,2016,57(16):1358-1362.

[3]　付钰,张昶,王宝凯,等.针刺从肺肠论治对支气管哮喘患者中医症状的影响[J].北京中医药大学学报,2013,36(4):272-276.

[4]　李宣霖,马锦地,李建生,等.现代名老中医诊治支气管哮喘文献证候分析[J].中医杂志,2017,58(16):1416-1420.

第四节　喘　　证

喘证是以呼吸困难,甚至张口抬肩、鼻翼煽动、不能平卧等为主要临床表现的病证。喘作为一个症状,可出现在多种急、慢性疾病过程中,当喘成为这些疾病某一阶段的主症时,即称作喘证。

关于喘证,《黄帝内经》论述较多,记载了喘的名称、症状表现和病因病机。如《灵枢·五阅五使》说:"故肺病者,喘息鼻张。"《灵枢·本藏》说:"肺高者上气,肩息咳。"指出喘以呼吸急促、鼻煽、抬肩为特征。《黄帝内经》认为喘证以肺、肾为主要病变脏器,如《素问·藏气法时论》说:"肺病者,喘咳逆气,肩背痛,汗出……虚则少气不能报息……肾病者,腹大胫肿,喘咳身重。"《灵枢·经脉》亦说:"肺手太阴之脉……是动则病肺胀满,膨膨而喘咳""肾足少阴之脉……是动则病饥不欲食,咳唾则有血,喝喝而喘。"此外,《素问·痹论》云:"心痹者,脉不通,烦则心下鼓,暴上气而喘。"《素问·经脉别论》亦云:"有所坠恐,喘出于肝。"提示喘虽以肺、肾为主,亦涉及他脏。在病因上有外感、内伤之分,病机亦有虚实之别。如《灵枢·五邪》指出:"邪在肺,则病皮肤痛,寒热,上气喘,汗出,喘动肩背。"《素问·举痛论》又说:"劳则喘息汗出。"汉代张仲景《金匮要略·肺痿肺痈咳嗽上气病脉证治》中之"上气"即指喘息不能平卧,其中包括"喉中作水鸡声"的哮病和"咳而上气"的肺胀等病,并列射干麻黄汤、葶苈大枣泻肺汤等方治疗。金元以后,诸多医家充实了内伤诸因致喘的证治。如元代朱震亨《丹溪心法·喘》说:"六淫七情之所感伤,饱食动作,脏气不和,呼吸之息,不得宣畅而为喘急。亦有脾肾俱虚体弱之人,皆能发喘。"认识到六淫、七情、饮食所伤、体质虚弱皆为喘证的病因。明代张景岳把喘证归纳成虚实两证,作为喘证的辨证纲领,《景岳全书·喘促》说:"实喘者有邪,邪气实也;虚喘者无邪,元气虚也。"清代叶桂明确指出实喘、虚喘之病位所在,《临证指南医案·喘》说:"在肺为实,在肾为虚。"清代林珮琴《类证治裁·喘症》则提出"喘由外感者治肺,由内伤者治肾"的治疗原则,都强调了喘证治疗要分虚实,分脏腑。这些观点对喘证的临床辨证论治仍具有中医的指导意义。

西医学中的喘息型支气管炎、各型肺炎、慢性阻塞性肺气肿、心源性哮喘、重症肺结核、肺不张、矽肺、成人呼吸窘迫综合征、睡眠期呼吸暂停综合征以及癔症等疾病出现以喘为主的临床表现时,可参考本篇辨证论治。

【病因病机】

喘证由多种疾病引起,病因较为复杂,但归纳起来,不外外感与内伤两端。外感为六淫侵袭,内伤由饮食、情志,或劳欲、久病所致。病机性质有虚实两方面,有邪者为实,因邪壅于肺,宣降失司所致;无邪者属虚,因肺不主气,肾失摄纳而成。

1. **外邪侵袭** 外邪之中以风寒、风热邪气为主,此为实喘之重要病因,如《景岳全书·喘促》说:"实喘之证,以邪实在肺也,肺之实邪,非风寒则火邪耳。"风寒侵袭肺卫,未能及时表散,内则壅遏肺气,外而郁闭皮毛,使肺气失于宣降,或风热犯肺,失于疏散,邪热壅肺,甚则热蒸液聚成痰,清肃失司,以致肺气上逆作喘。此外,也有外寒未解,内已化热,或肺热素盛,寒邪外束,热不得泄,为寒所郁,则肺失宣降,气逆而喘者。

2. **饮食不当** 恣食肥甘厚味,饮食生冷,或酒食伤中,致脾失健运,蕴生痰浊,上干于肺,壅阻肺气,气机不利,升降失常,发为喘促。若痰湿郁久化热,或肺热素盛,痰与热结,致痰热交阻,肺失清肃,肺气上逆而喘促。宋代杨士瀛《仁斋直指附遗方论·喘嗽》所言:"惟夫邪气伏藏,凝涎浮涌,呼不得呼,吸不得吸,于是上气促急。"即指痰浊壅盛之喘证而言。痰浊内蕴,常因外感诱发,可致痰浊与风寒、邪热等内外合邪为患。

3. **情志失调** 情志不遂,忧思气结,肝失调达,气失疏泄,肺气闭阻,或郁怒伤肝,肝气上逆乘肺,肺失肃降,升多降少,气逆而喘。此即明代李梴《医学入门·喘》所言:"惊忧气郁,惕惕闷闷,引息鼻张气喘,呼吸急促而无痰声者。"另外,忧思伤脾,或郁怒伤肝,肝气横逆乘脾,脾失健运,蕴生痰浊,痰浊干肺,也可引起喘证。

4. **久病劳欲** 久病肺弱,咳伤肺气,或中气虚弱,肺失于充养,肺之气阴不足,则气失所主而发生喘促,故明代王肯堂《证治准绳·喘》说:"肺虚则少气而喘。"肺气不足,失于治理调节心血,血行不畅,致气虚血瘀,可加重喘促。若肺病日久,肺之气阴亏耗,不能下荫于肾,则肺虚及肾,或劳欲伤肾,精气内夺,伤及真元,根本不固,则气失摄纳,上出于肺,出多入少,逆气上奔而为喘。此即明代赵献可《医贯·喘》所说:"真元损耗,喘出于肾气之上奔……乃气不归元也。"若肾阳虚衰,肾不主水,水邪泛滥,凌心射肺,肺气上逆,心阳不振亦致喘促。

　　喘证的病变部位主要在肺和肾,与肝、脾、心有关。肺主气,司呼吸,外合皮毛,为五脏之华盖,若外邪袭肺,或他脏病气犯肺,皆可使肺失宣降,呼吸不利,气逆而喘;肺虚气失所主,或肺气亏耗不足以息皆致喘促。他若脾失健运,痰浊扰肺以及中气虚弱,或肝气逆乘,或心血不畅等而致喘者均与肺有关。肾主纳气,为气之根,与肺协同以维持正常呼吸,如肾元不固,摄纳失常,气不归元,则气逆于肺而为喘。

　　喘证的病机性质有虚实之分,但在病情发展的不同阶段,虚实之间常互相转化,可出现虚实夹杂之错综局面。一般实喘在肺,乃外邪、痰浊、肝郁气逆,邪壅肺气而致宣降不利;虚喘责之肺、肾,为精气不足,气阴亏耗而致肺肾出纳失常,尤以气虚为主。临床常见上实下虚并见,或正虚邪实,虚实夹杂之证。如肺虚不主气,见气短难续,若肺病及脾,子盗母气,则脾气亦虚,脾虚失运,聚湿生痰,上渍于肺,肺气壅塞,气津失布,血行不利,可形成痰浊血瘀,乃因虚致实,邪实正虚互见,以邪实为主;若迁延不愈,损及肾元,肾失摄纳,而成痰瘀伏肺而肾虚之候;若肾阳虚衰,水无所主,水邪泛滥,又可上凌心肺。

　　本证的严重阶段,不但肺肾俱虚,在孤阳欲脱之时,可病及于心。因心脉上通于肺,肺朝百脉,肺气治理调节心血的运行,宗气赖呼吸之气以生而贯心肺,肾脉上络于心,心肾既济,心阳又根于命门之火,故心脏阳气之盛衰,与先天肾气及后天呼吸之气密切相关。故肺肾俱虚,肺虚不助心主治节,宗气生成不足,肾阳无以温煦心阳,可导致心气、心阳衰惫,鼓动血脉无力,血行瘀滞,见面色、唇舌、指甲青紫,甚则喘汗致脱,出现亡阴、亡阳之危笃病情。

【诊断】

(1) 以喘促气短,呼吸困难,甚至张口抬肩,鼻翼煽动,不能平卧,或口唇青紫为典型临床表现。

(2) 多有慢性咳嗽、哮病、肺痨、心悸等疾病史,每遇外感、情志刺激及劳累而诱发。

【相关检查】

(1) 体格检查:可出现呼吸频率增快,听诊两肺呼吸音增粗,或可闻及干、湿啰音。

(2) 辅助检查:主要包括血常规、动脉血气分析、脑钠肽(BNP)、痰培养、胸部 X 线或 CT、心电图、动态心电图、肺功能等检查有助于诊断。

【鉴别诊断】

1. **哮病**　参见"哮病"篇。

2. **气短**　喘证与气短同为呼吸异常,但喘证是以呼吸困难,张口抬肩,甚至不能平卧为特征;气短即少气,呼吸微弱而喘促,或短气不足以息,似喘而无声,尚可平卧。如《证治汇补·喘病》说:"若夫少气不足以息,呼吸不相接续,出多入少,名曰气短,气短者,气微力弱,非若喘症之气粗奔迫也。"

3. **肺胀**　喘证与肺胀均可出现喘促、呼吸困难表现,喘证因邪壅于肺,宣降失司,或肺不主气,肾失摄纳而成,以喘促气短,呼吸困难,甚至张口抬肩,鼻翼煽动,不能平卧为主要表现,可见于多种急慢性疾病过程中。肺胀为多种慢性肺部疾病长期反复发作,迁延不愈而成,临床除喘促、呼吸困难外,尚具有咳嗽、咯痰、胸部膨满、憋闷如塞等特征,喘促仅是肺胀的一个症状。但喘证日久可发展为肺胀。

4. **咳嗽、痰饮**　参见"咳嗽""痰饮"篇。

【辨证论治】

辨证要点

1. **辨虚实**　明代医家张景岳《景岳全书·喘促》说:"气喘之病,最为危候,治失其要,鲜不误人,欲辨之者,亦惟二证而已。所谓二证者,一曰实喘,一曰虚喘也。"足见辨虚实之重要性。实喘由外邪侵袭、内伤饮食、情志所致,症见呼吸深长有余,呼出为快,气粗声高,伴有痰鸣咳嗽,脉数有力。因于外感者,发病急骤,病程短,多有表证;因于内伤者,病程多久,反复发作,外无表证。虚喘多由久病迁延,或劳欲损伤所致,病程较长,常反复发作,症见呼吸短促难续,深吸为快,气怯声低,少有痰鸣咳嗽,脉微弱或浮大中空,病势徐缓,时轻时重,遇劳则甚。肺虚者操劳后则喘,肾虚者静息时亦苦气息喘促,动则尤甚,若心气虚衰,可见喘息持续不已。

2. **辨寒热**　属寒者其痰清稀如水或痰白有沫,面色青灰,口不渴或渴喜热饮,或四肢不温,小便清冷,或恶寒无汗,全身酸楚,舌质淡,苔白滑,脉浮紧或弦迟。属热者症见痰色黄、黏稠或色白而黏,咯吐不利,身热面赤,口渴饮冷,便干尿黄,或颧红唇赤,烦热,或发热微恶风,汗出,舌质红或干红,苔黄腻或黄燥,或少苔,脉滑数或浮数或细数。

3. **辨病位**　即辨别喘证病变之在肺在肾。一般感受外邪、痰浊阻肺、肝气乘肺等所致之肺气壅滞,失于宣降,气逆而喘者,病变为实,肺位在肺;而久病劳欲,肺肾出纳失常而致喘者,病变多属虚,或虚实夹杂,病位在肺肾两脏。临证应结合辨虚实、辨寒热,综合分析临床表现,进一步明确病变脏腑。

治疗原则

喘证的治疗以虚实为纲,实喘乃外邪、痰浊、肝郁气逆,邪壅肺气而致宣降不利而成,治在肺,法以祛邪利气,应区别寒、热、痰、气之不同而分别采用温宣、清肃、祛痰,降气等法。虚喘乃精气不足,气阴亏耗而致肺肾出纳失常,治在肺肾,以肾为主,法以培补摄纳,针对脏腑病机,采用补肺、纳肾、温阳、益气、养阴、固脱等法。虚实夹杂,下虚上实者,当祛邪与扶正并举,但要分清主次,权衡标本,有所侧重,辨证选方用药。

分证论治

(一) 实喘

1. 风寒闭肺

[主症]　喘息,呼吸气促,胸部胀闷。

[兼次症]　咳嗽,痰多稀薄色白,头痛,鼻塞,喷嚏,流清涕,无汗,恶寒,或伴发热,口不渴。

[舌脉]　苔薄白而滑;脉浮紧。

[分析]　外感风寒,内合于肺,寒邪闭肺,肺郁不宣,肺气上逆,故喘咳,胸部闷胀。寒邪伤肺,凝液成痰,则痰多稀薄色白。风寒束表,皮毛闭塞,卫阳被郁,故见恶寒发热、无汗。寒邪凝滞,经气不利,则头痛。肺气不宣,窍道不利,则鼻塞、喷嚏、流涕。苔薄白而滑,脉浮紧为风寒在表之征。

[治法]　宣肺散寒。

[方药]　麻黄汤加减。方中麻黄、桂枝宣肺散寒解表;杏仁、甘草化痰利气。

若表证不重,可去桂枝,即为宣肺平喘之三拗汤,麻黄可用炙麻黄;喘重者,加苏子、前胡降气平喘;痰多者,加半夏、橘红、瓜蒌或制南星、白芥子燥湿化痰;胸胀闷者,加枳壳、桔梗、苏梗宽胸理气;若得汗而喘不平,可用桂枝加厚朴杏子汤和营卫,宣肺气;若寒饮内伏,复感外寒引发者,可用小青龙汤发表温里化饮。

2. 表寒里热

[主症]　喘逆上气,胸胀或痛,息粗,鼻煽。

[兼次症]　咳而不爽,咯痰黏稠,形寒,身热,烦闷,身痛,有汗或无汗,口渴,溲黄,便干。

　　[舌脉]　舌质红,苔薄白或黄;脉浮数或滑。

　　[分析]　外感寒邪束表,肺有郁热,或表寒未解,内已化热,热郁于肺,肺气上逆,故喘逆,息粗,鼻煽,胸部胀痛,咳而不爽,咯痰黏稠;里热内盛,故身热,烦闷,汗出;热伤津液,则口渴,溲黄,便干。寒邪束表,则见形寒,身痛,无汗;舌质红,苔薄白或黄,脉浮数或滑为里热表寒之征。

　　[治法]　散寒泄热,宣肺平喘。

　　[方药]　麻杏石甘汤加减。方中重用辛寒之生石膏清泄肺热,麻黄辛温解表,宣肺平喘,共奏清里解表,宣肺平喘之效;杏仁苦降肺气而平喘咳;甘草调和诸药。

　　若表寒较甚者,可加苏叶、荆芥、防风、生姜等助解表散寒;痰热较盛者,可加黄芩、桑白皮、瓜蒌、枇杷叶以助清热化痰之力;若胸满喘甚,痰多,便秘者,可加葶苈子、大黄以通腑泄肺;津伤渴甚者,可加天花粉、麦冬、沙参、芦根等养阴生津。

　　3. 痰热遏肺

　　[主症]　喘咳气涌,胸部胀痛。

　　[兼次症]　痰多黏稠色黄,或痰中带血,或目睛胀突,胸中烦热,身热,面红,有汗,咽干,渴喜冷饮,尿赤,或便秘。

　　[舌脉]　舌质红,苔黄或黄腻;脉滑数。

　　[分析]　本证多由外邪入里化热,或痰浊化热而成。邪热壅肺,灼津成痰,痰热郁遏肺气,肃降无权,故见喘咳气涌,胸部胀痛,痰黏稠色黄;热伤肺络则见痰中带血;痰热郁蒸,故见烦热,目睛胀突,身热,汗出,面红,尿赤;热伤阴津,则见咽干,渴喜冷饮;便秘为肺热腑气不通之象;舌质红,苔黄或黄腻,脉滑数皆痰热内盛之征。

　　[治法]　清泄痰热。

　　[方药]　桑白皮汤加减。方中用桑白皮、黄芩、黄连、栀子清泻肺热;贝母、杏仁、苏子、半夏降气化痰。

　　身热甚者,加石膏、知母清肺热;痰多黏稠者,加海蛤粉、瓜蒌、枇杷叶清化痰热;痰涌便秘,喘不能卧者,加葶苈子、大黄、芒硝涤痰通腑;口渴咽干者,加天花粉、麦冬、玄参、芦根等养阴生津;痰有腥味者,防痰热蕴毒成痈,加鱼腥草、金荞麦根、蒲公英、冬瓜子等清热解毒,化痰泄浊;痰中带血者,加白茅根、茜草、侧柏叶等凉血止血。

　　4. 痰浊阻肺

　　[主症]　喘而胸满闷窒,甚则胸盈仰息。

　　[兼次症]　咳嗽痰多黏腻色白,咯吐不利;或脘闷,呕恶,纳呆,口黏不渴。

　　[舌脉]　舌质淡,苔厚腻色白;脉滑。

　　[分析]　本证多由脾失健运,积湿成痰,痰浊干肺而成。痰浊壅肺,气机不畅,肃降失职,肺气上逆,故喘满闷窒,胸盈仰息,痰多色白黏腻;痰湿蕴中,脾胃不和,故见脘闷,呕恶,纳呆,口黏不渴;舌质淡,苔厚腻色白,脉滑为痰浊内阻之征。

　　[治法]　化痰降逆。

　　[方药]　二陈汤合三子养亲汤加减。方中半夏、陈皮、茯苓、甘草燥湿化痰;苏子、白芥子、莱菔子化痰降气平喘。可加苍术、厚朴等燥湿理脾行气,以助化痰降逆。

　　若痰浊壅盛,气喘难平者,加皂荚、葶苈子涤痰除壅以平喘;兼便秘者,加大黄荡涤痰浊。若痰浊挟瘀,见喘促气逆,喉间痰鸣,面唇暗紫,舌质紫暗,苔浊腻者,可用涤痰汤,加桃仁、红花、赤芍、水蛭等,或配用桂枝茯苓丸涤痰祛瘀;若痰色转黄,苔黄者,加石膏、黄芩、枇杷叶等清化痰热;脘闷,呕恶,纳呆者,可加蔻仁、砂仁、竹茹、神曲、焦山楂等芳香化浊,和胃降逆。若平素脾胃虚弱者可服用六君子汤调理。

5. 肝气乘肺

[主症]　每遇情志刺激而诱发,突然呼吸短促,息粗气憋。

[兼次症]　胸闷胸痛,咽中如窒,但喉中痰声不著;平素常多忧思抑郁,或失眠,心悸,或不思饮食,大便不爽,或心烦易怒,面红目赤。

[舌脉]　舌质正常或质红,苔薄白或薄黄;脉弦或弦而数。

[分析]　郁怒伤肝,肝气冲逆乘肺,肺气不降,则喘促气憋,咽中如窒。肝肺络气不和,则胸闷胸痛。心肝气郁则失眠,心悸。肝郁脾胃不和则不思饮食,大便不爽。苔薄白,脉弦为肝气郁结之征。心烦易怒,面红目赤,舌红,苔薄黄,脉弦带数乃肝郁化火之象。

[治法]　开郁降气平喘。

[方药]　五磨饮子加减。方中用沉香为主药,温而不燥,行而不泄,既降逆气,又纳肾气,使气不复上逆;槟榔破气降逆,乌药理气顺降,共助沉香以降逆平喘;木香、枳实疏肝理气开郁。

若咽中窒塞明显者,可合用半夏厚朴汤以开郁行气,化痰散结;若肝郁化火,烦躁易怒,面红目赤,舌质红,脉数者,加龙胆草、黄芩、夏枯草、栀子等清肝泻火;若纳差,大便不爽者,可加枳实、白芍、焦槟榔、焦三仙以柔肝和胃;若气滞腹胀,大便秘结者,则可加大黄以降气通腑,即六磨汤之义;伴心悸,失眠者,可加夜交藤、合欢皮、酸枣仁、远志等宁心安神。平素可服用逍遥散疏肝解郁,并对患者做好心理疏导,使其心情开朗,配合治疗。

6. 水凌心肺

[主症]　喘咳气逆,倚息难以平卧。

[兼次症]　咯痰稀白,心悸,面目肢体浮肿,小便量少,怯寒肢冷,或面色晦暗,唇甲青紫。

[舌脉]　舌淡胖或胖黯或有瘀斑、瘀点,舌下青筋显露,苔白滑;脉沉细或带涩。

[分析]　本证由久病劳欲,肾阳衰弱,水气泛滥,凌心犯肺而成。水邪干肺,肺失宣降,故见喘咳气逆,倚息难以平卧,咯痰稀白;水气凌心,心阳受损,则见心悸;阳虚水泛则面目肢体浮肿;肾阳虚气化不利,则小便量少;阳虚肢体失于温煦,故怯寒肢冷;阳虚血脉失于温煦而凝滞则面色晦暗,唇甲青紫,舌胖黯或瘀斑、瘀点,舌下青筋显露,脉涩;舌淡胖,苔白滑,脉沉细为阳虚之征。

[治法]　温阳利水,泻壅平喘。

[方药]　真武汤合葶苈大枣泻肺汤加减。前方温阳利水,方中附子温肾通阳,茯苓、白术、生姜健脾利水,芍药活血化瘀;后方泻肺除壅,方中葶苈子涤痰除壅泻肺,大枣扶助正气,防攻伐伤正。可加用桂枝、黄芪、防己、万年青根等温肾益气行水。

浮肿甚者,可合用五皮饮利水消肿;痰饮凌心,心阳不振,血脉瘀阻,面唇、爪甲青紫,舌胖暗青紫者,酌加丹参、红花、桃仁、川芎、泽兰、益母草等活血化瘀。

(二) 虚喘

1. 肺气虚

[主症]　喘促短气,气怯声低,喉有鼾声。

[兼次症]　咳声低弱,痰吐稀薄,自汗畏风,极易感冒;或咳呛痰少质黏,烦热口干,咽喉不利,面色潮红;或兼食少,食后腹胀不舒,便溏或食后即便,肌肉瘦削,痰多。

[舌脉]　舌质淡红或舌红苔剥;脉软弱或细数。

　　[分析]　肺虚气失所主,故喘促短气,气怯声低,喉有鼾声;肺气不足则咳声低弱。气不化津故咯痰稀白。肺虚卫外不固,则自汗,畏风,易感冒;子盗母气而脾虚不运,则见食少,食后腹胀不舒,便溏或食后即便,肌肉瘦削,痰多;若兼肺阴不足,虚火上炎则见呛咳痰少质黏,烦热,咽喉不利,面色潮红;舌质淡红,脉软弱为肺气虚弱之象;舌红苔剥,脉细数为阴虚火旺之征。

　　[治法]　补肺益气。

　　[方药]　补肺汤合玉屏风散加减。方中用人参、黄芪补益肺气,白术、茯苓、甘草健脾补中助肺;黄芪、白术、防风益气护固表;五味子敛肺平喘;熟地补阴;紫菀、桑白皮化痰清利肺气。

　　若咯痰清稀量较多,胸闷气逆,可去桑白皮,加干姜、半夏、厚朴、陈皮温肺化饮,利气平喘;若寒痰内盛,加钟乳石、苏子、款冬花等温肺化痰定喘;若伴咳呛痰少质黏,烦热口干,咽喉不利,面潮红,舌红苔剥,脉细数者,为气阴两虚,可用补肺汤合生脉散加沙参、玉竹、百合等益气养阴;痰黏难出者,可加川贝母、瓜蒌、杏仁、梨皮等润肺化痰;若肺脾同病,伴食少便溏,食后腹胀,痰多,消瘦者,当肺脾同治,补土生金,可用六君子汤合补肺汤加减;若中气下陷者,当益气升陷,用补中益气汤加减;若合并肾虚,可加沉香、紫石英、灵磁石、胡桃肉等补肾纳气。

　　2. 肾气虚

　　[主症]　喘促日久,气息短促,呼多吸少,动则尤甚,气不得续。

　　[兼次症]　形瘦神惫,小便常因咳甚而失禁,或尿后余沥,面青唇紫,汗出肢冷,跗肿;或干咳,面红烦躁,口咽干燥,足冷,汗出如油。

　　[舌脉]　舌淡苔薄或黑润,或舌红少津;脉微细或沉弱,或脉细数。

　　[分析]　久病肺虚及肾,气失摄纳,故见喘促日久,气息短促,呼多吸少,动则尤甚,气不得续;肾虚精气耗损,形神失养,故形瘦神惫;肾气不固,膀胱失约,故小便常因咳甚而失禁,尿后余沥;阳虚卫外不固,则汗出;阳气虚弱,肢体、血脉失于温煦,则肢冷,面青唇紫;阳虚气不化水,则跗肿;舌淡苔薄、黑润,脉微细或沉弱皆肾阳衰弱之征;若真阴衰竭,阴不敛阳,阳气浮越,则见干咳,面红烦躁,口咽干燥,足冷,汗出如油;舌红少津,脉细数,为阴虚阳浮之象。

　　[治法]　补肾纳气。

　　[方药]　金匮肾气丸合参蛤散加减。前方温补肾阳,方中肉桂、附子温补肾阳,鼓舞肾气;六味地黄丸滋补肾阴,乃阴中求阳之意。后方以人参、蛤蚧大补元气,补肺益肾,纳气定喘。

　　若冲气上逆,脐下筑动,气从少腹上奔者,可酌加淫羊藿、胡桃仁、补骨脂、磁石、紫石英、沉香等温肾纳气,镇摄平喘;若兼标实,痰浊壅肺,喘咳痰多,气急胸闷,苔腻,此为"上实下虚"之候,治宜化痰降逆,温肾纳气,用苏子降气汤加减;肾虚喘促,多兼血瘀,如见面唇、爪甲青紫,舌质暗,舌下青筋显露等,可酌加桃仁、红花、川芎、泽兰、丹参等活血化瘀;若肾阴虚,见喘咳,口咽干燥,颧红唇赤,舌红少苔,脉细或细数者,可用七味都气丸合生脉散滋阴纳气。

　　3. 喘脱

　　[主症]　喘逆剧甚,张口抬肩,鼻翼煽动,端坐不能平卧,稍动则喘剧欲绝。

　　[兼次症]　心慌动悸,烦躁不安,肢厥,面青唇紫,汗出如珠。

　　[舌脉]　舌淡无华或干瘦枯萎,少苔或无苔;脉浮大无根,或见歇止,或模糊不清。

　　[分析]　本证多由肺肾虚极,累及心阳,阳气外脱而成。肺肾衰竭,气失所主,气不归根,则喘逆剧甚,张口抬肩,鼻翼煽动,端坐不能平卧,稍动则喘剧欲绝;心阳虚脱,虚阳躁动,则心慌动悸,烦躁不安;阳脱血脉失于温运,则肢厥,面青唇紫;阳脱阴液外泄则汗出如珠;舌淡无华或干瘦枯萎,少苔或无苔,脉浮大无根,或见歇止,或模糊不清,皆为阳脱阴竭之征。

[治法] 扶阳固脱,镇摄肾气。

[方药] 参附汤加紫石英、灵磁石、沉香、蛤蚧等。方中用人参、附子扶助正气,回阳固脱;紫石英、灵磁石、沉香镇摄肾气,纳气定喘;蛤蚧温肾阳,散阴寒,降逆气,定虚喘。

若呼吸微弱,间断难续,或叹气样呼吸,汗出如洗,烦躁内热,口干颧红,舌红无苔,或光绛而紫赤,脉细微而数,或散或芤,为气阴两竭之危证,治应益气救阴防脱,可用生脉散加生地、山茱萸,共奏补气益阴防脱之功;若汗多不敛者,加龙骨、牡蛎以敛汗固脱;若出现阴竭阳脱者,加附子、肉桂急救回阳;因喘脱病情危急,可用参附注射液、生脉注射液等静脉滴注救急。

【转归预后】

喘证病因多端,病情复杂,一般实喘由于邪气壅阻,治疗较易,祛邪利气则愈。虚喘为气衰失其摄纳,根本不固,补之未必即效,且易感邪诱致反复发作,往往喘甚而致喘脱,故难治。正如明代医家李中梓《医宗必读·喘》所说:"治实者攻之即效,无所难也。治虚者补之未必即效,须悠久成功,其间转折进退,良非易也。"

虚喘的证候之间存在着一定的联系,虚与实、寒与热常发生转化,形成虚实转化、寒热相兼。如实喘中的风寒闭肺证,若风寒失于表散,入里化热,可出现表寒里热证;痰浊阻肺证,若痰郁化热,可呈现痰热遏肺证。虚喘中的肾阳虚衰,水气不化,既可上凌心肺,又可损及心阳,引起心肾阳衰,肺气欲绝的喘脱证。虚实错杂在喘证中也极为常见,如喘证在反复发作过程中,每见邪气尚实而正气已虚,表现肺实肾虚之上实下虚证。喘证总的发展倾向是由实转虚。喘证反复发作,日久不愈,使肺脏受损,肺燥津伤,或肺气虚冷,可转化为肺痿;若肺、脾、肾三脏受损,还可向肺胀转化。

【临证要点】

1. 把握虚实的错杂关系 本病在反复发作的过程中,常见邪气尚实而正气已虚,可出现如肺实肾虚的"上实下虚"证,临床需要根据上实下虚的主次分别处理,上实为主者可加用杏仁、白芥子、莱菔子,下虚为主者可加用胡桃肉、补骨脂。临证所见,喘证之虚证恒多,无论以肺虚为主,还是以肾虚为主,肺肾两脏皆虚者不少见,临证应根据肺、肾虚弱之多寡适当兼顾,方可取得良效。此外,肺或肾虚证之中,既有气虚,也有阴虚,不能一味以益气固摄而忽略滋补阴精。

2. 注意寒热的转化互见 临床辨证除区分实喘、虚喘之外,还要注意寒热的转化。如风寒壅肺引起的实喘,若风寒失于表散,入里化热,可出现表寒肺热;痰浊阻肺证若痰郁化热,又可表现痰热遏肺。

3. 重视瘀血 瘀血是喘证常见病机,临证应重视。无论实喘还是虚喘,都易造成瘀血的形成而使喘证的病理机制复杂化,临证适时加用活血化瘀法可以提高疗效。

4. 重视早期防治 有病早治是防止疾病进一步发展的重要措施,喘证一旦由实转虚,则治疗更为棘手。

【古代文献摘录】

《仁斋直指附遗方论·喘嗽》:"有肺虚夹寒而喘者;有肺实夹热而喘者;有水气乘肺而喘者……如是等类,皆当审证而主治之。"

《诸证提纲·喘证》:"凡喘至于汗出如油,则为肺喘,而汗出发润,则为肺绝……气壅上逆而喘,兼之直视谵语,脉促或伏,手足厥逆乃阴阳相背,为死证。"

《丹溪心法·喘》:"肺以清阳上升之气,居五脏之上,通荣卫,合阴阳,升降往来,无过不及……又或调摄失宜,为风寒暑热邪气相干,则肺气胀满,发而为喘。又因痰气皆能令人发喘。治疗之法,当究其源。如感邪气,则驱散之,气郁即调顺之,脾肾虚者温理之,又当于各类而求。"

《景岳全书·喘促》："实喘者,气长而有余;虚喘者,气短而不续。实喘者胸胀气粗,声高息涌,膨膨然若不能容,惟呼出为快也;虚喘者,慌张气怯,声低息短,惶惶然若气欲断,提之若不能升,吞之若不相及,劳动则甚,而惟急促似喘,但得引长一息为快也。"

【现代文献推介】

[1]　中华中医药学会内科分会肺系病专业委员会.慢性阻塞性肺疾病中医诊疗指南(2011版)[J].中医杂志,2012,53(1):80-84.

[2]　刘建新,吴雪梅,田新刚.张仲景《伤寒杂病论》喘证治法探微[J].中医学报,2012,27(173):1265-1267.

[3]　李建生,王海峰.基于慢性阻塞性肺疾病急性加重危险窗的祛邪扶正序贯辨证治疗策略[J].中国中西医结合杂志,2011,31(9):1276.

[4]　毛峪泉,吴蕾,林琳."培土生金"治法的历史源流及其发展初探[J].中医杂志,2016,57(10):815-818.

第五节　肺　痈

　　肺痈是以咳嗽、胸痛、发热、咯吐腥臭浊痰,甚则脓血相兼为主要临床表现的病证,属内痈之一。

　　汉代张仲景《金匮要略》首先提出肺痈病名,并列有专篇进行论述。《金匮要略·肺痿肺痈咳嗽上气病脉证治》有"咳而胸满振寒,脉数,咽干不渴,时出浊唾腥臭,久久吐脓如米粥者,为肺痈"的记载。对本病的诊断古有倡用验痰法、验口味法,如明代王绍隆《医灯续焰·肺痈脉证》记载"咳嗽有臭痰,吐在水中,沉者是痈脓,浮者是痰";清代张璐《张氏医通·肺痈》说:"(肺痈)初起,疑似未真,以生大豆绞浆饮之,不觉腥味,便是真候。"对于病因,《金匮要略·肺痿肺痈咳嗽上气病脉证治》认为本病起因于外感,风热伤肺,以致气血凝滞,而成痈脓提出"始萌可救,脓成则死"的预后判断,以强调早期治疗的重要性,同时还指出未成脓者治以泻肺,用葶苈大枣泻肺汤;成脓者治以排脓,用桔梗汤。后世各家又在实践中不断加以补充,如唐代孙思邈《备急千金要方》提出用苇茎汤清热排脓治疗本病;明代陈实功《外科正宗·肺痈论》根据本病病机演变及证候表现,提出初起在表者宜散风清肺,已有里热者宜降火扶阴,成脓者宜平肺排脓,脓溃正虚者宜补肺健脾等治疗原则;清代林佩琴《类证治裁·肺痿肺痈》认为"肺痈由热蒸肺窍,至咳吐臭痰,胸胁刺痛,呼吸不利,治在利气疏痰,降火排脓";清代沈金鳌《杂病源流犀烛·肺病源流》力主"清热涤痰"为原则;清代喻嘉言《医门法律·肺痈肺痿门》倡议"以清肺热,救肺气"为要法。历代医家在临床症状的观察,吉凶预后的判断,治疗原则的确立,以及治疗方药的扩充等方面,都有较为全面的论述。

　　西医学中多种原因引起的肺组织化脓症,如肺脓肿、化脓性肺炎、肺坏疽,以及支气管扩张、支气管囊肿、肺结核空洞等伴化脓感染而表现肺痈证候者,均可参照本篇辨证论治。

【病因病机】

　　本病的发生与机体内在因素有密切关系,是在肺经痰热素盛或正气内虚的基础上,外感风热毒邪,内外合邪所致。

　　1. 感受风热　风热上受,或风寒袭肺,未得及时表散,内蕴不解,郁而化热,在肺经痰热素盛或正气内虚的基础上,自口鼻或皮毛侵犯于肺,肺脏受邪热熏灼,肺气失于清肃,肺络阻滞,以致热壅血瘀,蕴毒化脓而成痈。

2. **痰热素盛** 先天肺经痰热素盛,原有肺系其他痼疾;或中毒、溺水、昏迷不醒,导致正虚无力驱邪,均是发病的内在原因。

归纳言之,本病的病位在肺。本病的主要病机为邪热郁肺,蒸液成痰,痰热壅阻肺络,血滞为瘀,而致痰热与瘀血互结,蕴酿成痈,血败肉腐化脓,肺络损伤,脓疡内溃外泄。热壅血瘀是成痈化脓的病理基础,其病理属性主要表现为邪盛的实热证候,脓疡溃后可见阴伤气耗之象。

肺痈的病机演变过程,根据病情的发展而表现为初期、成痈期、溃脓期、恢复期四个阶段。初期风热(寒)侵袭卫表,内郁于肺,肺卫同病,蓄热内蒸,热伤肺气,肺失清肃;成痈期则邪热壅肺,炼液成痰,热伤血脉,热壅血瘀,蕴酿成痈而形成痰热瘀毒蕴肺;溃脓期则痰热瘀阻,壅塞肺络,热盛肉腐,血败化脓,肺损络伤,脓疡溃破,该期是病情顺逆的转折点;溃泄之后,邪毒渐尽,病情趋向好转,进入恢复期,此时因肺体损伤,可见邪去正虚,阴伤气耗的病机过程,继则正气逐渐恢复,痈疡渐告愈合。若溃后脓毒不尽,邪恋正虚,则病情迁延,日久不愈,而转成慢性。若脓溃后流入胸腔,是为恶候。

【诊断】

(1) 发病急骤,常突然寒战高热,胸痛咳嗽,咯吐黏浊痰,继则咳痰量多如脓,有腥味,或脓血相兼。随着脓浊痰血的大量排出,身热下降,症状减轻,经数星期逐渐恢复。

(2) 如脓毒不净,持续咳嗽,咯吐脓血臭痰,低烧,消瘦,则转为慢性过程。

(3) 往往在原有肺系其他痼疾,或有中毒、溺水、昏迷不醒等病史前提下,复感外邪而发。

【相关检查】

(1) 胸部 X 线、CT 检查、纤维支气管镜检查等有助于诊断。

(2) 痰和血的病原体检查有助于确定病原体的诊断。

【鉴别诊断】

1. **风温** 风温初起多表现为发热、恶寒、咳嗽、气急、胸痛等,与肺痈初期较难鉴别。但风温经正确及时治疗,一般邪在气分而解,多在 1 个星期内身热下降,病情向愈。如病经 1 个星期,身热不退或更盛,或退而复升,咯吐浊痰,喉中腥味明显,应考虑有肺痈的可能,必要时通过胸部 X 线、CT等检查有助于诊断。

2. **肺痿** 两者同为肺中有热,但肺痈为风热犯肺,热壅血瘀,肺叶生疮,病程短而发病急,形体多实,消瘦不明显,咳吐脓血腥臭,脉数实;肺痿为气阴亏损,虚热灼津,或肺气虚冷,以致肺叶痿弱不用,病程长而发病缓,形体多虚,肌肉消瘦,咳唾涎沫,脉数虚,两者实虚有别。另一方面,若肺痈久延不愈,误治失治,痰热塞结上焦,熏灼肺阴,也可转成肺痿。

3. **咳嗽** 参见"咳嗽"篇。

4. **咳血** 参见"血证"篇。

【辨证论治】

辨证要点

1. **辨病期** 根据病程的不同阶段和临床表现,辨证可分为初期、成痈期、溃脓期、恢复期四个阶段。通过了解痰的量、色、质、味的变化及临床表现,辨其病程所属:初期痰白或黄,量少,质黏,无特殊气味,出现恶寒、发热、咳嗽等肺卫表证;成痈期痰呈黄绿色,量多,质黏稠,有腥臭,出现高热、振寒、咳嗽、气急、胸痛等痰热瘀毒蕴肺的证候;溃脓期表现为排出大量腥臭脓痰或脓血痰,质如米粥,气味腥臭异常;恢复期痰色较黄,量减少,其质清稀,臭味渐轻,若正气逐渐恢复,痈疡渐告愈合。若溃后脓毒不尽,邪恋正虚,则病情迁延。

2. 辨证候顺逆 溃脓期是病情顺和逆的转折点。顺证为溃后声音清朗,脓血稀而渐少,臭味转淡,饮食知味,胸胁少痛,身体不热,脉缓滑;逆证为溃后音哑无力,脓血如败卤,腥味异常,气喘鼻煽,胸痛,食少,身热不退,颧红,指甲青紫,脉弦涩或弦急,为肺叶腐败之恶候。

治疗原则

肺痈属实热证,治疗以清热祛邪为基本原则,采用清热解毒、化瘀排脓的治法。具体处理可根据病期分期:脓未成应重清肺消痈;脓已成应排脓解毒;按照有脓必排的原则,尤以排脓为首要治法,清肺要贯穿始终。

分证论治

1. 初期

[主症] 恶寒发热,咳嗽,胸痛,咳时尤甚。

[兼次症] 咯吐白色黏痰,痰量由少渐多,呼吸不利,口干鼻燥。

[舌脉] 舌质淡红,苔薄黄或薄白少津;浮数而滑。

[分析] 风热侵袭,卫表受邪,正邪交争,故恶寒发热;邪热犯肺,肺失宣降,则咳嗽,胸痛,咳时尤甚,呼吸不利;风热灼伤津液,故咯吐白色黏痰,痰量不多,口干鼻燥;苔薄黄或薄白少津,脉浮数而滑,均属风热在表,肺热邪甚之象。

[治法] 疏散风热,清肺散邪。

[方药] 银翘散加减。本方为辛凉解表之剂,功能疏散风热,轻宣肺气。药用金银花、连翘、竹叶、芦根以疏风清热;桔梗、甘草、牛蒡子轻宣肺气,化痰止咳;荆芥、豆豉、薄荷疏风解表,透热外出。

内热转甚,身热较重,咯痰黄,口渴者,加生石膏、炒黄芩以清肺热,酌加鱼腥草增强清热解毒之力;咳甚痰多加杏仁、川贝母、前胡、桑白皮、枇杷叶肃肺化痰;胸痛,呼吸不利,加瓜蒌皮、郁金以利气宽胸;若头痛者,可加菊花、桑叶以疏散风热,清利头目;燥热伤津者,可加麦冬、天花粉以润肺生津。

2. 成痈期

[主症] 身热转甚,胸满作痛,咳吐黄稠痰,或黄绿色痰,自觉喉间有腥味。

[兼次症] 咳嗽气急,口干咽燥,烦躁不安,转侧不利,汗出身热不解。

[舌脉] 舌质红,苔黄腻;滑数有力。

[分析] 邪热入里,热毒内盛,正邪交争,故身热转甚,时时振寒,壮热;热壅血瘀,蕴酿成痈,肺络不和,气血郁滞,则胸满作痛,转侧不利;热毒壅肺,肺气上逆,失于肃降,则咳嗽气急;痰浊瘀热熏蒸成痈,则咯吐黄浊痰,喉中有腥味;邪热蒸迫津液,则汗出;热毒内滞,上扰于心,故烦躁不安;热入血分,耗液伤津,故口干咽燥而渴不多饮;苔黄腻,脉滑数,为痰热蕴结在肺之候。

[治法] 清热解毒,化瘀消痈。

[方药] 千金苇茎汤合如金解毒散加减。方中芦根性甘寒轻浮,善清肺热,其茎中空专利肺窍,善治肺痈;冬瓜仁清热化痰,利湿排脓,能清上澈下,肃降肺气;薏苡仁上清肺热而排脓,下利膀胱而渗湿;桃仁祛瘀散结、润肺滑肠,与冬瓜仁配合可泻湿热从大便而解;桔梗宣肺祛痰;黄芩、黄连、黄柏、山栀子清热解毒泻火。

热毒内盛者,加金银花、连翘、鱼腥草、鹿衔草、蒲公英等以清热解毒;痰热郁肺,咯痰黄稠,可加桑白皮、瓜蒌皮、射干、海蛤壳以清化痰热;热毒瘀结,痰味异臭者,可加服犀黄丸以解毒化瘀;胸闷喘满、咳唾浊痰量多者,宜加瓜蒌皮、桑白皮、葶苈子以泻肺去壅;便秘者,加大黄、枳实以荡涤积热;胸痛甚者,加枳壳、丹参、延胡索、郁金以活血化瘀,理气止痛。

3. 溃脓期

[主症] 咯吐大量脓血痰,或如米粥,腥臭异常。

[兼次症] 身热,面赤,烦渴喜饮,有时咯血,胸中烦满而痛,甚则气喘不能卧。

[舌脉] 舌质红,苔黄腻,脉滑数或数实。

[分析] 血败肉腐,痈脓内溃外泄,故咯吐大量脓痰,或如米粥,腥臭;热毒瘀结,肺络损伤,故有时咯血;脓毒蕴肺,肺气不利,故胸中烦满而痛,气喘;热毒内蒸,故身热,面赤,烦渴。舌质红,苔黄腻,脉滑数或数实均为热毒壅盛之象。

[治法] 排脓解毒。

[方药] 加味桔梗汤加减。方中用桔梗宣肺祛痰,排脓散结,用量宜大;金银花、生甘草清热解毒;贝母、薏苡仁、橘红化痰散结排脓;葶苈子泻肺除壅;白及去腐逐瘀,凉血止血。可另加黄芩、鱼腥草、野荞麦根、败酱草、蒲公英,以增强清热解毒排脓之功。

脓出不畅者,加用皂角以透脓,亦可口服竹沥液;气虚无力排脓者,可加生黄芪以扶正托脓;咯血者,加白茅根、藕节、丹参、侧柏叶等凉血止血。

4. 恢复期

[主症] 身热渐退,咳嗽减轻,咯吐脓血渐少,臭味亦减,痰液转为清稀。

[兼次症] 精神渐振,食欲改善,或见胸胁隐痛,难以久卧,气短乏力,自汗,盗汗,低热,午后潮热,心烦,口干咽燥,面色不华,形瘦神疲。

[舌脉] 舌质红或淡红,苔薄,脉细或细数无力。

[分析] 脓溃之后,邪毒已去,故热降咳轻,脓痰日少,痰转清稀,神振纳佳,但因肺损络伤,溃处未敛,故胸胁隐痛,难以久卧;肺气亏虚则气短乏力,自汗;肺阴耗伤,虚热内灼则盗汗,低热,潮热,心烦,口干咽燥;正气未复,故面色不华,形瘦神疲;气阴两伤故舌质红或淡红,脉细或细数无力。

[治法] 益气养阴清肺。

[方药] 沙参清肺汤合竹叶石膏汤加减。方中用黄芪、太子参、粳米、北沙参、麦冬等益气养阴;石膏清肺泄热;桔梗、薏苡仁、冬瓜仁、半夏等排脓祛痰消痈;白及、合欢皮祛腐消痈止血。

溃处不敛者,可加阿胶、白蔹;脾虚食少便溏者,配白术、山药、茯苓以补益脾气;如有低热,可酌配功劳叶、青蒿、白薇、地骨皮;若邪恋正虚,咯痰腥臭脓浊,反复迁延,日久不净,当扶正祛邪,治以益气养阴,排脓解毒,酌加鱼腥草、败酱草、野荞麦根等清热解毒消痈。

【转归预后】

肺痈转归预后与热毒的轻重,正气的强弱,诊治是否及时,辨证是否准确等因素有关。若能够早期确诊,及时治疗,在初期就可以截断病势的发展而不致成痈;在成痈期尤为关键,若在此期得到部分消散,则病情较轻,疗程较短,预后良好。对于体质虚弱或素体肺有郁热者,注意防其病情迁延不愈或发生变证。大部分患者经初期、成痈期而进入溃脓期,此期为病情顺逆的转折点,其关键在于脓液能否通畅排出。若脓得畅泄,症状减轻为顺证;痰腥臭异常,脓血不净,症状加重为逆证。极少数患者可能出现大量脓血,应注意其是否阻塞气道,避免突然窒息。若脓溃后流入胸腔,为严重的危候。

【临证要点】

1. 应重视"有脓必排"的原则　在溃脓期,脓液是否能畅利排出,是治疗成败的关键,当选桔梗为排脓的主药,必要时配合体位引流。对慢性肺痈患者,平时也要注意排脓(痰)。

2. 补肺重在清养　肺痈病久,正气受损,脓液瘀血为人体精气阴血所化,大量排出,更伤正气,治当补肺扶正。但本病为热毒所伤,正损以阴伤气耗为主,补肺应重在清养,不可滥用温补,以免伤阴助热,加重病情。

3. 在肺痈的治疗病程中,应保持大便通畅　因肺与大肠相表里,大便通可不致腑热上攻,以利肺气宣降,热毒之邪得从大便而解。

4. 防止发生大咯血　本病在成痈溃脓时,若病灶部位有较大的肺络损伤,要警惕患者大咯血的可能,注意观察,防止窒息。并按照"血证"治疗,采取相应的急救措施。

5. 针对病情,辨证施治　大多支气管扩张患者辨属肺痈,急性加重期的临床表现与初期、成痈期、溃脓期相似,可以根据病情的变化辨证论治。

【古代文献摘录】

《金匮要略·肺痿肺痈咳嗽上气病脉证治》:"风伤皮毛,热伤血脉;风舍于肺,其人则咳,口干喘满,咽燥不渴,时唾浊沫,时时振寒。热之所过,血为之凝滞,蓄结痈脓,吐如米粥,始萌可救,脓成则死。"

《张氏医通·肺痈》:"肺痈溃后,脓痰渐稀,气息渐减,忽然臭痰复盛,此余毒未净,内气复发……但虽屡发而势渐轻可,可许收功,若屡发而痰秽转甚,脉形转疾者终成不起也。"

《医门法律·肺痿肺痈门》:"凡治肺痈病,以清肺热,救肺气,俾其肺叶不致焦腐,其生乃全。故清一分肺热,即存一分肺气,而清热必须涤其壅塞,分杀其势于大肠,令秽浊脓血日渐下移为妙。"

《杂病源流犀烛·肺病源流》:"肺痈,肺热极而成病也,其症痰中腥臭,或带脓也,皆缘土虚金弱,不能生水,阴火烁金之败症,故补脾亦是要着,而其治之法,如初起,咳嗽气急,胸中隐痛,吐脓痰,急平之,或咳吐脓痰,胸膈胀满,喘气,发热,急清之,或病重不能卧,急安之,或已吐脓血,必以去脓补气为要。勿论已成未成,总当清热涤痰,使无留壅,自然易愈,凡患肺痈,手掌皮粗,气急脉数,颧红鼻煽,不能饮食者,皆不治。"

【现代文献推介】

[1]　宋玉格,余学庆,马锦地,等.肺痈病因病机及证素规律研究[J].世界科学技术:中医药现代化,2016,18(11):2025-2030.

[2]　姜德友,阎闯,曲敬来.肺痈证治源流考[J].中国中医急症,2016,25(3):411-413.

[3]　王琛琛,王枭,齐文升.经方治疗肺脓肿经验浅析[J].中国中医急症,2014,23(5):991-992.

第六节　肺　痨

肺痨是指由于正气不足,感染痨虫,侵蚀肺脏所致的具有传染性的一种慢性虚弱性疾患,以咳嗽、咯血、潮热、盗汗及身体逐渐消瘦为其主要临床特征。因痨虫蚀肺,劳损在肺,故称肺痨。

肺痨之疾,历代医家命名甚多,概而言之有以其具有传染性而命名的,如"尸注""虫疰""劳疰""传尸""鬼疰"等,《三因极一病证方论》言:"以疰者,注也,病自上注下,与前人相似,故曰疰";有根据症状特点而命名者,如《外台秘要》称"骨蒸"、《儒门事亲》谓"劳嗽"等,而《三因极一病证方论》的"痨瘵"称谓则沿用直至晚清,因病损在肺较常见故一般多称肺痨。

历代医籍对本病的论述甚详。早在《黄帝内经》中,对本病的临床特点即有较具体的记载,如《素问·玉机真脏论》云:"大骨枯槁,大肉陷下,胸中气满,喘息不便,内痛引肩项,身热,脱肉破……肩髓内消。"《灵枢·玉版》云:"咳,脱形,身热,脉小以疾。"均生动地描述了肺痨的主症及其慢性消耗表现。东汉华佗《中藏经·传尸》的"传尸者……问病吊丧而得,或朝走暮游而逢……中此病死之气,染而为疾",已认识到本病具有传染的特点,认为因与患者直接接触而得病。唐代王焘《外台秘要·传尸》则进一步说明了本病的危害:"传尸之候……莫问老少男女,皆有斯疾……不解疗者,乃至灭门。"唐宋时期,并确立了本病的病因、病位、病机和治则。如唐代孙思邈《备急千金要方》认为"劳热生虫在肺",首先提出了病邪为"虫",有别于一般的六淫之邪,把"尸注"列入肺脏病篇,明确病位主要在肺。王焘《外台秘要》提出"生肺虫,在肺为病",都认识到肺痨是由特殊的"肺虫"引起的。在病机症状方面宋代许叔微《普济本事方·诸虫尸鬼注》提出本病"肺虫居肺叶之内,蚀人肺系,故成瘵疾,咯血声嘶"。南宋陈无择《三因极一病证方论》、南宋严用和《济生方》则都提出了"痨瘵"的病名,明确地将肺痨从一般虚劳和其他疾病中独立出来,更肯定其病因"内非七情所伤""外非四气所袭""多由虫啮"的病机。肺痨病理性质以阴虚为主,元代朱丹溪倡"痨瘵主乎阴虚"之说,清代喻嘉言《医门法律》曰:"阴虚者,十常八九;阳虚者,十之一二。"更突出强调了阴虚是其基本病理特点。元代葛可久《十药神书》收载了治痨十方,为我国现存的第一部治痨专著,明代李梴《医学入门》归纳了肺痨常见的咳嗽、咯血、潮热、盗汗、遗精、腹泻等六大主症,为临床提出了诊断依据。明代虞抟《医学正传》则提出了"杀虫"和"补虚"的两大治疗原则,至此使肺痨的病因、病机、症状、治则、治法、方药已趋于完善。

国医大师朱良春提出治肺痨应重视培土生金。他认为痨嗽乃责之脾肺,脾本喜燥,但燥热太过则为焦土,土败则金衰,金衰则发为痨嗽。培土生金有甘温、甘凉之异,他推崇张仲景麦门冬汤乃甘凉培土以生金的代表方,并宗张仲景和张锡纯攻补兼施治痨瘵之法之法创制"保肺丸",其效一则杀其虫以绝其根本,二则补其虚以复其真元,三则散其结瘀而生肌弥洞。经多年临床验证,屡收理想的效果。

西医学中的肺结核、肺外结核,可参照本篇辨证论治。

【病因病机】

肺痨的致病因素,不外内外两端。外因系指传染痨虫,内因则为正气虚弱,两者相互为因,痨虫传染是不可或缺的外因,正虚是发病的基础。痨虫蚀肺后,聚津成痰,蕴而化热,耗损肺阴,进而演变发展,可致阴虚火旺,或导致气阴两虚,甚则阴损及阳。

1. **感染"痨虫"** 痨虫感染是引起本病的主要病因,而传染途径是经口鼻、经气管到肺脏,本病具有传染性。当与患者直接接触,问病看护或与患者同室寝眠、朝夕相处,就可能致痨虫侵入人体为害。痨虫侵袭肺脏,腐蚀肺叶,肺体受损,耗伤肺阴,肺失滋润,清肃失调而发生肺痨咳嗽;肺津失布,蕴而化痰,痰热痰火灼津,则咳嗽咳痰质黏,如损伤肺中络脉,血溢脉外则咯血;阴虚火旺,迫津外泄,则潮热、盗汗。《三因极一病证方论·痨瘵诸证》指出:"诸证虽曰不同,其根多有虫。"明确提出痨虫传染是形成本病的唯一因素。

2. **正气虚弱** 禀赋不足,或后天嗜欲无度,酒色不节,忧思劳倦,损伤脏腑,或大病久病之后失于调治,如麻疹、外感久咳及产后等,耗伤气血精液,或居无定所,阴暗潮湿,营养不良,体虚不复,均可致正气亏虚,抗病力弱,使痨虫乘虚袭人,侵蚀肺体而发病。明代徐春甫《古今医统大全·痨瘵》云:"凡人平素保养元气,爱惜精血,瘵不可得而传,惟夫纵欲多淫,苦不自觉,精血内耗,邪气外乘。"并提出"气虚血痿,最不可入痨瘵之门……皆能乘虚而染触"即是此意。

　　总之,本病病因是感染痨虫为患,而正虚是发病的关键。正气旺盛,虽然感染痨虫但不一定发病,正气虚弱则易感染致病。另一方面感染痨虫后,正气的强弱不仅决定了病情的轻重,又决定病变的转归,这也是有别于其他疾病的特点。本病的病位在肺。肺主气,司呼吸,受气于天,吸清呼浊。若肺脏本体虚弱,卫外不固,或因其他脏腑病变损伤肺脏,导致肺虚,则"痨虫"极易犯肺,侵蚀肺脏而发病。病机性质以阴虚为主,故临床上多见干咳,咽燥,以及咽痛声嘶等肺系症状。由于脏腑之间有互相资生和制约的关系,肺脏亏虚日久,必然会影响其他脏腑,其中与脾肾关系最为密切,同时也可涉及心肝。脾为肺之母,肺虚耗夺母气以自养,则致脾虚;脾虚不能化水谷为精微而上输以养肺,则肺脏益弱,故易致肺脾同病,土不生金,肺阴虚与脾气虚两候同时出现,症见神疲懒言、四肢乏力、食少便溏、身体消瘦等脾虚症状。肺肾相生,肾为肺之子,肺阴虚肾失滋生之源,或肾阴虚相火灼金,上耗母气,则可致肺肾两虚,相火内炽,常伴见骨蒸、潮热、咯血、男子遗精、女子月经不调等症状。若肺虚不能治肝,肾虚不能养肝,肝火偏旺,上逆侮肺,可见性急善怒,胁肋掣痛,并加重咳嗽、咯血。如肺虚心火乘客,肾虚水不济火,可伴见虚烦不寐、盗汗等症,甚则肺虚不能佐心治节血脉之运行,而致气虚血瘀,出现气短、心慌、唇紫等症。概括而言,初起肺体受损,肺阴耗伤,肺失滋润,病位在肺,继而肺脾同病,导致气阴两伤,或肺肾同病,而致阴虚火旺。后期脾肺肾三脏皆损,阴损及阳,元气耗伤,阴阳两虚。

【诊断】

　　(1) 以咳嗽、咯血、潮热、盗汗、消瘦为典型表现。不典型者,初起仅有咳嗽、疲乏无力,身体逐渐消瘦,食欲不振,偶或痰中夹有血丝等。

　　(2) 常有与肺痨患者的长期接触史。

【相关检查】

　　(1) 体格检查:合并感染时可闻及湿啰音,引起局部狭窄时可出现固定局限性的哮鸣音,引起肺不张时,气管可向患侧移位。患侧胸廓可出现塌陷、肋间隙变窄,叩诊或为实音、呼吸音减弱或消失。

　　(2) 辅助检查:X线胸片、胸部CT等影像学检查,痰和肺泡灌洗液涂片或培养结核菌、结核分枝杆菌核酸检测、血沉、结核菌素试验等检查有助于诊断。

【鉴别诊断】

　　1. 虚劳　肺痨与虚劳同属于虚损类疾病的范围,病程较长。古医籍中有将肺痨归属于虚劳者,但肺痨具有传染性,是一个独立的慢性传染性疾患,后将其单独命名;虚劳是由于脏腑亏损,元气虚弱而致的多种慢性疾病虚损证候的总称,不具传染性。肺痨病位主要在肺,病机主在阴虚;而虚劳五脏并重,以脾肾为主,病机以气血阴阳亏虚为要。肺痨是由正气亏虚,痨虫蚀肺所致,有其发生发展及演变规律,以咳嗽、咯血、潮热、盗汗为特征;而虚劳缘由内伤亏损,为多脏气血阴阳亏虚,临床特征表现多样,病情多重。

　　2. 肺痿　肺痿是肺部多种慢性疾患后期转归而成,如肺痈、肺痨、久嗽、久喘等导致肺叶痿弱不用,俱可成痿,临床以咳吐浊唾涎沫为主症,不具传染性;而肺痨是以咳嗽、咳血、潮热、盗汗为特征,由传染痨虫所致具有传染性,但少数肺痨后期迁延不复肺叶痿弱可以转为肺痿。

3. **肺痈** 肺痨和肺痈都有咳嗽、发热、汗出。但肺痈是肺叶生疮,形成脓疡,临床以咳嗽、胸痛、咯吐腥臭浊痰,甚则脓血相兼为主要特征的一种疾病,发热较高,为急性病,病程较短,病机是热壅血瘀,属实热证;而肺痨的临床特点是有咳嗽、咳血、潮热、盗汗四大主症,起病缓慢,病程较长,为慢性病,病机是以肺阴亏虚为主,具有传染性。

4. **肺癌** 肺癌与肺痨都有咳嗽、咯血、胸痛、发热、消瘦等症状。但肺痨多发于中青年,以体虚宿痰者好发;而肺癌则好发于 40 岁以上的中老年男性,多有吸烟史,表现为呛咳、顽固性干咳,持续不愈,渐进加重,或反复咯血,或顽固性胸痛、发热,伴进行性消瘦、疲乏等。肺痨经抗痨治疗有效,肺癌经抗痨治疗则病情继续恶化。此外,借助西医诊断方法,亦有助于两者的鉴别。

5. **咳嗽** 参见"咳嗽"篇。

【辨证论治】

辨证要点

1. **辨病机属性** 本病的辨证,须按病机属性,结合脏腑病机进行,故宜区别痰热、阴虚、阴虚火旺、气阴(阳)亏虚的不同,掌握与肺与脾肾的关系。临床一般以痰热蕴肺、肺阴亏虚为主为先,如进一步演变发展,则表现为阴虚火旺,或气阴耗伤,甚或阴阳两虚。病变主脏在肺,以阴虚为主,阴虚火旺者常肺肾两虚,并涉及心肝;气阴耗伤者多肺脾同病;久延病重,由气及阳,阴阳两虚者属肺脾肾三脏皆损。

2. **辨病情轻重** 一般初起病情多轻,咳嗽少痰,偶或痰中有血丝,咽干或有低热,疲乏无力,逐渐消瘦;继而咳嗽加剧,干咳少痰或痰多,时有咳血,甚则咯血量多,胸闷气促,午后发热,后期或有形寒,两颧红赤,唇红口干,盗汗失眠,心烦易怒,男子梦遗失精,女子月经不调或停闭,如病重而未能及时治疗,可出现音哑气喘,大便溏泄,肢体浮肿,面唇发紫,甚至大骨枯槁,大肉陷下,骨髓内消,肌肤甲错等症。

3. **辨证候顺逆** 肺痨顺证表现为虽肺阴亏虚但元气未衰,胃气未伤,饮食如恒,虚能受补,咳嗽日减,脉来有根,无气短不续,无大热或低热转轻,无痰壅咯血,消瘦不著。逆证表现为骨蒸发热,持续不解;胃气大伤,食少纳呆,便溏肢肿;大量咯血,反复发作,短气不续,动则大汗,大肉脱陷,声音低微;虚不受补,脉来浮大无根,或细而数疾。

治疗原则

补虚培元和治痨杀虫是肺痨的基本治疗原则。正如《医学正传·劳极》所提出的"一则杀其虫,以绝其根本;一则补其虚,以复其真元"为其两大治则。根据患者体质强弱而分别主次,但尤需重视补虚培元,增强正气,以提高抗痨杀虫的能力。调补脏腑重点在肺,并应重视脏腑整体关系,同时兼顾补脾益肾。治疗大法应根据"主乎阴虚"的病机特点,以滋阴为主,火旺者兼以降火,如合并气虚、阳虚见证者,又当同时兼以益气或温阳。杀虫主要是针对病因治疗,选用具有抗痨杀虫作用的中草药。

分证论治

1. **肺阴亏损**

[主症] 干咳,或咳少量黏痰,咳声短促,或痰中有时带血,如丝如点,色鲜红。

[兼次症] 午后自觉手足心热,皮肤干灼,咽干口燥,或有盗汗,胸闷乏力,大便秘结。

[舌脉] 舌边尖红,苔薄少津;脉细或兼数。

[分析] 痨虫蚀肺,损伤肺阴,阴虚肺燥,肺失滋润,清肃失调故干咳少痰,咳声短促,胸闷乏

力;肺损络伤,故痰中带血如丝如点,色鲜红;阴虚生热,虚热内灼,故手足心热,皮肤灼热;阴虚津少,无以上承则口燥咽干,皮肤干燥;舌红,苔薄少津,脉细或兼数,为阴虚有热之象。

[治法]　滋阴润肺,清热杀虫。

[方药]　月华丸加减。本方功在补虚杀虫,养阴止咳,化痰止血,是治疗肺痨的基本方。方中沙参、麦冬、天冬、生地、熟地滋阴润肺;百部、川贝母润肺止咳;阿胶、三七止血和营;桑叶、菊花清肃肺热;山药、茯苓甘淡健脾益气,培土生金,以资生化之源。可加百合、玉竹滋补肺阴。

若咳嗽频而痰少质黏者,可酌加甜杏仁、贝母、海蛤壳、竹茹以润肺化痰止咳;痰中带血较多者,宜加白及、仙鹤草、白茅根、藕节等以凉血止血;若低热不退,可配银柴胡、地骨皮、功劳叶、胡黄连等以清退虚热,兼以杀虫;若久咳不已,声音嘶哑者,于前方中加诃子皮、木蝴蝶、凤凰衣等以养肺利咽,开音止咳。

临床上有部分肺痨患者早期仅有咳嗽或咯血,而阴虚症状不明显者,可以清热化痰,凉血止血为治,并可参照咳嗽或咯血篇有关证型诊治。

2. 阴虚火旺

[主症]　咳呛气急,痰少质黏,反复咯血,量多鲜红。

[兼次症]　五心烦热,两颧红赤,心烦口渴,骨蒸潮热,盗汗量多,形体消瘦,或吐痰黄稠量多,或急躁易怒,胸胁掣痛,失眠多梦,或男子遗精,女子月经不调。

[舌脉]　舌红绛而干,苔薄黄或剥;脉细数。

[分析]　肺虚及肾,肺肾阴伤,虚火内迫,气失润降而上逆,故咳呛、气急;虚火灼津,炼液成痰,故痰少质黏;若火盛热壅痰蕴,则咳痰黄稠量多;虚火伤络,迫血妄行故反复咯血,色鲜量多;肺肾阴虚,君相火旺,故午后潮热、颧红骨蒸、五心烦热;营阴夜行于外,虚火迫津外泄故盗汗;肾阴亏虚,肝失所养,心肝火盛故性急易怒、失眠多梦;肝经布两胁穿膈入肺,肝肺络脉失养,则胸胁掣痛;相火偏旺,扰动精室则梦遗失精;阴血亏耗,冲任失养则月经不调;阴精亏损,不能充养身体则形体日瘦;舌红绛而干,苔黄或剥,脉细数,乃阴虚火旺之征。

[治法]　补益肺肾,滋阴降火。

[方药]　百合固金汤合秦艽鳖甲散加减。百合固金汤功能滋养肺肾,用于阴虚阳浮,肾虚肺燥,咳痰带血,烦热咽干者。

秦艽鳖甲散滋阴清热除蒸,用于阴虚骨蒸,潮热盗汗等证。方中秦艽、青蒿、柴胡(用银柴胡)、地骨皮退热除蒸,鳖甲、知母、乌梅、当归滋阴清热,另加百部、白及止血杀虫。

若火旺较甚,热象明显者,当增入胡黄连、黄芩苦寒泻火、坚阴清热;若咳痰黄稠量多,酌加桑白皮、竹茹、海蛤壳、鱼腥草等以清热化痰;咯血较著者,加丹皮、藕节、紫珠草、醋制大黄等,或配合十灰散以凉血止血;盗汗较著,酌加五味子、瘪桃干、糯稻根、浮小麦、煅龙骨、煅牡蛎等敛阴止汗;胸胁掣痛者,加川楝子、广郁金等以和络止痛;烦躁不寐加酸枣仁、夜交藤、龙齿宁心安神;若遗精频繁,加黄柏、山茱萸、金樱子泻火涩精。服本方碍脾腻胃者可酌加佛手、香橼醒脾理气。

3. 气阴耗伤

[主症]　咳嗽无力,偶痰中夹血,血色淡红,气短声低。

[兼次症]　神疲倦怠,食少纳呆,面色萎黄,午后潮热但热势不著,盗汗颧红,身体消瘦。

[舌脉]　舌质嫩红,边有齿印,苔薄,或有剥苔;脉细弱而数。

[分析]　本证为肺脾同病,阴伤及气,清肃失司,肺不主气则咳嗽无力;气阴两虚,肺虚络损则痰中夹血,虚火不著故血色淡红;肺阴不足,阴虚内热,则午后潮热、盗汗、颧红;子盗母气,脾气亏

损,肺脾两虚,宗气不足,故气短声低,神疲倦怠,面色萎黄;脾虚失运,故食少纳呆,聚湿成痰,则咳痰色白;舌质嫩红,边有齿印,脉细弱而数,苔薄或剥为肺脾同病,气阴两虚之象。

[治法] 养阴润肺,益气健脾。

[方药] 保真汤加减。本方功能补气养阴,兼清虚热。药用太子参、黄芪、白术、茯苓补益肺脾之气,麦冬、天冬、生地黄、五味子滋养润肺之阴,当归、白芍、熟地滋补阴血;陈皮理气运脾;知母、黄柏、地骨皮、柴胡滋阴清热。并可加百部、冬虫夏草、白及以补肺杀虫。

若咳嗽痰白者,可加姜半夏、橘红等燥湿化痰;咳嗽痰稀量多,可加白前、紫菀、款冬、苏子温润止咳;咯血色红量多者加白及、仙鹤草、地榆等凉血止血药,色淡红者,可加山茱萸、阿胶、仙鹤草、参三七等,配合补气药,共奏补气摄血之功;若骨蒸盗汗者,酌加鳖甲、牡蛎、五味子、地骨皮、银柴胡等以益阴除蒸敛汗;如纳少腹胀,大便溏薄者,加扁豆、薏苡仁、莲肉、山药、谷芽等甘淡健脾之品,并去知母、黄柏苦寒伤中及地黄、当归、阿胶等滋腻碍胃之品。

4. 阴阳两虚

[主症] 咳逆喘息少气,痰中或夹血丝,血色暗淡,形体羸弱,劳热骨蒸,面浮肢肿。

[兼次症] 潮热,形寒,自汗,盗汗,声嘶或失音,心悸,唇紫,肢冷,或见五更泄泻,口舌生糜,大肉尽脱,男子滑精阳痿,女子经少、经闭。

[舌脉] 舌质嫩红少津,或淡胖边有齿痕;脉微细而数,或虚大无力。

[分析] 久痨不愈,阴伤及阳,则成阴阳俱损,肺、脾、肾多脏同病之证,为本病晚期证候,病情较为严重。精气虚损,无以充养形体,故形体羸弱,大肉尽脱;肺虚失降,肾虚不纳,则咳逆、喘息、少气;肺虚失润,金破不鸣故声嘶或失音;肺肾阴虚,虚火内盛,则劳热骨蒸、潮热盗汗;虚火上炎则口舌生糜;脾肾两虚,水失运化,外溢于肌肤则面浮肢肿;病及于心,心失所养,血行不畅故心慌、唇紫;阳虚生外寒,则自汗、肢冷、形寒;脾肾两虚,肾虚不能温煦脾土,则五更泄泻;精亏失养,命门火衰,故男子滑精阳痿;精血不足,冲任失充,故女子经少、经闭;舌质嫩红少津,或淡胖边有齿痕,脉微细而数,或虚大无力,乃阴阳俱衰之象。

[治法] 温补脾肾,滋阴养血。

[方药] 补天大造丸加减。本方功在温养精气,培补阴阳,用于肺痨五脏俱伤,真气亏损之证。方中人参、黄芪、白术、山药、茯苓补益肺脾之气;枸杞子、熟地、白芍、龟甲培补肺肾之阴;鹿角胶、紫河车、当归滋补精血以助阳气;酸枣仁、远志宁心安神。另可加百合、麦冬、阿胶、山茱萸滋补肺肾。

若肾虚气逆喘息者,配冬虫夏草、蛤蚧、紫石英、诃子摄纳肾气;心悸者加柏子仁、龙齿、丹参,镇心安神;见五更泄泻,配煨肉豆蔻、补骨脂补火暖土,并去地黄、阿胶等滋腻碍脾之品。阳虚血瘀唇紫水停肢肿者,加红花、泽兰、益母草、北五加皮温阳化瘀行水,咳血不止加云南白药。总之阴阳两虚证是气阴耗伤的进一步发展,因下损及肾,阴伤及阳而致,病情深重,当注意温养精气,以培根本。

【转归预后】

肺痨的转归预后主要取决于患者正气的盛衰、病情的轻重和治疗是否及时。若肺损不著,正气尚盛,或诊断及时,早期治疗,可逐渐康复;若邪盛正虚,正不胜邪,或误诊失治,邪气壅盛,或耐药药损,病情可加重,甚至恶化,由肺虚渐及脾、肾、心、肝,由阴及气及阳,形成五脏皆损。若正气亏虚,正邪相持,可致病情慢性迁延。从证候而言,初期主要为阴虚肺燥,若失治误治,一则向气阴耗伤转化,久治不愈阴损及阳,可成阴阳两虚,此时多属晚期证候;另有少数阴虚火旺者,伤及肺络,大量咯血可骤生气阴欲脱危候,预后不良。正如《明医杂著》说:"此病治之于早则易,若到肌肉消灼,沉困着床,脉沉伏细数,则难为矣。"

【临证要点】

1. **早期诊断,坚持治疗** 肺痨作为传染病,已纳入国家定点免费基本治疗的范畴,早期诊断,及时治疗对于本病的康复至关重要,病之早期或病情轻不典型者可能不会诸症俱全,应及时作相关检查,避免误诊漏诊,同时宜持之以恒坚持治疗。

2. **重视"培土生金",补脾助肺** 因脾为生化之源,为肺之母,脾上输水谷精微以养肺,由肺再布散全身,"痨虫"蚀肺,除直接耗伤肺阴外,肺虚耗夺母气以自养易致脾虚,而伴见疲乏、食少、便溏等脾虚症状;脾虚不能化水谷为精微上输以养肺,则肺更虚,互为因果,终致肺脾同病,故治疗上除养阴润肺外,当重视补脾助肺,"培土生金",以畅化源。除非火盛,否则即使肺阴亏损之证,亦当在甘寒滋阴的同时,兼伍甘淡实脾之药,帮助脾胃对滋阴药的运化吸收,并慎用地黄、阿胶等滋腻药以免纯阴滋腻碍脾。但补脾用药不宜香燥,以免耗气、劫液、动血,药以山药、黄精、茯苓、白术、扁豆、莲肉、薏苡仁、谷芽、橘白等甘淡甘平之品为宜。

3. **忌苦寒太过伤阴败胃** 本病虽可具火旺之证,但其本在于阴虚,由阴虚阳气失敛而致君相火旺,故当以甘寒养阴为主,壮水之主以制阳光,适当佐以清火,不宜单独使用。即使火象明显者,亦只宜暂予清降,中病即减,不可徒持苦寒逆折,过量或久用,以免苦燥伤阴,寒凉败胃伤脾,正气更虚,向气阴耗伤或阴阳两虚转化演变。

4. **掌握虚中夹实的特殊性** 本病虽属慢性虚弱疾病,但因感染"痨虫"致病,阴虚会导致火旺,并产生痰热、痰湿、瘀血等病理产物,故治疗不可拘泥于补虚,要根据补虚不忘治实的原则,辨证论治,分别处理。如阴虚导致火旺者,当在滋阴的基础上参以降火;痰热内郁者,当重视清化痰热,配合黄芩、知母、桑白皮、海蛤壳等;痰湿内生者,当在补益肺脾之气的同时,参以理气化痰之品,配合法半夏、橘红、茯苓、薏苡仁之类。如因瘀阻肺络,络损不复,以致咳血反复难止者,当祛瘀止血,药用参三七、血余炭、花蕊石、醋大黄等品,凡此等等临床不能囿于补虚一法,必须辨证治疗,补虚不忘治实。

5. **在辨证基础上配合抗痨杀虫药物** 肺痨的治则之一是抗痨杀虫,现一般均首选抗结核西药治之,但根据药理实验结果分析和临床验证,许多中草药也有不同程度的抗痨杀菌作用,如百部、白及、黄连、大蒜、冬虫夏草、功劳叶、葎草、猫爪草等,均可在辨证的基础上结合辨病,适当选用,特别是对抗结核菌耐药者更应重视中药治疗,对于提高疗效,减轻症状,及减轻抗结核药副作用确有很大的帮助。

【古代文献摘录】

《丹溪心法·痨瘵》:"治之之法,滋阴降火是澄其源也,消痰和血取积追虫是洁其流也。医者可不以补虚为主,两兼祛邪矣乎?"

《外台秘要·传尸方》:"传尸之疾……大都此病相克而生,先内传毒气,周遍五脏,渐就羸瘦,以至于死,死讫复易家亲一人,故曰传死,亦明转注。"

《十药神书》:"万病莫若痨证,最为难治……医者不穷其本,或投之大寒之剂,或疗之大热之药。殊不知大寒则愈虚其中,大热则愈竭其内……如呕吐咯嗽血者,先以十灰散劫住,如甚者再以花蕊石散主之。大抵血热则行,血冷则凝,见黑则止,此其理也。"

《明医杂著·痨瘵》:"男子二十前后,色欲过度,损伤精血,必生阴虚火动之病,睡中盗汗,午后发热,哈哈咳嗽,倦怠无力,饮食少进,甚则痰涎带血,咯吐出血,或咳血、吐血、衄血,身热,脉沉数,肌肉消瘦,此名痨瘵。最重难治,轻者必用药数十服,重者期以岁年。然必须患者爱命,坚心定志,绝房室,息妄想,戒恼怒,节饮食,以自培其根,否则虽服良药,亦无用也。此病治之于早则易,若到肌肉消灼,沉困着床,脉沉伏细数,则难为矣。"

《理虚元鉴》:"阴虚证统于肺,就阴虚成痨统于肺者言之,约有数种:曰劳嗽,曰吐血,曰骨蒸,极则成尸疰……凡此种种,悉宰于肺治。所以然者,阴虚劳证,虽有五劳七伤之名,而要之以肺为极则。故未见骨蒸劳嗽吐血者,预宜清金保肺;已见骨蒸劳热吐血者,急宜清金保肺;曾经骨蒸劳嗽,吐血而愈者,终身不可忘护肺。此阴虚之治,所当悉统于肺也。"

【现代文献推介】

[1] 邱志济,朱建平,马璇卿.朱良春治疗肺结核及后遗症特色选析——著名老中医学家朱良春教授临床经验[J].辽宁中医杂志,2002,29(5):9.

[2] 王胜圣,周杰,张彦峰,等.肺结核中医证候规律研究[J].世界中西医结合杂志,2014,9(05):498-500.

[3] 郭晓燕,张惠勇,鹿振辉,等.耐多药肺结核中医证候分布规律研究[J].中华中医药杂志,2011,26(11):2494-2497.

[4] 邓庆平,周志添,刘擎,等.当代名老中医治疗肺结核医案的中药配伍及方证规律的关联分析[J].新中医,2013,45(3):156-158.

[5] 鹿振辉,张惠勇,耿佩华,等.中医辨证联合化疗治疗耐多药肺结核388例临床观察——多中心随机对照试验[J].中医杂志,2014,55(17):1469-1474.

第七节 | 肺 胀

肺胀是由多种慢性肺系疾患反复发作,迁延不愈,导致肺气胀满,不能敛降,临床以喘息气促、咳嗽,咯痰,胸部膨满,憋闷如塞,或唇甲发绀,心悸浮肿等为主要表现的病证。严重者可出现昏迷、痉厥、出血、喘脱等危重证候。

肺胀病名首见于《黄帝内经》,并对病机、证候进行了描述。如《灵枢·胀论》说:"肺胀者,虚满而喘咳。"《灵枢·经脉》也说:"肺手太阴之脉……是动则病肺胀满膨膨而喘咳。"认为肺胀的病机在于虚,证候表现以胸满、喘咳为主。东汉张仲景《金匮要略·肺痿肺痈咳嗽上气病脉证治》指出本病的主症:"咳而上气,此为肺胀,其人喘,目如脱状。"此外,《金匮要略·痰饮咳嗽病脉证并治》中所述之支饮,症见"咳逆倚息,短气不得卧,其形如肿",也与本病相似。此后,后世医家对本病的认识更加深入,逐渐成熟。隋代巢元方《诸病源候论·咳逆短气候》阐述了肺胀的发病机制:"肺虚为微寒所伤则咳嗽,嗽则气还于肺间则肺胀,肺胀则气逆,而肺本虚,气为不足,复为邪所乘,壅否不能宣畅,故咳逆短气也。"指出肺胀的主要病因是久病肺虚。元代朱丹溪《丹溪心法·咳嗽》说:"肺胀而嗽,或左或右,不得眠,此痰挟瘀血碍气而病。"提出本病病机主要在于痰瘀阻碍肺气。清代张璐《张氏医通·肺痿》说:"盖肺胀实证居多。"实为其感邪发作时的病机。清代李用粹《证治汇补·咳嗽》认为肺胀:"又有气散而胀者,宜补肺,气逆而胀者,宜降气,当参虚实而施治。"说明对肺胀的辨证论治当分虚实两端。

西医学中的慢性支气管炎、支气管哮喘、支气管扩张、矽肺、重度陈旧性肺结核等合并肺气肿、慢性肺源性心脏病者,与肺胀的临床特征相似,均可参考本篇辨证论治。

【病因病机】

本病的发生多因久病肺虚,致痰瘀潴留,肺气壅滞,肺不敛降,气还肺间,胸膺胀满而成,并逐渐损及脾肾与心,每因复感外邪诱使病情发作或加剧。

1. 久病肺虚　内伤久咳、久哮、久喘、肺痨等慢性肺系疾患是引起肺胀的原发病。肺病迁延失治,一方面致肺宣降失常,津液不布,或久病肺气虚损,气不布津,津液凝聚为痰浊,或肺阴虚火旺,灼津为痰,痰浊潴留,伏于肺间,肺气壅滞,久则气还肺间,肺气胀满,不能敛降,而成肺胀。另一方面痰浊滞留日久,气滞血瘀,或肺虚不能助心主治节而血行不畅,致痰浊与瘀血互结,痰瘀滞留于心肺,进一步加重肺气胀满,不能敛降,而成为肺胀。此外,长期吸烟、吸入粉尘,亦是损伤肺脏,肺失宣降的重要因素。

2. 感受外邪　久病肺虚,卫外不固,易致六淫外邪反复乘袭。肺中痰瘀内结也是外邪入侵的重要因素,因外邪每借有形质者为依附,易于形成内外相引。外邪犯肺,愈加闭郁肺气,损伤肺脏,加重痰、瘀的形成。反复感邪诱发本病,是肺胀日益加重的主要原因。六淫之中以风寒、风热多见,尤以风寒常见,故肺胀冬春寒冷时节最易复发。

综上所述,久咳、久哮、久喘、久痨、长期吸烟以及复感外邪,使肺之体用俱损,呼吸出入不利,痰瘀阻结肺管气道,肺气壅滞,气还肺间,导致肺体胀满,张缩无力,不能敛降而成为肺胀。

肺胀病变早期在肺,继则影响脾、肾,后期病及于心。因肺主气,开窍于鼻,外合皮毛,主表,卫外,故外邪从口鼻、皮毛入侵,每多首先犯肺,或烟尘犯肺,导致肺气宣降不利,上逆而为咳,升降失常则为喘,久则肺虚不能主气。若肺病及脾,子耗母气,脾失健运,则可导致肺脾两虚。肺为气之主,肾为气之根,肺肾金水相生,金不生水,肺伤及肾,肾气衰惫,肺不主气,肾不纳气,则吸入困难,气短不续,动则益甚,日益加剧。脾肾虚弱,阳虚阴盛,气不化津,生痰化饮成水,水饮迫肺凌心则咳逆上气、心悸、气短;痰湿困脾,则纳减呕恶,脘腹胀满,便溏;水饮溢肌肤则为水肿尿少;水饮停于胸胁、腹部则为胸水、腹水等。肺脾气虚,气不摄血,可致咳血、吐血、便血等。肺与心脉相通,肺气辅佐心脏运行血脉,肺虚或痰浊阻滞,肺气郁滞,治节失职,则血行涩滞,循环不利,血瘀肺脉,血滞气郁,病久则肺病及心,损及心之阳气,可见心悸、唇甲发绀、颈脉动甚、舌质暗紫、舌下青筋显露、脉结代等症。心主血,肝主疏泄、藏血,心脉不利,肝失疏调,血郁于肝,瘀结胁下,则致癥积。宗气贯于心肺,心阳根于命门真火,故肺肾虚弱,可进一步导致心之阳气虚衰,而呈现喘脱危候。

肺胀的病机因素主要为痰浊水饮与血瘀互为影响,兼见同病。痰饮的产生,病初由肺气郁滞,脾失健运,津液不归正化而成;渐因肺虚不能化津,脾虚不能转输,肾虚不能蒸化,痰浊潴留益甚,喘咳持续难已。瘀血的产生,主要因痰浊内阻,气滞血瘀;心之阳气虚损,血失推动、脉失温煦所致。病理因素之间相互影响和转化,如痰从寒化则成饮;饮溢肌表则为水;痰浊久留,肺气郁滞,心脉失畅则血郁为瘀;瘀阻血脉,"血不利则为水",但一般早期以痰浊为主,渐而痰瘀并见,终至痰浊、血瘀、水饮错杂为患。

病理性质多属标实本虚,但有偏实、偏虚的不同,且多以标实为急。感邪则偏于邪实,平时偏于本虚。本虚早期多属气虚、气阴两虚,由肺而及脾、肾;晚期气虚及阳,以肺、肾、心为主,或阴阳两虚,但纯阴虚者罕见。正虚与邪实每多互为因果,如阳气不足,卫外不固,易感外邪,痰饮难蠲;证属阴虚者则外邪、痰浊易从热化,故虚实诸候常夹杂出现,每致愈发愈频,甚则持续不已。

由于痰浊水饮、瘀血内阻,肺、脾、肾虚弱,脏腑功能失调,机体防御功能低下,故最易复感外邪,诱使病情发作和加剧。如内有停饮,又复感风寒,则可成为外寒内饮证。感受风热或痰郁化热,可表现为痰热证。痰浊壅盛,或痰热内扰,蒙蔽心窍,心神失主,则意识蒙眬、嗜睡甚至昏迷;痰热内闭,热邪耗灼营阴,肝肾失养,阴虚火旺,肝火挟痰上扰,气逆痰升,肝风内动则发生肢颤、抽搐;迫血妄行,则动血而致出血。病情进一步发展可阴损及阳,出现肢冷、汗出、脉微弱等元阳欲脱现象。

【诊断】

(1) 典型临床表现为喘息气促,咳嗽,咯痰,胸部膨满,憋闷如塞等。

(2) 病程缠绵,时轻时重。病久可见面色、唇甲青紫,心悸,脘腹胀满,肢体浮肿,胸水,腹水,甚至喘脱等危重证候,严重者可见昏迷、抽搐或出血等症。

(3) 有慢性肺系疾患病史及反复发作史,常有诱发因素,如外感、过劳、郁怒等。

【相关检查】

(1) 体检可见肺气肿体征,肺部哮鸣音或痰鸣音及湿性啰音。

(2) 胸部 X 线、肺功能、心电图、超声心动图、血气分析等检查有助于诊断。

【鉴别诊断】

1. **哮病**　参见"哮病"篇。

2. **喘证**　参见"喘证"篇。

3. **慢性咳嗽**　参见"咳嗽"篇。

4. **心痹**　心痹可出现喘促,咳嗽,短气,动则尤甚等症,肺胀后期病及于心可出现心悸。两者初始疾病及临床表现重心不同,心痹是痹证(肢体痹)日久不愈,复感于邪,病邪由经络而病及于心,心阳、心气受损之病证,以心悸为突出表现,兼见喘促、短气、咳嗽等;肺胀由久咳、久哮、久喘、久痨等多种慢性肺系疾病长期反复发作,迁延不愈发展而来,以喘、咳、痰、满、闷为典型表现,疾病后期病及于心方出现心悸症状。

5. **痰饮**　参见"痰饮"篇。

【辨证论治】

辨证要点

1. **辨标本虚实**　肺胀为本虚标实之证,但有偏实偏虚的不同。一般感邪发作时偏于标实,平时偏于本虚。标实为外邪、痰浊、瘀血,有外感者伴恶寒发热、头身疼痛、脉浮等表证;以痰浊为主者见咳嗽黏痰,浊痰壅塞,不易咯出;挟血瘀者伴面色晦暗、唇甲青紫、舌下青筋暴露等。早期以痰浊为主,渐而痰瘀并重,并可兼见气滞、水饮错杂为患。本虚为肺、脾、肾三脏虚损,但有偏重主次之不同。后期痰瘀壅盛,正气虚衰,本虚与标实并重。

2. **辨脏腑阴阳**　肺胀以肺、脾、肾虚损为本,早期以气虚或气阴两虚为主,见气短、少气懒言、倦怠、纳差、便溏、腰膝酸软,或伴口干咽燥、五心烦热、舌红苔少或少津、脉细数等,病位在肺脾肾。后期气虚及阳,则可见怯寒肢冷、心悸、小便清长或尿少、舌淡胖、脉沉迟等,或可出现阴阳两虚,或阴竭阳脱之证,以肺肾心为主。

治疗原则

治疗当根据感邪时偏于标实,平时偏于本虚的不同,有侧重地分别选用扶正与祛邪的不同治则。标实者,以外邪、痰浊、水饮、瘀血等为突出表现,根据病邪的性质,分别采取祛邪宣肺(辛温、辛凉),降气化痰(温化、清化),温阳利水(通阳、淡渗),活血祛瘀,甚或开窍、息风、止血等法。各种病机因素相兼为患者,又当数法同用。本虚者,当以补养心肺,益肾健脾为主,或气阴兼调,或阴阳兼顾。正气欲脱时则应扶正固脱,救阴回阳。虚实夹杂者,应扶正与祛邪共施,根据标本缓急,扶正与祛邪当有所侧重。如肺肾气虚兼外感、瘀血、痰浊,为本虚兼标实,当扶正与祛邪并施,应补肺纳肾与解表、化瘀、祛痰合用。

分证论治

1. 外寒里饮

[主症]　咳逆喘满不得卧,气短气急,咯痰白稀量多,呈泡沫状,胸部膨满。

[兼次症]　口干不欲饮,面色青暗,周身酸楚,头痛,恶寒,无汗。

[舌脉]　舌体胖大,舌质暗淡,苔白滑;脉浮紧。

[分析]　痰饮阻遏,肺气壅滞,肺失宣降,肺气上逆,则胸部膨满,咳逆喘满不得卧,气短气急,咯痰,痰色白稀量多,呈泡沫状,寒饮阻遏气机,津液不布口舌,故口干不欲饮。寒饮郁遏,阳郁不伸,血行瘀滞,则面色青暗,舌质暗淡;外有寒邪束表,故身楚,头痛,恶寒,无汗;舌体胖大,苔白滑,脉浮紧,为内有饮邪,外有束寒之象。

[治法]　温肺散寒,涤痰降逆。

[方药]　小青龙汤加减。方中用麻黄、桂枝、干姜、细辛温肺散寒化饮;半夏、甘草祛痰降逆;佐五味子、白芍,使散中有收。

若咳而上气,喉中如水鸡声,表寒不著者,可用射干麻黄汤;若饮郁化热,烦躁而喘,脉浮,可用小青龙加石膏汤解表化饮,兼清郁热;若表寒不甚,或表寒已解,而痰浊壅盛,见咳逆喘满,不能平卧,痰涌,苔滑腻者,可用三子养亲汤合葶苈大枣泻肺汤化痰降气,泻肺除壅;若兼肺肾气虚者,呼吸浅短难续,甚则张口抬肩,动则尤甚,倚息不能平卧,可加人参、黄芪、蛤蚧、沉香、紫石英等补肺纳肾;面色青暗,唇甲青紫,舌质紫暗者,加桃仁、红花、丹参、当归等活血化瘀。

2. 痰浊阻肺

[主症]　胸满,咳嗽痰多,色白黏腻或呈泡沫,短气喘息,稍劳即著。

[兼次症]　畏风易汗,脘腹痞胀,纳少,泛恶,便溏,倦怠乏力,或面色紫暗,唇甲青紫。

[舌脉]　舌质偏淡或淡胖,或舌质紫暗,舌下青筋显露,苔薄腻或浊腻;脉小滑或带涩。

[分析]　肺虚脾弱,痰浊内生,上逆干肺,肺气壅塞,失于宣降,则胸满,咳嗽,痰多色白黏腻;痰从寒化成饮,则痰呈泡沫状。肺气虚弱,复加气因痰阻,故短气喘息,稍劳即著;肺虚卫表不固,则怕风,易汗;痰浊蕴于中焦,脾失健运,升降失常,故见脘腹痞胀,纳少,泛恶,便溏,倦怠乏力;若痰浊阻肺,肺气壅滞,血行瘀滞,则面色黯紫,唇甲青紫,舌质紫暗,舌下青筋显露,脉涩;舌质偏淡或淡胖,苔薄腻或浊腻,脉滑,皆痰浊内盛之征。

[治法]　化痰降逆。

[方药]　二陈汤合三子养亲汤加减。方中半夏、陈皮燥湿化痰;茯苓、甘草和中运脾;苏子、白芥子、莱菔子化痰降逆平喘。可加苍术、厚朴、枳壳等以助燥湿行气,化痰降逆。

若痰浊壅盛,胸满,气喘难平者,加葶苈子、杏仁涤痰除壅以平喘;若痰浊蕴中,升降失常,见脘腹痞胀,泛恶,纳呆者,可加瓜蒌皮、蔻仁、炒枳实、法夏、焦三仙等芳化痰浊,和胃降逆;若兼脾胃虚弱,见短气,倦怠乏力,纳差,便溏,面色萎黄者,酌加党参、黄芪、茯苓、白术、甘草等健脾益胃;若兼肺虚表卫不固,见怕风易汗者,可合用玉屏风散补肺固表;若痰浊挟瘀,兼见面唇晦暗,舌质紫暗,舌下青筋显露,苔浊腻者,可用涤痰汤,加丹参、地龙、桃仁、红花、赤芍、水蛭等,或配用桂枝茯苓丸涤痰祛瘀。

3. 痰热郁肺

[主症]　咳逆喘息气粗,胸满,咯痰黄或白,黏稠难咯。

[兼次症]　身热,烦躁,目睛胀突,溲黄,便干,口渴欲饮,或发热微恶寒,咽痒疼痛,身体酸楚,出汗。

[舌脉] 舌红或舌边尖红,苔黄或黄腻;脉数或滑数或浮滑数。

[分析] 本证由痰浊郁而化热,或寒邪入里化热,或风热入里,热与痰相结而成。痰热壅肺,肺气郁闭,清肃失司,肺气上逆,故咳逆喘息气粗,胸满,咯痰黄或白,黏稠难咯。痰热扰心,则烦躁;里热炽盛,津液耗伤,故身热,目睛胀突,口渴欲饮,便干,溲黄。复感外邪,风热犯肺,故见发热微恶寒,咽痒疼痛,身体酸楚,出汗,脉浮等表证;舌红,苔黄或黄腻,脉数或滑数均为痰热内郁之征。

[治法] 清肺化痰,降逆平喘。

[方药] 越婢加半夏汤加减。方中麻黄、石膏辛凉配伍,辛能宣肺散邪,凉能清泄内热;半夏、生姜化痰散饮以降逆;甘草、大枣扶正祛邪。本方尤适用于饮热郁肺,外有表邪者。

若痰热内盛,胸满气逆,痰胶黏不易咯出者,加鱼腥草、黄芩、瓜蒌壳、贝母、桑白皮、海蛤粉等清热化痰利肺,或改用桑白皮汤;若胸满痰涌,喉中痰鸣,喘息不得平卧者,加射干、葶苈子泻肺平喘;若痰热闭肺,腑气不通,腹满便秘者,加大黄、芒硝通腑泄热降肺气;若咯痰黄稠带腥味者,酌加鱼腥草、蒲公英、野菊花、金荞麦根等清热解毒,以防内痈形成;痰热伤津,口干舌燥者,加天花粉、知母、芦根、麦冬等生津润燥。

4. 痰蒙神窍

[主症] 意识蒙眬,表情淡漠,嗜睡,或烦躁不安,或昏迷,谵妄,撮空理线。

[兼次症] 或肢体瞤动,抽搐,咳逆喘促,咯痰黏稠或黄黏不爽,或伴痰鸣,唇甲青紫。

[舌脉] 舌质暗红或淡紫,或紫绛,苔白腻或黄腻;脉细滑数。

[分析] 心主神明,痰迷心窍,蒙蔽神机,则出现神志异常;如以痰浊上蒙为主,则多见意识蒙眬,表情淡漠,嗜睡。如痰热扰神,则见烦躁不安;如以痰热闭窍为主,则多见昏迷,谵妄,撮空理线;痰热内耗营阴,肝风内动,则肢体瞤动,抽搐;痰浊或痰热蕴肺,故咳逆喘促,咯痰黏稠或黄黏不爽,或伴痰鸣;痰闭胸阳,血行瘀滞,则唇甲青紫,舌质暗红或淡紫或紫绛;苔白腻或黄腻,脉细滑数,为痰浊或痰热内蕴之象。

[治法] 涤痰,开窍,息风。

[方药] 涤痰汤加减,或安宫牛黄丸,或至宝丹。涤痰汤中用半夏、茯苓、橘红、胆南星涤痰息风;竹茹、枳实、甘草清热化痰;菖蒲开窍化痰;人参扶正防脱。至宝丹或安宫牛黄丸清心开窍,前者偏于芳香辟秽,适用于痰浊蒙窍者,后者偏于清热解毒,适用于痰热闭窍者。

若痰热内盛,身热,烦躁,谵语,神昏,舌红苔黄者,加黄芩、桑白皮、葶苈子、天竺黄、竹沥、浙贝母清热化痰;若伴肝风内动,抽搐者,开窍可用紫雪,加用钩藤、全蝎、羚羊角粉凉肝息风;热结大肠,腑气不通者,酌加大黄、芒硝通腑泄热;瘀血明显,唇甲发绀者,加丹参、红花、桃仁、水蛭等活血通脉;若热伤血络,皮肤黏膜出血、咯血、便血色鲜者,配水牛角、生地、丹皮、紫珠草,或合用犀角地黄汤清热凉血止血。

本证还可用醒脑静注射液、清开灵注射液静脉点滴用药。

5. 肺肾气虚

[主症] 呼吸浅短难续,甚则张口抬肩,倚息不能平卧,咳嗽,痰白如沫,咯吐不利,胸满闷窒。

[兼次症] 声低气怯,心慌,形寒汗出,面色晦暗,或腰膝酸软,小便清长,或尿后余沥,或咳则小便自遗。

[舌脉] 舌淡或黯紫,苔白润;脉沉细虚数无力,或有结代。

[分析] 肺肾两虚,肺不主气,肾不纳气,故呼吸浅短难续,甚则张口抬肩,倚息不能平卧,声低气怯;肺肾虚弱,痰饮犯肺,故咳嗽,痰色白如泡沫,咯吐不利;气机不利,气滞胸中,则胸满闷窒;肺

虚表卫不固,则形寒,汗出;肺病及心,心气虚弱,故心慌,脉结代;肺虚失治节,气不帅血,气滞血瘀,则见面色晦暗,舌黯紫;肾虚腰膝失养,则腰膝酸软;肾气不固,膀胱失约,故小便清长,或尿后余沥,或咳则小便自遗;舌淡苔白润,脉沉细虚数无力,为肺肾两虚之征。

[治法] 补肺纳肾,降气平喘。

[方药] 补虚汤合参蛤散加减。方中用人参、黄芪、茯苓、甘草补益肺脾之气;蛤蚧、五味子补肺纳肾;干姜、半夏温肺化饮;厚朴、陈皮行气消痰,降逆平喘。

若喘逆甚,肾虚不纳气者,加灵磁石、沉香、紫石英纳气归元;若肺虚有寒,怕冷,舌质淡者,加桂枝、细辛、钟乳石温阳散寒;兼阴伤,低热,舌红苔少者,加麦冬、玉竹、生地、知母养阴清热;气虚瘀阻,颈脉动甚,面唇青紫明显,舌紫暗者,加当归、丹参、桃仁、红花、地龙等活血通脉;若心气虚明显,心动悸,脉结代者,可合用炙甘草汤补益心气,温阳复脉;若见面色苍白,冷汗淋漓,四肢厥冷,血压下降,脉微欲绝者,乃喘脱危象,急用参附汤加沉香、紫石英、五味子等送服参蛤散补气纳肾,回阳固脱,或酌情选用参附注射液、生脉注射液、参麦注射液静脉注射。

6. 阳虚水泛

[主症] 喘咳不能平卧,咯痰清稀,胸满气憋。

[兼次症] 面浮,下肢肿,甚则一身悉肿,腹部胀满有水,尿少,脘痞,纳差,心悸,怕冷,面唇青紫。

[舌脉] 舌胖质暗,苔白滑;脉沉虚数或结代。

[分析] 肺脾肾阳气衰微,气不化水,水邪泛滥则面浮,肢体尽肿,甚则腹水。水饮上凌心肺故心悸,喘咳,咯痰清稀;痰饮阻滞胸肺,气机不畅,则胸闷气憋;脾阳虚衰,健运失职则脘痞,纳少;阳虚寒水内盛,故怕冷,尿少;阳虚血脉失于温煦而瘀滞,则面唇青紫,舌质暗;舌胖,苔白滑,脉沉细,为阳虚水停之征。

[治法] 温肾健脾,化饮利水。

[方药] 真武汤合五苓散加减。前方温阳利水,用于脾肾阳虚之水肿;后方通阳化气利水,配合真武汤可加强利尿消肿的作用。方中附子、桂枝温肾通阳,茯苓、白术、猪苓、泽泻、生姜健脾利水,白芍敛阴和阳。

血瘀甚,发绀明显者,加泽兰、红花、丹参、赤芍、益母草、北五加皮等化瘀利水;若水肿势剧,上渍心肺,心悸喘满,倚息不得卧者,加沉香、黑白丑、椒目、葶苈子行气逐水。本证治疗实为标急治标之法,待水去饮化后,可参肺肾气虚证论治。

【转归预后】

肺胀的各种证候之间有一定联系,常可相互转化和兼挟。其转归预后与患者体质、年龄、病程、病情、环境及治疗及时与否等诸多因素有关。凡体质强,年龄轻,病程短,病情轻,环境较好,治疗及时得当,摄生有方者,可使病情基本稳定而持病延年,反之则恶化。一般而言,本病多属积渐而成,病程缠绵,经常反复发作,难以根治。尤其是老年患者,发病后若不及时控制,极易发生变端。病程中如气不摄血,见咳吐泡沫血痰,或吐血、便血;或痰迷心窍,肝风内动,见谵妄昏迷,震颤、抽搐;或见喘脱、神昧、汗出、肢冷、脉微欲绝者,均为病情危重,如不及时救治,则预后不良。

【临证要点】

1. **活血化瘀是肺胀的重要治法** 痰瘀互结是肺胀的基本病机,临床各种实证、虚证的不同证候都存在瘀血病机,在本病的治疗中,合理地使用活血化瘀法对提高本病的临床疗效具有重要意义。

2. 温阳利水要适可而止 温阳利水是阳虚水泛证的首要治法,但利水要适度,过度利水则有损正气之虞,利水之后应以补益肺肾为主。

3. 痰蒙神窍证要紧急开闭防脱 "三宝"是本证的常用药物,开闭应及早进行,但要顾及正气,如正气虚弱明显,则不能一味开窍,可于汤药中加人参或加服独参汤防止外脱。

4. 加强平时调治 针对痰瘀病机,平时加强本病的调治,包括对肺脾肾三脏的调治,是本病之治本之法。通过对肺脾肾的调治以达到调节气血津液运行的目的,从而减少或杜绝痰瘀的产生,此为治本之法。

【古代文献摘要】

《素问·大奇论》:"肺之壅,喘而两胠满。"

《金匮要略·肺痿肺痈咳嗽上气病脉证治》:"上气喘而躁者,属肺胀。"

《诸病源候论·上气鸣息候》:"肺主于气,邪乘于肺则肺胀,胀则肺管不利,不利则气道涩,故上气喘逆鸣息不通。"

《寿世保元·痰喘》:"肺胀喘满,胸高气急,两胁煽动,陷下作坑,两鼻窍张,闷乱嗽渴,声嗄不鸣,痰涎壅塞。"

《圣济总录·肺胀》:"其证气胀满,膨膨而咳喘。"

《证治汇补·咳嗽》:"肺胀者,动则喘满,气急息重,或左或右,不得眠者是也。如痰挟瘀血碍气,宜养血以流动乎气,降火以清利其痰,用四物汤加桃仁、枳壳、陈皮、栝蒌、竹沥。又风寒郁于肺中,不得发越,喘嗽胀闷者,宜发汗以祛邪,利肺以顺气,用麻黄越婢加半夏汤。有停水不化,肺气不得下降者,其症水入即吐,宜四苓散加葶苈、桔梗、桑皮、石膏。有肾虚水枯,肺金不敢下降而胀者,其症干咳烦冤,宜六味丸加麦冬、五味。"

【现代文献推介】

[1] 王浩,张念志,张一萌,等.六经辨证在肺胀治疗中的应用[J].中医杂志,2016,57(8):708-710.

[2] 王福琴,李成伟,刘政,等.基于聚类分析和 logistic 回归分析的老年慢性阻塞性肺疾病致肺心病急性加重期患者中医证候学研究[J].世界中西医结合杂志,2016,11(10):1437-1440.

[3] 毛淼.从《格致余论》论肺胀的中医治疗与调养[J].中医学报,2016,31(10):1465-1467.

[4] 杨文昊,舒慧敏,刘凤阁.白细胞介素-6-572位点单核苷酸多态性与痰瘀阻肺型、肺肾气虚型肺胀相关性分析[J].现代中西医结合杂志,2015,24(25):2756-2758.

第八节 肺 痿

肺痿是以咳吐浊唾涎沫,伴有气短气促为主症的慢性虚损性肺脏疾患。

肺痿之病名,始见于《金匮要略》,《金匮要略·肺痿肺痈咳嗽上气病脉证治》曰:"寸口脉数,其人咳,口中反有浊唾涎沫者何? 师曰:为肺痿之病。"该书对肺痿的临床特点、病因病机、治疗进行了论述。在病因上认为多种原因,如久病损肺,或他病伤肺,如汗出太过,或呕吐频作,或为消渴转归,或由小便过多,或因便秘而攻利过度等。在病机上有"热在上焦"和"肺中冷",在治疗上立甘草干姜汤。历代医家认为《金匮要略》中的麦门冬汤也为虚热肺痿所立。唐代孙思邈《备急千金要方·肺痿》用生姜甘草汤和甘草汤治疗虚寒肺痿。唐代王焘《外台秘要·肺痿门》用炙甘草汤治疗肺痿涎唾多,心中温温液液者。唐以前将肺痿作为一个独立的疾病论述,唐以后医家则多将肺痿列入咳嗽门中,尤与久嗽、劳嗽合论,也有将肺痿肺痈并列者,认为是多种肺系疾病的慢性转归。如明代王肯堂《证治准绳·诸血门》云:"久嗽咳血成肺痿。"明代陈实功《外科正宗·肺痈论》曰:"久嗽劳伤,咳吐痰血,寒热往来,形体消削,咯吐瘀脓,声哑咽痛,其候传为肺痿。"在证候分析方面,虽有虚热虚寒之分,但以虚热多见。如清代李用粹《证治汇补·胸膈门》记载了虚热肺痿的病因病机、证候特点及治疗:"久嗽肺虚,寒热往来,皮毛枯燥,声音不清,或嗽血线,口中有浊唾涎沫,脉数而虚,为肺痿之病。因津液重亡,火炎金燥,如草木亢旱而枝叶萎落也。治宜养血润肺,养气清金,初用二地二冬汤以滋阴,后用门冬清肺饮以收功。"清代喻嘉言《医门法律·肺痿肺痈门》将肺痿的治疗概括为:"大要缓而图之,生胃津,润肺燥,下逆气,开积痰,止浊唾,补真气以通肺之小管,散火热以复肺之清肃。"并提出治疗禁忌:"凡治肺痿病,淹淹不振……故行峻法,大驱涎沫,图速效,反速毙,医之罪也。"这些论述对临床颇多启迪。

西医学中的各种疾病导致肺叶痿弱不用的慢性病变,如慢性支气管炎、支气管扩张症、慢性肺脓疡后期、肺纤维化、肺不张、肺硬变、矽肺等,表现出肺痿特征者,均可参照本篇辨证论治。

【病因病机】

肺不伤则不痿,本病的病因复杂,多发生于许多慢性肺部疾病久治不愈以后,肺津气受损,或治疗失当,误伤津液所致,病理性质主要有虚寒和虚热之分。

1. 久病损肺　多见于久咳、肺痨、肺痈久治不愈,津液重度耗伤,如痰热久嗽,热灼阴伤;或肺痨久嗽,痨虫伤肺,虚火灼津;或肺痈久延,溃后余毒未清,灼伤肺阴;也可由其他病症重伤津液所致,如温病之后,邪热耗津,肺失濡养,发为虚热肺痿;或可由于内伤久咳、冷哮、久喘等反复发病,肺气日耗,渐而伤阳,肺中虚冷,气不化津,肺失濡养,日渐枯萎,发为虚寒肺痿。

2. 误治伤津　因误治或治疗失当,如过汗亡津,过度呕吐重伤胃津,过度利小便伤津液,过度泻下重伤肺胃之阴,以致肺叶干槁,肺失濡养,发为肺痿。

3. 粉尘伤肺　因在职业活动中长期吸入生产性粉尘,留阻肺络,痼结不解,粉尘"燥毒",伤津耗气,肺失宣肃,久而气滞痰凝血瘀,渐致肺络痹阻,累及心肾发为肺痿。

本病病位在肺,但与脾、胃、心、肾也密切相关,基本病机以虚为本,也有本虚标实,病理性质以肺燥津伤(虚热)、肺气虚冷(虚寒)为主,病理因素有痰浊和瘀血。热在上焦,阴虚生内热,肺燥津枯,肺失濡养,脾胃上输津液转从热化,煎熬成涎沫;或脾阴为液耗伤,不能上输于肺,肺失濡养,导致肺叶枯萎。虚寒肺痿为大病以后,耗伤阳气,肺气虚冷,气不化津,即不能温化布散脾胃上输之津液,聚为涎沫。虚寒肺痿,可由寒郁化热,转为虚热之证。肺痿日久,肺病及肾,肺不主气,肾不纳气,肺气郁滞,不能调节心血运行,心营不畅,心脉瘀阻,痰凝血瘀,或粉尘沉积于肺,影响络中气血运行,而见咯吐涎沫,喘促短气,胸胁胀痛憋闷,唇青面紫,舌暗,脉虚而涩,属虚实夹杂之危重证候。总之,肺痿如治疗正确,调理得当,病情稳定,可带病延年,反之则预后不良。

【诊断】

(1)临床表现为咳吐浊唾涎沫,或不咳,气短,动则气喘。

(2)有多种肺部慢性疾病史,久病体虚。

【相关检查】

胸部 X 线片、胸部高分辨率 CT(HRCT)、肺功能、支气管肺泡灌洗、组织学检查等有助于本病的诊断。

【鉴别诊断】

1. **肺痈**　两者均可见咳嗽咯痰。肺痈以咳嗽胸痛、咳吐腥臭脓血痰为主症,发病急,病程短;而肺痿以咳吐浊唾涎沫为主,可有浊痰但不臭,且发病缓,病程长。肺痈失治久延,可以转为肺痿。

2. **肺痨**　两者均有咳嗽咳痰。肺痨因感染痨虫所致,以咳嗽、咳血、潮热、盗汗、消瘦等为主症;肺痿以咳吐浊唾涎沫为主症。肺痨重症失治可以转为肺痿。

【辨证论治】

辨证要点

辨虚寒、虚热　肺痿是阴液不足,虚热内生,易火逆上气,痰黏而稠且不易咯出,甚有咯血,常伴咳逆喘息;虚寒肺痿是阳气耗伤,肺中虚冷,上不制下,吐涎沫,痰清稀量多,常伴小便频数或遗尿;虚热肺痿日久,阴损及阳,复感外邪,上热下寒,咳唾脓血,咽干而燥,常伴泄利不止,肢凉,形寒气短。

治疗原则

治疗总以补肺生津为原则。虚热者当以生津清热,虚寒者当以温肺益气,寒热夹杂,症情复杂者,既养阴清热又益气祛寒,协调阴阳,以平为期。治疗时还应重视调理脾肾;兼瘀血内阻者,配以活血化瘀之品。

分证论治

1. 虚热

[主症]　咳吐浊唾涎沫,其质黏稠,不易咯出,胶黏长丝不断,或痰中带有血丝,或咳甚而咯血,其色鲜红,或气急喘促。

[兼次症]　咽干而燥,渴喜凉饮,形体消瘦,皮毛干枯。或见潮热盗汗,手足心热,腰膝酸软;或见心悸虚烦,失眠多梦。

[舌脉]　舌红而干,脉虚数。

[分析]　肺阴不足,虚热灼津成痰,故见咳吐浊唾涎沫,质较黏稠;阴虚火旺,热伤血络,故痰中带血,或有咯血;火逆上气,或气急喘促;燥热伤肺,津失上承,故咽干而燥,渴喜凉饮;阴血枯竭,内不能洒陈脏腑,外不能充身泽毛,故形体消瘦,皮毛干枯;若兼肺肾阴虚,虚火内盛,可见潮热盗汗,手足心热,腰膝酸软;兼心肾阴虚,君火上炎,可见心悸虚烦,失眠多梦;舌红而干,脉虚数为肺阴不足,阴虚火旺之征。

[治法]　滋阴清热,润肺生津。

[方药]　麦门冬汤合清燥救肺汤加减。方中重用麦门冬生津润燥;人参、甘草、大枣、粳米益气生津,甘缓补中;桑叶、石膏清泄肺经燥热;阿胶、胡麻仁滋肺养阴;杏仁、枇杷叶、半夏化痰止咳,下气降逆。

若咳痰黏稠,加知母、川贝母、天花粉清热化痰;津伤甚加沙参、玉竹、天门冬;潮热加银柴胡、地骨皮清虚热,退骨蒸;若兼有心阴不足者,可合用黄连阿胶汤加减以治之;若兼肾阴不足者,可合麦味地黄汤等加减以治之。

2. 虚寒

[主症]　咳吐涎沫,其质清稀量多,气短。

[兼次症]　头眩形寒,口不渴,小便数或遗尿,或见神疲乏力,纳少便溏。或见腰膝酸软,咳则

遗溺,心悸气喘,动则加重,气不得续。

[舌脉]　舌质淡润,脉虚弱。

[分析]　肺气虚寒,气不化津,津聚为涎,故咯吐涎沫,其质清稀、量多;肺气虚损,故见气短;清阳不升,阳不卫外,故见头眩形寒;内无虚火,水湿停留,故口不渴;上虚不能制下,膀胱失约,故见小便数或遗尿;肺虚及脾,肺脾气虚故则见神疲乏力,纳少便溏;肾虚失固则腰膝酸软,咳则遗溺;心肾阳虚,肾不纳气则心悸气喘,动则加重,气不得续;气虚有寒,故舌质淡润,脉虚弱。

[治法]　健脾益气,温中祛寒。

[方药]　甘草干姜汤加减。方中炙甘草倍干姜,健脾益气,温中祛寒。若咳唾涎沫不止,咽燥而渴者,可改用《备急千金要方》中生姜甘草汤加减润养肺气。方中人参益气生津,甘草和中润燥,生姜和中降逆化浊,大枣助补脾和胃、益气生津之力。

若唾沫多而尿频,加益智仁、白果补肾固涩;肾虚不能纳气,喘息短气,加钟乳石、五味子纳气平喘;若脾气虚弱者,用保元汤补益肺脾,或六君子汤培土生金;如兼肾阳不足,可用拯阳理劳汤温补脾肾。

3. 上热下寒

[主症]　咯吐涎沫,或咳唾脓血,咽干而燥,或气急喘促。

[兼次症]　下利泄泻,肢凉,形寒气短。

[舌脉]　舌质淡红,苔薄白,脉虚数。

[分析]　肺阴不足,虚火灼津,热伤血络,故见咯吐涎沫,或兼见咳唾脓血;阴津不足,津失上承,故咽干而燥;阴伤及阳,脾肾阳虚则下利泄泻,肢凉,形寒气短等;舌质淡红,苔薄白,脉虚数为肺阴不足,肾阳亏虚之征。

[治法]　寒热平调,温清并用。

[方药]　麻黄升麻汤加减。方中麻黄、升麻发越郁火;石膏、知母、黄芩、玉竹、天门冬、养阴润肺以清上热;白术、干姜、茯苓、桂枝、甘草温中健脾以除下寒;当归、白芍养阴和营。

若尿频,加益智仁、菟丝子温肾固涩;若气短难续加紫石英、蛤蚧纳气平喘。

4. 肾虚血瘀

[主症]　咯吐涎沫,喘促短气,呼多吸少,动则尤甚。

[兼次症]　胸胁胀痛憋闷,唇青面紫。

[舌脉]　舌质暗红或有瘀斑、瘀点;脉虚而涩。

[分析]　肺不主气,肾失摄纳,致喘促短气,呼多吸少,动则尤甚;肺气壅滞,瘀血内阻,则见胸胁胀闷,唇青面紫;舌质暗红或有瘀斑、瘀点,脉虚而涩为肾虚血瘀之征。

[治法]　纳气定喘,活血化瘀。

[方药]　七味都气丸合血府逐瘀汤。方用六味地黄丸滋补肾阴,五味子摄纳肾气,桃红四物汤活血行瘀,四逆散疏肝理气,桔梗开胸膈之结气,牛膝导瘀血下行。

偏阴虚者合人参蛤蚧散清热化痰,补肾纳气;偏阳虚者配以参蛤散。

【转归预后】

肺痿属于内伤虚证,病情较重而迁延难愈,如治疗对症,调理适宜,病症稳定改善,可带病延年;如治疗不当,或不注意调摄,则使病情恶化,若见张口抬肩,喉哑,声嘶,咯血,皮肤干枯,脉沉涩而急或细数无神者,属危重之候,预后多不良。

【临证要点】

1. **重视调补脾肾** 脾为后天之本，为肺金之母，培土有助于生金。阴虚者宜补胃津以润燥，使胃津能上输以养肺；气虚者宜补脾气以温养肺体，使脾能转输精气以上承。肾为气之根，司摄纳，补肾纳气可助肺气肃降。故补肺虚需重视健脾益肾，同时在调补时忌苦寒滋腻碍脾败胃之品。

2. **时时保护津液** 肺痿属肺燥津枯之病，故治疗时应注意保护津液，忌妄用升散辛燥温热之品，以免消灼肺津；即使治疗虚寒肺痿，也需掌握辛甘合用的原则。

3. **慎用祛痰峻剂** 肺痿以虚为主，咳唾涎沫不止乃金损之证，故慎用峻剂攻逐痰涎，犯虚虚之戒。

4. **勿忘活血通络** 虽然肺痿病理性质以虚为本，但虚中夹实，痰瘀阻于肺络，故在治疗上虽以扶正补虚，润肺化痰为主，但常用活血通络之品，尤以虫类搜剔络邪，以散肺络中之胶结之痰瘀，但禁用破血之品。

【古代文献摘要】

《诸病源候论·咳嗽病诸候》："肺主气，为五脏上盖，气主皮毛，故易伤于风邪，风邪伤于腑脏，而血气虚弱，又因劳役大汗之后，或经大下而亡津液，津液竭绝，肺气壅塞，不能宣通诸脏之气，因成肺痿。"

《高注金匮要略·肺痿肺痈咳嗽上气病》："虚则补其母，非温脾胃之中土以温肺金，无他法也，重用甘以守中之甘草，使之径趋脾胃，佐以辛温之干姜，是直从中土，升其生金之化。"

《杂病源流犀烛·肺病源流》："其症之发，必寒热往来自汗，气急，烦闷多唾，或带红线脓血，宜急治之，切忌升散辛燥温热……大约此症总以养肺、养气、养血、清金降火为主。"

《血证论·咳血》："肺为娇脏，无论外感内伤，但一伤其津液，则阴虚火动，肺中被刑，金失清肃下降之令，其气上逆，嗽痰咳血，变为肺痿重病。吐白沫如米粥，咽痛声哑，皮毛洒淅，恶寒憎热，皆金损之证，不易治也。"

《张氏医通·卷四》："肺痿属肺热，如咳久肺痉，喉哑，声嘶，咯血，此属阴虚，多不可治。肺痿，六脉沉涩而急，或细数无神，脉口皮肤枯干，而气高息粗者，死。"

【现代文献推介】

[1] 左琳.中医-中西医结合治疗间质性肺疾病概况[J].实用中医内科杂志,2017,31(4)：86-88.

[2] 姚小芹,冯淬灵.武维屏从病、证、症辨治间质性肺疾病经验[J].中医杂志,2016,57(2)：104-107.

[3] 黄云鉴,龚婕宁.论肺痹肺痿与肺纤维化的证治规律[J].时珍国医国药,2016(6)：1439-1441.

[4] 李建生,马锦地,王至婉,等.现代名老中医肺痿诊疗证候特点的文献研究简[J].中华中医药杂志,2016(8)：3253-3256.

[5] 马锦地,李建生,余学庆,等.基于现代名老中医经验的肺痿病因病机及证素规律研究[J].中国中医基础医学杂志,2016(11)：1493-1496.

[6] 来薛,张洪春,王辛秋,等.晁恩祥调补肺肾法治疗肺痿临床经验[J].北京中医药,2013,32(5)：349-350.

第二章 心脑系病证

导学

心脑系病证主要包括心悸、胸痹心痛、心衰、不寐、头痛、眩晕、中风、痴呆、癫狂、痫病等病证。

学习重点： 心悸的辨证要点和治疗原则，惊悸和怔忡的辨别，分证论治；胸痹心痛的概念，基本病机变化及转化，治疗原则，分证论治；心衰的概念，与哮病的鉴别，辨证要点，分证论治；不寐的病因病机，分证论治；外感头痛和内伤头痛的鉴别，头痛的分经用药特点，分证论治；眩晕的概念，"无痰不作眩"和"无虚不作眩"论述，分证论治；中风的概念、诊断，中脏腑、中经络分证论治；痴呆的概念，诊断，病因病机，分证论治；癫狂的概念，病因病机，分证论治；痫病的概念，病机关键，与癫狂、中风、厥证的鉴别，分证论治。

学习要求：

（1）掌握心脑系病证心悸、胸痹心痛、心衰、不寐、头痛、眩晕、中风、痴呆、癫狂、痫病的概念、发病特点、病因病机、诊断及鉴别诊断和辨证论治。

（2）了解相关疾病的经典理论及各家学说。

心居胸中，心包围护其外，心主血脉，又主神明，在体合脉，其华在面，开窍于舌，在液为汗，在志为喜，其经脉下络小肠。心主血脉，故为人体生命活动的中心；又主神明，故为情志思维活动之中枢。汗为心之液，故汗出与心有密切关系。心为"君主之官"，心藏神，脑为元神之府、清窍之所，心脑功能密切相关。

心本脏之病多因内伤，如禀赋不足，脏气虚弱，或病后失调，或情志所伤以及思虑过度等。病理表现主要是血脉运行的障碍和情志思维活动的异常。脑的病理表现为髓海不足、神机失用、清窍失灵、脑脉不通。心脑病理变化主要有虚实两个方面。虚证为气血阴阳亏损，实证为痰、风、火、瘀等阻滞。又心包为心之外卫，故温邪逆传，多为心包所受；根据心的生理功能和病机变化特点，临床将心悸、胸痹心痛、心衰、不寐、健忘、多寐、癫狂、痫病、痴呆、头痛、眩晕、中风等归属为心脑系病。如正虚邪扰，心神不宁，则为心悸；胸阳不展，邪阻心脉，则为心痛；心阳虚衰，血脉瘀滞，则为心衰；阳盛阴衰，阳阴失交，则为不寐；痰气痰火扰动心神，神机失灵，则为癫狂；痰凝气郁，蒙蔽清窍，则为痴呆；又若风阳上扰，或阴血不承，则致头痛眩晕；阴阳失调，气血逆乱，上冲于脑，则为中风。

由于心为"五脏六腑之大主"，故心系病证常可引起其他脏腑功能失调，同时其他脏腑病变，也可影响到心的功能，临床上常相兼为病，临床辨治时当予兼顾。

第一节　心　悸

　　心悸是指心中悸动不安,甚则不能自主的一类病证。临床多呈阵发性,每因情绪波动或劳累过度而发,发作时常伴不寐、胸闷、气短,甚则眩晕、喘促、心痛、晕厥。病情较轻者为惊悸,病情较重者为怔忡。

　　心悸病名首见于《黄帝内经》。《素问·本病论》曰:"热生于内,气痹于外,足胫酸疼,反生心悸。"《素问·气交变大论》对心悸的临床表现及脉象的变化亦有了明确的描述,如"心憺憺大动""其动应衣""心怵惕""心下鼓""惕惕然而惊,心欲动""惕惕如人将捕之"。《素问·三部九候论》曰:"参伍不调者病……其脉乍疏乍数、乍迟乍疾者,日乘四季死。"最早认识到了心悸(严重脉律失常)与疾病预后的关系。在病因病机方面,认识到了宗气外泄,突受惊恐,复感外邪,心脉不通,饮邪上犯,皆可引起心悸。如《素问·平人气象论》曰:"乳之下,其动应衣,宗气泄也。"《素问·举痛论》曰:"惊则心无所倚,神无所归,虑无所定,故气乱矣。"《素问·痹论》曰:"脉痹不已,复感于邪,内舍于心……心痹者,脉不通,烦则心下鼓。"《素问·评热病论》曰:"诸水病者,故不得卧,卧则惊,惊则咳甚也。"

　　汉代张仲景在《伤寒杂病论》中详述了"惊悸""心动悸""心中悸""喘悸""眩悸"的辨证论治纲领,如《伤寒论·辨太阳病脉证治》曰:"脉浮数者,法当汗出而愈。若下之,身重,心悸者,不可发汗,当自汗出乃解……伤寒二三日,心中悸而烦者,小建中汤主之""伤寒,脉结代,心动悸,炙甘草汤主之。"《金匮要略·血痹虚劳病脉证并治》中提到"卒喘悸,脉浮者,里虚也";《金匮要略·痰饮咳嗽病脉证并治》提到:"凡食少饮多,水停心下,甚者则悸……眩悸者,小半夏加茯苓汤主之。"《金匮要略·惊悸吐衄下血胸满瘀血病脉证治》中有"寸口脉动而弱,动即为惊,弱则为悸"。认为心悸的病因病机为惊扰、水饮、虚损、汗后受邪等,记载了心悸时结、代、促脉及其区别,所创之炙甘草汤、麻黄附子细辛汤、苓桂甘枣汤、桂甘龙牡汤、小半夏加茯苓汤等仍是目前临床辨证治疗心悸的常用方剂。

　　汉代以后,诸医家从心悸、惊悸、怔忡等不同方面都有所发挥,并不断补充完善了心悸的病因病机、治法方药。如宋代严用和《济生方·惊悸怔忡健忘门》首先提出怔忡病名,并对惊悸、怔忡的病因病机、病情演变、治法方药做了较详细的论述。认为惊悸乃"心虚胆怯之所致",治宜"宁其心以壮其胆气",选用温胆汤、远志丸作为治疗方剂;怔忡因心血不足所致,亦有因感受外邪及饮邪停聚而致者,惊悸不已可发展为怔忡,治疗"当随其证,施以治法"。元代朱丹溪认为"悸者怔忡之谓",强调了虚与痰的致病因素,如《丹溪心法·惊悸怔忡》中认为"怔忡者血虚,怔忡无时,血少者多。有思虑便动,属虚。时作时止者,痰因火动"。明代虞抟《医学正传·惊悸怔忡健忘证》认为惊悸怔忡尚与肝胆有关,并对惊悸与怔忡加以鉴别。提出"怔忡者,心中惕惕然,动摇而不得安静,无时而作者是也;惊悸者,蓦然而跳跃惊动,而有欲厥之状,有时而作者是也"。明代张景岳《景岳全书·怔忡惊恐》中认为怔忡由阴虚劳损所致,指出"盖阴虚于下,则宗气无根而气不归源,所以在上则浮撼于胸臆,在下则振动于脐旁",生动地描述了心悸重证上及喉、下及腹的临床表现。其在治疗与护理上主张"速宜节欲节劳,切戒酒色。凡治此者,速宜养气养精,滋培根本",提出左归饮、右归饮、养心汤、宁志丸等至今临床广为应用的有效方剂。清代王清任、唐容川力倡瘀血致悸理论,力倡活血化瘀治疗心悸。

西医学中的心律失常、心功能不全、心肌炎、神经症等,凡以心悸为主要表现者,均可参照本篇辨证论治。

【病因病机】

本病的发生既有体质因素、饮食劳倦或情志所伤,亦有因感受外邪或药物所伤引发。其虚证者,多因气血阴阳亏虚,引起阴阳失调、气血失和、心神失养;实证者常见痰浊、瘀血、水饮、邪毒,而致心脉不畅、心神不宁。

1. **感受外邪** 正气内虚,感受温热邪毒,首先犯肺系之咽喉,邪毒侵心,耗气伤阴,气血失和,心神失养,发为心悸,正如叶桂所说:"温邪上受,首先犯肺,逆传心包。"或感受风寒湿邪,痹阻血脉,日久内舍于心,心脉不畅,发为心悸,故《素问·痹论》云:"脉痹不已,复感于邪,内舍于心。"

2. **情志所伤** 思虑过度,劳伤心脾,心血暗耗,化源不足,心失所养,发为心悸;恚怒伤肝,肝气郁结,久之气滞血瘀,心脉不畅,发为心悸,或气郁化火,炼液成痰,痰火上扰,心神不宁,发为心悸;素体心虚胆怯,暴受惊恐,致心失神、肾失志,心气逆乱,发为惊悸,日久则稍惊即悸,或无惊亦悸。正如《素问·举痛论》所云:"惊则心无所倚,神无所归,虑无所定,故气乱矣。"

3. **饮食不节** 嗜食肥甘厚味、煎炸炙煿之品,或嗜酒过度,皆可蕴热化火生痰,痰火扰心,心神不宁,发为心悸;或饮食不节,损伤脾胃,脾运呆滞,痰浊内生,心脉不畅,而发心悸。正如唐容川所云:"心中有痰者,痰入心中,阻其心气,是以跳动不安。"

4. **体质虚弱** 素体禀赋不足,阴阳失调,气血失和,心脉不畅,发为心悸;或素体脾胃虚弱,化源不足,或年老体衰,久病失养,劳欲过度,致气血阴阳亏虚,阴阳失调,气血失和,心失所养,而发为心悸。

5. **药物所伤** 用药不当,或药物毒性较剧,损及于心,而致心悸。

综上所述,心悸病因不外外感与内伤,其病机或为气血阴阳亏虚,心失濡养;或邪毒、痰饮、瘀血阻滞心脉,心脉不畅,心神不宁。病机关键为阴阳失调,气血失和,心神失养。病位在心,与肺、脾、肝、肾密切相关。

本证以虚证居多,或因虚致实,虚实夹杂。虚者以气血亏虚,气阴两虚,心阳不振,心阳虚脱,心神不宁为常见;实者则以邪毒侵心,痰火扰心,心血瘀阻,水饮凌心为常见。虚实可相互转化,如脾失健运,则痰浊内生;脾肾阳虚,则水饮内停;气虚则血瘀;阴虚常兼火旺,或挟痰热;实者日久,可致正气亏耗;久病则阴损及阳,阳损及阴,形成阴阳两虚等复杂证候。

【诊断】

(1) 以"自觉心中悸动不安,神情紧张,不能自主"为主要症状,呈阵发性或持续性。

(2) 可伴有胸闷不适、易激动、心烦少寐、乏力头晕等症,中老年发作频繁者,可伴有心胸疼痛,甚则喘促、肢冷汗出,或见晕厥、猝死。

(3) 或可见数、疾、促、结、代、迟、雀啄等频率、节律异常的脉象。

(4) 常由情志刺激如惊恐、紧张以及劳倦、饮酒、饱食等因素而诱发。

【相关检查】

心电图、动态心电图检查有助于心律失常的诊断;心肌酶谱检查、测血压、胸部 X 线、CT 及心脏彩超检查等有助于病因的诊断。

【鉴别诊断】

1. **奔豚** 奔豚发作之时,亦觉心胸躁动不安。《难经·五十六难》曰:"发于小腹,上至心下,若豚状,或上或下无时。"称之为肾积。《金匮要略·奔豚气病脉证治》曰:"奔豚病从少腹起,上冲咽喉,发作欲死,复还止,皆从惊恐得之。"可见心悸为心中剧烈跳动,发自于心;奔豚乃上下冲逆,发自少腹。

2. **卑惵** 卑惵虽有心慌,但以神志异常为主要表现。其病因多为心血不足,神气失养。临床可见神气衰颓,怕见人,居暗处,内疚,抑郁自卑;重者自感有罪,他人错误也归自己,常欲赎罪,甚至出现妄想或精神分裂等症状。正如《证治要诀·怔忡》描述卑惵为"痞塞不欲食,心中常有所歉,爱处暗室,或倚门后,见人则惊避,似失志状",以此与心悸不难鉴别。

【辨证论治】

辨证要点

1. **辨虚实** 心悸证候特点多为虚实相兼,故当首辨虚实。虚当审脏腑气、血、阴、阳何者偏虚,实当辨痰、饮、瘀、毒何邪为主。其次,当分清虚实之程度。正虚程度与脏腑虚损情况有关,即一脏虚损者轻,多脏虚损者重。在邪实方面,一般来说,单见一种夹杂者轻,多种合并夹杂者重。

2. **辨脉象** 脉搏的频率与节律异常为本病的常见征象,故尚需辨脉象。如脉率快速型心悸,可有一息六至之数脉,一息七至之疾脉,一息八至之极脉,一息九至之脱脉,一息十至以上之浮合脉。脉率过缓型心悸,可见一息四至之缓脉,一息三至之迟脉,一息二至之损脉,一息一至之败脉,两息一至之夺精脉。脉律不整型心悸,脉象可见有数时一止,止无定数之促脉;缓时一止,止无定数之结脉;脉来更代,几至一止,止有定数之代脉,或见脉象乍疏乍数,忽强忽弱之雀啄脉。临床应结合病史、症状,推断脉症从舍。一般认为,阳盛则促,数为阳热。若脉虽数、促而沉细、微细,伴有面浮肢肿,动则气短,形寒肢冷,舌质淡者,为虚寒之象。阴盛则结,迟而无力为虚寒,脉迟、结、代者,一般多属阴类脉。其中,结脉表示气血凝滞,代脉常表示元气虚衰、脏气衰微。凡久病体虚而脉弦滑搏指者为逆,病情重笃而脉散乱模糊者为病危之象。

3. **辨病与辨证相结合** 对心悸的临床辨证应结合引起心悸原发疾病的诊断,以提高辨证准确性,如功能性心律失常所引起的心悸,常表现为心率快速型心悸,多属心虚胆怯,心神不宁于活动后反而减轻为特点;冠心病心悸,多为阴虚气滞,气虚气滞,或气阴两虚,肝气郁结,久之痰瘀交阻而致;病毒性心肌炎引起的心悸,初起多为风温先犯肺卫,继之热毒逆犯于心,随后呈气阴两虚、瘀阻络脉证;风湿性心肌炎引起的心悸,多由风湿热邪杂至,合而为痹,痹阻心脉所致;病态窦房结综合征多由心阳不振,心搏无力所致;慢性肺源性心脏病所引起的心悸,则虚实兼夹为患,多心肾阳虚为本,水饮内停为标。

4. **辨惊悸与怔忡** 两者均归属于心悸,区别在于病因不同,病情程度上又有轻重之分。大凡惊悸发病,多与情志因素有关,可由骤遇惊恐,忧思恼怒,悲哀过极或过度紧张而诱发,多为阵发性,实证居多,但也存在内虚因素;病来虽速,病情较轻,可自行缓解,不发时如常人。怔忡多由久病体虚、心脏受损所致,无精神因素亦可发生,常持续心悸,心中惕惕,不能自控,活动后加重。病来虽渐,病情较重,每属虚证,或虚中夹实,不发时亦可见脏腑虚损症状。惊悸日久不愈,亦可形成怔忡。

治疗原则

心悸由脏腑气血阴阳亏虚、心神失养所致者,治当补益气血,调理阴阳,以求气血调畅,阴平阳秘,配合应用养心安神之品,促进脏腑功能的恢复。心悸因于邪毒、痰浊、水饮、瘀血等实邪所致者,治当清热解毒、化痰蠲饮、活血化瘀,配合应用重镇安神之品,以求邪去正安,心神得宁。临床上心悸表现为虚实夹杂时,当根据虚实轻重之多少,灵活应用清热解毒、益气养血、滋阴温阳、化痰蠲饮、行气化瘀、养心安神、重镇安神之法。

分证论治

1. 心虚胆怯

[主症]　心悸不宁,善惊易恐,稍惊即发,劳则加重。

[兼次症]　胸闷气短,自汗,坐卧不安,恶闻声响,失眠多梦而易惊醒。

[舌脉]　舌质淡红,苔薄白;脉动数,或细弦。

[分析]　心为神舍,心气不足易致神浮不敛,心神动摇,失眠多梦;胆气怯弱则善惊易恐,恶闻声响;心胆俱虚则更易为惊恐所伤,稍惊即悸;心位胸中,心气不足,胸中宗气运转无力,故胸闷气短;气虚卫外不固则自汗;劳累耗气,心气益虚,故劳则加重;脉动数或细弦为气血逆乱之象。

[治法]　镇惊定志,养心安神。

[方药]　安神定志丸加减。方中龙齿镇惊宁神;茯神、菖蒲、远志安神定惊;人参补益心气。可加琥珀、磁石、朱砂镇静安神。

兼见心阳不振,加附子、桂枝;兼心血不足,加熟地、阿胶;心悸气短,动则益甚,气虚明显时,加黄芪以增强益气之功;气虚自汗加麻黄根、浮小麦、瘪桃干、乌梅;气虚夹瘀者,加丹参、桃仁、红花;气虚夹湿,加泽泻、白术,重用茯苓;心气不敛,加五味子、酸枣仁、柏子仁,以收敛心气,养心安神;若心气郁结,心悸烦闷,精神抑郁,胸胁胀痛,加柴胡、郁金、合欢皮、绿萼梅、佛手。

2. 心脾两虚

[主症]　心悸气短,失眠多梦,思虑劳心则甚。

[兼次症]　神疲乏力,眩晕健忘,面色无华,口唇色淡,纳少腹胀,大便溏薄,或胸胁胀痛,善太息。

[舌脉]　舌质淡,苔薄白;脉细弱,或弦细。

[分析]　思虑劳心,暗耗心血,或脾气不足,生化乏源,皆可致心失血养,心神不宁,而见心悸、失眠多梦;思虑过度可劳伤心脾,故思虑劳心则甚;血虚则不能濡养脑髓,故眩晕健忘;不能上荣肌肤,故面色无华,口唇色淡;纳少腹胀,大便溏薄,神疲乏力,均为脾气虚之表现;气血虚弱,脉道失充,则脉细弱;肝气郁结则胸胁胀痛,善太息,脉弦。

[治法]　补血养心,益气安神。

[方药]　归脾汤加减。方中当归、龙眼肉补养心血;黄芪、人参、白术、炙甘草益气以生血;茯神、远志、酸枣仁宁心安神;木香行气,使补而不滞。

气虚甚者重用人参、黄芪、白术、炙甘草,少佐肉桂,取少火生气之意;血虚甚者加熟地、白芍、阿胶。若心动悸脉结代,气短,神疲乏力,心烦失眠,五心烦热,自汗盗汗,胸闷,面色无华,舌质淡红少津,苔少或无,脉细数,为气阴两虚,治以益气养阴,养心安神,用炙甘草汤加减,本方益气补血,滋阴复脉。若兼肝气郁结,胸胁胀痛,泛酸,善太息,可改用逍遥散合左金丸为煎剂,以补益气血,调达肝郁,佐金以平木。

3. 阴虚火旺

[主症]　心悸少寐,眩晕耳鸣。

[兼次症]　形体消瘦,五心烦热,潮热盗汗,腰膝酸软,咽干口燥,小便短黄,大便干结,或急躁易怒,胁肋胀痛,善太息。

[舌脉]　舌红少津,苔少或无;脉细数或促。

[分析]　肾阴亏虚,水不济火,以致心火亢盛,扰动心神,故心悸少寐;肾主骨生髓,腰为肾之府,肾虚则髓海不足,骨骼失养,故腰膝酸软,眩晕耳鸣;阴虚火旺,虚火内蒸,故形体消瘦,五心烦热,潮热盗汗,口干咽燥,小便短黄,大便干结;舌红少津,少苔或无苔,脉细数或促,为阴虚火旺之征;若肝气郁结,肝火内炽则急躁易怒,胁肋胀痛,善太息。

[治法]　滋阴清火,养心安神。

[方药]　天王补心丹或朱砂安神丸加减。阴虚心火不亢盛者,用天王补心丹。方中生地黄、玄参、麦冬、天冬养阴清热;当归、丹参补血养心;人参补益心气;朱砂、茯苓、远志、酸枣仁、柏子仁养心安神;五味子收敛心气;桔梗引药上行,以通心气。合而用之有滋阴清热,养心安神之功。汗多加山茱萸。

若阴虚心火亢盛者,用朱砂安神丸。方中朱砂重镇安神;当归、生地黄养血滋阴;黄连清心泻火。合而用之有滋阴清火,养心安神之功。因朱砂有毒,不可过剂。本证亦可选用黄连阿胶汤。

若肾阴亏虚,虚火妄动,梦遗腰酸者,此乃阴虚相火妄动,治当滋阴降火,方选知柏地黄丸加味,方中知母、黄柏清泻相火,六味地黄丸滋补肾阴,合而用之有滋阴降火之功。若兼肝郁,急躁易怒,胁肋胀痛,善太息,治法为养阴疏肝,可在六味地黄丸基础上加枳壳、青皮,常可获效。

4. 心阳不振

[主症]　心悸不安,动则尤甚,形寒肢冷。

[兼次症]　胸闷气短,面色白,自汗,畏寒喜温,或伴心痛。

[舌脉]　舌质淡,苔白;脉虚弱,或沉细无力。

[分析]　久病体虚,损伤心阳,心失温养,则心悸不安;不能温煦肢体,故面色白,肢冷畏寒;胸中阳气虚衰,宗气运转无力,故胸闷气短;阳气不足,卫外不固,故自汗出。阳虚则无力鼓动血液运行,心脉痹阻,故心痛时作;舌质淡,脉虚弱无力,为心阳不振之征。

[治法]　温补心阳。

[方药]　桂枝甘草龙骨牡蛎汤加减。方中桂枝、炙甘草温补心阳;生龙齿、生牡蛎安神定悸。

心阳不足,形寒肢冷者,加黄芪、人参、附子;大汗出者,重用人参、黄芪、浮小麦、山茱萸、麻黄根;或用独参汤煎服;兼见水饮内停者,选加葶苈子、五加皮、大腹皮、车前子、泽泻、猪苓;夹有瘀血者,加丹参、赤芍、桃仁、红花等;兼见阴伤者,加麦冬、玉竹、五味子;若心阳不振,以心动过缓为著者,酌加炙麻黄、补骨脂、附子,重用桂枝。如大汗淋漓,面青唇紫,肢冷脉微,气喘不能平卧,为亡阳征象,当急予独参汤或参附汤,送服黑锡丹,或参附注射液静脉注射或静脉点滴,以回阳救逆。

5. 水饮凌心

[主症]　心悸眩晕,肢面浮肿,下肢为甚,甚者咳喘,不能平卧。

[兼次症]　胸脘痞满,纳呆食少,渴不欲饮,恶心呕吐,形寒肢冷,小便不利。

[舌脉]　舌质淡胖,苔白滑;脉弦滑,或沉细而滑。

[分析]　阳虚不能化水,水饮内停,上凌于心,故见心悸;饮溢肢体,故见浮肿;饮阻于中,清阳不升,则见眩晕;阻碍中焦,胃失和降,则脘痞,纳呆食少,恶心呕吐;阳气虚衰,不能温化水湿,膀胱气化失司,故小便不利;舌质淡胖,苔白滑,脉弦滑或沉细而滑,为水饮内停之象。

[治法]　振奋心阳,化气利水。

[方药]　苓桂术甘汤加味。本方通阳利水,为"病痰饮者,当以温药和之"的代表方剂。方中茯苓淡渗利水,桂枝、炙甘草通阳化气,白术健脾祛湿。

兼见纳呆食少,加谷芽、麦芽、神曲、山楂、鸡内金;恶心呕吐,加半夏、陈皮、生姜;尿少肢肿,加泽泻、猪苓、防己、葶苈子、大腹皮、车前子;兼见肺气不宣,水饮射肺者,表现胸闷、咳喘,加杏仁、前胡、桔梗以宣肺,加葶苈子、五加皮、防己以泻肺利水;兼见瘀血者,加当归、川芎、刘寄奴、泽兰叶、益母草;若肾阳虚衰,不能制水,水气凌心,症见心悸,咳喘,不能平卧,尿少浮肿,可用真武汤。

6. 心血瘀阻

[主症] 心悸不安,胸闷不舒,心痛时作。

[兼次症] 面色晦暗,唇甲青紫。或兼神疲乏力,少气懒言;或兼形寒肢冷;或兼两胁胀痛,善太息。

[舌脉] 舌质紫暗,或舌边有瘀斑、瘀点;脉涩或结代。

[分析] 心血瘀阻,心脉不畅,故心悸不安,胸闷不舒,心痛时作;若因气虚致瘀者,则气虚失养,兼见神疲乏力,少气懒言;若因阳气不足致瘀者,则阳虚生外寒而见形寒肢冷;若因肝气郁结,气滞致瘀者,不通则痛,则两胁胀痛、善太息;脉络瘀阻,故见面色晦暗,唇甲青紫;舌紫暗,舌边有瘀斑、瘀点,脉涩或结代,为瘀血内阻之征。

[治法] 活血化瘀,理气通络。

[方药] 桃仁红花煎加减。方中桃仁、红花、丹参、赤芍、川芎活血化瘀;延胡索、香附、青皮理气通络;生地黄、当归养血和血。合而用之有活血化瘀,理气通络之功。

若因气滞而血瘀者,酌加柴胡、枳壳、郁金;若因气虚而血瘀者,去理气药,加黄芪、党参、白术;若因阳虚而血瘀者,酌加附子、桂枝、生姜;夹痰浊,症见胸闷不舒,苔浊腻者,酌加瓜蒌、半夏、胆南星;胸痛甚者,酌加乳香、没药、蒲黄、五灵脂、三七等。

瘀血心悸亦可选丹参饮或血府逐瘀汤治疗。

7. 痰浊阻滞

[主症] 心悸气短,胸闷胀满。

[兼次症] 食少腹胀,恶心呕吐,或伴烦躁失眠,口干口苦,纳呆,小便黄赤,大便秘结。

[舌脉] 苔白腻或黄腻;脉弦滑。

[分析] 痰浊阻滞心气,故心悸气短;气机不畅,故见胸闷胀满;痰阻气滞,胃失和降,故食少腹胀,恶心呕吐;痰郁化火,则见口干口苦,小便黄赤,大便秘结,苔黄腻等热象;痰火上扰,心神不宁,故烦躁失眠;痰多、苔腻、脉弦滑,为内有痰浊之象。

[治法] 理气化痰,宁心安神。

[方药] 导痰汤加减。方中半夏、陈皮、制南星、枳实理气化痰;茯苓健脾祛痰;远志、酸枣仁宁心安神。

纳呆腹胀,兼脾虚者,加党参、白术、谷芽、麦芽、鸡内金;心悸伴烦躁口苦,苔黄,脉滑数,系痰火上扰,心神不宁,可加黄芩、苦参、黄连、竹茹,制南星易胆南星,或用黄连温胆汤;痰火伤津,大便秘结,加大黄、瓜蒌;痰火伤阴,口干盗汗,舌质红,少津,加麦冬、天冬、沙参、玉竹、石斛;烦躁不安,惊悸不宁,加生龙骨、生牡蛎、珍珠母、石决明以重镇安神。

8. 邪毒侵心

[主症] 心悸气短,胸闷胸痛。

[兼次症] 发热,恶风,全身酸痛,神疲乏力,咽喉肿痛,咳嗽,口干渴。

[舌脉] 舌质红,苔薄黄;脉浮数,或细数,或结代。

[分析] 感受风热毒邪,侵犯肺卫,邪正相争,故发热恶风,全身酸痛,咽喉肿痛,咳嗽;表证未

解,邪毒侵心,耗气伤津,故心悸气短,胸闷胸痛,神疲乏力,口干口渴;舌红,苔薄黄,脉浮数,或细数,或结代,为风热毒邪袭表、侵心,气阴受损之征。

[治法] 辛凉解表,清热解毒。

[方药] 银翘散加减。方中金银花、连翘辛凉解表,清热解毒;薄荷、荆芥、豆豉疏风解表,透热外出;桔梗、牛蒡子、甘草宣肺止咳,利咽消肿;淡竹叶、芦根甘凉清热,生津止渴。合而用之有辛凉解表,清热解毒之功。

若热毒甚,症见高热,咽喉肿痛,加板蓝根、大青叶、野菊花、紫花地丁等清热解毒之品;胸闷、胸痛者,加丹皮、赤芍、丹参等活血化瘀之品;口干口渴甚者,加生地黄、玄参;若热盛耗气伤阴,症见神疲,气短,脉细数,或结代者,合生脉散益气养阴,敛心气。

若感受湿热之邪,湿热侵心,症见心悸气短,胸闷胸痛,腹泻,腹痛,恶心呕吐,腹胀纳呆,舌质红,苔黄腻者,治当清热祛湿,芳香化浊,方选甘露消毒丹或葛根芩连汤加减。

【转归预后】

心悸的转归预后主要取决于本虚标实的程度,邪实轻重、脏损多少、治疗当否及脉象变化情况。心悸因受惊而起,其病程短,病势轻,全身情况尚好,一般在病因消除或经过适当治疗或休息之后便能逐渐痊愈;但亦有惊悸日久不愈,脏腑受损,功能失调,气血阴阳亏虚所致心悸,则病程较长,病势较重,而成怔忡,经积极合理治疗亦多能痊愈。但如出现下列情况则预后较差:心悸而汗出不止,四肢厥冷,喘促不得卧,下肢浮肿,面青唇紫,脉微欲绝者,属心悸喘脱证,预后不佳;心悸而出现各种怪脉(严重心律失常之脉象)者;心悸突然出现昏厥抽搐者;心悸兼有真心痛者。以上情况皆是病情严重之证候,均应及时治疗和监护,密切观察病情变化。

【临证要点】

1. **疏肝解郁药的应用**　心悸轻证常为肝气郁结所致,特别是因情志而发者,当在辨证基础上加郁金、佛手、香附、柴胡、枳壳、合欢皮等疏肝解郁之品,往往取得良好效果。

2. **补益与通络并用**　根据中医"久病必虚""久病入络"的理论,心悸日久当补益与通络并用。

3. **中西医联合应对重症**　临证如出现严重心律失常,如室上性心动过速、快速心房纤颤、Ⅲ度房室传导阻滞、室性心动过速、严重心动过缓、病态窦房结综合征等危重情况,当及时运用中、西医联合加以救治。

4. **病毒性心肌炎证治**　是近年来发病率较高的一种心脏疾病,初期多出现心律失常,临床表现为心悸、乏力等症状,常危及青少年的身体健康。对于这种病毒感染性心肌炎症,中医药有显著的优势。在治疗中应把握:① 咽炎一日不除,病毒性心肌炎一日不辍;② 气阴两虚贯穿疾病的始终;③ 阳气易复,阴血难复。

5. **注意日常生活调护**　心悸患者每因情绪波动或劳累过度而发,故应经常保持心情愉快、精神乐观、情绪稳定,避免惊恐及忧思恼怒等不良刺激;注意劳逸结合。宜进食营养丰富而易消化吸收的食物,忌过饱、过饥、戒烟酒、浓茶。心阳虚者忌过食生冷;心阴虚者忌辛辣炙煿;痰浊、瘀血者忌过食肥甘;水饮凌心者宜少食盐。此外,注意寒暑变化,避免外邪侵袭而诱发或加重心悸。

【古代文献摘录】

《济生方·惊悸怔忡健忘门》:"夫惊悸者,心虚胆怯之所致也……治之之法,宁其心以壮胆气,无不瘥者矣""夫怔忡者,此心血不足是也……又有冒风寒暑湿,闭塞诸经,令人怔忡,五饮停蓄,堙塞中脘,亦令人怔忡,当随其证,施以治法。"

《河间六书·六气为病·火类》："惊,心卒动而不宁也。火主于动,故心热甚也。虽尔,止为热极于里,乃火极似水则喜惊,反兼肾水之恐者,亢则害,承乃制故也。所谓恐则喜惊者,恐则伤肾而水衰,心火自甚,故喜惊也。"

《证治汇补·惊悸怔忡》："人之所主者心,心之所养者血。心血一虚,神气失守,神去则舍空,舍空则郁而停痰。痰居心位,此惊悸之所以肇端也""有停饮水气乘心者,则胸中辘辘有声。虚气流动,水既上乘,心火恶之,故筑筑跳动,使人有快快之状,其脉偏弦""有阳气内虚,心下空豁,状若惊悸,右脉大而无力者是也""有阴气内虚,虚火妄动,心悸体瘦,五心烦热,面赤唇燥,左脉微弱,或虚大无力者是也。"

《医林改错·血府逐瘀汤所治症目》："心跳心忙,用归脾、安神等方不效,用此方(血府逐瘀汤)百发百中。"

【现代文献推介】

[1]　许云,李嘉璇,付姝菲,等.心悸怔忡古方数据库的构建及组方配伍规律分析[J].中医学,2016,31(212):105-108.

[2]　陈道海,陈晓虎.运用"双心同治"理论治疗心悸[J].中医杂志,2017,58(13):1153-1154.

[3]　黄芬,张炜宁,朱文娟.《医学衷中参西录》心悸病治疗特色浅析[J].湖南中医杂志,2016,32(6):148-149.

[4]　张晋升.张仲景治疗心悸的方证辨治探析[J].辽宁中医药大学学报,2015,12(2):112-113.

第二节　胸痹心痛

胸痹心痛是以胸部闷痛不适,甚则胸痛彻背,短气,喘息不得卧为主症的一种病证。轻者仅感胸闷不适,呼吸欠畅;重者则有胸痛,严重者则心痛彻背,背痛彻心,持续不解,面色苍白,大汗淋漓。

胸痹心痛病证,历代文献中最早出现的病名为"心痛",首见于《五十二病方》,《黄帝内经》也有记载,《灵枢·五邪》曰:"邪在心,则病心痛。"《素问·缪刺论》中又有"厥心痛""卒心痛"之谓;对其临床表现,《素问·藏气法时论》描述曰:"心病者,胸中痛……膺背肩胛间痛,两臂内痛。"《灵枢·厥病》中称有"厥心痛,与背相控……如从后触其心""痛如以锥针刺其心,心痛甚"等;对不典型部位如咽喉部疼痛也有记载,如《素问·厥论》曰:"手少阴心主厥逆,心痛引喉。"而对心痛严重,并可迅速导致死亡者,《黄帝内经》称之为"真心痛":"真心痛,手足青至节,心痛甚,且发夕死,夕发旦死。"《灵枢·厥病》还记载了运动是导致胸痹心痛的常见诱因,"心痛间,动作痛益甚"。到了汉代,张仲景首先明确提出了"胸痹"的病名,并设专篇论述,《金匮要略·胸痹心痛短气病脉证治》有云:"胸痹之病,喘息咳唾,胸背痛,短气,寸口脉沉而迟,关上小紧数""胸痹不得卧,心痛彻背。"同时自汉代张仲景"九痛丸:治九种心痛"以下,至金元时期的不少医家,多从"九种心痛""心脾痛""心胃痛"论述心痛,实则多指胃脘痛而言,正如朱丹溪所云"心痛,即胃脘痛"。明代以后对胃痛与心痛做了明确的区分,如清代叶桂的《临证指南医案·心痛》中曰:"心痛、胃脘痛确是二病……亦有因胃痛及心痛者。"说明心痛确有表现为胃痛者,临床亦不可忽视。特别是明清时期对"厥心痛""真心痛"又进一步加以鉴别。如明代李梴的《医学入门·寒类》中云:"真心痛,因内外邪犯心君,一日即死。厥心痛,因内外邪犯心之包络,或他脏邪犯心之支脉。"清代喻嘉言《医门法律·阴病论》中曰:"厥心痛……去真心痛一间耳。"在疼痛部位及病因病机方面又做了诸多补充。

对胸痹心痛病因病机的认识,《黄帝内经》中已有较深刻的论述。《素问·调经论》曰:"厥气上逆,寒气积于胸中而不泻,不泻则温气去,寒独留,则血凝泣,凝则脉不通,其脉盛大以涩。"《素问·脉要精微论》亦云:"涩则心痛。"说明阴寒内盛,胸阳痹阻,阴占阳位,则心脉凝泣不通,是造成心痛的主要病机。《金匮要略》则将其病因病机归纳为"阳微阴弦",清代尤在泾在《金匮要略心典》中进一步明确"阳微,阳不足也;阴弦,阴太过也……阳虚而阴干之,即胸痹而痛",所谓上焦阳气不足,胸阳不振,阴邪上乘,邪正相搏所致。明代秦景明《症因脉治·胸痛论》则提出痰凝、气滞、血瘀都可致心痛,"内伤胸痛之因:七情六欲,动其心火;刑及肺金或怫郁气逆……则痰凝气结;或过饮辛热,伤其上焦,则血积于内,而闷闷胸痛矣"。

在治疗方面,《黄帝内经》虽未列具体方药,但提出了宜食辛温类食(药)物的观点,《灵枢·五味》已有"心病者,宜食麦羊肉杏薤",同时提出了针刺的穴位和方法。《金匮要略》强调以宣痹通阳为主,至今仍是治疗胸痹心痛的重要法则,其根据阴寒、痰浊等标实之不同而创制的栝蒌薤白白酒汤、栝蒌薤白半夏汤等代表方剂充分体现了辨证论治的特点,迄今仍具有重要的临床价值。宋金元时代有关胸痹的治疗方法记载的更为丰富,如北宋王怀隐《太平圣惠方》在"治卒心痛诸方""治久心痛诸方""治胸痹诸方"等篇中收集的治疗本病的方剂中,芳香、温通、辛散之品每与益气、养血、滋阴、温阳之药相互为用,标本兼顾。元代危亦林《世医得效方·心痛门》中提出了用"苏合香丸"芳香温通的方法"治卒暴心痛",当代医家据此研制了可迅速缓解胸痛症状的冠心苏合丸、麝香保心丸等芳香温通类药物,被广泛应用于临床。明清时期医家已开始对瘀血导致胸痹心痛有了深刻认识,提出了活血化瘀的治疗方法,如明代王肯堂《证治准绳·诸痛门》提出大剂红花、桃仁、降香、失笑散等治疗死血心痛,清代陈修园《时方歌括》用丹参饮治心腹诸痛,清代王清任《医林改错》用血府逐瘀汤治疗胸痹心痛等,由此活血化瘀的方法也成为现代医家治疗胸痹心痛的研究热点,取得了诸多成就,为治疗胸痹心痛开辟了广阔的途径。

西医学的缺血性心脏病心绞痛及心肌梗死,以及有胸痛表现的如心包炎、病毒性心肌炎等均可参照本篇辨证论治。

【病因病机】

本病的发生多与寒邪内侵、饮食不当、情志失调、久坐少动、年老体虚等因素有关。

1. **寒邪内侵** 素体阳虚,胸阳不足,阴寒之邪乘虚侵袭,阴占阳位,寒凝气滞,血行瘀阻,痹阻胸阳,而成胸痹心痛,诚如清代林珮琴《类证制裁·胸痹》所云:"胸痹胸中阳微不运,久则阴乘阳位,而为痹结也。"或气候突变,暴寒折阳,寒主收引,心脉挛急而发为本病,明代虞抟《医学正传》所谓"有真心痛者,大寒触犯心君"。

2. **饮食不节** 过食肥甘厚味或嗜烟酒成癖,损伤脾胃,脾运失健,水谷不能化生精微,则酿湿生痰,痰阻脉络,血行不畅,或痰瘀痹阻,胸阳失展,而成胸痹心痛。

3. **情志失调** 郁怒则伤肝,肝气内郁,疏泄失常,气滞血瘀;或气郁化火,灼津成痰;或横逆犯脾,脾运失健,聚湿生痰;忧思则伤脾,脾虚气结,津液不得输布,聚而成痰。无论气滞、血瘀、痰阻或交互为患,均可使血行失畅,脉络壅滞,胸阳痹阻,气机不畅,心脉挛急或滞塞而发为本病。即《杂病源流犀烛·心病源流》所谓:"总之七情之由而作心痛,七情失调可致气血耗逆,心脉失畅,痹阻不通而发心痛。"

4. **年老体虚** 人届中年,肾气自半,精血渐衰,肾为先天之本,元阴元阳,肾阳虚衰,不能鼓舞五脏之阳,则心阳亏虚,脾阳不振;肾阴不足,不能滋养五脏之阴,则心阴内耗,心脉失养。凡此,均可在本虚的基础上形成标实,导致痰阻、血瘀、气滞、寒凝,使胸阳痹阻,气机不畅,心脉挛急或滞塞而发为胸痹心痛。

5. **久坐少动** 劳逸失宜,调摄不当,久坐少动,则气机不畅,而气行则血行,气郁则血停,故滞而成瘀;久坐少动,亦可致脾胃运化不健,易生痰湿;气滞血瘀,痰湿壅遏,则胸阳不展,发为胸痹心痛。

本病病位在心,与肝、脾、肾诸脏关系密切,乃心、肝、脾、肾诸脏的功能失调,导致寒凝、气滞、血瘀、痰浊等病理产物痹遏胸阳,或心脉失养,病机关键为心脉痹阻。在心的气、血、阴、阳不足或肝、脾、肾功能失调的基础上,兼有痰浊、血瘀、气滞、寒凝等病理产物阻于心脉,在寒冷刺激、饱餐、情绪激动、劳累过度等诱因的作用下,使胸阳痹阻,气机不畅,心脉挛急或滞塞而发,总属本虚标实之证,在本为气血阴阳的亏虚,在标为气滞、血瘀、寒凝、痰浊,且往往相互兼夹。本病形成和发展过程中,或先实后虚,或先虚后实。在临床证候方面多虚实夹杂,或以实证为主,或以虚证为主,但总以血瘀贯穿始终,本病病程较长,易反复发作。

以上病因病机往往相互交结为患,而消渴、肥满之人更易引发胸痹心痛。消渴者阴虚燥热,灼津成痰;肥人则多痰。痰浊阻于心脉,壅遏气机、血行,而成痰浊、血瘀、气滞标实之候,痹阻胸阳,发为胸痹心痛。

【诊断】

(1) 膻中及左胸膺部突发憋闷疼痛,疼痛性质有闷痛、灼痛、绞痛、刺痛、隐痛等不同,也可仅表现为不适感而无明显疼痛,部位多较广泛,有时可窜及肩背、左上臂内侧、咽喉、胃脘部等。

(2) 突然发病,多数在劳作当时即刻发生,或由于饱餐、寒冷刺激、情绪激动所诱发,也有部分无明确诱因或安静状态下发病者,且时作时止,反复发作,一般持续数分钟至十余分钟不等。

(3) 轻者经休息即可缓解,稍重者需含服芳香温通类药物,若疼痛剧烈,持续不解,汗出肢冷,面色苍白,唇甲青紫,脉散乱或微细欲绝,甚则有心脱、心衰之虞者则属真心痛之危候,可致猝死。

(4) 多见于中年以上,且吸烟、久坐少动及肥满之人,或平素罹患消渴、眩晕、头痛等疾病者更易发生。

【相关检查】

(1) 冠心病心肌缺血的相关检查:心电图是最常用的检查,特别是动态观察更有临床价值,也可行心电图负荷试验或24小时动态心电图监测、心肌核素显影等寻找心肌缺血证据,必要时可选择冠状动脉造影以明确病因或诊断。

(2) 冠心病心肌坏死的相关检查:可行血清心肌酶学、血清肌钙蛋白T(CTNT)和I(CTNI)等测定,尤其是重视动态观察更有临床意义。

(3) 冠心病相关危险因素检查:应明确冠心病相关危险因素,可行血清脂质成分、血糖等检测,以及监测血压等。

【鉴别诊断】

1. **悬饮** 胸痹心痛与悬饮都有胸痛表现,但胸痹心痛多于劳作当时发生,或因饱餐、寒冷刺激、情绪激动等诱发,呈阵作特点,历时短暂,多经休息或含服药物可以缓解,且好发于中年以上肥满、消渴、眩晕之人。悬饮则表现为胸部胀痛,持续不解,咳唾、转侧、呼吸则诱发或加重,且多伴咳嗽、咳痰等肺系证候,可发于任何年龄。

2. **胃痛** 胸痹心痛部位之不典型者亦可表现为胃脘部的疼痛,极易与其混淆,但胸痹心痛多呈阵发性,且多与劳作有关,虽也有饱餐后发生者,但多伴心悸、气短等症状,而且为时短暂,休息或药物可以缓解。胃痛则多为胀痛,胃脘局部有喜按或拒按的特点,空腹或餐后均可发生,多伴有嗳气、呃逆、呕吐、泛酸、腹胀等胃系证候。

【辨证论治】

辨证要点

1. **辨病情轻重** 胸痹心痛多是慢性病变,往往反复发生,但若发作已成规律,病症特点、诱因等稳定不变者多属轻症,而首次发生或病症特点和诱因较以往有明显变化者则属重症;疼痛程度较轻,持续时间短暂,休息可缓解者多为轻症。疼痛程度较重,甚则胸痛彻背、背痛彻心,持续不解者多为重症;症状发作时伴汗出肢冷、气不得续、唇甲青紫,甚则晕厥者,多属危重。

2. **辨标本虚实** 胸痹心痛乃本虚标实之证,发作期多以标实为主或虚实夹杂,缓解期多以本虚为主。标实当分气滞、寒凝、血瘀、痰浊之异,本虚应别气血阴阳亏虚不同,临证可根据疼痛特点和相关伴随之症加以辨别。标实中,气滞者多闷重而痛轻,容易走窜,情志变化诱发或加重,或兼胸胁胀满;寒凝者多绞痛难忍,尤其是感寒或寒冷季节容易发生或加重,同时伴有面色苍白、四肢较冷;血瘀者多呈刺痛,固定不移,夜间多发;痰浊者多窒闷而痛,同时伴有气短喘促、肢体困重。本虚中,气虚者多气短乏力,少气懒言,心悸,舌质淡胖或有齿痕,脉濡,或沉细,或结代;阳虚者则现畏寒肢冷,精神倦怠,自汗,面白,舌质淡或胖,脉沉细或沉迟;血虚者则有心悸怔忡,失眠多梦,面色淡而无华,脉细或涩;阴虚者则现心烦,口干,盗汗,舌质红,少苔,脉细数或促。

3. **真心痛** 真心痛乃胸痹心痛之危候,其诊治及预后与胸痹心痛有较大区别。凡疼痛剧烈,持续不解,伴大汗、肢冷、面白、唇紫、手足青至节、脉微或结代者,多属真心痛。

治疗原则

胸痹心痛是急症、危重症,病症发作时多以标实为主,当急则治其标,病情稳定后再缓图其本,扶正固本,必要时根据虚实标本的主次,兼顾同治。祛邪治标常以芳香温通、辛温通阳、活血化瘀、宣痹涤痰为主;扶正固本常以益气养阴、温阳补气、养血滋阴、补益肝肾等为法。祛邪尤重活血通脉,扶正当重补益心气,总的治则不外"补通"二义。

分证论治

1. **心血瘀阻**

[主症] 胸部刺痛,固定不移,入夜加重。

[兼次症] 胸闷心悸,时作时止,日久不愈,或眩晕,或因恼怒而致心胸剧痛。

[舌脉] 舌质紫暗,或有瘀斑,苔薄白,或白腻,或黄腻;脉沉涩,或弦涩,或结代。

[分析] 瘀血阻于心脉,络脉不通,不通则痛,故见胸部刺痛,固定不移;血属阴,故入夜加重;心脉瘀阻,心失所养,故胸闷心悸;恼怒则肝气郁结,气滞则加重血瘀,故常因情志波动而疼痛加重,时作时止,日久不愈;郁久化热伤阴,肝肾阴虚,肝阳上亢,则眩晕或头痛;舌质紫暗或有瘀斑,脉沉涩,或弦涩,或结代,皆为瘀血内停,气机阻滞之候;苔白腻或黄腻,为兼痰浊或痰热内结之征。

[治法] 活血化瘀,通脉止痛。

[方药] 血府逐瘀汤加减。方中当归、赤芍、川芎、桃仁、红花等均为活血祛瘀之品;牛膝引血下行,柴胡疏肝解郁,升达清阳,桔梗开宣肺气,又合枳壳则一升一降,开胸行气,调整气机,取气行则血行之意;生地凉血清热,合当归又能养阴润燥,使瘀去而不伤阴血。

若出现苔白腻,为痰瘀互结,宜加涤痰汤等化瘀涤痰;若出现苔黄腻,为痰瘀热互结,宜加温胆汤或小陷胸汤化裁治疗。

2. **痰浊内阻**

[主症] 胸闷痛如窒,痛引肩背。

　　[兼次症]　疲乏，气短，肢体沉重，痰多，或时有胸闷刺痛、灼痛。

　　[舌脉]　舌质淡，或紫暗，苔厚腻，或黄腻；脉滑，或弦滑，或滑数。

　　[分析]　痰为阴邪，重浊黏滞，阻于心脉，胸阳失展，气机不畅，故胸闷痛如窒；心之络脉、支脉布两肩，通背俞，因痰浊盘踞，阻滞心之脉络，故痛引肩背；痰湿困脾，脾失健运，故肢体沉重；心脾气虚则疲乏气短；痰多，舌质淡，苔腻，脉滑，皆气虚而痰浊内阻之征；久痛入络，久病必瘀，痰阻血瘀，痰瘀互结，则胸闷时刺痛，痛处不移，舌质紫暗，苔厚腻；若痰浊化热，痰热互结，则胸闷时灼痛，舌质或淡或紫暗，苔黄腻，脉滑数。

　　[治法]　通阳泄浊，豁痰开结。

　　[方药]　瓜蒌薤白半夏汤加减。方中瓜蒌宽胸散结化痰；薤白辛温通阳，散结，豁痰下气；半夏化痰降逆。本方为治痰浊内阻胸痹的代表方剂。

　　若痰浊重，舌质淡，苔白腻，脉滑者，宜加重健脾化痰之力，可合用二陈汤；若痰瘀互结，舌紫暗，苔白腻，宜加入活血化瘀之品，如桃仁、红花、川芎、丹参、郁金等；若痰热互结，舌质红，苔黄腻，脉滑数者，可合用黄连温胆汤以清化痰热。

3. 阴寒凝滞

　　[主症]　胸痛如绞，时作时止，感寒痛甚。

　　[兼次症]　胸闷，气短，心悸，面色苍白，四肢不温，或心痛彻背，背痛彻心。

　　[舌脉]　舌质淡红，苔白；脉沉细，或沉紧。

　　[分析]　素体阳虚，寒从中生，阴寒凝滞，胸阳阻遏，复感寒邪，可突发绞痛，因"胸痹缓急"，故时作时止；胸阳痹阻，气机不畅而胸闷，气短，心悸；阳虚生寒，不达四末，故面白而四肢不温；苔白，脉沉细，均为阴寒凝滞，阳气不运之候。若心痛彻背，背痛彻心，脉沉紧者，为阴寒凝滞之重证。

　　[治法]　辛温通阳，开痹散寒。

　　[方药]　瓜蒌薤白白酒汤加减。方中桂枝、附子、薤白辛温通阳，开痹散寒；瓜蒌、枳实化痰散结，宣痹降逆；丹参活血通络；檀香温中宽胸止痛。

　　若心痛彻背，背痛彻心，时发绞痛，身寒肢冷，喘息不得卧，此为阴寒极盛，心痛之重证，宜用乌头赤石脂丸改汤剂送服苏合香丸，宣痹通阳，芳香温通以止痛。方中蜀椒、干姜温中散寒；附子、乌头以治心痛厥逆；赤石脂入心经而固涩心之阳气，温涩调中。临床上附子、乌头很少在一起同用，可将乌头改为肉桂。

4. 气阴两虚

　　[主症]　胸闷隐痛，时作时止。

　　[兼次症]　心悸心烦，疲乏，气短，头晕，或手足心热，或肢体沉重，肥胖，胸憋闷而刺痛。

　　[舌脉]　舌质嫩红或有齿痕，苔少，或薄白，或舌质淡青有瘀斑，苔厚腻或黄腻；脉细弱无力，或结代，或细数，或细缓，或沉缓而涩，或沉缓而滑，或沉滑而数。

　　[分析]　心痛日久，气阴两虚。气虚无以运血，阴虚则络脉不利，均可使血行不畅，气血瘀滞，而胸闷隐痛，时作时止；气虚则疲乏气短，舌有齿痕，苔薄白，脉细弱无力；阴血虚则心悸，眩晕，手足心热，脉细数；气阴两虚重证，气不运血，血不养心，气血瘀滞，则可见脉细缓或结代；偏于气虚，脾失健运，则痰浊内生，而见肢体沉重，肥胖，苔厚腻，脉缓而滑；偏于阴虚则心悸，手足心热，舌质嫩红，苔少，脉细数。若兼有血瘀则胸闷而刺痛，舌质淡青有瘀斑，脉沉缓而涩。若痰浊化热则脉沉滑而数，苔黄腻。

　　[治法]　益气养阴，活血通络。

　　[方药]　生脉散合人参养荣汤加减。方中人参、黄芪、白术、茯苓、甘草健脾益气，以助生化之

源;地黄、麦冬、当归、白芍滋阴养血;远志、五味子养心安神。

偏于气虚者可用生脉散合保元汤,加强健脾益气之功,以补养心气,鼓动心脉;偏于阴虚者可用生脉散合炙甘草汤以滋阴养血,益气复脉而止痛;兼有瘀者,生脉散合丹参饮,以益气养阴,活血通络止痛;痰热互结者,生脉散合温胆汤,以益气养阴,清化痰热而止痛。

5. 心肾阴虚

[主症] 胸闷痛或灼痛,心悸心烦。

[兼次症] 不寐,盗汗,腰膝酸软,耳鸣,或头晕目眩,或胸憋闷刺痛,或面部烘热,汗多,善太息,胁肋胀痛。

[舌脉] 舌质红绛或有瘀斑,苔少或白;脉细数,或促。

[分析] 病延日久,阴虚而血滞,瘀滞痹阻,故见胸闷灼痛,时作时止;肾阴虚,五脏失其滋润,心肾阴虚,阴虚生内热,故见心悸心烦、盗汗、不寐、耳鸣、腰膝酸软;若水不涵木,风阳上扰,则见头晕目眩;肝肾阴虚,肝气郁结,则面部烘热、善太息、胁肋胀痛;热迫津外出则汗多;因瘀血阻滞,故时有胸憋闷刺痛;舌质红绛有瘀斑,苔少或白,脉细数或促,均为阴虚内热,瘀血阻络之征。

[治法] 滋阴益肾,养心安神。

[方药] 六味地黄丸加减。方中熟地、山茱萸、枸杞子以滋肝肾之阴;茯苓、山药、甘草健脾以助生化之源。

汗多者,重用山茱萸,加强收涩止汗之力;心悸心烦不寐者,可加麦冬、五味子、酸枣仁、夜交藤以养心安神;若胸闷且痛,可加当归、丹参、郁金以养血通络止痛;若肝肾阴虚,肝气郁结,宜合用柴胡疏肝散以滋肾疏肝。

6. 心肾阳虚

[主症] 胸闷痛,气短,遇寒加重。

[兼次症] 心悸汗出,腰酸乏力,畏寒肢冷,唇甲淡白,或胸痛彻背,四肢厥冷,唇色紫暗,脉微欲绝,或动则气喘,不能平卧,面浮足肿。

[舌脉] 舌质淡,或紫暗,苔白;脉沉细,或脉微欲绝,或沉细迟,或结代。

[分析] 心肾阳虚,胸阳不运,气机不畅,血行瘀滞,故胸闷气短,遇寒加重;心肾阳虚,则心悸汗出,腰酸乏力,畏寒肢冷,唇甲淡白,舌质淡,苔白,脉沉细;若阴寒凝聚,胸阳阻遏,复感外寒,则胸痛彻背,四肢厥冷,唇色紫暗,脉微欲绝;心肾阳虚,开阖失常,水饮凌心射肺,而动则气喘,不能平卧,面浮足肿;舌质紫暗,脉沉细迟或结代,皆为心肾阳虚,瘀血阻络,水饮凌心所致。

[治法] 益气温阳,通络止痛。

[方药] 参附汤合金匮肾气丸加减。金匮肾气丸中肉桂易桂枝。方中人参大补元气;附子、肉桂温壮心肾之阳;熟地、山茱萸补益肾精,即所谓"善补阳者,必于阴中求阳"之意。

若胸痛彻背,四肢厥冷,唇色暗,脉微欲绝者,可重用红参、附子,并加用龙骨、牡蛎以回阳救逆。同时送服冠心苏合丸,芳香温通止痛。若心肾阳虚重证,水饮凌心射肺者,可用真武汤加桂枝、防己、车前子以温阳利水。

【转归预后】

胸痹心痛病程较长,易反复发作。病之初多以实证为主,寒凝、气滞、血瘀、痰浊之间相互影响;在实证形成的过程中,则阴、阳、气、血渐虚,常交互出现,逐渐加重。若及时治疗,标本兼顾,去除诱因可稳定病情,控制疾病的发展。若病情进一步进展,可致心脉闭阻,心胸猝然大痛,而发为真心痛;若心肾阳虚,水邪泛滥,凌心射肺,可见喘脱之危候,常危及生命。

【临证要点】

1. **以通为补,通补结合** 胸痹心痛虽证有不一,然总属本虚标实,不通则痛,治疗上当以通为补,以补为通,通补兼施。"通"则包括活血化瘀、辛温通阳、泄浊豁痰;"补"则包括温阳补气、益气养阴、滋阴益肾。但临证需注意补而不助其壅塞,通而不损其正气。

2. **活血化瘀贯穿始终** 瘀血阻滞心脉是胸痹心痛重要的病理机制,且往往贯穿始终,因此活血化瘀法是常用治则,但瘀血的形成多由气阳不足或气阴两虚而致,也可由寒凝、痰浊、气滞发展而来,加之本病反复发作,迁延日久,因此单纯血瘀者少见,多表现为气虚血瘀或痰瘀交阻、气滞血瘀等夹杂证候,临证运用活血化瘀药时多伍以益气、养阴、化痰、理气之品,辨证用药,一般多选用养血活血之品,如丹参、鸡血藤、当归、三七、赤芍、郁金、川芎、益母草等,破血攻伐之品多药性峻猛,走而不守,久服有耗气、伤阴、动血之虞,仅短期用于瘀血痹阻心脉的急重症。

3. **芳香温通类药物的应用** "阴乘阳位"乃胸痹心痛总的病机特点,无论寒凝、痰浊、血瘀等皆为阴邪,故当以辛温通阳之法急治其标,临床常用具芳香走窜、辛温通阳之功用的药物如桂心、干姜、麝香、细辛、蜀椒、檀香、降香、苏合香油等,近年来据此开发的冠心苏合丸、麝香保心丸、复方丹参滴丸、速效救心丸等多种具芳香温通作用的速效制剂,也广泛运用于临床,并取得了此类药物可解除冠脉痉挛、增加心肌供血、减少心肌氧耗等初步证据。但芳香温通类药物多具辛散走窜之弊,久服易耗伤阳气,故多用于胸痹心痛急性发作时,当中病即止。

4. **注意平素调摄** 嗜食肥甘、烟酒成癖或消渴、眩晕之疾者多因痰浊、血瘀之变而致胸痹心痛,故临证非当症状发作之时才急治其标,而当积极调摄生活,控制消渴、眩晕之症,以使气机调畅,胸阳得展。

【古代文献摘录】

《素问·痹论》:"心痹者,脉不通,烦则心下鼓,暴上气而喘。"

《难经·六十难》:"其五脏气相干,名厥心痛……其痛甚,但在心,手足青者,即名真心痛。其真心痛者,旦发夕死,夕发旦死。"

《金匮要略·胸痹心痛短气病脉证治》:"师曰:夫脉当取太过不及,阳微阴弦,即胸痹而痛,所以然者,责其极虚也。今阳虚知在上焦,所以胸痹、心痛者,以其阴弦故也。""心痛彻背,背痛彻心,乌头赤石脂丸主之。"

《杂病源流犀烛·心病源流》:"素无心病,卒然大痛无声,咬牙切齿,舌背气冷,汗出不休,手足青过节,冷如冰,是为真心痛,旦发夕死,夕发旦死……内外邪犯心之包络,或他脏之邪犯心之支络,故心亦痛,此厥心痛也。"

《类证治裁·心痛论治》:"心为君主,义不受邪,故心痛多属心包络病。若真心痛,经言旦发夕死,夕发旦死。由寒邪攻触,猝大痛,无声,面青气冷,手足青至节,急用麻黄、桂枝、附子、干姜之属温散其寒,亦死中求活也。"

【现代文献推介】

[1] 吴焕林.邓铁涛调脾护心法治疗冠心病心绞痛方案抗心肌缺血作用的临床队列研究[J].辽宁中医杂志,2012,39(3):385.

[2] 隋歌川,肖璐,冯玲.基于数据挖掘探索路志正教授治疗胸痹的用药经验研究[J].世界中西医结合杂志,2015,10(2):149-151,167.

[3] 张少泉,黄政德,谢雪姣.郭振球论治冠心病经验[J].湖南中医杂志,2015,31(4):4-5.

[4] 蒋跃绒,谢元华,张京春,等.陈可冀治疗心血管疾病血瘀证用药规律数据挖掘[J].中医杂志,2015,56(5):376-380.

第三节 心 衰

心衰是以心悸、胸闷气短、呼吸困难为主要临床表现的疾病。多继发于心悸、胸痹心痛等病证之后，是各种心脏疾病的最终转归，亦见于其他脏腑疾病的危重阶段。早期表现为乏力，气短，动则气喘、心悸；继而气喘加重，甚至喘不得卧，尿少肢肿，病情急剧加重者，可发生猝死。

对心衰相关症状的论述最早可见于《黄帝内经》，如《素问·逆调论》云："夫不得卧，卧则喘者，是水气之客也""若心气虚衰，可见喘息持续不已。"《灵枢·胀论》："心胀者，烦心短气，卧不安"；汉代张仲景称本病为"心水"，《金匮要略·水气病脉证并治》曰："心水者，其身重而少气，不得卧，烦而躁，其人阴肿。"其创制的真武汤、葶苈大枣泻肺汤等，至今仍在临床常用；晋代王叔和在《脉经·卷第三》中首先提出"心衰则伏，肝微则沉，故令脉伏而沉"，认为阳气虚衰水停乃心衰的主要病机，脉沉伏是心衰脉象，并提出调其阴阳，利其小便的治法；宋代赵佶《圣济总录·心脏门》曰："心衰则健忘，心热则多汗。"清代程文囿《医述·卷一》有"心主脉，爪甲不华，则心衰矣"的记载，补充了心衰的临床表现；清代唐容川在《血证论·怔忡》亦说："凡思虑过度及失血家去血过多者，乃有此虚证，否则多挟痰瘀，宜细辨之。"丰富了病因病机的认识，强调辨虚实。1997 年 10 月国家技术监督局发布的国家标准《中医临床诊疗术语·心系病类》规范了"心衰"的病名；2014 年颁布了"慢性心力衰竭中医诊疗专家共识"，进一步规范了本病的辨证分型与治疗。

本病相对应于西医学所述的心力衰竭，包括急性心力衰竭、慢性心力衰竭等，而其他原因引起的心脏负荷增加或心脏损伤增加而导致的心力衰竭亦可参考本病辨证论治。

【病因病机】

本病的发生多因外感风寒湿热、疫毒之邪，饮食不节，劳逸失度，年老久病，禀赋异常等，导致气血阴阳虚衰，脏腑功能失调，心失所养，心血不运，气滞、痰阻、血瘀、水饮遏阻心之阳气。

1. **外邪侵袭** 久居潮湿之地，风寒湿邪内侵，痹阻经脉，久则内舍于心，阻遏心阳，心气鼓动乏力，心脉痹阻。或外感风湿热、疫毒之邪，内陷心包，心之阴血耗伤，阳气衰竭。

2. **饮食不节** 恣食肥甘厚味，过饮过食或饥饱无常，日久损伤脾胃，运化失司，聚湿生痰，痰饮水湿上犯于心，遏阻心阳而发心衰。

3. **劳逸失度** 体劳过度，损伤心气，推动无力；过逸少动，心气内虚，血运瘀滞，心阳受遏，发为心衰。

4. **年老久病** 年老体虚，或久患心悸、胸痹心痛、肺胀、眩晕、消渴等病，使肾之元阴元阳亏耗，阳虚则不能鼓舞心阳，阴虚则不能上济心火，血行瘀滞，发为心衰。

5. **禀赋异常** 母体在妊娠早期感染邪毒，或先天禀赋不足，精血虚于里，卫气弱于外，腠理失固，风寒湿热乘虚而入，反复感邪，诱发心衰。

归纳言之，心衰病位在心，可涉及肺、脾、肾、肝等脏。基本病机为心之气血阴阳虚衰，心血不运，血脉瘀阻。《素问·痿论》曰"心主身之血脉"，《素问·平人气象论》曰"心藏血脉之气"，心气充沛才能推动血液正常运行，使血液周流不息，发挥其濡养作用。心气虚弱、心阳不足则鼓动血脉运行无力,瘀血内停,又会阻滞气机。气滞血瘀一方面耗伤心气心阳,另一方面,更可导致痰浊水饮的产生,《血证论》中云:"须知痰水之壅,由瘀血使然。"《诸病源候论》中指出:"诸痰者,此由血脉壅塞,饮水结聚而不消散,故能痰也。"脾阳不振,脾失健运,水饮内停,既可凌心犯肺,又能耗伤心气,使悸喘加重。心行血,肝藏血,心阳亏虚则心血瘀阻,肝失疏泄则藏血异常,瘀结胁下,形成癥积。

病理性质总属本虚标实,本虚为气血阴阳亏虚,标实指瘀血、痰浊、水饮、气滞。初期以气虚为主,逐步发展成气阴两虚,或心阳亏虚,进而导致阴阳两虚,最终阳气外脱。瘀血、痰浊、水饮和气滞可以出现在心衰的各个时期,与气血阴阳虚损互为因果。总之,心之阳气虚衰是其病理基础,血脉瘀滞为其中心环节。

【诊断】

(1) 心悸、胸闷气短、呼吸困难、水肿为本病的主要特征。

(2) 早期表现气短心悸,或夜间突发惊悸喘咳,端坐后缓解。随着病情发展,心悸频发,动则喘甚,或持续端坐呼吸,不能平卧,咳嗽咯痰,或泡沫状血痰;水肿以下肢为甚,甚则全身水肿。终末期出现胁痛,或胁下积块,面色苍白或青灰,肢冷,唇舌紫暗,脉虚数或微弱。常伴乏力、神疲、腹胀、纳呆、便溏。

(3) 多有心悸、胸痹、肺胀等病史,或继发于伤寒、温病,也可见于一些危重疾病的终末期,以中老年人为多。感受外邪、饮食不节、劳倦过度、五志过极等可能导致心衰发作或加重。

【相关检查】

BNP(B型脑利钠肽)或 NT-ProBNP(N-末端原脑利钠肽)、心电图、动态心电图、超声心动图、X线胸片、冠状动脉造影、心脏 ECT(核素心肌灌注显像)等有助于本病的诊断。

【鉴别诊断】

哮病　哮病为发作性痰鸣气喘疾患,多有伏痰宿根,复因外感、食物、花粉或情志等因素诱发。发时喉中哮鸣,呼吸困难,间歇期则如常人。

【辨证论治】

辨证要点

1. 辨标本虚实　本病以气虚为基础,或兼阴虚,或兼阳虚,终可至阴阳两虚;标实有痰浊、血瘀、水停、气滞。临证当结合病史病程、主症兼症、舌苔脉象,以辨别本虚标实之主次。

2. 辨脏腑病位　本病主脏在心,涉及五脏。病在心则心悸怔忡,失眠多汗,气短乏力;累及肺则咳嗽咯痰,气逆喘促;累及脾则脘腹痞满,纳呆、便溏;累及肝则胁痛,黄疸;累及肾则尿少,肢肿。

3. 辨急性慢性　急性心衰常见突发严重呼吸困难,喘促不能平卧,或咳出大量白色或粉红色泡沫样痰,面色苍白或青灰,汗出肢冷,躁扰不宁,或神昏,唇舌紫暗,脉虚数或微弱。慢性心衰由各种心脏病发展而来,起病缓慢,常见心悸、喘促,劳则加重,乏力头晕、腹胀、尿少、肢肿等症状及瘀血舌象,多呈反复发作且进行性加重。

治疗原则

治疗首当权衡标本主次,补虚泻实。虚证宜补益心气,温补心阳;养心为本,兼顾五脏。活血化瘀法贯穿治疗全过程,常配合理气、化痰、利水、逐饮诸法。其次,注意消除病因或诱因,坚持防治结合。

分证论治

1. 气虚血瘀证

[主症] 心悸气短,动则尤甚,甚则喘咳,唇甲青紫,颈脉青筋暴露。

[兼次症] 神疲乏力,自汗,面白或黯红,胁下积块。

[舌脉] 舌质紫黯或有瘀斑;脉沉细、涩或结代。

[分析] 心气不足,心失所养,心神不宁,则见心悸;心肺气虚,故气短,神疲乏力,甚则喘咳;气虚血瘀,血滞于脉,则见口唇青紫,颈脉青筋暴露,胁下积块。舌质紫黯或有瘀斑,脉沉细、涩或结代属气虚血瘀之象。

[治法] 益气活血化瘀。

[方药] 保元汤合桃红饮加减。药用人参、黄芪益气强心;桂枝、甘草、生姜助阳益气;桃仁、红花、当归、川芎活血化瘀。

血瘀重者加三七;心悸、自汗加煅龙骨、煅牡蛎;喘咳、咯痰加葶苈子、半夏;尿少肢肿加茯苓、泽泻、车前子。

2. 气阴两虚证

[主症] 心悸气短,尿少肢肿。

[兼次症] 体瘦乏力,心烦失眠,口干咽燥,小便短赤,甚则潮热盗汗,或面白无华,唇甲色淡。

[舌脉] 舌质黯红,少苔或无苔;脉细数或虚数。

[分析] 气阴两虚,心失所养,心神不宁,则心悸,心烦,失眠、气短,乏力;心阴亏虚,津液不足,阴虚内热,则口干咽燥,小便短赤,潮热盗汗;肾气亏虚,气化不行,则尿少肢肿。

[治法] 益气养阴活血。

[方药] 生脉散加减。药用人参益气强心;麦门冬、五味子滋阴养心安神。

心阴亏虚、虚烦不寐,加酸枣仁、夜交藤;面白无华、唇甲色淡,气血两虚,合用当归补血汤。心动悸、脉结代者,用炙甘草汤。

3. 阳虚水泛证

[主症] 心悸,气短喘促,动则尤甚,或端坐不得卧,尿少肢肿,下肢尤甚。

[兼次症] 形寒肢冷,面色苍白或晦暗,口唇青紫。

[舌脉] 舌淡黯,苔白;脉沉弱或沉迟。

[分析] 心肾阳虚,则心悸,气短喘促,动则尤甚,端坐而不得卧;肾阳亏虚,失于温煦,故见形寒肢冷;肾阳虚,开阖不利,不能化气行水,则尿少肢肿;面色苍白或晦暗,口唇青紫为阳虚血瘀之象。

[治法] 温阳活血利水。

[方药] 真武汤加减。药用熟附子温肾助阳,以化气行水,兼暖脾土,以温运水湿;茯苓、白术、生姜健脾利水;白芍防止附子燥热伤阴。可加泽泻、猪苓利水消肿。

血瘀明显,水肿不退,加毛冬青、泽兰、益母草活血利水。

4. 痰饮阻肺证

[主症] 心悸气急,喘促,不能平卧,肢肿,腹胀,甚则脐突。

[兼次症] 痰多色白如泡,甚则泡沫状血痰,烦渴不欲饮,胸闷脘痞,面唇青紫。

[舌脉] 舌质紫黯,舌苔白厚腻;脉弦滑或滑数。

[分析] 心肺气虚,脾肾俱病,水饮不化,壅阻于肺,气失宣降,故咳泡沫状血痰,喘促气急,不

能平卧;水饮内停,则肢肿,腹胀,烦渴不欲饮;面青唇紫,舌质紫黯,舌苔白厚腻,脉弦滑或滑数为痰瘀内阻之象。

[治法]　化痰逐饮活血。

[方药]　苓桂术甘汤合葶苈大枣泻肺汤加减。药用桂枝温阳化气;茯苓、白术健脾渗湿;葶苈子、泽泻能泻肺平喘、蠲饮利水;泽兰、益母草、牛膝活血利水;大枣、甘草益气和中。

痰郁化热,喘急痰黄难咯,舌红苔黄厚腻,脉弦滑数者,宜清肺化痰,平喘止咳,可用清金化痰汤合千金苇茎汤;兼风寒束表,宜祛风散寒,温肺化饮,可用小青龙汤。

5. 阴竭阳脱证

[主症]　心悸喘憋不得卧,呼吸气促,张口抬肩,尿少或无尿。

[兼次症]　烦躁不安,大汗淋漓,四肢厥冷,颜面发绀,唇甲青紫。

[舌脉]　舌淡胖而紫;脉沉细欲绝或脉浮大无根。

[分析]　久患心疾,心阴枯竭,心阳虚脱,则心悸喘憋不得卧,大汗淋漓,四肢厥冷;心气涣散,肺气不敛,则呼吸气促,张口抬肩;阳气外脱,心液随之而泄,故见大汗淋漓,四肢厥冷。

[治法]　益气回阳固脱。

[方药]　参附注射液或四逆加人参汤加减。前方功效益气回阳救脱,后方是治亡阴利止之方。药用干姜、附子温经助阳;人参、甘草生津和阴。

阴竭加山茱萸、麦冬敛阴固脱;喘甚,加五味子、蛤蚧纳气平喘;冷汗淋漓,加煅龙骨、煅牡蛎潜阳敛汗;四肢厥冷,脉细微而迟,用麻黄附子细辛汤加人参、黄芪。

【预后转归】

心衰的总体预后很差,其长期的病亡率高,患者的生活质量较差。如能正确、及时地进行救治,可以有效缓解症状。若处理不及时,急性心衰常危及生命,若出现心悸,气喘,大汗淋漓,四肢厥冷,口唇发绀,脉微欲绝者,证属心阳欲脱之危重证候,宜中西医结合紧急救护。部分患者虽经治疗,但休息时仍有症状,且需长期、反复住院,终末期心衰预后不良。

【临证要点】

1. 重视活血化瘀法的应用　血脉瘀滞为心衰中心环节,活血化瘀法贯穿于本病治疗之始终,可联合其他治法。如活血益气,常用补阳还五汤;活血化痰,可用温胆汤或涤痰汤,与血府逐瘀汤联用;活血理气,常在活血药基础上,配伍枳壳、降香、延胡索、砂仁,或用丹参饮;活血助阳,活血药常与熟附子、桂枝、干姜、吴茱萸等配伍使用。临床还可用活血滋阴、活血利水、活血通下等法。

2. 葶苈子的应用　葶苈子与活血益气药配伍,益气以助气行,气行则血行,脉通则水调,相须为用,共治心衰。如与黄芪合用,增强黄芪补气、利水之效,且利水而不伤正,泻肺之邪,又补肺之气,双向调节。与丹参配伍应用,强心活血,消散瘀血。近年来药理作用研究表明,葶苈子水提取物具有显著强心和增加冠脉流量的作用,但不增加心肌耗氧量。

3. 心衰重在预防　其根本措施是积极治疗原发疾病,如心痛、心悸等,消除导致心衰的各种诱发因素。轻中度患者可进行适当的康复运动训练,重度心衰应严格限制下床活动。注意精神调摄,避免不良刺激。饮食要清淡,忌膏粱厚味,暴饮暴食。

【古代文献摘录】

《灵枢·天年》:"心气始衰,苦忧悲,血气懈惰,故好卧。"

《金匮要略·痰饮咳嗽病脉证并治》:"咳逆倚息,短气不得卧,其形如肿,谓之支饮""水在心,心下坚筑,短气,恶水不欲饮""水停心下,甚者则悸,微者短气。"

《诸病源候论·水肿病诸候》:"赤水者,先从心肿,其根在心……白水者,先从脚肿,上气而咳,其根在肺。"

【现代文献推介】

[1] 毛静远,朱明军.慢性心力衰竭中医诊疗专家共识[J].中医杂志,2014,55(14):1258-1260.

[2] 邹旭,周袁申,潘光明,等.慢性心力衰竭中医临床路径的回顾性分析[J].中华中医药杂志,2011,26(6):1415-1418.

[3] 李云红,沈雁.中医药治疗慢性心力衰竭研究进展[J].江西中医药,2015,5:73-76.

第四节 不 寐

不寐是以经常不能获得正常睡眠为特征的一种病证。轻者入寐困难,或寐而易醒,或醒后不能再寐,抑或时寐时醒,重则彻夜不寐,常影响人们的正常工作、生活、学习和健康。

不寐在《黄帝内经》中称为"卧不安""目不瞑",《素问·逆调论》记载有"胃不和则卧不安"。《灵枢·大惑论》详细地论述了"目不瞑"的病机,认为"卫气不得入于阴,常留于阳。留于阳则阳气满,阳气满则阳蹻盛;不得入于阴则阴气虚,故目不瞑矣"。阳盛于外,而阴虚于内,阳不能入于阴故不寐。

不寐的病名首见于《难经·四十六难》。该篇认为,老人"卧而不寐"是因为"气血衰,肌肉不滑,荣卫之道涩"。后世医家,如隋代巢元方《诸病源候论·大病后不得眠候》曰:"大病之后,脏腑尚虚,荣卫未和,故生于冷热。阴气虚,卫气独行于阳,不入于阴,故不得眠。若心烦不得眠者,心热也。若但虚烦,而不得眠者,胆冷也。"指出脏腑功能失调,营卫不和,阳不能入于阴,是不寐的主要病机所在。明代张景岳《景岳全书·杂证谟》指出:"不寐证虽病有不一,然惟知邪正二字则尽之矣。盖寐本乎阴,神其主也。神安则寐,神不安则不寐。其所以不安者,一由邪气之扰,一由营气之不足耳。有邪者多实证,无邪者皆虚证。"张氏明确指出以虚实作为本病的辨证纲要。同时在论治用药方面亦作了详细的论述,如"若精血虚耗,兼痰气内蓄,而怔忡夜卧不安者,秘传酸枣仁汤;痰盛者十味温胆汤"。

在治疗方面,汉代张仲景《伤寒论·辨少阴病脉证治》曰:"少阴病……心中烦,不得卧,黄连阿胶汤主之。"指出少阴病热化伤阴后的阴虚火旺之不寐证。其在《金匮要略·血痹虚劳病脉证并治》中云:"虚劳,虚烦不得眠,酸枣仁汤主之。"指出肝血不足,虚热烦躁的不寐证。该治法及方剂仍为今日临床所常用。

西医学的抑郁症、神经症、围绝经期综合征、慢性消化不良、贫血等,临床以不寐为主要临床表现时,均可参考本节内容辨证论治。

【病因病机】

人之寤寐,依赖于人体的阴平阳秘,脏腑调和,气血充足,心神安定,心血得静,阳能入于阴。如《素问·阴阳应象大论》曰:"阴在内,阳之守也;阳在外,阴之使也。"阴阳通过阳跷脉、阴跷脉而昼行于阳,夜行于阴。由于饮食不节、情志失常、劳倦、思虑过度、病后、年迈体虚等使心神不安,心血不静,阴阳失调,营卫失和,阳不入阴而发为本病。

1. 饮食不节　饮食不节,脾胃受损,宿食停滞,壅遏于中,胃气失和,阳气浮越于外而卧寐不安,如清代张璐的《张氏医通·不得卧》云:"脉滑数有力不得卧者,中有宿滞痰火,此为胃不和则卧不安也。"或由过食肥甘厚味,酿生痰热,扰动心神而不寐。或由饮食不节,脾失健运,气血生化不足,心血不足,心失所养而致。

2. 情志所伤　或由情志不遂,肝气郁结,肝郁化火,邪火扰动心神,心神不安而不寐。或由五志过极,心火内炽,心神扰动而不寐。或由思虑太过,损伤心脾,心血暗耗,神不守舍,脾虚生化乏源,营血亏虚,不能奉养心神,即清代林珮琴《类证治裁·不寐》曰:"思虑伤脾,脾血亏损,经年不寐。"

3. 病后、年迈体虚　产后失血,年迈血少等,引起心血不足,心失所养,心神不安而不寐。正如明代张景岳《景岳全书·不寐》所说:"无邪而不寐者,必营气之不足也,营主血,血虚则无以养心,心虚则神不守舍。"

4. 禀赋不足　素体阳盛,兼因房劳过度,肾阴耗伤,不能上奉于心,水火不济,心火独亢;或肝肾阴虚,肝阳偏亢,火盛神动,心肾失交而神志不宁。如《景岳全书·不寐》所说:"真阴精血不足,阴阳不交,而神有不安其室耳。"亦有因心虚胆怯,暴受惊恐,神魂不安,以致夜不能寐或寐而不酣,如清代沈金鳌《杂病源流犀烛·不寐多寐源流》所说:"有心胆惧怯,触事易惊,梦多不祥,虚烦不寐者。"

综上所述,不寐病因虽多,但以情志、饮食或气血亏虚等内伤病因居多,其病位在心,与肝、脾、胃、肾关系密切。因血之来源,由水谷精微所化,上奉于心,则心得所养;受藏于肝,则肝体柔和;统摄于脾,则生化不息。调节有度,化而为精,内藏于肾,肾精上承于心,心气下交于肾,阴精内守,卫阳护于外,阴阳协调,则神志安宁。若思虑、劳倦伤及诸脏,精血内耗,心神失养,神不内守,阳不入阴,每致顽固性不寐。

【诊断】

(1) 以不寐为主症,轻者入寐困难,或寐而易醒,或醒后不能再寐,抑或时寐时醒,重则彻夜不寐。

(2) 常伴有心悸、头晕、健忘、多梦、心烦等症。

(3) 常有饮食不节,情志失常,劳倦、思虑过度,病后体虚等病史。

【相关检查】

(1) 临床可检测多导睡眠脑电图。

(2) 借助脑 CT 及 MRI 可排除由脑器质性病变引起的不寐。

【鉴别诊断】

1. 一时性不寐、生理性少寐　不寐是以单纯性的失眠为症状,表现为持续的。若因一时性情志影响或生活环境改变引起的暂时性失眠不属病态。部分人群睡眠时间较少,但白天精神体力正常,亦无其他不适者,不视为病态;至于老年人少寐早醒,亦多属于生理状态。

2. 不得卧　《素问·逆调论》曰:"夫不得卧,卧则喘者,是水气之客也。"《素问·评热病论》也提到:"诸水病者,不得卧,卧则惊,惊则咳甚也。"此是指因疾病之苦而不得平卧,治疗则应以祛除有关病因为主。而张仲景所用的黄连阿胶汤治疗"少阴病……心中烦,不得卧"是指阴亏火旺,烦躁不眠,属"不寐"范畴,在临床上应加以鉴别。

【辨证论治】

辨证要点

1. **辨虚实** 虚证多因脾失健运,气血生化不足,心脾两虚,心神失养而致多梦易醒,心悸健忘;或因肾阴不足,心肾不交,虚热扰神,则心烦不寐,心悸不安;或因心胆气虚,痰浊内生,扰动心神,则不寐多梦,易于惊醒。总因心、脾、肝、肾功能失调,心失所养而致,病程长,起病缓慢。实证多因郁怒伤肝,气郁化火,上扰心神,则急躁易怒,不寐多梦;或因宿食停滞,痰湿化热,痰热上扰,则不寐头重,痰多胸闷。总因火邪扰心,心神不安所致,病程短,起病急。

2. **辨脏腑** 不寐病位主要在心,与肝、脾、肾、胆、胃的气血阴阳失调有关。急躁易怒而不寐,多为肝火内扰;脘闷苔腻而不寐,多为胃腑宿食,痰浊内盛;心烦心悸,头晕健忘而不寐,多为阴虚火旺,心肾不交;面色少华,肢倦神疲而不寐,多为脾虚不运,心神失养。

治疗原则

治疗上以补虚泻实,调整阴阳为原则,同时佐以安神之品。大抵虚证多由于阴血不足或气血亏虚,治宜滋补肝肾或益气养血;实证宜清火化痰,消导和中。实证日久亦可转为虚证。虚实夹杂者,应先去其实,后补其虚,或补泻兼顾为治。同时,积极配合心理治疗亦十分重要。

分证论治

1. **心脾两虚**

[主症] 多梦易醒,心悸健忘。

[兼次症] 头晕目眩,肢倦神疲,饮食无味,面色少华,或脘闷纳呆。

[舌脉] 舌质淡,苔薄白,或苔滑腻;脉细弱,或濡滑。

[分析] 因心脾两虚,营血不足,不能奉养心神,致使心神不安,而生不寐、多梦、健忘,醒后不易入睡;血不养心则心悸;气血虚弱,不能上奉于脑,清阳不升,则头晕目眩;心主血,其华在面,血虚不能上荣于面,所以面色少华;脾气虚则饮食无味;生化之源不足,血少气虚,故肢倦神疲,舌质淡,苔薄白,脉细弱。若脾虚湿盛,脾阳失运,痰湿内生,则脘闷纳呆,苔滑腻,脉濡滑。

[治法] 补养心脾,以生气血。

[方药] 归脾汤加减。黄芪、白术、甘草补气健脾;当归、龙眼肉滋养营血;茯神、酸枣仁、远志宁心安神;木香理气醒脾,补而不滞。本方重在健脾补气,意在生血,使脾旺则气血生化有源。

如不寐较重者,可酌加养心安神药,如夜交藤、合欢花、柏子仁;若脾失健运,痰湿内阻,而见脘闷纳呆、苔滑腻、脉濡滑者,加陈皮、半夏、茯苓、肉桂等温运脾阳而化痰湿,然后再用前法调补。

2. **阴虚火旺**

[主症] 心烦不寐,心悸不安。

[兼次症] 头晕耳鸣,健忘,腰酸梦遗,五心烦热,口干津少。

[舌脉] 舌质红,少苔或无苔;脉细数。

[分析] 肾阴不足,心肾不交,水火失于既济,心肾阴虚,君火上炎,扰动神明,则心烦不寐,心悸不安而健忘;肾阴不足,脑髓失养,相火妄动,故眩晕,耳鸣,梦遗;腰为肾之府,肾阴虚则腰失所养,故腰酸;口干津少,五心烦热,舌质红,少苔或无苔,脉细数,均为阴虚火旺之象。

[治法] 滋阴降火,养心安神。

[方药] 黄连阿胶汤,或朱砂安神丸加减。两方均为清热安神之剂。黄连阿胶汤重在滋阴清火,适于阴虚火旺及热病后之心烦失眠。方中黄连、黄芩除热以坚阴;白芍、阿胶、鸡子黄滋肾阴而

养血。其中,白芍佐阿胶,于补肾阴中敛阴气;鸡子黄佐黄芩、黄连,于泻心火中补阴血,故能心肾相交,水升火降。

若面热微红,眩晕,耳鸣,可加牡蛎、龟甲、磁石等以重镇潜阳,使阳升得平,阳入于阴,即可入寐。

朱砂安神丸重在重镇安神,适用于心火亢盛,阴血不足证。方中朱砂不宜多服或久服。对阴虚而火不太旺者,亦可选用滋阴养血的天王补心丹。

3. 心胆气虚

[主症] 不寐多梦,易于惊醒。

[兼次症] 胆怯恐惧,遇事易惊,心悸气短,倦怠,小便清长,或虚烦不寐,形体消瘦,面色白,易疲劳,或不寐心悸,虚烦不安,头目眩晕,口干咽燥。

[舌脉] 舌质淡,苔薄白,或舌红;脉弦细,或弦弱。

[分析] 心胆气虚,痰浊内扰心窍,故心神不安,不寐多梦,易于惊恐而心悸;气虚则气短倦怠,小便清长;舌质淡,脉弦细,均为气血不足之象;若病后血虚,则虚烦不眠,形体消瘦;面色白,易疲劳,脉弦弱,为气血不足;若肝血不足,魂不守舍,心失所养则虚烦不眠,心悸不安;血亏阴虚,易生内热,虚热内扰,每见虚烦不安,口干咽燥,舌质红等;头目眩晕,脉弦细,乃血虚肝旺使然。

[治法] 益气镇惊,安神定志。

[方药] 安神定志丸加减。方中人参大补元气;茯神、龙齿定惊安神;茯苓淡渗利湿,健脾益气以化痰;石菖蒲去心窍之痰浊而安神。

若虚烦不眠,形体消瘦,为气血不足,可合用归脾汤,以益气养血,安神镇静。若阴血偏虚则虚烦不寐,失眠心悸,虚烦不安,头目眩晕,口干咽燥,舌质红,脉弦细,宜用酸枣仁汤。本方所治不寐皆由肝血不足,阴虚内热所致。方中重用酸枣仁养血补肝,宁心安神,为君药;茯苓化痰宁心,知母清胆宁神,为臣药,与君药相配,以助安神除烦之效;佐以川芎调血疏肝,甘草和中缓急,为使药。诸药相伍,一则养肝血以宁心神,一则清内热以除虚烦,全方共奏养血安神,清热除烦之功。

4. 痰热内扰

[主症] 不寐头重,痰多胸闷,心烦。

[兼次症] 呕恶嗳气,口苦,目眩,或大便秘结,彻夜不寐。

[舌脉] 舌质红,苔黄腻;脉滑数。

[分析] 因宿食停滞,土壅木郁,肝胆不疏,因郁致热,生痰生热,痰热上扰,故不寐心烦,口苦目眩;痰热郁阻,气机不畅,胃失和降,则头重,胸闷,呕恶,嗳气;舌质红,苔黄腻,脉滑数,均为痰热之象;若痰热较盛,痰火上扰心神,则可彻夜不寐;大便不通为热邪伤津所致。

[治法] 清化痰热,和中安神。

[方药] 温胆汤加减。方中半夏、竹茹化痰降逆,清热和胃,止呕除烦;枳实、橘皮理气化痰,使气顺痰消;茯苓健脾利湿,使湿去痰不生。可加入黄连、瓜蒌与半夏为伍,辛开苦降,加强清热涤痰之力。

若心悸惊惕不安者,可加重镇安神剂,如朱砂、琥珀以镇惊定志。若痰热盛,痰火上扰心神,彻夜不寐,大便秘结者,可改用礞石滚痰丸,以泻火逐痰。方中煅青礞石为君,取其燥悍重坠之性,攻坠痰邪,使"木平气下",痰积通利;臣以大黄之苦寒,荡涤邪热,开痰火下行之路;佐以黄芩苦寒泻火,专清上焦气分之热;复以沉香降逆下气,亦为治痰必先顺气之理。全方泻火逐痰之力较猛,可使痰积恶物自肠道而下。痰火去,心神得安。若宿食积滞较甚,见有嗳腐吞酸,脘腹胀痛,可用保和丸消导和中安神。

5. 肝郁化火

[主症] 不寐,急躁易怒,严重者彻夜不寐。

[兼次症] 胸闷胁痛,口渴喜饮,不思饮食,口苦而干,目赤耳鸣,小便黄赤,或头晕目眩,头痛欲裂,大便秘结。

[舌脉] 舌质红,苔黄,或苔黄燥;脉弦数,或弦滑数。

[分析] 因恼怒伤肝,肝郁化火,上扰心神,则不寐而易怒;肝气郁结,则胸闷胁痛;肝气犯胃,则不思饮食;肝郁化火乘胃,胃热则口渴喜饮;火热上扰,则口苦,目赤,耳鸣;小便黄赤,舌质红,苔黄,脉弦数,均为肝火内扰之象;若肝郁化火,肝胆实热,肝阳上亢,则头晕目眩,头痛欲裂,彻夜不眠;热邪灼津,大便秘结。苔黄燥,脉弦滑数,皆实热内盛之象,为肝郁化火之重证。

[治法] 清肝泻火,佐以安神。

[方药] 龙胆泻肝汤加减。方中龙胆草、黄芩、栀子清肝泻火;泽泻、木通、车前子清肝经湿热,导热下行,使热邪从水道而去;当归、生地养阴血而和肝,使邪去而不伤正;醋柴胡以疏肝胆之气。若肝胆实火,肝火上炎之重证,可见彻夜不寐,头痛欲裂,头晕目眩,大便秘结者,可改服当归龙荟丸,以清泻肝胆实火。上述两方皆为苦寒泻火之剂,凡肝经实火之证,津液未伤者,均可以苦寒直折。但苦寒亦能败胃伤阴,中病即止,毋使过剂。

【转归预后】

不寐之证,虚者为多,且病程较长,难以速愈。若治疗不当,则由虚转实或虚实夹杂。该病多因思虑劳倦,伤及心脾,化源不足,气血虚弱,心神失养所致;或禀赋不足,房劳过度而伤及肾精,致心肾阴虚,水火不济而成不寐之证。因此只要气血虚弱得养,精亏得复,则不寐自愈,虽病程较长,但预后较好。若失治误治,忧思久郁,进一步损伤心脾,虚久则气滞痰生,加之心胆气虚,痰浊上逆,蒙蔽心窍,神志迷蒙,不能自主,则可转为癫病;若痰浊内阻,因肝郁化火,或心火内炽,结为痰火,痰火扰心,心窍被蒙,神志逆乱,则可发为狂证。

【临证要点】

1. **多见虚证** 不寐有虚有实,但虚证尤为多见。实证去除病因后,可改善患者的症状,病程短,易治愈。虚者难复,虚证之间可相互转换,久虚又易致实,治疗颇为棘手。治疗时应综合分析,以补虚为主,佐以祛邪,配合安神之品。

2. **安神药物的应用** 根据虚实的不同,可采用重镇安神或养血安神之品。实证多用重镇安神药,常用生龙骨、生牡蛎、紫石英、龙齿、朱砂、琥珀、珍珠母;虚证多用养血安神药,常用夜交藤、柏子仁、酸枣仁、龙眼肉、远志、合欢皮、茯神等。

3. **从瘀论治** 长期顽固性不寐,依据古训"顽疾多瘀血"的观点,可从瘀论治,常选用血府逐瘀汤,以起活血化瘀,通络宁神之功,临床常可获得良效。

4. **心理治疗** 心理治疗在不寐治疗中占有重要的地位。树立战胜疾病的信心,消除顾虑及紧张情绪,保持精神舒畅,是针对本病为心神病变而采用的治疗方法。只有医患配合,持之以恒,促进身心健康,才可收到良好的治疗效果。有条件的情况下,可请心理医生进行心理治疗。

【附一】健忘

健忘是指记忆减退,遇事善忘的一种病证。在医籍中亦称"喜忘"或"善忘",它与生性迟钝、天资不足者不同。历代医家认为本病与心、脾、肾有关。如南宋陈无择《三因极一病证方论·健忘证治》曰:"脾主意与思,意者记所往事,思则兼心之所为也……今脾受病则意舍不清,心神不宁,使人健忘,尽心力思量不来者是也……二者通治。"清代汪昂《医方集解·补养之剂》指出:"人之精与志,皆藏于肾,肾精不足则志气衰,不能上通于心,故迷惑善忘也。"可见本病多由心脾不足,肾精亏虚而引起。盖心脾主血,肾主精髓。思虑过度,伤及心脾,则阴血损耗;房事不节,精亏髓减,则脑失所养,皆能令人健忘。高年神衰,亦多患此证。

健忘常与不寐并见,两者在病因证治方面亦有密切关系。治疗原则以养心血、补脾肾为主。有痰浊者要化痰祛浊。

1. **思虑过度**　因思虑伤脾,气血不足。症见健忘失眠,精神疲倦,食少,心悸,舌质淡,苔薄白,脉沉细弱。治宜补养心脾,用归脾汤为主方加减化裁。

2. **房室失节**　因房劳伤肾,致肾精亏耗。症见健忘,腰酸乏力,甚则滑精早泄。若阴虚者,舌质红,脉细数,治宜滋阴补肾,用六味地黄丸加酸枣仁、五味子、远志、菖蒲之类,以补肾填精;若阳虚则滑精早泄,舌质淡,脉细缓,用六味地黄丸加鹿角胶、肉苁蓉、巴戟天、紫河车等品以阴阳同补,填精健脑,亦即张景岳所云"善补阳者,必于阴中求阳"之意。

此外,还有因素体不足,或劳心过度,以致精神恍惚、健忘、失眠、心神不安者,可用孔圣枕中丹以补肾宁心,益智安神。

至于老年神衰而健忘,多为生理衰退现象,与因病而致健忘者不同,药难取效。

【附二】多寐

多寐是指嗜眠证,其特征是不论昼夜,时时欲睡,喊之即醒,醒后复睡。

多寐病名首见于清代沈金鳌《杂病源流犀烛·不寐多寐源流》:"多寐,心脾病也,一由心神昏浊,不能自主;一由心火虚衰,不能生土而健运。"《黄帝内经》中虽无多寐病名,但从"目闭""多卧"等方面论述了其发病机制。如《灵枢·大惑》曰:"卫气留于阴,不得引于阳,留于阴则阴气盛,阴气盛则阴跷满,不得入于阳则阳气虚,故目闭也。"又曰:"夫卫气者……留于阴也久,其气不清,则欲瞑,故多卧矣。"后世医家也多从脾虚湿盛、脾胃虚弱诸方面加以论治。

至于某些热病或慢性疾病过程中出现的嗜眠,每为病情严重的征兆,不在本篇讨论范围之内。此外,热病愈后,津气得复,人喜恬睡,睡后清醒爽适,自与多寐有异;其与热病昏睡,亦不难鉴别。

兹将多寐的证治分述如下。

1. **湿邪困脾**　湿浊困脾,运化失司,症见身重嗜睡,胸闷纳少,头蒙如裹,甚则浮肿,舌苔白腻,脉多濡缓。治宜燥湿,健脾醒神。用平胃散为主方,可加藿香、佩兰、薏苡仁以芳香利湿。痰多可加半夏、胆南星以化痰降逆。亦可用太无神术散。

2. **脾胃虚弱**　中气不足,脾弱运迟,清阳不升,症见精神倦怠,嗜睡,饭后尤甚,乏力气短,纳少便溏,舌淡红苔薄白,脉虚弱。治宜益气健脾。用六君子汤为主方,可加麦芽、神曲、山楂以消食健脾。

3. **脾肾亏虚**　年高久病,脾肾亏虚,命火不足,阳气虚弱。症见神疲嗜睡,食少懒言,易汗肢冷,舌淡脉弱。治宜温阳益气。中阳不足用理中汤,气虚下陷用补中益气汤。

【古代文献摘录】

《灵枢·邪客》:"夫邪气之客人也,或令人目不瞑,不卧出者,何气使然……今厥气客于五脏六腑,则卫气独卫其外,行于阳,不得入于阴,行于阳则阳气盛,阳气盛则阳跷脉陷,不得入于阴,阴虚,故目不瞑。黄帝曰:善。治之奈何? 伯高曰:补其不足,泻其有余,调其虚实,以通其道而去其邪,饮以半夏汤一剂,阴阳已通,其卧立至。"

《灵枢·本神》："肾盛怒而不止则伤志，志伤则喜忘其前言。"

《丹溪心法·健忘》："健忘者，此证皆由忧思过度，损其心胞，以致神舍不清，遇事多忘，乃思虑过度，病在心脾。"

《类证治裁·不寐论治》："阳气自动而之静则寐；阴气自静而之动则寤。不寐者，病在阳不交阴也。"

《杂病源流犀烛·心·不寐多寐源流》："不寐，心血虚而有热病也。然主病之经，虽专属心，其实五脏皆兼及也。盖由心血不足者，或神不守舍，故不寐。有由肝虚而邪气袭之者，必至魂不守舍，故卧则不寐，怒益不寐，以肝藏魂、肝主怒也。有由真阴亏损，孤阳漂浮者，水亏火旺，火主乎动，气不得宁，故亦不寐，何者？肺为上窍，居阳分至高，肾为下窍，居阴分最下，肺主气，肾藏气，旦则上浮于肺而动，夜则下入于肾而静，仙家所谓子藏母胎，母隐子宫，水中金也，若水亏火旺，肺金畏火，不纳肾水，阴阳俱动，故不寐，法宜清热。有由胃不和者，胃之气本下行，而寐亦从阴而主下，非若寤之从阳主上，今胃气上逐，则壅于肺而息有音，得从其阴降之道，故亦不寐。"

《医学心悟·不得卧》："有胃不和卧不安者，胃中胀闷疼痛，此食积也，保和汤主之；有心血空虚卧不安者，皆由思虑太过，神不藏也，归脾汤主之；有风寒邪热传心，或暑热乘心，以致躁扰不安者，清之而神自定；有寒气在内而神不安者，温之而神自藏；有惊恐不安卧者，其入梦中惊跳怵惕是也，安神定志丸主之；有痰湿壅遏神不安者，其证呕恶气闷，胸膈不利，用二陈汤导去其痰，其卧立安。"

【现代文献推介】

[1] 胡霞，张波.不寐的病因病机浅析[J].中医药临床杂志，2013，25(3)：204-205.
[2] 窦海伟，赵晓东，吴江昀，等.浅谈中医对不寐病因病机的认识[J].中华中医药杂志，2015，30(11)：4168-4170.
[3] 韩国莲.子午流注泻南补北法治疗不寐证72例临床观察[J].承德医学院学报，2014，31(6)：498-500.
[4] 赵旭颖，唐启盛，罗斌，等.论明清医家"不寐证"文献溯源[J].吉林中医药，2017，31(1)：96-98.

第五节 头 痛

头痛是指头部脉络绌急或失养，清窍不利所引起的以头部疼痛为主要症状的一种病证。

头痛一证首载于《黄帝内经》，在《素问·风论》中称之为"首风""脑风"，描述了"首风"与"脑风"的临床特点，并指出外感与内伤是导致头痛发生的主要病因。如《素问·风论》谓："新沐中风，则为首风""风气循风府而上，则为脑风。"《素问·五藏生成》言："头痛巅疾，下虚上实，过在足少阴、巨阳，甚则入肾。"《黄帝内经》认为，六经病变皆可导致头痛。张仲景在《伤寒论》中论及太阳、阳明、少阳、厥阴病头痛的见症，并列举了头痛的不同治疗方药，如厥阴头痛，"干呕，吐涎沫，头痛者，吴茱萸汤主之"。金代李东垣《东垣十书》将头痛分为外感头痛和内伤头痛，根据病因病机和症状的不同而有伤寒头痛、湿热头痛、偏头痛、真头痛、气虚头痛、血虚头痛、气血俱虚头痛、厥逆头痛等，并补充了太阴头痛和少阴头痛，主张分经用药，从而为头痛分经用药奠定了基础。元代朱丹溪《丹溪心法·头痛》还有痰厥头痛和气滞头痛的记载，并提出头痛"如不愈可加引经药，太阳川芎，阳明白芷，少阳柴胡，太阴苍术，少阴细辛，厥阴吴茱萸"，至今对临床仍有指导意义。部分医著中还记载有"头风"一名，明代王肯堂《证治准绳·头痛》说："医书多分头痛、头风为二门，然一病也，但有新久去留之分耳。浅而近者名头痛，其痛猝然而至，易于解散速安也。深而远者为头风，其痛作止无常，愈后遇触复发也。"清代医家王清任大力倡导瘀血头痛之说，他在《医林改错·头痛》中论述血府逐瘀汤证时说："查患头痛者无表证，无里证，无气虚，痰饮等证，忽犯忽好，百方不效，用此方一剂而愈。"至此，形成了头痛外感、内伤、瘀血三大主因，对头痛的认识日趋丰富。

西医学的感染发热性疾病引起的头痛、高血压性头痛、低血压性头痛、低颅压、偏头痛、紧张性头痛、丛集性头痛等均可参考本篇辨证论治。

【病因病机】

头为"诸阳之会""清阳之府"，又为髓海之所在，居于人体之最高位，五脏精华之血，六腑清阳之气皆上注于头，手足三阳经亦上会于头。若六淫之邪上犯清空，阻遏清阳，或痰浊、瘀血痹阻经络，壅遏经气，或肝阴不足，肝阳偏亢，或气虚清阳不升，或血虚头窍失养，或肾精不足，髓海空虚，均可导致头痛的发生。

1. **外感六淫**　多由起居不慎，坐卧当风，感受风、寒、湿、热等外邪，以风邪为主。风为阳邪，六淫之首，为"百病之长"，"伤于风者，上先受之"，"巅高之上，惟风可到"。若风夹寒邪，凝滞血脉，络道不通，不通则痛；若风夹热邪，风热上炎，清空被扰，而发头痛；若风夹湿邪，阻遏阳气，蒙蔽清窍而致头痛。

2. **内伤劳损**　多由情志失调，先天不足，房事不节，饮食劳倦，久病体虚引起，与肝、脾、肾三脏有关。因于肝者，一是肝阴不足，肝失濡养或肾阴亏虚，水不涵木，致肝阳上亢，上扰清空而为头痛。二是郁怒伤肝，肝失疏泄，郁而化火，上扰清空而致头痛；因于脾者，多由饮食所伤，脾失健运，痰湿内生，上蒙清窍，阻遏清阳而致头痛；或饥饱劳倦，或病后、产后体虚，脾胃虚弱，生化不足，或失血之后，致气血亏虚，脑脉失养而致头痛；因于肾者，多因禀赋不足，或房劳过度，使肾精亏损，髓海空虚，脑失濡养而头痛。

3. **瘀血阻络**　由于跌仆闪挫，头部外伤，或久病入络，气血滞涩，瘀血阻于脑络，不通则痛，发为头痛。

总之，头痛之因有外感与内伤两大类。外感头痛的病机为外邪上扰清空，邪壅经脉，络脉不通。内伤者，与肝、脾、肾有关，因于肝者为风阳上扰清空；因于脾者，为痰浊上蒙清窍；或为气血亏虚，脑脉失养；因于肾者，髓海空虚，脑失濡养。跌仆外伤，久病入络，瘀血阻络。病位均在脑。

【诊断】

（1）以头痛为主症，头痛部位可在前额、额颞、巅顶、枕项，可一侧或两侧或全头痛。

（2）头痛的性质可为剧痛、隐痛、胀痛、灼痛、昏痛、跳痛等。

（3）外感头痛者多有起居不慎，感受外邪的病史；内伤头痛多有饮食、劳倦、房事不节、久病体虚等病史；瘀血头痛多有外伤病史血瘀征象。

【相关检查】

（1）血常规、测血压等一般检查。

（2）必要时做脑电图、经颅多普勒、头颅 CT 或 MRI、脑脊液等检查以明确头痛的原因，并注意排除鼻咽部、脑肿瘤等占位性病变。

【鉴别诊断】

眩晕　头痛与眩晕可单独出现，也可同时出现。头痛之病因有外感与内伤，眩晕则以内伤为主；眩晕临床表现以昏眩为主，而头痛表现为头部疼痛。

【辨证论治】

辨证要点

头痛的辨证，除详问病史，根据各种症状表现的不同，辨别致病之因以外，尤应注意头痛之久暂,疼痛之性质、特点及部位之不同,辨别外感和内伤。

1. **辨外感头痛与内伤头痛**　外感头痛,一般发病较急,痛势较剧,多表现掣痛、跳痛、灼痛、胀痛、重痛,痛无休止。每因外邪致病,多属实证。内伤头痛,一般起病缓慢,痛势较缓,多表现为隐痛、空痛、昏痛;痛势悠悠,遇劳则剧,时作时止,多属虚证。但亦有虚中挟实者,如痰浊、瘀血等,当权衡主次,随证治之。

2. **辨头痛性质与病因关系**　因于风寒者,头痛剧烈而连项背;因于风热者,头胀痛如裂;因于风湿者,头痛如裹;因于痰湿者,头重坠或胀;因于肝火者,头痛呈跳痛;因于肝阳者,头痛而胀;因于瘀血者,头痛剧烈而部位固定;因于虚者,头隐痛绵绵,或空痛。

3. **辨头痛部位与经络脏腑关系**　头为诸阳之会,手足三阳经络皆循头面,厥阴经上会于巅顶,由于受邪之脏腑经络不同,头痛之部位亦不同。大抵太阳经头痛,多在头后部,下连于项;阳明经头痛,多在前额部及眉棱等处;少阳经头痛,多在头之两侧,并连及耳部;厥阴经头痛,则在巅顶部位,或连于目系。

4. **辨真头痛**　真头痛为头痛的一种重症,呈突发性剧烈头痛,常表现为持续痛而阵发加重,甚至呕吐如喷不已,肢厥、抽搐,本病凶险,应与一般头痛区别。

治疗原则

外感头痛属实证,以风邪为主,治疗当以疏风祛邪为主,并根据夹寒、夹湿、夹热的不同,兼以散寒、祛湿、清热。内伤头痛多属虚证或虚实夹杂,虚者以滋阴养血,益肾填精为主。实证当平肝、化痰;瘀血者宜活血通络;虚实夹杂者,酌情兼顾治疗。

分证论治

(一) 外感头痛

1. 风寒头痛

[主症]　头痛连及项背,痛势较剧烈,常喜裹头。

[兼次症]　恶风寒,遇风尤剧,口不渴。

[舌脉]　苔薄白;脉浮紧。

[分析]　风寒外袭,上犯巅顶,阻遏清阳,经气不通,故头痛而剧烈,太阳经脉循项背,故头痛而连项背;寒属阴邪,得温则减,故头痛喜裹;风寒束表,卫阳被遏,不得宣达,故恶风寒,遇风尤剧;无热则口不渴,苔薄白,脉浮紧,为风寒在表之征。

[治法]　疏风散寒。

[方药]　川芎茶调散加减。方中川芎辛温升散,善行于头目,活血通窍,祛风止痛,为治头痛要药,是方中主药;荆芥、细辛、白芷、防风、羌活辛温散寒,疏风止痛;薄荷清头目;甘草和诸药;茶清苦寒降火,上清头目,可兼制风药之辛燥升散,使升中有降。全方共奏疏散风邪,止头之功。

若寒邪侵犯厥阴经,症见巅顶疼痛,干呕、吐涎沫,甚则四肢厥冷,苔白,脉弦,治当温散厥阴之寒邪,方选吴茱萸汤去人参、大枣,加藁本、川芎、细辛、半夏,以祛风散寒,降逆止痛;若寒邪客于少阴经脉,引起头痛,足寒、气逆,背冷,苔白,脉沉细,治当温经散寒止痛,方选麻黄附子细辛汤加白芷、川芎,以温经止痛。

2. 风热头痛

[主症]　头痛而胀,甚则头胀如裂。

[兼次症]　发热恶风,面红目赤,口渴喜饮,大便秘结,小便黄赤。

[舌脉] 舌尖红,苔薄黄;脉浮数。

[分析] 风热之邪外袭,上扰清窍,故头痛而胀,甚则如裂;风热上扰,故面红目赤;风热侵犯肌表,则发热恶风;热盛伤津,故口渴喜饮,便秘尿黄;苔黄,舌尖红,脉浮数,为风热袭表之征。

[治法] 疏风清热。

[方药] 芎芷石膏汤加减。方中川芎、白芷、菊花、羌活、生石膏疏风清热止痛;藁本辛温,对热盛者不宜,可改用黄芩、薄荷、金银花等辛凉清解之品。

若烦热口渴欲饮者加天花粉、石斛、知母以生津止渴;若大便秘结,口鼻生疮,腑气不通者,可用黄连上清丸苦寒降火,通腑泄热。

3. 风湿头痛

[主症] 头痛如裹。

[兼次症] 肢体困重,胸闷纳呆,小便不利,大便溏薄。

[舌脉] 苔白腻;脉濡。

[分析] 湿性重浊,风湿外袭,上蒙清窍,清阳不升,故头痛如裹,所谓"因于湿首如裹也";脾主四肢,脾为湿困,脾阳不达四肢,故肢体困重;湿邪困脾,健运失职,故胸闷纳呆,大便溏薄;湿邪内蕴,不能分清泌浊,故小便不利;苔白腻、脉濡滑为湿邪内停之象。

[治法] 祛风胜湿。

[方药] 羌活胜湿汤加减。方中羌活、独活、藁本、防风、蔓荆子等祛风除湿散寒止痛,为治风湿外感头痛之主药;川芎辛温通窍,活血止痛。

若胸闷脘痞、腹胀便溏可加苍术、厚朴、陈皮、藿香以燥湿宽中,理气消胀;恶心、呕吐者,可加半夏、生姜以降逆止呕;纳呆食少者,加麦芽、神曲健脾助运。

(二) 内伤头痛

1. 肝阳头痛

[主症] 头胀痛,或抽掣而痛,两侧为重。

[兼次症] 头晕目眩,心烦易怒,睡眠不宁,面红目赤,口苦胁痛。

[舌脉] 舌质红,苔黄;脉弦数。

[分析] 肝阳亢盛,上扰清窍,故头痛、头胀、抽掣而痛、眩晕;头两侧属少阳,故头痛两侧为重;肝火偏亢,心神被扰,故见心烦易怒,睡眠不宁;肝火上炎则面红目赤,胁为肝之分野,故可见口苦胁痛;舌质红,苔黄,脉弦数为肝火内炽之征。

[治法] 平肝潜阳。

[方药] 天麻钩藤饮加减。方中天麻、钩藤、生石决明平肝潜阳息风;山栀子、黄芩清肝泻火,牛膝引血下行,桑寄生、杜仲滋养肾阴以涵肝木,益母草活血祛瘀,茯神、夜交藤宁心安神。

若因肝郁化火,肝火上炎,症见头痛剧烈,目赤口苦,急躁,便秘尿黄者,加夏枯草、龙胆草、大黄;若兼肝肾亏虚,水不涵木,症见头晕目涩,视物不明,遇劳加重,腰膝酸软者,加枸杞子、白芍、山茱萸、女贞子;若症见头痛而目眩甚,肢体麻痹,震颤者,治宜镇肝潜阳息风,可酌加牡蛎、珍珠母、龟甲、鳖甲、地龙等。

2. 气虚头痛

[主症] 头痛隐隐,时发时止,遇劳加重。

[兼次症] 头晕,神疲乏力,气短懒言,自汗。

　[舌脉]　舌质淡,苔薄白;脉细弱。

　[分析]　素体虚弱,或久病体虚,中气不足,清阳不升,清窍失养,故头痛隐隐,头晕,时发时止;劳则耗气,气愈虚,故遇劳加重;中气不足,气虚不布则神疲乏力,气短懒言;气虚肌表不固则自汗;舌质淡,苔薄白,脉细弱为气虚之征。

　[治法]　益气升清。

　[方药]　益气聪明汤加减。方中黄芪、人参、甘草健脾益气;升麻、葛根引清气上升;蔓荆子祛风止痛;芍药养血和营,与甘草缓急止痛。

　若气血两虚,头痛绵绵不休,心悸怔忡,失眠,宜气血两补,上方加熟地、阿胶、何首乌,或用人参养荣汤加减。

3. 血虚头痛

　[主症]　头痛隐隐,缠绵不休。

　[兼次症]　面色少华,头晕,心悸怔忡,失眠多梦。

　[舌脉]　舌质淡,苔薄白;脉细或细弱无力。

　[分析]　由于气血生化之源不足,或久病,或失血致营血不足,血虚脑失所养,故头痛隐隐,头晕,缠绵不休;血虚心失所养,则心悸怔忡,失眠多梦;面色少华,舌质淡,苔薄白,脉细或细弱无力为血虚之象。

　[治法]　滋阴养血,和络止痛。

　[方药]　加味四物汤加减。方中生地黄、当归、白芍、何首乌滋阴养血;蔓荆子、川芎、菊花清利头目;五味子、远志、酸枣仁养心安神。

　若肝血不足,症见心烦不寐,多梦者,宜加酸枣仁、珍珠母;若阴血亏虚,阴不敛阳,肝阳上扰者,可加天麻、钩藤、石决明、菊花等。

4. 肾虚头痛

　[主症]　头痛且空。

　[兼次症]　眩晕耳鸣,腰膝酸软,遗精、带下,神疲乏力。

　[舌脉]　舌红,少苔;脉细无力。

　[分析]　肾主藏精生髓,脑为髓之海,肾虚则精髓不足,髓海空虚,故头痛且空,眩晕耳鸣;腰为肾府,肾虚不能主骨,精虚不能养神,故腰膝酸软,神疲乏力;男子肾虚精关不固则遗精,女子则带脉失束而带下;舌红、少苔,脉细无力为阴精亏虚之征。

　[治法]　补肾填精。

　[方药]　大补元煎加减。方中熟地、山药、枸杞子、山茱萸补肾填精;人参、当归、炙甘草补益气血;杜仲益肾壮腰。

　若头面烘热,面颊红赤,时伴汗出,偏肾阴虚者,去人参,加知母、黄柏,以滋阴泻火,或方用知柏地黄丸;若头痛畏寒,面白无华,四肢不温,舌淡,脉沉细而缓,偏肾阳虚者,当温补肾阳,选用右归丸或金匮肾气丸加减。

5. 痰浊头痛

　[主症]　头痛昏蒙。

　[兼次症]　胸脘痞闷,纳呆呕恶,倦怠无力。

　[舌脉]　舌淡,苔白腻;脉滑或弦滑。

　[分析]　脾失健运,痰湿内生,痰湿中阻,清阳不升,浊阴不降,浊阴上蒙,痰浊阻遏清窍,故头

痛昏蒙;痰浊阻滞中焦,故胸脘痞闷,纳呆;痰浊上泛则呕恶;脾阳不运,肢体失养则倦怠乏力;舌淡,苔白腻,脉滑或弦滑为痰浊内停之征。

［治法］　健脾燥湿,化痰降逆。

［方药］　半夏白术天麻汤加减。方中半夏、生姜、陈皮和中化痰降逆;茯苓、白术健脾化湿;天麻平肝息风,为治头痛、眩晕之要药。可酌加川芎、蔓荆子祛风止痛。

若痰湿郁久化热,症见口苦,便秘,苔黄腻,舌质红,脉滑数者,治宜清热化痰,降逆止痛,可酌加黄连、竹茹、枳实、胆南星等,或选用黄连温胆汤。

6. 瘀血头痛

［主症］　头痛经久不愈,痛处固定不移,痛如锥刺。

［兼次症］　日轻夜重,头部有外伤史。

［舌脉］　舌紫暗,或有瘀斑、瘀点,苔薄白;脉弦细或细涩。

［分析］　头部外伤,或气机不畅,气滞血瘀,瘀血内停,久病入络,内阻脑脉,脉络不通则痛,故头痛经久不愈;瘀血阻塞脉络,故痛处固定不移,痛如锥刺;白昼阳气盛,气血运行较畅,入夜阴气盛,气血运行不畅,故头痛日轻夜重;舌紫暗,有瘀斑、瘀点,脉弦细或细涩为瘀血内阻之征。

［治法］　活血化瘀,通窍止痛。

［方药］　通窍活血汤加减。方中麝香开窍通闭,活血通络;桃仁、红花、川芎、赤芍活血化瘀;生姜、葱白、黄酒通阳行血;大枣健脾益气。诸药合用有活血化瘀,通窍止痛之功效。

若头痛较剧,久痛不已,可酌加虫类搜风通络之品,如全蝎、蜈蚣、地龙、䗪虫等。

此外,临床上出现头痛如雷鸣,头面起核,憎寒壮热者称为"雷头风",多属风邪湿毒上攻头目所致。治宜祛风除湿,清热解毒。方选清震汤合普济消毒饮。

【转归预后】

外感头痛一般起病较急,病程较短,经治疗后,可邪去痛除;内伤头痛一般起病缓慢,病程较长,常反复发作,大多数经治疗后,病情可逐渐好转,乃至痊愈;若头痛呈进行性加重,或伴颈项强直,或伴视力障碍,鼻衄耳鸣,或口舌歪斜,一侧肢体不遂者,病情凶险,预后不良;若头痛伴眩晕,肢体麻痹者,当注意中风先兆,以防发生中风。

【临证要点】

1. 引经药的应用　临床治疗头痛,除根据辨证论治原则外,还可根据头痛的部位,参照经络循行路线,选择引经药,可以提高疗效。如太阳头痛选用羌活、防风、蔓荆子、川芎;阳明头痛选用葛根、白芷、知母;少阳头痛选用柴胡、黄芩、川芎;厥阴头痛选用吴茱萸、藁本等。

2. 虫类药的应用　部分慢性头痛,病程长,易反复,经年难愈,患者可表现为头部刺痛,部位固定,面色暗滞,舌暗脉涩等症,治疗时可在辨证论治的基础上,选配全蝎、蜈蚣、僵蚕、地龙等虫类药,以祛瘀通络,解痉定痛,平肝息风,可获良效。虫类药可入汤剂煎服,亦可研细末冲服,因其多有小毒,故应合理掌握用量,不可过用。以全蝎为例,入汤剂多用3～5克,研末吞服用1～2克,散剂吞服较煎剂为佳,蝎尾功效又较全蝎为胜。

3. 偏头痛的特点与治疗　偏头痛,又称偏头风,临床颇为常见。其特点是疼痛暴作,痛势甚剧,半侧头痛,或左或右,或连及眼齿,呈胀痛、刺痛或跳痛,可反复发作,经年不愈,痛止如常人。可因情绪波动,或疲劳过度而引发。偏头痛的病因虽多,但与肝阳偏亢,肝经风火上扰关系最为密切。偏头痛的治疗多以平肝清热,息风通络为法,选用菊花、天麻、黄芩、白芍、川芎、白芷、生石膏、珍珠母、藁本、蔓荆子、钩藤、全蝎、地龙等药。肝火偏盛者,加龙胆草、夏枯草、山栀、丹皮等;若久病入络,症见面色晦滞,唇舌紫暗瘀斑者,可合入血府逐瘀汤,并酌加全蝎、蜈蚣等,以散瘀通络,搜剔息风。

4. 真头痛的特点与治疗　真头痛一名,首见于《难经》,在《难经·六十难》中对真头痛有如下描述:"入连脑者,名真头痛。"后世王肯堂对此亦有精辟论述:"天门真痛,上引泥丸,旦发夕死,夕发旦死。脑为髓海,真气之所聚,卒不受邪,受邪则死不治。"说明真头痛起病急暴,病情危重,预后凶险,若抢救不及时,可迅速死亡。真头痛常见于西医学中因颅内压升高而导致的以头痛为主要表现的各类危重病症,如高血压危象、蛛网膜下腔出血、硬膜下出血等。临证当辨别病情,明确诊断,多法积极救治。

【古代文献摘录】

《丹溪心法·头痛》:"头痛多主于痰,痛甚者火多,有可吐者,可下者""头痛须用川芎,如不愈可加引经药。太阳川芎,阳明白芷,少阳柴胡,太阴苍术,少阴细辛,厥阴吴茱萸。如肥人头痛,是湿痰,宜半夏、苍术。如瘦人,是热,宜酒制黄芩、防风。如感冒头痛,宜防风、羌活、藁本、白芷。如气虚头痛,宜黄芪酒洗、生地黄、南星、秘藏安神汤。如风热在上头痛,宜天麻、蔓荆子、台芎、酒制黄芩。如苦头痛,用细辛。如顶巅痛,宜藁本、防风、柴胡。东垣云:顶巅痛须用藁本,去川芎。"

《景岳全书·杂证谟·头痛》:"凡诊头痛者,当先审久暂,次辨表里,盖暂痛者,必因邪气,久病者,必兼元气。以暂病言之,则有表邪者,此风寒外袭于经也,治宜疏散,最忌清降;有里邪者,此三阳之火炽于内者,治宜清降,最忌升散;此治邪之法也。其有久病者,则或发或愈,或以表虚,微感则发,或以阳胜,微热则发,或以水亏于下而虚火乘之则发,或以阳虚于上,而阴寒胜之则发。所以暂病者,当重邪气,久病者,当重元气,此固其大纲也。然亦有暂病而虚者,久病而实者,又当因脉因证而详辨之,不可执也。"

《医宗必读·头痛》:"雷头风,头痛而起核块,或头中如雷鸣,震为雷""因风痛者,抽掣恶风;因热痛者,烦心恶热;因湿痛者,头痛而天阴转甚;因痰痛者,昏重而欲吐不休;因寒痛者,绌急而恶寒战慄;气虚痛者,恶劳动,其脉大;血虚痛者,善惊惕,其脉芤。头痛自有多因,而古方每用风药何也?高巅之上,惟风可到,味之薄者,阴中之阳,自地升天者也,在风寒湿者,固为正用;即虚与热者,亦假引经。"

《冷庐医话·头痛》:"头痛属太阳者,自脑后上至巅顶,其痛连项;属阳明者,上连目珠,痛在额前;属少阳者,上至两角,痛在头角。以太阳经行身之后,阳明经行身之前,少阳经行身之侧。厥阴之脉,会于巅顶,故头痛在巅顶;太阴少阴二经,虽不上头,然痰与气逆壅于膈,头上气不得畅而亦痛。"

《医林改错·血府逐瘀汤所治症目》:"头痛有外感,必有发热、恶寒之表症,发散可愈;有积热,必舌干、口渴,用承气可愈;有气虚,必似痛不痛,用参芪可愈。查患头痛者,无表症,无里症,无气虚、痰饮等症,忽犯忽好,百方不效,用此方(血府逐瘀汤)一剂而愈。"

【现代文献推介】

[1]　高尚社.国医大师颜德馨教授治疗头痛验案赏析[J].中国中医药现代远程教育,2013,11(16):3-5.

[2]　俞悦,过伟峰.从肝论治紧张型头痛[J].吉林中医药,2015,35(4):337-339.

[3]　滕飞,杨宇峰,石岩.中医头痛诊疗理论框架的沿革与解析[J].辽宁中医杂志,2016,43(12):2509-2511.

第六节　眩　晕

眩是指眼花或眼前发黑,晕是指头晕甚或感觉自身或外界景物旋转,两者常同时并见,故统称为"眩晕"。眩晕轻者闭目可止,重者如坐车船,旋转不定,不能站立,或伴有恶心、呕吐、汗出、面色苍白等症状,严重者可猝然仆倒。

眩晕最早见于《黄帝内经》,称之为"眩冒",《素问·至真要大论》认为"诸风掉眩,皆属于肝",掉,摇也;眩,晕也。肝主风,风性动摇,"无风不作眩"之说即源于此。《黄帝内经》还有"上虚则眩"之论,如《灵枢·口问》曰:"上气不足,脑为之不满,耳为之苦鸣,头为之苦倾,目为之眩。"《灵枢·海论》曰:"髓海不足,则脑转耳鸣,胫酸眩冒,目无所视。"汉代张仲景认为痰饮是眩晕发病的原因之一,为后世"无痰不作眩"的论述提供了理论基础,并且用泽泻汤及小半夏加茯苓汤治疗痰饮眩晕。宋代以后,进一步丰富了对眩晕的认识,如严用和于《济生方·眩晕门》中指出:"所谓眩晕者,眼花屋转,起则眩倒是也,由此观之,六淫外感,七情内伤,皆能导致。"首次提出了六淫、七情所伤致眩之说,补前人之未备。元代朱丹溪倡导痰火致眩学说,提出"无痰不作眩"及"头眩,痰夹气虚并火,治痰为主,挟补气药及降火药"。明代张景岳在《黄帝内经》"上虚则眩"的基础上,对下虚致眩作了详尽论述,他在《景岳全书·杂证谟·眩运》中说:"头眩虽属上虚,然不能无涉于下。盖上虚者,阳中之阳虚也;下虚者,阴中之阳虚也。阳中之阳虚者,宜治其气,如四君子汤……归脾汤、补中益气汤……阴中之阳虚者,宜补其精,如……左归饮、右归饮、四物汤之类是也。然伐下者必枯其上,滋苗者必灌其根。所以凡治上虚者,犹当以兼补气血为最,如大补元煎、十全大补汤及诸补阴补阳等剂,俱当酌宜用之。"张氏从阴阳互相依存原理及人体是一有机整体的观点,认识与治疗眩晕,并认为眩晕的病因病机"虚者居其八九,而兼火兼痰者,不过十中一二耳"。同时详细论述了劳倦过度、饥饱失宜、呕吐伤上、泄泻伤下、大汗亡阳、被殴被辱气夺等皆伤阳中之阳,吐血、衄血、便血、纵欲、崩淋等皆伤阴中之阳而致眩晕。明代秦景明在《症因脉治·眩晕总论》中认为阳气虚是本病发病的主要原因。明代徐春甫《古今医统·眩晕宜审三虚》认为:"肥人眩运,气虚有痰;瘦人眩运,血虚有火;伤寒吐下后,必是阳虚。"以及明代虞抟《医学正传·眩晕》指出"大抵人肥白而作眩者,治宜清痰降火为先,而兼补气之药;人黑瘦而作眩者,治宜滋阴降火为要,而带抑肝之剂",他们都是从体质方面阐述了对眩晕的辨证治疗,该书还记载"眩运者,中风之渐也",已经认识到眩晕与中风之间有一定的内存联系。明代龚廷贤在《寿世保元》中记载的眩晕方有半夏白术汤、补中益气汤、清离滋坎汤、十全大补汤等,至今临床仍在运用。

眩晕是临床常见症状,可见于西医学的多种疾病,如高血压、低血压、贫血、阵发性心动过速、心动过缓、前庭周围性眩晕、前庭中枢性眩晕、脑外伤、脑动脉硬化、脑供血不足等病,临床表现以眩晕为主要症状者,均可参照本篇辨证论治。

【病因病机】

眩晕以虚实致病。虚者以内伤为主,有因气血亏虚、肾精不足、脑髓失养所致;实者以本虚标实为患,有因肝肾阴虚,肝阳偏亢,风阳上扰清窍所致者。有因脾虚不运、痰湿中阻所致者,有因瘀血痹阻脑窍所致者。

1. **痰浊中阻** 脾主运化水谷精微,又为生痰之源。饮食不节,嗜酒肥甘,饥饱劳倦,伤于脾胃,健运失司,以致水谷不化精微,聚湿生痰,痰浊中阻,则清阳不升,浊阴不降,引起眩晕。

2. **风阳上扰** 肝为风木之脏,内寄相火,体阴而用阳,主升主动,肝主疏泄,赖肾精以充养。素体阳盛,或长期恼怒焦虑,气郁化火,暗耗肝阴,阴不制阳,风阳上扰。或肾阴素亏,水不涵木,肝阴不足,肝失所养,皆可致肝阳化风,肝风内眩,风阳升动,上扰清空,发为眩晕。

3. **气血亏虚** 久病不愈,耗伤气血,或失血之后,虚而不复,或脾胃虚弱,不能健运水谷,气血生化乏源,以致气血两虚,气虚则清阳不展,血虚则脑失所养,皆能发生眩晕。

4. **肾精不足** 肾为先天之本,藏精生髓,聚髓为脑,脑为髓之海而赖肾精不断充养。若久病伤肾,或禀赋不足,或年老肾亏,或房劳过度,或过服温燥劫阴之品,皆可致肾阴亏虚。肾精不足,脑海失充,上下俱虚,则发眩晕。

5. **瘀血阻窍** 跌仆坠损,头颅外伤;或气滞血瘀,或气虚血瘀,或痰瘀交阻,或肝气郁结,气机不畅,导致脑络痹阻,气血不能上荣头目,脑失所养,故眩晕时作。

本病病位在清窍,由脑髓空虚,清窍失养,或痰火上逆,扰动清窍,与肝、脾、肾三脏关系密切,其中又以肝为主。眩晕的病性以虚者居多,张景岳谓"虚者居其八九",如肝肾阴虚,虚风内动;气血亏虚,清窍失养;肾精亏虚,脑髓失充。眩晕实证多与"风、火、痰、瘀"四大病理因素密切相关,其具体病机为痰浊阻遏,升降失常;痰火气逆、风邪外犯,上犯清窍;或瘀血闭窍。眩晕的发病过程中,四大病理因素可相兼为病,并可兼夹转化,风火源于肝肾,脾为生痰之源,三者互相联系,故可见风火相煽、风痰蒙蔽或痰热上蒙,甚或风火痰浊阻于清窍,临床错杂兼见。

眩晕以本虚标实为多,病初以风、火、痰、瘀实证为主,久则伤肝及脾及肾,最终可致肝脾肾俱虚。各种证候之间常相互夹杂与转化,相互影响,形成虚实夹杂;或阴损及阳,阴阳两虚;或肝风痰火上蒙清窍,阻滞经络,而形成中风;或突发气机逆乱,清窍暂闭或失养,而引起晕厥。

【诊断】

(1) 头晕目眩,视物旋转,轻者闭目即止,重者如坐车船,甚则仆倒。

(2) 可伴有头痛,恶心呕吐,眼球震颤,耳鸣耳聋,汗出,面色苍白等。

(3) 多有情志不遂、年高体虚、饮食不节、跌仆损伤等病史,有急性起病,亦有慢性起病,逐渐加重,可反复发作。

【相关检查】

(1) 颈椎 X 线片、经颅多普勒检查有助于颈椎病、椎基底动脉供血不足、脑动脉硬化的诊断。头颅、颈部 CTA,头颈部 MRI 等检查,有助于进一步诊断。

(2) 监测血压,查心电图、超声心动图、检查眼底、尿蛋白、肾功能等,有助于明确高血压和低血压的诊断,及评估相关靶器官损害。

(3) 电测听、脑干诱发电位有助于梅尼埃病的诊断;检查血常规及骨髓检查有助于贫血的诊断;头颅 CT、MRI 等检查,有助于排除颅内肿瘤。

【鉴别诊断】

1. **中风** 中风以卒然昏仆,不省人事,伴有口眼㖞斜,半身不遂,言语謇涩或失语;或不经昏仆,仅以口眼㖞斜、半身不遂为特征;中风昏仆与眩晕之仆倒相似,但眩晕之昏仆无半身不遂及不省人事、口舌㖞斜及舌强语塞等表现。两者虽有不同,但中年以上眩晕者若肝风痰火上蒙清窍,阻滞经络,易演变为中风,应予警惕。

2. **厥证** 厥证以突然昏仆,不省人事,或伴有四肢厥冷为特点,发作后一般在短时间内逐渐苏醒,醒后无偏瘫、失语、口眼㖞斜等后遗症,严重者也可一厥不复而死亡。眩晕发作严重者也有欲仆或晕旋仆倒表现,与厥证相似,但患者一般神志清楚,而与厥证不同。

3. **痫病** 痫病昏仆常有昏迷不省人事,且伴口吐涎沫,两目上视,抽搐,口中发出猪羊叫声等症状,多数历时数分钟苏醒,醒后如常用人,为发作性疾病。重症眩晕虽可仆倒,但无抽搐、两目上视、不省人事、口吐涎沫等症。

4. **头痛**　参见"头痛"篇。

【辨证论治】

辨证要点

1. **辨脏腑**　眩晕虽病位在清窍,但与肝、脾、肾三脏功能失常关系密切。肝阴不足,肝郁化火,均可导致肝阳上亢,其眩晕兼见头胀痛、面潮红等症状。脾虚气血生化乏源,眩晕兼有纳呆、乏力、面色白等;脾失健运,痰湿中阻,眩晕兼见纳呆、呕恶、头重、耳鸣等。肾精不足之眩晕,多兼腰酸腿软、耳鸣耳聋等。

2. **辨虚实**　眩晕以虚证居多,挟痰挟火亦兼有之;一般新病多实,久病多虚,体壮者多实,体弱者多虚;呕恶、面赤、头胀痛者多实,体倦乏力、耳鸣如蝉者多虚;发作期多实,缓解期多虚;面白而肥为气虚多痰,面黑而瘦为血虚有火。病久常虚中夹实,虚实夹杂。

3. **辨标本**　眩晕以肝肾阴虚、气血不足为本,风、火、痰、瘀为标。其中舌质淡胖,舌边有齿痕,脉细或沉细,多为气血亏虚证;舌紫暗或有瘀点、瘀斑,脉涩多为瘀血证;舌红,苔黄,脉弦数多为风阳上扰证;舌红或绛,苔少或无,脉细数多为肝肾阴虚证。

治疗原则

眩晕的治疗原则主要是补虚泻实,调整阴阳。虚者以精气虚居多,精虚者填精生髓,滋补肾阴;气血虚者宜益气养血,调补脾肾。实证以痰火为常见,痰湿中阻者,宜燥湿祛痰;肝火偏盛者,则当清肝泻火;肝阳上亢,化火生风者,则宜清镇潜降。虚实夹杂者,或由因虚致实,或由邪实致虚,当扶正以祛邪,或祛邪以安正,临床应权衡标本缓急轻重,酌情论治。

分证论治

1. **痰浊中阻**

[主症]　头晕,视物旋转,头重如裹。

[兼次症]　胸闷作恶,呕吐痰涎,脘腹痞满,纳少神疲。

[舌脉]　舌体胖大,边有齿痕,苔白腻,脉弦滑。

[分析]　痰浊中阻,清阳不升,浊阴不降,痰浊上扰,蒙蔽清窍则眩晕发作,视物旋转,头重如裹;痰浊中阻,浊气不降,胸阳不展,故胸闷作恶,呕吐痰涎;痰湿内盛,脾阳不振,则脘腹痞满,纳少神疲;舌体胖大,边有齿痕,苔白腻,脉弦滑为脾虚痰湿之征。

[治法]　燥湿祛痰,健脾和胃。

[方药]　半夏白术天麻汤加减。方中半夏辛温,燥湿化痰,天麻甘微温,平息内风,两药合用,为治风痰眩晕头痛的要药,故共为君药;辅以白术苦甘温,健脾燥湿,祛痰,止眩之功益佳;佐以茯苓甘平,健脾渗湿,与白术相合,以治生痰之源,橘红辛苦温,理气燥湿化痰,使气顺则痰消;甘草、生姜、大枣健脾和中,为使药。诸药合用,共奏健脾燥湿,化痰息风之效。

若呕吐频繁,加代赭石、竹茹和胃降逆止呕;脘闷、纳呆、腹胀者,加白蔻仁、砂仁等理气化湿健脾;肢体沉重、苔厚腻者,加藿香、佩兰等醒脾化湿;耳鸣、重听者,加葱白、郁金、石菖蒲等通阳开窍。若痰浊郁而化热,痰火上犯清窍,眩晕,苔黄腻,脉弦滑,用黄连温胆汤清化痰热;若素体阳虚,痰从寒化,痰饮内停,上犯清窍者,用苓桂术甘汤合泽泻汤温化痰饮。

2. **风阳上扰**

[主症]　眩晕耳鸣,头痛且胀,遇劳或恼怒加重。

[兼次症]　急躁易怒,失眠多梦,面红目赤,肢麻震颤。

[舌脉] 舌质红,苔黄;脉弦细数。

[分析] 本证是由于水不涵木,肝阳偏亢,风阳升动所表现的本虚标实证候。肝阳化风,肝风内动上扰清空,则眩晕耳鸣,头痛且胀;"阳气者,烦劳则张",故遇劳、恼怒加重;肝主疏泄,肝性失柔,情志失疏,故急躁易怒;肝火扰动心神,神不守舍,则失眠多梦;肝阳亢盛,风火上炎,则见面红目赤;肢麻震颤为肝风内动之征;舌质红,苔黄,脉弦细数均为阴虚阳亢之象。

[治法] 平肝潜阳,滋养肝肾。

[方药] 天麻钩藤饮加减。方中天麻、钩藤、石决明平肝息风,为君药;黄芩、栀子清肝热,泻肝火,牛膝引血下行,桑寄生、杜仲滋养肾阴以涵养肝木,共为臣药;益母草活血通经,茯神、夜交藤宁心安神,共为佐药。全方共奏平肝潜阳,滋补肝肾之功。

若见阴虚较甚,舌质红,少苔,脉弦细数较为明显者,可选加生地、麦冬、玄参、制何首乌、生白芍等滋补肝肾之阴;便秘者可选加大黄、芒硝或当归龙荟丸以通腑泄热;心悸,失眠多梦较甚者,可重用茯神、夜交藤,加远志、炒酸枣仁、琥珀以清心安神;眩晕欲仆,呕恶,手足麻木或震颤者,有阳动化风之势,加珍珠母、生龙骨、生牡蛎、羚羊角等镇肝息风之品;若眩晕、头痛较甚,耳鸣、耳聋暴作,胸胁胀痛,目赤口苦,舌质红,苔黄燥,脉弦数有力,证属肝火上炎,为实证,可选用龙胆泻肝汤以清肝泻火,清利湿热。

3. 气血亏虚

[主症] 头晕目眩,动则加剧,遇劳则发。

[兼次症] 面色淡白,神疲乏力,自汗,唇甲淡白,心悸少寐。

[舌脉] 舌质淡嫩,苔薄白;脉细弱。

[分析] 气血不足,脑失所养,故头晕目眩,劳则耗气,故眩晕加剧,遇劳则发;心主血脉,其华在面,气血亏虚致心血不足,气血两虚不能上荣于面,故见面色淡白;气虚则神疲乏力;气虚卫阳不固而自汗;血虚不能充盈脉络,故唇甲淡白;血不养心则心悸少寐,舌质淡嫩,脉细弱均为气血两虚之象。

[治法] 益气养血,健运脾胃。

[方药] 归脾汤加减。方中黄芪、人参甘微温,补脾益气;龙眼肉甘平,补心安神,益脾养血,共为君药。白术苦甘温,助参、芪补脾益气;茯神、酸枣仁甘平,助龙眼养心安神;当归甘辛苦温,滋养营血,与参、芪配伍,补血之力更强,以上并为辅药。远志苦辛温,交通心肾,宁心安神;木香辛苦温,理气醒脾,使诸益气养血之品补而不壅,共为佐药。炙甘草甘温益气,调和诸药;生姜、大枣调和营卫,共为使药。合而成方,养心与健脾同用,养心不离补血,健脾不离补气,气血充足则心神安而脾运健。

若气虚卫阳不固,自汗时出,重用黄芪,加防风、浮小麦益气固表敛汗;气虚湿盛,泄泻或便溏者,加泽泻、炒扁豆;若气虚及阳,兼见畏寒肢冷,腹中隐痛等阳虚症状,加桂枝、干姜;心悸怔忡、不寐者,加柏子仁、酸枣仁、朱砂等;血虚较甚,面色苍白无华,加熟地、阿胶、紫河车粉(冲服)等;若中气不足,清阳不升,表现眩晕兼见气短乏力,纳差神疲,便溏,脉无力者,可用补中益气汤补益中气,升举清阳。

4. 肝肾阴虚

[主症] 头晕目眩久发不已,视力减退,两目干涩,耳鸣,腰酸膝软。

[兼次症] 少寐多梦,健忘,心烦,口干。

[舌脉] 舌质红,苔少,或无苔;脉细数。

[分析] 肾生髓,脑为髓海,肾虚不能生髓,髓虚不能充脑,脑失所养,故头晕目眩、耳鸣;肝开窍于目,肝阴不足,目失滋养,故视力减退,两目干涩;腰为肾之腑,肾主骨,肾精亏虚,则腰酸膝软;肾阴不足,不能上济心阴,心肾不交,神不守舍,故少寐多梦、健忘、心烦;阴津不足故见口干;舌质红,苔少或无苔,脉细数为阴虚之象。

[治法] 滋补肝肾,养阴填精。

[方药] 左归丸加减。方中熟地、山茱萸、山药滋补肝脾肾之阴;枸杞子、菟丝子补益肝肾,生精补髓;牛膝强肾益精,引药入肾;龟甲胶滋阴降火,补肾壮骨。全方共具滋补肝肾,养阴填精之功效。

若阴虚生内热,表现五心烦热,舌红,脉弦细数者,可加炙鳖甲、知母、黄柏、丹皮等滋阴清热;心肾不交,失眠、多梦、健忘者,加夜交藤、阿胶、鸡子黄、酸枣仁、柏子仁等交通心肾,养心安神;若子盗母气,肺肾阴虚,加沙参、麦冬、玉竹等滋养肺肾;若水不涵木,肝阳上亢者,可加清肝、平肝、镇肝之品。

5. 瘀血阻窍

[主症] 眩晕时作,头痛如刺。

[兼次症] 面色黧黑,口唇紫暗,肌肤甲错,健忘,失眠,心悸。

[舌脉] 舌质紫暗或有瘀点、瘀斑;脉弦涩或细涩。

[分析] 瘀血阻窍,气机受阻,脑络不通,脑失所养,故眩晕时作。脑络不通,气机受阻,不通则痛,且头痛如刺;瘀血内阻,气血不畅,肌肤失养,故面色黧黑,口唇紫暗,肌肤甲错;心血瘀阻,心神失养,故健忘、失眠、心悸;舌质紫暗或有瘀点、瘀斑,弦涩或细涩,为瘀血之征。

[治法] 祛瘀生新,通窍活络。

[方药] 通窍活血汤加减。方中麝香辛温走窜,开通诸窍,活血通络,无所不利,故为主药;老葱辛温通窍,鲜姜辛温发散,助麝香通窍活血,达于巅顶,共为辅药;佐以赤芍、川芎、桃仁、红花,均为活血化瘀之品,大枣之甘,配合鲜姜之辛,则辛甘发散,调和营卫;使以黄酒活血通窍,以助药势。诸药合用,功于通窍活血。

若见神疲乏力,少气自汗等气虚证者,重用黄芪,以补气固表,益气行血;若兼心烦面赤、舌红苔黄者,加栀子、连翘、薄荷、桑叶、菊花;头颈部不能转动者,加威灵仙、鬼箭羽、王不留行;若兼有畏寒肢冷,感寒加重者,加附子、桂枝温经活血;若天气变化则病情加重,或当风而发,可重用川芎,加防风、白芷、荆芥、天麻等以理气祛风;如因新近跌仆坠损,瘀血阻络所致者,可加用苏木、血竭等活血化瘀疗伤之品。

【转归预后】

眩晕病情轻者,治疗调理得当,预后多属良好;病重经久不愈,发作频繁,持续时间较长,病情重,则难以获得根治,尤其是中年以上肝火上炎、风阳上扰眩晕者,不仅影响日常生活和工作,而且由于阴亏阳亢,阳化风动,血随气逆,挟痰挟火,上蒙清窍,横窜经络,可形成中风,轻则致残,重则丧命。若眩晕属肝血、肾精耗竭,日久可致失明、耳聋重证。

【临证要点】

1. 与肝关系最为密切 《黄帝内经》云:"诸风掉眩,皆属于肝。"提示眩晕当从肝治,肝木旺,风气甚,则头目眩晕。其病位虽主要在肝,但由于患者体质因素及病机演变的不同,可表现肝阳上亢、内风上旋,水不涵木、虚阳上扰,阴血不足、血虚生风,肝郁化火、火性炎上等不同的证候,因此,临证之时,当根据病机的异同择用平肝、柔肝、养肝、疏肝、清肝诸法。

2. **以虚实辨证为纲**　眩晕病证,其病位在清窍,因髓海空虚、清窍失养及风阳、痰火、瘀血上犯清窍所致,与肝、脾、肾三脏功能失调有关,多属本虚证或本虚标实之证。临证应分虚实,实证多为风阳上扰,痰浊中阻,治疗应标本兼顾;瘀血阻窍多为实证,治宜活血化瘀。虚证为气血亏虚,肝肾阴虚,治疗应补益气血,滋补肝肾。无论虚证或实证,均与肝、肾、脾三脏本身虚损关系密切,正如张景岳所说"虚者居其八九"。依据脏腑虚损用药,收效显著。实证抓住风、火、痰、瘀四证,虚证抓肝、肾、脾三脏。

3. **适当使用息风药与降逆止呕药**　眩晕一证,发病时多有风动证与胸闷欲吐证,在辨证用药基础上,适当使用息风药如僵蚕、蚕沙、钩藤、全蝎,降逆止呕药半夏、生姜、竹茹,能较快缓解症状。

4. **谨防病情突变**　眩晕发作时,积极治疗每可中止眩晕或减轻眩晕程度;迁延日久者,不能仅仅对症治疗,要积极寻找病因并治疗原发疾病,才能达到治疗目的,极少数患者治疗不当或不及时,有发为中风之虞。正如《医学正传·眩晕》说:"眩晕者,中风之渐也。"必须严密监测血压、神志、肢体肌力、感觉等方面的变化,以防病情突变。还应嘱咐患者忌恼怒急躁,忌肥甘醇酒,按时服药,控制血压,定期就诊,监测病情变化。头晕持续时间较长,经久不愈,走路不稳,共济失调,应做颅脑相应检查。

5. **适当配合手法治疗**　部分眩晕患者西医诊断属椎-基底动脉供血不足,检查多发现有颈椎病的表现,临证除给予药物治疗外,还可以适当配合手法治疗,以缓解颈椎病的症状。还应嘱患者注意锻炼颈肩部肌肉,避免突然、剧烈地改变头部体位。避免高空作业。

【古代文献摘录】

《证治准绳·杂病·眩晕》:"因实热而动者,治其热;因邪搏而动者,治其邪;因厥逆逼上者,下治所厥之邪;因阴虚而起者,补其阴,抑其阳,按而收之;因阳虚气浮上者,则补其阳,敛其浮游之气;因五志而动者,各安其脏气以平;因郁而发者,治其所郁之邪,开之发之;因精血不足者,补之,不已,则求其属以衰之;因胜克而动者,以盛衰之气而补泻之;中气虚弱而动者,补其上而安之;上焦精明之气虚不能主持而动者,亦当补中焦之谷气推而扬之;因五脏六腑之精气不足而动者,窥其何者之虚而补之。"

《素问玄机原病式·诸风掉眩皆属肝木》:"风气甚而头目眩运者,由风木旺,必是金衰不能制木,而木复生火,风火皆属阳,多为兼化,阳主乎动,两动相搏,则为之旋转。"

《景岳全书·眩运》:"丹溪则曰无痰不能作眩,当以治痰为主,而兼用他药。余则曰无虚不能作眩,当以治虚为主,而酌兼其标。孰是孰非,余不能必,姑引经义,以表其大意如此。"

《医学从众录·眩晕》:"盖风非外来之风,指厥阴风木而言,与少阳相火同居,厥阴气逆,则风生而火发,故河间以风火立论也。风生必挟木势而克土,土病则聚液而成痰,故仲景以痰饮立论,丹溪以痰火立论也。究之肾为肝母,肾主藏精,精虚则脑海空而头重,故《黄帝内经》以肾虚及髓海不足立论也。其言虚者,言其病退;其言实者,言其病象,理本一贯。"

《临证指南医案·眩晕》:"《经》云'诸风掉眩,皆属于肝',头为六阳之首,耳目口鼻皆系清空之窍,所患眩晕者,非外来之邪,乃肝胆之阳风上冒耳,甚至有昏厥跌仆之虞。其症有夹痰、夹火、中虚、下虚、治胆、治胃、治肝之分。火盛者,先生用羚羊、连翘、天花粉、玄参、鲜生地、丹皮、桑叶,以清泄上焦窍络之热。此先从胆治也。痰多者必理阳明,消痰如竹沥、姜汁、菖蒲、二陈汤之类。中虚则兼用人参,外台茯苓饮是也。下虚者,必从肝治,补肾滋肝,育阴潜阳,镇摄之治也。至于天麻、钩藤、菊花之属,皆系息风之品,可随症加入。此症之原,本之肝风,当与肝风、中风、头风门合而参之。"

【现代文献推介】

[1] 卫生部.中药新药治疗眩晕的临床研究指导原则[S].北京:人民卫生出版社,1993.

[2] 李京.张国伦教授辨证治疗眩晕临床经验举隅[J].贵阳中医学院学报,2014,36(6):127-128.

[3] 覃小兰,龙亚秋,于永红,等.眩晕病综合治疗临床路径的实施研究[J].辽宁中医杂志,2012,39(9):1748-1749.

[4] 岳桂华,马晓聪."心脉-营卫"在高血压病防治中的应用思路[J].江苏中医药,2017,49(2):7-9.

第七节　中　风

中风是由于阴阳失调，气血逆乱，上犯于脑所引起的以突然昏仆，不省人事，半身不遂，口舌㖞斜，言语不利，偏身麻木为主要表现的一类病证，又名卒中。轻者可无昏仆而仅有半身不遂，口舌㖞斜，言语不利等症状。

《黄帝内经》没有中风病名，但载有与中风表现相关的不同名称，昏迷者称为"仆击""大厥""薄厥"，半身不遂者称为"偏枯""偏风""风痱"，言语不利者称为"瘖"，其论述与中风症状表现十分相似。汉代张仲景《金匮要略》首先提出"中风"之名，确立"内虚邪中"论，对其病因、病机、证候进行了系统论述。并根据病情轻重分中络、中经、中腑、中脏等四证，治疗上主张驱散风邪，补益正气。如《金匮要略·中风历节病脉证并治》云："寸口脉浮而紧，紧则为寒，浮则为虚；寒虚相搏，邪在皮肤；浮者血虚，络脉空虚；贼邪不泻，或左或右；邪气反缓，正气即急，正气引邪，㖞僻不遂。邪在于络，肌肤不仁；邪在于经，即重不胜；邪入于腑，即不识人；邪入于脏，舌即难言，口吐涎。"其理论为后世对本病的发展和认识奠定了基础。

在病因学上，唐宋以前多以"内虚邪中"立论，因而在治疗上一般多采用疏风祛邪、补益正气为主。唐宋以后，众多医家对中风病的病因有了新的认识，多以"内风"立论，可谓是中风病因学说的一大突破。尤其是金元时代的学术争鸣，是中风病因学说的重要转折点。但对引起内风的原因，则各持己见。刘完素认为中风是由肾水不足，心火暴盛，水不制火所致。他在《河间六书·素问玄机原病式·火类》云："中风瘫痪者，非谓肝木之风实甚而卒中也，亦非外中于风尔，由乎将息失宜，而心火暴甚，肾水虚衰，不能制之，则阴虚阳实，而热气怫郁，心神昏冒，筋骨不用而卒倒无所知也。"李杲认为中风是形盛气衰，本气自病。如《医学发明·中风有三》云："中风者，非外来之风邪；乃本气自病也。凡人年逾四旬，多有此疾。"朱丹溪则主张"湿痰生热"，如《丹溪心法·论中风》云："按《内经》已下，皆谓外中风邪……东南之人，多是湿土生痰，痰生热，热生风也。"王履从病因学角度将中风分为"真中风"和"类中风"两种，他在《医经溯洄集·中风辨》指出："因于风者，真中风也，因于火、因于气、因于湿者，类中风而非中风也。"

明清以后，对中风的认识进一步深入，新的见解不断出现。"内风"致病的观点日趋形成，明代张景岳认为中风与外风无关，而提出"非风"之说，立"内伤积损"的论点。他在《景岳全书·杂证谟·非风》云："非风一证，即时人所谓中风证也。此证多见卒倒，卒倒多由昏愦，本皆内伤积损颓败而然，原非外感风寒所致。"明代医家李中梓将中脏腑分为闭证与脱证。如《医宗必读·总论》云："凡中风昏倒……最要分别闭与脱二证明白。如牙关紧闭，两手握固，即是闭证……若口开心绝，手撒脾绝，眼合肝绝，遗尿肾绝，声如鼾肺绝，即是脱证。"此法仍为现在临床所用。清代叶桂创"肝阳化风"学说，如《临证指南医案·中风》云："内风乃身中阳气之变动，肝为风脏，固精血衰耗，水不涵木，木少滋荣，故肝阳偏亢，内风时起。治以滋液息风，濡养营络，补阴潜阳，如虎潜、固本、复脉之类是也。"清代王清任则以气虚血瘀立论，创补阳还五汤治疗中风偏瘫，至今仍在临床广泛使用。晚清及近代医家张伯龙、张山雷、张锡纯等医家总结前人经验，进一步探讨发病机制，张锡纯倡导"衷中参西"，在对疾病的认识上接受不少西医思想。他在《医学衷中参西录》中指出中风有脑充血和脑贫血两种,并指出脑贫血与脑充血是相反的,认为本病乃肝阳化风,气血并逆,直冲犯脑所致,至此,对中风的病因病机的认识及其治疗日臻完善。

总之,中风的理论源于《黄帝内经》,成形于《金匮要略》,发展于金元时期,成熟于明清。近年来对中风病的预防、诊断、治疗、康复、护理等方面进行了探讨与研究,取得了较好的成效。

西医学的急性脑血管疾病出现中风表现者,可参照本篇辨证论治。

【病因病机】

中风的发生多由于在患者年老体衰,内伤积损的基础上,复因情志过极,饮食不节,劳欲过度,致使机体阴阳失调,气血逆乱,血瘀于上,瘀阻脑脉,血行阻滞,或血不循脑脉,血溢于脑,脑失濡养而形成本病;或阴亏于下,肝阳暴涨,阳化风动,血随气逆,挟火挟痰,横窜经络,蒙蔽清窍,从而发生卒然昏仆,半身不遂等危重证候。

1. **年迈体弱** 《黄帝内经》云:"年四十而阴气自半,起居衰矣。"《杂病源流犀烛·中风源流》亦云:"人至五六十岁,气血尤衰,乃有中风之病。"李东垣也指出:"凡人年逾四旬,气衰之际,或忧喜忿怒,伤其正气,多有此疾,壮岁之时,无有也。"说明年老正气衰弱是发病的主要因素,患病年龄多在40岁以后。年老气血亏虚,内伤积损,或纵欲伤精,或久病气血耗伤,或劳倦过度,使气血更衰,气虚则血行不畅,脑脉瘀阻;阴血虚则阴不制阳,风阳动越,挟气血痰火上冲于脑,蒙蔽清窍而发病。

2. **情志过极** 《素问·生气通天论》云:"大怒则形气绝,而血菀于上,使人薄厥。"《素问玄机原病式·火类》云:"多因喜怒思恐悲五志有所过极而卒中者,由五志过极,皆为热甚故也。"七情失调,肝气郁滞,气血滞留,瘀阻脑脉;或素体阴虚,水不涵木,复因情志所伤,肝阳暴涨;或五志过极,心火暴盛,风火相煽,血随气逆,上扰元神,神明不用而发病。

3. **痰浊内生** 《素问·通评虚实论》说:"仆击、偏枯……肥贵人则膏粱之疾也。"《丹溪心法·中风》也指出:"湿土生痰,痰生热,热生风也。"《临证指南医案·中风》亦说:"平昔酒肉,助热动风为病。"说明饮食不节也是发生中风的主要原因。如过食膏粱厚味,脾失健运,气不化津,反聚湿生痰,痰郁化热;或肝木素旺,木旺乘土,致脾不健运,内生痰湿;或肝火内热,炼津成痰,痰热互结,风阳夹痰而横窜经络,上蒙清窍,发为本病。

4. **气候骤变** 年老体弱,气血亏虚,痰湿内聚,阴阳失调的基础上,由于气候骤变,外风入中,特别是冬春季节,寒气血凝,气血运行不畅,脑脉痹阻,元神失养而发病。

综上所述,中风病的病因是由于脏腑功能失调,正气虚弱,情志过极,劳倦内伤,饮食不节,气候骤变等几个方面致瘀血阻滞,痰热内生,心火亢盛,肝阳暴亢,风火相煽,气血逆乱,上冲于脑而形成本病。其病位在脑,与心、肝、脾、肾密切相关。其病机归纳起来不外虚(阴虚、气虚、血虚)、火(肝火、心火)、风(肝风)、痰(风痰、湿痰、热痰)、气(气逆)、瘀(血瘀)六端。此六端常相互影响,相互作用,合而为病。其病性为本虚标实,上盛下虚,在本为肝肾阴虚,气血虚弱;在标为风火相煽,痰湿壅盛,气逆血瘀。而阴阳失调,气血逆乱,上犯清窍为中风病基本病机。

【诊断】

1. 疾病诊断

(1) 以半身不遂,口舌喎斜,舌强言謇,偏身麻木,甚则神志恍惚、迷蒙、神昏、昏愦为主症。

(2) 发病急骤,有渐进发展过程,发病前多有头晕头痛,肢体麻木等先兆。

(3) 常有年老体衰、劳倦内伤、嗜好烟酒、膏粱厚味等因素,每因恼怒、劳累、酗酒、气候骤变等诱发,年龄多在 40 岁以上。

2. 病类诊断

(1) 中经络:中风病无神志昏蒙者。

(2) 中脏腑:中风病有神志昏蒙者。

3. 分期诊断

(1) 急性期:发病 2 个星期以内,神志昏蒙者可延长至 4 个星期。

(2) 恢复期:发病 2 个星期至 6 个月。

(3) 后遗症期:发病 6 个月后。

【相关检查】

(1) 头颅 CT、磁共振检查为首选,有助于诊断。

(2) 必要时进行脑脊液、眼底检查。

【鉴别诊断】

1. 痫病　痫病为一发作性疾病,亦有卒然昏仆,不省人事之证候,但伴四肢抽搐,口吐涎沫,目睛上视,口中发出异样怪叫声,醒后如常人,无半身不遂,口舌㖞斜,言语不利等症,有反复发作史,每次发作症状相似,发病以青少年居多。

2. 厥证　厥证昏迷、不省人事的时间一般较短,多伴见面色苍白,四肢厥冷,一般移时苏醒,醒后无半身不遂,口舌㖞斜,失语等后遗症。

3. 痉证　痉证以四肢抽搐,项背强急,甚至角弓反张为特征,或见昏迷,但无口舌㖞斜,半身不遂,言语不利等症。

4. 口僻　口僻以口眼㖞斜,口角流涎,言语不清为主症,常伴外感表证或耳背疼痛,多由正气不足,风邪入中经络,气血痹阻所致,并无半身不遂,舌㖞斜之症。

5. 痿病　痿病有肢体瘫痪,活动无力,中风后半身不遂日久不能恢复者,亦可见肌肉瘦削,筋脉弛缓。两者区别在于痿病起病缓慢,以双下肢瘫痪或四肢瘫痪,或肌肉萎缩,或见筋惕肉瞤,而中风肢体瘫痪多起病急骤,多以偏瘫为主;痿病起病时多无神昏,中风常有不同程度的神昏。

6. 眩晕　参见"眩晕"篇。

【辨证论治】

辨证要点

1. 辨中经络与中脏腑　中风依据有无神志障碍分为中经络、中脏腑两大类。中经络者无神昏,意识清楚而仅见半身不遂,口舌㖞斜,言语不利,偏身麻木;中脏腑者突然昏仆,不省人事,或神志恍惚,迷蒙而伴见半身不遂,口舌㖞斜。中经络者病位浅,病情相对较轻,中脏腑者病位深,病情较重,但两者常可互相转变,临床要特别警惕中经络向中脏腑发展。

2. 辨分期　中风病的病程分为急性期、恢复期、后遗症期三个阶段。急性期指发病后 2 个星期以内,中脏腑可至 1 个月;恢复期指发病 2 个星期后或 1 个月至半年以内;后遗症期指发病半年以上者。根据不同病期,针对各期不同的病机特点,分别辨证施治及调护,有利于疗效的提高。

3. 辨闭证与脱证　中脏腑有闭证、脱证之分,闭证属实,乃邪气内闭清窍,症见神昏,牙关紧闭,口噤不开,两手握固,肢体强痉,大小便闭。闭证又当分阳闭与阴闭。阳闭者症见面赤身热,气粗口臭,躁扰不宁,舌苔黄腻,脉弦滑而数;阴闭者症见面白唇暗,静卧不烦,四肢不温,痰涎壅盛,舌苔白腻,脉沉滑缓。脱证属虚,乃阳气外脱,阴阳即将离决之候,症见昏愦无知,目合口开,鼻鼾息微,手撒肢软,二便自遗,汗出肢冷,脉微细欲绝。闭证多见于中风骤起,脱证则多由闭证恶化转变而成,病势危笃,预后凶险。

4. **辨病势顺逆** 中风一病,起病急骤,病变迅速,变证多端,容易出现各种危重之候,临床应密切观察病情,随时掌握病势趋向,及时采取相应对策。中经络与中脏腑之间可相互转化,中脏腑者神志逐渐转清,半身不遂,口舌㖞斜等症有所改善,病情向中经络转化,病势为顺;中经络者若渐出现神志迷蒙或昏愦不知,为向中脏腑转化,病势为逆。对中脏腑患者应注意其神志及瞳神的变化,若神昏渐重,瞳神大小不等,甚至呕吐、项强,或见呃逆频频,或四肢抽搐不已,均为正虚而邪气深入,病势为逆;若见呕血证、戴阳证,或见背腹骤热而四肢厥逆者,为病向脱证发展,病势为逆,病情危重,预后极差。

治疗原则

分急性期、恢复期、后遗症期三个阶段治疗。急性期标实症状突出,应以急则治其标,损其偏盛为原则,常用平肝息风、清热涤痰、化痰通腑、活血通络、醒神开窍等法。闭证治以祛邪开窍醒神,脱证治以益气回阳、扶正固脱。至于内闭外脱,又当醒神开窍、扶正固本兼用。恢复期的治疗应标本兼顾,急性期过后,病情暂趋稳定,此时既有标实的表现,又有本虚的表现,标实以风痰瘀血阻络为主,本虚以阴虚、气虚为主,多以益气活血、健脾化痰、滋阴降火息风为主。后遗症期多以本虚表现为主,正虚已现,以缓则治其本为原则,多以补益气血,滋补肝肾为法。对于瘫痪肢体、语言不利或失语的康复治疗,除昏迷患者外,提倡早期配合针灸、按摩及其他康复治疗。

分证论治

急性期

(一) 中经络

1. 肝阳暴亢

[主症] 半身不遂,肢体强痉,偏身麻木,口舌㖞斜,言语不利。

[兼次症] 眩晕头胀痛,面红目赤,心烦易怒,口苦咽干,便秘尿黄。

[舌脉] 舌红或绛,苔黄或燥;脉弦或弦数有力。

[分析] 素体肝旺,或情志不畅,肝郁化火,致肝阳骤亢,阳化风动,夹痰走窜经络,脉络瘀阻,致半身不遂,肢体强痉,偏身麻木,口舌㖞斜,言语不利;风阳上扰清窍,则见头晕头胀痛,面红目赤;肝火扰心则心烦易怒,肝经郁热则见口苦咽干,便秘尿黄;舌红或绛,苔黄或燥,脉弦或弦数有力,均为肝阳上亢、肝经实火之象。

[治法] 平肝潜阳,泻火息风。

[方药] 天麻钩藤饮加减。方中天麻、钩藤平肝息风;生石决明镇肝潜阳;川牛膝引血下行;黄芩、山栀子清肝泻火;杜仲、桑寄生补益肝肾;茯神、夜交藤养血安神;益母草活血利水。

心燥,口干,五心烦热者属热盛伤津,可酌加女贞子、何首乌、生地黄、山茱萸以滋阴柔肝;心中烦热甚者加生石膏、龙齿以清热安神;痰多,言语不利较重者为痰阻清窍,可加胆南星、竹沥、石菖蒲等以清热化痰;若舌苔黄燥,大便干结不通,腹胀满者,为热盛腑实,宜加大黄、芒硝、枳实等以通腑泄热。

2. 风痰阻络

[主症] 半身不遂,口舌㖞斜,言语不利,肢体拘急或麻木。

［兼次症］　头晕目眩。

［舌脉］　舌质暗红,苔白腻或黄腻;脉弦滑。

［分析］　素体痰湿内盛,或嗜食肥甘厚味,致中焦失运,聚湿生痰,痰郁化热,热极生风,风痰互结流窜经络,血脉痹阻,气血不通故见半身不遂,口舌㖞斜,言语不利;风痰阻于经络,经络不畅,气血不濡经脉故肢体拘急或麻木;痰阻中焦,清阳不升,则见头晕目眩;舌苔白腻,脉弦滑,为痰湿内盛之象,痰湿化热见苔黄腻,舌质暗为兼有瘀血。

［治法］　化痰息风通络。

［方药］　化痰通络汤加减。方中半夏、茯苓、白术健脾燥湿;胆南星、天竺黄清热化痰;天麻平肝息风;香附疏肝理气;丹参活血化瘀;大黄通腑泄浊。全方合而有化痰息风通络之功。

若眩晕甚者,可酌加全蝎、钩藤、菊花以平肝息风;若瘀血明显者,可加桃仁、红花、赤芍以活血化瘀;若烦躁不安,舌苔黄腻,脉滑数者,可加黄芩、栀子以清热泻火。

3. 痰热腑实

［主症］　半身不遂,言语不利,口舌㖞斜。

［兼次症］　腹胀便秘,口黏痰多,午后面红烦热。

［舌脉］　舌红,苔黄腻或黄燥;脉弦滑大。

［分析］　素体脾虚痰盛之人,加之饮食不节,更伤中气,水湿不化,聚湿为痰,痰湿壅滞,郁而化热,痰热互结而生风,流窜经络故见半身不遂,言语不利,口舌㖞斜;痰热熏灼肠道,大肠燥热,传化失司,腑气不通而腹胀便秘;痰浊中阻,清阳不升,痰湿内停,气不化津,故见口黏痰多;阳明实热则见午后面红烦热,舌红、苔黄腻或燥,脉弦滑大为痰热壅盛、阳明腑实之征象。

［治法］　通腑泄热化痰。

［方药］　星蒌承气汤加减。方中瓜蒌、胆南星清热化痰;生大黄、芒硝荡涤肠胃、通腑泄热。

热象明显者,加山栀、黄芩;腑气通后,应治以清热化痰、活血通络;痰盛者可加竹沥、天竺黄、川贝母;兼见头晕头痛,目眩耳鸣者,可加天麻、钩藤、菊花、珍珠母、石决明以平肝息风潜阳;若口干舌燥,苔燥或少苔,年老体弱便秘伤津者,可加生地黄、玄参、麦冬以滋阴液。

（二）中脏腑

闭证

1. 风火闭窍

［主症］　突然昏仆,不省人事,半身不遂,肢体强痉,口舌㖞斜。

［兼次症］　两目斜视或直视,面红目赤,口噤,项强,两手握固拘急,甚则抽搐。

［舌脉］　舌红或绛,苔黄燥或焦黑;脉弦数。

［分析］　阳闭证之一。患者素体肝旺,复加暴怒伤肝,或烦劳过度,肝阳暴涨,阳化风动,气血逆乱,直冲犯脑,蒙蔽清窍,故见突然昏仆,不省人事,半身不遂,面红目赤,口舌㖞斜;内风扰动,故两目斜视或直视;肝主筋,风火相煽,则筋脉拘急,肢强、口噤、项强,两手握固,甚者可见抽搐;舌红或绛,苔黄燥,脉弦数为里热之象,邪热炽盛伤津,则可见舌苔焦黑。

［治法］　清热息风,醒神开窍。

［方药］　天麻钩藤饮加减,配合紫雪丹或安宫牛黄丸鼻饲。天麻钩藤饮平肝息风潜阳,紫雪丹、安宫牛黄丸清热凉血,解毒开窍。合而有清热息风,醒神开窍之功。

肝火盛者加龙胆草、黄连、夏枯草以清肝泻火;抽搐者加僵蚕、全蝎、蜈蚣以息风止痉;挟痰热者加天竺黄、竹沥、石菖蒲以清热涤痰;热盛迫血妄行,症见鼻衄,呕血者加生地黄、丹皮、大黄、水牛角以清热凉血止血;腹胀便秘者合大承气汤以通腑泄热。

2. 痰火闭窍

[主症] 突然昏仆,不省人事,半身不遂,肢体强痉拘急,口舌㖞斜。

[兼次症] 鼻鼾痰鸣,痰多息促,身热,面红目赤,两目直视,或见抽搐,躁扰不宁,大便秘结。

[舌脉] 舌质红或红绛,苔黄腻或黄厚干;脉滑数有力。

[分析] 阳闭证之一。患者素体肥胖,饮食不节伤脾,痰湿内盛,日久痰湿郁而化热,复因劳累,五志过极等致心火炽盛,痰随火升,上逆闭阻清窍而发病。痰火闭窍,故见突然昏仆,不省人事,半身不遂,肢体强痉拘急,口舌㖞斜,两目直视,甚则抽搐;痰火上扰,气道受阻故鼻鼾痰鸣,痰多息促;痰火扰心,则躁扰不宁;痰火熏蒸,则身热,面红目赤;痰火内结阳明,腑气不通,则大便秘结;舌质红,苔黄腻或黄厚干,脉滑数有力为痰火内盛之象。

[治法] 清热涤痰,醒神开窍。

[方药] 羚羊角汤加减,配以至宝丹或安宫牛黄丸鼻饲。方中羚羊角为主药,配以菊花、夏枯草、蝉衣以清肝息风;石决明、龟甲、白芍滋阴潜阳;生地黄、丹皮清热凉血;白芍敛阴柔肝;柴胡、薄荷疏肝解郁。至宝丹、安宫牛黄丸有辛凉开窍醒脑之效,合而有清热息风,育阴潜阳,开窍醒神之功。

痰热盛者加鲜竹沥汁、胆南星、猴枣散以清热化痰;火盛者加黄芩、山栀子、石膏以清热泻火;烦扰不宁者加石菖蒲、郁金、远志、珍珠母以化痰开窍、镇心安神;大便秘结,口臭,腹胀满,日晡潮热者合大承气汤以通腑泄热。

3. 痰湿蒙窍

[主症] 突然昏仆,不省人事,半身不遂,肢体瘫痪不收,口舌㖞斜。

[兼次症] 痰涎涌盛,面色晦暗,四肢逆冷。

[舌脉] 舌质暗淡,苔白腻;脉沉滑或缓。

[分析] 此为阴闭证。患者素体脾气虚弱,水湿不运,湿聚为痰,或年老体衰,气不化津,致痰湿内生,复因劳累、过食辛辣烟酒及情志不调而引动痰湿,痰湿上犯,蒙蔽清窍,故见昏仆,不省人事;痰湿流窜经络,则半身不遂,口舌㖞斜;湿性黏滞重着,故见肢体瘫痪不收;痰湿之邪易伤阳气,易阻气机,阳气被郁,故见四肢逆冷;卫阳之气不充肌肤,故面色晦暗;舌质暗淡,苔白腻,脉沉滑或缓为阳气不足,湿痰内盛之征。

[治法] 燥湿化痰,醒神开窍。

[方药] 涤痰汤加减,配以苏合香丸鼻饲。方中半夏、橘红、茯苓、竹茹化痰燥湿;胆南星、菖蒲豁痰开窍;枳实降气和中消痰;人参、茯苓、甘草健脾益气,杜绝生痰之源。苏合香丸则有辛香解郁开窍之功,合而有燥湿化痰,醒神开窍之效。

舌暗瘀斑,脉涩者加桃仁、红花、丹参以活血化瘀;四肢厥冷者加制附子、桂枝、细辛以温阳散寒。

脱证

元气衰败

[主症] 突然昏仆,不省人事,汗多手撒肢冷,目合口张,肢体瘫软。

[兼次症] 气息微弱,面色苍白,瞳神散大,二便失禁。

[舌脉] 舌痿,舌质淡紫,苔白腻;脉微欲绝。

　　[分析]　由于脏腑精气衰竭,阳浮于上,阴竭于下,阴阳离绝,正气将脱,心神颓败,故见突然昏仆,不省人事,目合口张,手撒,舌痿,二便失禁等危证。气息微弱,面色苍白,瞳神散大,汗多,肢冷,肢体瘫软,脉微欲绝均为阴精欲绝、阳气暴脱之征。

　　[治法]　回阳救阴,益气固脱。

　　[方药]　参附汤加减。方中人参大补元气,附子温肾壮阳,两者合用有益气回阳固脱之功。汗出不止者加山茱萸、黄芪、煅龙骨、煅牡蛎、五味子以敛汗固脱;兼有瘀象者,加丹参、赤芍。

恢复期和后遗症期

中风病经过急性期后,进入恢复期。恢复期部分患者不同程度留有后遗症,如半身不遂,言语不利,仍要抓紧时机,积极治疗,同时配合针灸、推拿按摩、肢体锻炼,以提高疗效。

1. 气虚血瘀

　　[主症]　半身不遂,肢体瘫软,偏身麻木,言语不利,口舌㖞斜。

　　[兼次症]　面色白,气短乏力,心悸自汗,便溏,手足肿胀。

　　[舌脉]　舌质暗淡,苔薄白或白腻;脉细缓或细涩。

　　[分析]　年老体衰,元气亏虚,或久病久卧伤气,致气虚不能鼓动血脉运行,血行阻滞,脉络不畅而成气虚血瘀之证。瘀阻脑脉,则见半身不遂,肢体瘫软,言语不利,口舌㖞斜;血行不畅,经脉失养,故见偏身麻木;瘀血内停,气虚血不上荣故面色白;心血瘀阻,心脉失养,故见心悸;气虚不摄,则自汗,短气乏力;舌质暗淡,脉细缓或细涩为气虚血瘀之象。

　　[治法]　益气活血通络。

　　[方药]　补阳还五汤加减。方中重用黄芪补气;桃仁、红花、川芎、归尾、赤芍、地龙等养血活血化瘀。本方亦适用于中风恢复期及后遗症期的治疗。

　　气虚明显者加党参或人参;口角流涎,言语不利者加石菖蒲、远志以化痰利窍;心悸,喘息,失眠者为心气不足,加炙甘草、桂枝、酸枣仁、龙眼肉以温经通阳、养心安神;小便频数或失禁者,为气虚不摄,加桑螵蛸、金樱子、益智仁以温肾固摄;肢软无力,麻木者可加桑寄生、杜仲、牛膝、鸡血藤以补肝肾,强筋骨。

2. 痰瘀阻络

　　[主症]　半身不遂,口舌㖞斜,偏身麻木。

　　[兼次症]　舌强语謇或失语。

　　[舌脉]　舌紫暗或有瘀斑,苔滑腻;脉弦滑或涩。

　　[分析]　痰瘀阻络,气血运行不畅,故半身不遂,肢体麻木;痰瘀阻滞舌本脉络,故见口舌㖞斜,舌强语謇或失语;舌紫暗或有瘀斑,苔滑腻,脉弦滑或涩为痰瘀之征。

　　[治法]　化痰祛瘀,活血通络。

　　[方药]　温胆汤合四物汤加减。前方理气化痰,用于气郁生痰,痰浊内扰之征;后方补血活血,用于营血虚滞之征。常加用熟地、当归、川芎、滋阴补血;枳实、半夏、竹茹、化痰和胃;茯苓、陈皮健脾利湿。

　　若气虚,加黄芪、党参、白术;心烦甚,加栀子、豆豉以清热除烦;眩晕者,可加天麻、钩藤以平肝息风;四肢不用明显者,加杜仲、川断、牛膝、桑枝。

3. 阴虚风动

　　[主症]　半身不遂,口舌㖞斜,言语不利,肢体麻木。

　　[兼次症]　心烦失眠,眩晕耳鸣,手足拘挛或蠕动。

[舌脉]　舌质红绛或暗红,苔少无苔;脉弦细或弦细数。

[分析]　肝为刚脏,体阴而用阳,内寄相火,赖肾水不断濡养。肾阴素亏,或房劳过度,精血暗耗,或久病失养,耗伤真阴,皆令阴不足而阳有余,阴不制阳,相火妄动,虚风内生而致本证。虚风上扰,横窜经络,故见半身不遂,口舌㖞斜,言语不利;阴血不足,经脉失养,则肢体麻木,手足拘挛或蠕动;阴虚生内热,虚热内扰,则心烦失眠;肾精不足,脑髓不充,则头晕耳鸣;舌质红,苔少或无苔,脉弦细数为阴虚内热之象,舌暗为夹有瘀血之征。

[治法]　滋阴潜阳,镇肝息风。

[方药]　镇肝熄风汤加减。方中龙骨、牡蛎、代赭石镇肝潜阳;白芍、天冬、玄参、龟甲滋养肝肾之阴;重用牛膝并辅以川楝子以引血下行,合用茵陈、麦芽清肝舒郁;甘草调和诸药。合而有镇肝息风,滋阴潜阳之功。

潮热盗汗,五心烦热者加黄柏、知母、地骨皮以清相火;腰膝酸软者加女贞子、旱莲草、枸杞子、杜仲、何首乌等以补益肝肾;兼痰热者加天竺黄、瓜蒌、胆南星以清热化痰;心烦不寐者可加珍珠母、夜交藤以镇心安神。

【转归预后】

中风患者的预后转归不尽相同,转归预后不完全决定于年龄的大小,主要取决于体质的强弱、正气的盛衰、邪气的浅深、发病时病情的轻重,诊治与康复是否及时、正确,调养是否得当等多种因素。中经络者,发病时病情轻,肢体偏瘫不重,言语障碍也较轻,未发生并发症,预后较好。如中经络在治疗过程中虽经积极治疗,瘫痪肢体或言语障碍逐渐加重,甚至发生意识障碍向中脏腑转化,预后较差。中脏腑者,经积极抢救治疗,瘫痪肢体或言语障碍逐渐恢复,向中经络转变,预后多较好。中脏腑者若出现呃逆频频,呕血,壮热,喘促,瞳神大小不等,或出现脱证证候者,病情危笃,预后不良。多次中风者预后亦较差。无论中经络或中脏腑,虽经救治,均终因脑髓受损,致病程迁延而成为中风后遗症,部分患者还可发展为痴呆症。

【临证要点】

1. **密切观察病情变化**　临床应高度重视中风患者的病情变化,急性期病情极不稳定,中经络可向中脏腑转变。中脏腑者病情危重,变证多端,短时间内可出现各种变证,重点注意神志、瞳神、气息、脉象等变化,若出现发热、顽固性呃逆、呕血等变证,需及时救治。

2. **加强康复训练**　除药物治疗外,可配合针灸、推拿、按摩、拔火罐、中药熏洗等综合治疗,促进语言和肢体功能的恢复。

3. **预防中风发生与复发**　对中风的预防要做到"未病先防"和"已病防变",对于中老年人,经常出现一过性头晕,肢麻肉惕者,多为中风先兆,应引起重视,及早诊治,以防发展为中风。对已有过中风病史的患者,仍应加强预防调摄,以防复发。

【古代文献摘录】

《金匮要略·中风历节病脉证并治》:"夫风之为病,当半身不遂,或但臂不遂者,此为痹,脉微而数,中风使然。"

《症因脉治·中风总论》:"中风之症,卒然仆倒,昏不知人,若痰涎暂升,少顷即醒,此中之轻者。卒然倒仆,昏不知人,痰涎壅盛,口噤失音,良久不醒,渐渐沉重,此中之重者。有外感,有内伤,外感者,真中风也,内伤者,类中风也。"

《读医随笔·中风有阴虚阳虚两大纲》:"前人所称邪盛为真中风者,其所指之证,即皆在阳虚挟寒之条者也;所称正虚为类中风者,其所指之证,即皆在阴虚生燥之条者也。"

《医学从众录·中风续论》:"大人中风牵引,小儿惊痫瘈疭,皆火热生风,五脏亢甚,归迸入心之候,夫厥阴风木,与少阳相火同居,火发必风生,风生必挟木势而害土,土病则聚液成痰,流注四肢而瘫痪。"

《临证指南医案·中风》:"内风乃身中阳气之变动,肝为风脏,因精血衰耗,水不涵木,木少滋荣,故肝阳偏亢,内风时起。"

《医林改错·补阳还五汤》:"此方治半身不遂,口眼㖞斜,语言謇涩,口角流涎,大便干燥,小便频数,遗尿不禁。"

【现代文献推介】

[1] 熊丽辉,王忠,谢颖桢,等.基于系统工程技术研究王永炎治疗中风急性期痰热腑实证辨治规律[J].中医杂志,2013,54(3):205-208.

[2] 宋祖荣,胡建鹏.中医气血理论在缺血性中风病中的运用探讨[J].时珍国医国药,2016,27(5):1178-1179.

[3] 蒋立,王爱红.中风一级预防的中医研究进展[J].时珍国医国药,2017,28(1):196-198.

[4] 宁艳哲,刘宏伟,李宗衡,等.中医综合康复方案治疗不同分期缺血性中风痉挛性偏瘫的疗效研究[J].中华中医药杂志,2017,32(4):1860-1862.

[5] 刘兵兵,徐雅.基于《黄帝内经》"天人相应"理论探讨缺血性中风的预防[J].中医杂志,2017,58(21):1825-1828.

第八节　痴　呆

痴呆是以呆傻愚笨、智能低下、善忘等为主要临床表现的一类病证。轻者可见神情淡漠,寡言少语,反应迟钝,善忘等;重者为终日不语,或闭门独居,或口中喃喃,言词颠倒,或行为失常,忽笑忽哭,或不欲食,或不知饥饱等。

《左传》对本病有记载,曰:"成十八年,周子有兄而无慧,不能辨菽麦,不知分家犬""不慧,盖世所谓白痴。"西晋皇甫谧《针灸甲乙经》以"呆痴"命名。唐代孙思邈在《华佗神医秘传》中首载"痴呆"病名。明代张景岳《景岳全书·杂证谟》有"癫狂痴呆"专篇,指出了本病由"郁结、不遂、思虑、惊恐"等多种病因渐致而成;临床表现具有"千奇万怪""变易不常"的特点;病位在心及肝胆二经;至于其预后则有"有可愈者,有不可愈者,亦在乎胃气元气之强弱"。清代陈士铎《辨证录》立有"呆病门",认为"大约其始也,起于肝气之郁;其终也,由于胃气之衰",对呆病症状描述也甚详,且提出"开郁逐痰、健胃通气"为主的治法,方用洗心汤、转呆丹、还神至圣汤等,他尤其强调治痰对于本病治疗的重要性,其在《石室秘录》曰:"治呆无奇法,治痰即治呆也。"清代王清任《医林改错·脑髓说》曰:"高年无记性者,脑髓渐空。"另外,古人在中风与痴呆的因果关系方面也早有认识,《灵枢·调经论》曰:"血并于上,气并于下,乱而善忘。"清代叶桂《临证指南医案》指出:"(中风)初起神呆遗溺,老人厥中显然。"清代沈金鳌《杂病源流犀烛·中风》进而指出"有中风后善忘",是中医较早有关血管性痴呆的记载。

西医学中的老年性痴呆、脑血管性痴呆及混合性痴呆、代谢性脑病、中毒性脑病等,可参考本篇辨证论治。

【病因病机】

本病的形成以内因为主,多由于年老肾虚、七情内伤、久病耗损等原因导致气血不足,肾精亏耗,脑髓失养,或气滞、痰阻、血瘀痹阻于脑络而成。

1. 年老肾虚　脑为髓海,元神之府,神机之用。肾主骨生髓通于脑,人至老年,脏腑功能减退,年高阴气自半,肝肾阴虚,或肾中精气不足,不能生髓,髓海空虚,髓减脑消,则神机失用而成痴呆。此外,年高气血运行迟缓,血脉瘀滞,脑络瘀阻,亦可使神机失用,而发生痴呆。《医林改错》说"年高无记性者,脑髓渐空"。

2. **情志所伤** 所欲不遂,或郁怒伤肝,肝气郁结,肝气乘脾,脾失健运,则聚湿生痰,气滞日久可致血瘀。从而气滞、痰阻、血瘀壅滞于脑,蒙闭清窍,使神明被扰,神机失用而形成痴呆。或肝郁化火,上扰神明,则性情烦乱,哭笑无常;或久思积虑,耗伤心脾,暗耗心血,脾虚后天生化乏源,气血不足,致脑失所养,神明失用;或脾虚失运,痰湿内生,清窍受蒙;或惊恐伤肾,肾虚精亏,髓海失充,脑失所养,皆可导致神明失用,神情失常,发为痴呆。

3. **久病耗损** 患中风、眩晕等疾病日久,或失治误治,积损正伤,一则耗伤正气,肝肾亏损,气血亏虚,致脑髓失养;二则久病入络,脑脉痹阻,清窍失养,神机失用,而发为痴呆。

本病基本病机为髓减脑消,神机失用。髓减脑消可由肾精不足或气血亏虚致髓海失充,脑失所养所致,也可由痰瘀实邪痹阻脑络,清窍失养所致。

本病病位在脑,与肾、心、肝、脾四脏功能失调相关,尤以肾虚关系密切。病理性质属本虚标实,本虚为肾精不足、气血亏虚。肾精不足则髓海空虚,气血亏虚则脑失所养。标实为痰浊、瘀血痹阻脑络。痰瘀之邪蕴久易化火上扰清窍,或心肝火旺上犯清窍而致病情加重。总之,本病病机不外虚、痰、瘀、火四端。虚,指肾精、气血亏虚,髓海失充;痰,指痰浊蕴结,蒙蔽清窍;瘀,指瘀血内阻,脑脉不通;火,指心肝火旺,扰乱神明。

本病病机常发生转化。一是痰、瘀、火之间相互影响,相互转化,如痰浊、血瘀相兼而致痰瘀互结。二是肝郁、痰浊、血瘀均可化热,而形成肝火、痰热、瘀热,上扰清窍;若进一步发展,耗伤肝肾之阴,水不涵木,阴不制阳,则肝阳上亢,化火生风,上扰清窍,使痴呆加重。三是虚实之间也常相互转化。如实证的痰浊、瘀血日久,损伤心脾,则气血不足,或伤及肝肾,则阴精不足,使脑髓失养,实证由此转化为虚证;虚证日久,气血亏乏,脏腑功能受累,气血运行失畅,或积湿为痰,或留滞为瘀,又可因虚致实,虚实兼夹而成难治之候。

【诊断】

(1) 以记忆力减退为主。表现为记忆近事及远事的能力减弱,判定认知人物、物品、时间、地点能力减退,计算力与识别空间位置结构的能力减退,理解别人语言和有条理地回答问题的能力障碍等为主症,伴性情孤僻,表情淡漠,语言重复,自私狭隘,顽固固执,或无理由的欣快;易于激动或暴怒;其抽象思维能力下降,不能解释或区别词语的相同点和不同点;道德伦理缺乏,不知羞耻,性格特征改变。

(2) 起病隐匿,发展缓慢,渐进加重,病程一般较长。但也有少数病例发病较急。

(3) 患者多为老年,常有中风、头晕、脑外伤等病史。

【相关检查】

神经心理学检查、颅脑 CT、MRI、脑电图、生化等检查有助于明确病性。

【鉴别诊断】

1. **郁证** 郁证主要因情志不舒,气机郁滞而导致,多在精神因素的刺激下呈间歇性发作,不发作时可如常人,无智能和人格方面的变化,多见于中青年女性,也可见于老年人,尤其是中风过后常并发郁证;而痴呆多见于老年人,虽亦可由情志因素引起,但其以呆傻愚笨为主,常伴有智能和人格障碍,症状典型者不难鉴别。部分郁证患者常因不愿与外界沟通而被误认为痴呆,取得患者信赖并与之沟通后,两者亦能鉴别。

2. 癫病　癫病属于精神失常疾病,俗称"文痴",以沉默寡言、情感淡漠、语无伦次、静而多喜为特征,多因气、血、痰邪或三者互结为患,以成年人多见。痴呆则属智能活动性障碍,是以神情呆滞、愚笨迟钝为主要表现的脑功能障碍性疾病。另一方面,痴呆的部分症状可自制,治疗后有不同程度的恢复;重证痴呆患者与癫病在临床症候上有许多相似之处,临床上难以区分。

3. 健忘　健忘是指记忆力减退、遇事善忘的一种病证。痴呆以呆傻愚笨、智能低下、善忘等为主要临床表现。两者均有记忆力下降(善忘)表现,但健忘之善忘表现为晓其事却易忘,但告知可晓,且其神识如常,多见于中老年患者;而痴呆之善忘表现为不知前事或问事不知、告知不晓,与健忘之"善忘前事"有根本区别,且有神识异常,善忘仅为兼伴症,老少皆可发病。健忘可以是痴呆的早期临床表现,病久可转为痴呆。

【辨证论治】

辨证要点

本病乃本虚标实之证,临床上以虚实夹杂者多见。辨证当以虚实或脏腑失调为纲领,分清虚实,辨明主次。

1. 辨虚实　本病病因虽各有不同,但终不出虚实两大类。本虚者,应辨明精、气、血之别;标实者,应辨明痰、瘀、火之异。虚者,以神气不足、面色失荣、形体枯瘦、言行迟弱为特征,并结合舌脉、兼次症,分辨气血、肾精亏虚;实者,智能减退、反应迟钝,兼见痰浊、瘀血、风火等表现。由于病程较长,证情顽固,还需注意虚实夹杂的病机属性。

2. 辨脏腑　本病病位在脑,但与肾、心、肝、脾相关。若年老体衰、头晕目眩、记忆认知能力减退、神情呆滞、齿枯发焦、腰膝酸软、步履艰难,为病在脑与肾;若兼见双目无神,筋惕肉瞤,毛甲无华,为病在脑与肝肾;若兼见食少纳呆,气短懒言,口涎外溢,四肢不温,五更泻泄,为病在脑与脾肾;若兼见失眠多梦,五心烦热,为病在脑与心肾。

治疗原则

虚者补之,实者泻之。补虚常用补肾填精、补益气血等以治其本,泻实常用开郁逐痰、活血通窍、平肝泻火以治其标。在扶正补虚、填补肾精的同时,应注意培补后天脾胃,以冀脑髓得充,化源得滋。此外,在药物治疗的同时,移情易性,智力训练与功能锻炼亦有助于本病的康复。

分证论治

1. 髓海不足

[主症]　智能减退,记忆模糊,失认失算,精神呆滞,词不达意。

[兼次症]　头晕耳鸣,发枯齿脱,腰脊酸痛,骨痿无力,步履艰难,举动不灵。

[舌脉]　舌瘦色淡或色红,少苔或无苔;脉沉细弱。

[分析]　肾主骨生髓,年高体衰,肾精渐亏,脑髓失充,灵机失运,故见智能减退,精神呆滞,举动不灵,记忆模糊,失认失算等痴呆诸症;肾开窍于耳,其华在发,肾精不足,故头晕耳鸣,发枯易脱;腰为肾府,肾主骨,精亏髓少,骨骼失养,故见腰脊酸痛,骨痿无力,步履艰难;齿为骨之余,故齿牙动摇,甚则早脱;舌瘦色淡或色红,苔少或无苔,脉沉细弱为精亏之象。

[治法]　补肾益髓,填精养神。

[方药]　七福饮加减。方中重用熟地滋阴补肾,营养先天之本;合当归养血补肝;人参、白术、

炙甘草益气健脾,强壮后天之本;远志、杏仁宣窍化痰。本方填补脑髓之力尚嫌不足,应选加鹿角胶、龟甲胶、阿胶、紫河车、猪骨髓等血肉有情之品,还可以本方加减制蜜丸或膏剂以图缓治,或可用参茸地黄丸或河车大造丸补肾益精。

若肝肾阴虚,年老智能减退,腰膝酸软,头晕耳鸣者,可去人参、白术、紫河车、鹿角胶,加怀牛膝、生地、枸杞子、女贞子、制何首乌;若兼言行不一,心烦溲赤,舌质红,少苔,脉细而弦数,是肾精不足,水不制火而心火亢盛,可用知柏地黄丸加丹参、莲子心、菖蒲等清心宣窍;若见舌质红而苔黄腻者,是内蕴痰热,干扰心窍,可加用清心滚痰丸去痰热郁结,俟痰热化净,再投滋补之品;若肾阳亏虚,症见面白无华,形寒肢冷,口中流涎,舌淡者,加熟附片、巴戟天、益智仁、淫羊藿、肉苁蓉等以温补肾阳。

2. 脾肾两虚

[主症] 表情呆滞,沉默寡言,记忆减退,失认失算,口齿含糊,词不达意。

[兼次症] 腰膝酸软,肌肉萎缩,食少纳呆,气短懒言,口涎外溢或四肢不温,腹痛喜按,鸡鸣泄泻。

[舌脉] 舌质淡白,苔白,或舌红,苔少或无苔;脉沉细弱。

[分析] 久病则脾肾俱虚,神明失养故痴呆诸证变生。肾主骨,腰为肾之府,肾虚故腰膝酸软;脾主肌肉四肢,脾虚气弱,气血生化不足,故食少纳呆,气短懒言,甚则肌肉萎缩;脾肾阳虚,故见鸡鸣泄泻,腹痛按之则舒;舌质淡白或红,苔白或少而无苔,脉沉细弱,是脾肾两虚所致。

[治法] 补肾健脾,益气生精。

[方药] 还少丹加减。方中熟地黄、枸杞子、山茱萸滋阴补肾;肉苁蓉、巴戟天、小茴香助命火补肾气;杜仲、怀牛膝、楮实子补益肝肾;人参、茯苓、山药、大枣益气健脾;菖蒲、远志、五味子交通心肾而安神。

若肌肉萎缩,气短乏力较甚者,可加紫河车、阿胶、续断、何首乌、黄芪等益气补肾;若伴食少纳呆,苔腻者,可减熟地黄、山茱萸,加炒白术、薏苡仁、陈皮;若伴有腰膝酸软,颧红盗汗,耳鸣如蝉,舌瘦质红,少苔,脉沉弦细数者,是为肝肾阴虚,阴虚火旺之证,当改用知柏地黄丸,佐以潜阳息风之品;若脾肾阳虚者,形寒肢冷,五更泄泻,方用金匮肾气丸加干姜、黄芪、伏龙肝、白豆蔻等。

3. 痰浊蒙窍

[主症] 终日无语,表情呆钝,智力衰退,口多涎沫。

[兼次症] 头重如裹,纳呆呕恶,脘腹胀痛,痞满不适,哭笑无常,喃喃自语,呆若木鸡。

[舌脉] 舌质淡,或胖有齿痕,苔白腻;脉滑。

[分析] 痰浊壅盛,上蒙清窍,脑髓失聪,神机失运,而致表情呆钝、智力衰退、终日无语、呆若木鸡等症;痰浊中阻,中焦气机不畅,脾胃受纳运化失司,故脘腹胀痛、痞满不适、纳呆呕恶;痰阻气机,清阳失展,故头重如裹;脾不摄津,则口多涎沫;舌质淡,或胖有齿痕,苔腻,脉滑均为脾虚生湿,痰涎壅盛之象。

[治法] 健脾化浊,豁痰开窍。

[方药] 洗心汤加减。方中党参、甘草培补中气;半夏、陈皮健脾化痰;附子助阳化痰;茯神、酸枣仁宁心安神;神曲和胃。

若纳呆呕恶,脘腹胀痛,痞满不适,以脾虚明显者,重用党参、茯苓,可配伍黄芪、白术、山药、麦芽、砂仁等健脾益气之品;若头重如裹,哭笑无常,喃喃自语,口多涎沫以痰湿重者,重用陈皮、半夏,可配伍制南星、莱菔子、佩兰、白豆蔻、全瓜蒌、贝母等理气豁痰之品;若痰浊化热,上扰清窍,蒙蔽心神,症见心烦躁动,言语颠倒,歌笑不休,甚至反喜污秽,舌质红,苔黄腻,脉滑数者,宜用涤痰汤化痰开窍,并加瓜蒌、栀子、黄芩、天竺黄、竹沥以增强清化热痰之功。

4. 瘀血内阻

[主症] 言语不利,善忘,表情迟钝,或思维异常,行为古怪。

[兼次症] 肌肤甲错,面色黧黑,甚者唇甲紫暗,双目晦暗,口干不欲饮。

[舌脉] 舌质暗,或有瘀点、瘀斑;脉细涩。

[分析] 瘀阻脑络,脑髓失养,神机失用,故见表情迟钝,言语不利,善忘,思维异常,行为古怪等痴呆症状;瘀血内阻,气血运行不利,肌肤失养,故肌肤甲错,面色黧黑,甚者唇甲紫暗;口干不欲饮,舌质暗或有瘀点瘀斑,脉细涩均为瘀血之象。

[治法] 活血化瘀,通络开窍。

[方药] 通窍活血汤加减。方中麝香芳香开窍,活血散结通络;桃仁、红花、赤芍、川芎活血化瘀;葱白、生姜合菖蒲、郁金以通阳宣窍。

如瘀血日久,血虚明显者,重用熟地、当归,再配伍鸡血藤、阿胶、鳖甲、制何首乌、紫河车等以滋阴养血;久病气血不足,加党参、黄芪、熟地、当归益气补血;若痰瘀交阻伴头身困重,口流涎沫,纳呆呕恶,舌紫暗有瘀斑,苔腻,脉滑,可酌加胆南星、半夏、莱菔子、瓜蒌以豁痰开窍;病久入络者,宜加蜈蚣、僵蚕、全蝎、水蛭、地龙等虫类药以疏通经络。

5. 心肝火旺

[主症] 急躁易怒,善忘,判断错误,言行颠倒。

[兼次症] 眩晕头痛,面红目赤,多疑善虑,心烦不寐,心悸不安,咽干口燥,口臭口疮,尿赤便干。

[舌脉] 舌质红,苔黄;脉弦数。

[分析] 脑髓空虚,复因心肝火旺,上扰神明,故见善忘,判断错误,言行颠倒,多疑善虑等痴呆之象;心肝火旺,上犯巅顶,故头晕头痛;气血随火上冲,则面红目赤;肝主疏泄,情志失疏,肝郁化火,故急躁易怒;心肾不交则心烦不寐、心悸不安;口臭口疮、口干舌燥、尿赤便干为火甚伤津之象;舌质红、苔黄,脉弦数均为心肝火旺之候。

[治法] 清热泻火,安神定志。

[方药] 黄连解毒汤加减。方中黄连可泻心火;黄芩、栀子清肝火;黄柏清下焦之火。加用生地清热滋阴,菖蒲、远志、合欢皮养心安神,柴胡疏肝。本方大苦大寒,中病即止,不可久服,脾肾虚寒者慎用。

若心火偏旺者用牛黄清心丸;眩晕头痛甚者,加天麻、钩藤平肝息风;大便干结者加大黄、火麻仁通便泻火。

【预后转归】

痴呆的病程一般较长。虚证患者,若长期服药,积极接受治疗,部分症状可有明显改善,但不易根治;实证患者,及时有效地治疗,待实邪去,部分患者方可获愈;虚中夹实者,病情往往缠绵,疗效欠佳。合并中风、眩晕等病证的老年患者病情进展较快,预后欠佳,若失治误治易向重症痴呆发展,完全丧失生活自理能力,预后差。

【临证要点】

1. **注意早发症状** 痴呆多发于老年人,是智能活动发生严重障碍以呆傻愚笨为主要临床表现的神志疾病。本病临床表现纷繁多样,但总以渐进加重的善忘、呆傻愚笨以及性情改变为其共有特征。健忘是最早出现的症状,对此应加强观察。早期治疗能延缓病程进展,改善症状。

2. **补肾活血同施** 痴呆的治疗既要注重补肾填精,又要重视化痰活血。临证时可根据肾阴阳之偏衰选择补肾药,补肾温阳药常用仙茅、淫羊藿、巴戟天、补骨脂、益智仁等,滋肾填精药常用熟地黄、山茱萸、枸杞子、沙苑子、菟丝子等,临证时可酌加血肉有情之品如鹿茸、鹿角胶、龟甲、阿胶等加强滋肾填精之功。但本病为慢性疑难病,治宜缓图,不可猛投妄投补肾之品,应缓补而非峻补,以免过于滋腻损伤脾胃酿生痰湿。此外,尚应重视化痰活血法的应用,正如古人所倡"治呆无奇法,治痰即治呆"以及"久病入络、多痰多瘀"的观点,临证时常须将化痰活血法与补肾法相结合,做到补中寓通,通补兼施。

3. **调摄精神** 治疗的同时配合心理疏导,重视精神调摄与智能训练、功能训练,加强其人际交往及社会活动,怡情易性,均有利于提高疗效。本病患者往往丧失日常生活自理的能力,必须受到监护性照料,防止患者自伤或伤人。

【古代文献摘录】

《素问·五常政大论》:"根于中者,命曰神机,神去则机息。"

《景岳全书》:"痴呆证,凡平素无痰,而或以郁结,或以不遂,或以思虑,或以疑贰,或以惊恐而渐致痴呆,言辞颠倒,举动不经,或多汗,或善愁,其证则千奇万怪,无所不至。脉必或弦、或数、或大、或小,变易不常。此其逆气在心或肝胆二经,气有不清而然……然此证有可愈者,有不可愈者,亦在乎胃气元气之强弱,待时而复,非可急也。"

《类证·藏象类》:"心为一身之君主,禀虚灵而含造化,具一理以应万机,藏腑百骸,惟所是命,聪明智慧,莫不由之。"

《备急千金要方》:"头者,人神所注,气血精明三百六十五络上归头。"

《石室秘录》:"此等症(呆病)虽有祟凭之,实亦胸腹之中,无非痰气。"

【现代文献推介】

[1] 刘根,贺文彬,赵子强,等.基于中医传承辅助平台对老年性痴呆防治方剂核心药物组合的筛选研究[J].中国实验方剂学杂志,2016,22(7):223-228.

[2] 彭丽燕,谢淑玲,杨昆,等.化浊解毒通络法治疗血管性痴呆理论探讨[J].辽宁中医杂志,2015,17(3):99-101.

[3] 罗小泉,郭琦丽,辜尊涛,等.中医药对老年性痴呆病的认识及其防治研究思路探析[J].时珍国医国药,2011,22(8):1985-1586.

[4] 曹金梅.化痰开窍法在血管性痴呆治疗中的重要作用[J].中医研究,2007,20(6):7-9.

第九节 癫 狂

癫狂是以精神抑郁、表情淡漠、沉默痴呆、语无伦次、静而少动,或精神亢奋、狂躁刚暴、喧扰不宁、毁物打骂、动而多怒为特征的一类病症。前者为癫,后者为狂,两者相互联系,互相转化,故常并称为癫狂,都是属于精神失常的疾病。

癫狂病名出自《黄帝内经》,该书对本病的症状、病因病机及治疗均有详细的记载。在症状描述方面,如《灵枢·癫狂》曰:"癫疾始生,先不乐,头重痛,视举,目赤甚,作极已而烦心""狂始发,少卧,不饥,自高贤也,自辨智也,自尊贵也,善骂詈,日夜不休。"在病因病机方面,《素问·至真要大论》

曰："诸躁狂越,皆属于火。"《素问·脉要精微论》曰："衣被不敛,言语善恶,不避亲疏者,此神明之乱也。"《素问·脉解》又云："阳尽在上,而阴气从下,下虚上实,故狂巅疾也。"指出了火邪扰心和阳明失调可以发病。《灵枢·癫狂》又有"得之忧饥""得之大怒""得之有所大喜"等记载,明确指出情志因素亦可导致癫狂的发生。汉代张仲景对本病的病因作了进一步的探讨,提出心虚而血气少,邪乘于阴则为癫,邪乘于阳则为狂的病机变化。金元时期对癫狂的病因病机学说有了较大的发展,如元代朱丹溪《丹溪心法·癫狂》曰："癫属阴,狂属阳……大率多因痰结于心胸间。"提出了癫狂的发病与"痰"有关,并首先提出"痰迷心窍"之说,这对于指导临床实践具有重要意义,也为后世许多医家所遵循。明清医家多宗痰火之说,对癫狂二病的区别分辨甚详,如明代张景岳《景岳全书·杂证谟》曰："狂病常醒,多怒而暴;癫病常昏,多倦而静。由此观之,则其阴阳寒热,自有冰炭之异。"清代王清任提出瘀血可致癫狂的理论,并认识到本病与脑有密切的关系,如清代王清任《医林改错·癫狂梦醒汤》曰："癫狂一症,乃气血凝滞脑气,与脏腑气不接,如同做梦一样。"对后世影响颇大。在治疗方面,《素问·病能论》提出了节食和服生铁落的治法。朱丹溪提出"镇心神,开痰结……如心经蓄热,当清心除烦,如痰迷心窍,当下痰宁志……狂病宜大吐大下则除之"。此外,还记有精神治疗的方法。明清医家在治法上亦有所发展,如明代虞抟《医学正传》认为狂为痰火实盛,癫为心血不足,狂宜下,癫宜安神养血,兼降痰火。明代戴元礼《证治要诀》指出治癫狂当治痰宁志。张景岳等医家主张治癫宜解郁化痰,宁心安神为主;治狂则先夺其食,或降其火,或下其痰,药用重剂。王清任创制癫狂梦醒汤治疗瘀血发狂。

西医学中精神分裂症、躁狂症、抑郁性精神病有精神失常症状者,均可参照本篇辨证论治。

【病因病机】

本病的发病原因,多以七情所伤为主,或因思虑不遂,或因悲喜交加,或因恼怒惊恐,皆能损伤心脾肝肾,导致脏腑功能失调或阴阳失于平衡,进而产生气滞、痰结、火郁、血瘀等蒙蔽心窍而引起精神失常。

1. **阴阳失调**　历代医家认为阴阳的偏盛偏衰是癫狂的主要发病因素。《素问·宣明五气》曰："邪入于阳则狂,邪入于阴则痹,搏阳则为巅疾。"机体阴阳平衡失调,不能相互维系,以致阴虚于下,阳亢于上,心神被扰,神机逆乱而发癫狂。

2. **情志抑郁**　怒伤肝,恐伤肾,喜伤心,恼怒惊恐损伤肝肾,肝肾阴虚则水火不济,心火独亢,扰乱心神;或肝肾阴虚致水不涵木,阴虚阳亢,生热生风,炼液为痰,痰火上扰,神机逆乱而发癫狂;或思虑过度,损及心脾,气血不足,心神失养,神无所主;或脾胃阴虚,胃热炽盛,则心肝之火上扰而发癫狂。

3. **痰气上扰**　因思虑过度,损及心脾,脾失健运而聚湿成痰;或因肝气郁结,横克脾土,运化无权而生痰涎,痰随气逆,蒙蔽心窍,逆乱神明而发癫狂。

4. **气血凝滞**　七情所伤,气郁渐至血凝;或因外伤以致血瘀,气血凝滞而导致脑气凝滞,使脏腑化生的气血不能正常充养元神之府,或血瘀阻滞经络,气血不能上荣脑髓,则可造成神机逆乱,发为癫狂。

此外,癫狂病与先天禀赋和体质强弱亦有密切关系。如禀赋体质健壮,阴平阳秘,虽受七情刺激亦只有短暂的情志失畅,并不为病。反之,遇有惊骇悲恐,意志不遂,则往往七情内伤,阴阳失调而发病,癫狂病患者往往有类似家族病史。

综上所述,气、痰、火、瘀导致阴阳失调,心神被扰,神机逆乱,是本病的主要病机。其病位在脑,与肝脾肾关系密切,以心神受损为主。癫属虚,狂属实,亦有虚实夹杂,两者既有区别,又可互相转化。

【诊断】

(1) 癫病以精神抑郁,表情淡漠,沉默痴呆、语无伦次、静而少动为特征;狂病以精神亢奋,喧扰不宁、打人毁物、躁妄打骂、动而多怒为特征。

(2) 本病多有家族史,或近期突遭变故,情志不遂,或脑外伤病史。

(3) 不同年龄、不同性别均可发病。

(4) 需要排除药物、中毒、热病原因所致。

【相关检查】

(1) 重视病史资料的详细和完整,包括患者的生活经历、性格特征、发病时的心理背景和环境背景,有利于明确诊断。

(2) 部分患者可做肝功能、肾功能、血气分析等检查,以排除其他疾病引起类似的癫狂症状。

【鉴别诊断】

1. **痫病** 痫病以突然昏仆、不省人事、两目上视、口吐涎沫、四肢抽搐为特征的发作性疾病,与本病不难区别。

2. **郁证** 郁证病机为气机郁滞,脏腑功能失调。主要表现为情绪不稳定,情绪低落,心境异常,或烦躁不宁,一般兼有易激惹,善怒易哭。在精神因素的刺激下呈间歇性发作,不发作时可如常人。癫病的病机则主要为痰气郁结,蒙蔽神机;主要表现为沉默痴呆、语无伦次、静而少动。常常兼有精神抑郁,表情淡漠;极少可以自行缓解,一般已失去自我控制的能力。

3. **谵语、郑声** 谵语是因阳明实热或温邪入于营血,热邪扰乱神明,而出现神志不清,胡言乱语的重证;郑声是指疾病晚期,心气内损,精神散乱而出现神识不清,不能自主,语言重复,语声低怯,断续重复而语不成句的重危征象,与癫狂病有别。

4. **痴呆** 参见"痴呆"篇。

【辨证论治】

辨证要点

1. **辨癫病与狂病** 癫病的病机则主要为痰气郁结,蒙蔽神机;主要表现为沉默痴呆、语无伦次、静而少动,常常兼有精神抑郁,表情淡漠;神志情况多有感知障碍,如幻想、幻视、幻听。思维障碍,如被害妄想、关系妄想等;舌象常表现为舌红,苔白腻,或舌淡,苔薄白;脉象多弦滑或沉细无力。狂病病机则为痰火上扰,神明失主;主症多表现为喧扰不宁、躁妄打骂、动而多怒,兼有精神亢奋,打人毁物;神志方面表现为情绪高涨,易激惹;舌象多表现为舌质红绛,苔多黄腻或黄燥而垢,日久见舌质紫暗,有瘀斑或舌红少苔;脉象多表现为弦大滑数,日久脉弦细或细涩或细数。

2. **辨癫病应注重抑郁呆滞的轻重** 精神抑郁,表情淡漠,寡言呆滞是癫病的一般症状。初发病时常见喜怒无常,喃喃自语,语无伦次,苔白腻,此为痰结不深,证情尚轻。若病程迁延日久,则见呆若木鸡,目瞪如愚,灵机混乱,苔渐变为白厚而腻乃痰结日深,病情转重。日久正气渐耗,脉由弦滑变为滑缓,终至沉细无力,病情演变为气血两虚,而症见神思恍惚,思维贫乏,意志减退者,则病深难复。

3. **辨痰火、阴虚的主次先后**　狂病初起以狂暴无知、情感高涨为主要表现,皆由痰火实邪扰乱神明而成。病久则火灼阴液,渐变为阴虚火旺之证,这时应分辨其主次先后,来确定其治法方药。痰火为主者表现为亢奋症状突出,苔黄腻,脉弦滑数;阴虚为主者表现为焦虑、烦躁、不眠、精神疲惫,舌质红,苔少或无苔,脉细数。至于痰火、阴虚证候出现先后的判断,则需对其证候、舌苔、脉象的变化等进行动态观察。

治疗原则

《素问·生气通天论》云:"阴平阳秘,精神乃治。"癫狂的治疗总以调整阴阳为总则,以平为期。癫病多虚,为重阴之病,主于气与痰,解郁化痰,宁心安神,补气养血为主要治法。狂病多实,为重阳之病,主于痰火,瘀血,治宜降其火,或下其痰,或化其瘀血,后期应予滋养心肝阴液,兼清虚火。

分证论治

(一)癫病

1. **痰气郁结**

[主症]　精神抑郁,表情淡漠,沉默呆滞。

[兼次症]　心烦不寐,或多疑虑,喃喃自语,语无伦次,或生活懒散,不思饮食,大便溏软。

[舌脉]　苔白腻,或黄腻,或浊腻;脉弦滑,或滑数,或濡滑。

[分析]　因思虑太过,所愿不遂,使肝气被郁,脾失健运而生痰浊,痰浊阻闭神明,故出现抑郁、呆滞或语无伦次;痰扰心神,故心烦不寐,或多疑虑;痰浊中阻,故不思饮食,大便溏软;苔黄腻,脉滑皆为痰气郁结之征。痰有寒热不同,故有苔白腻、黄腻、浊腻,脉有弦滑、滑数、濡滑之别。

[治法]　疏肝解郁,化痰开窍。

[方药]　顺气导痰汤加木香、郁金、石菖蒲等。方中半夏、陈皮、胆南星、茯苓利气化痰;香附、木香、菖蒲等解郁开窍,甚者可用控涎丹以除胸膈之痰浊。

若痰浊壅盛,胸膈督闷,口多痰涎,脉滑大有力,形体壮实者,可暂用三圣散取吐,劫夺痰涎,吐后形神俱乏者,宜以饮食调养;神思迷惘,表情呆钝,言语错乱,目瞪不瞬,苔白腻者,为痰迷心窍,可先用苏合香丸芳香开窍,继用四七汤加胆南星、菖蒲、远志、郁金化痰行气;如见不寐易惊,躁烦不安,舌质红,苔黄腻,脉滑数者,为痰结气郁化热,痰热交蒸,上扰心神所致,宜清热化痰,可用温胆汤加黄连合白金丸;神志昏乱者,用至宝丹清心开窍;若情感淡漠、呆若木鸡、甚至目妄见、耳妄闻,自责自罪,面色萎黄,食少便溏,尿清,舌质淡体胖,苔白腻,脉细滑弱多为癫久正气亏虚,脾运力薄而痰浊困脾,心窍被蒙之气虚痰结之证,治宜益气健脾,涤痰宣窍,选方为四君子汤合涤痰汤加减。

2. **心脾两虚**

[主症]　神思恍惚,魂梦颠倒,善悲欲哭。

[兼次症]　面色苍白,心悸易惊,肢体困乏,饮食量少。

[舌脉]　舌质淡,舌体胖大有齿痕,苔薄白;脉细弱无力。

[分析]　癫病日久,心血内亏,心神失养,故神思恍惚,魂梦颠倒,善悲欲哭;血少气衰,脾失健运,血不养心,故饮食量少,肢体困乏,心悸易惊;舌质淡体胖有齿痕,脉细弱无力者为心脾两虚,气血俱衰之征。

[治法]　益气健脾,养血安神。

[方药]　养心汤加减。方中人参、黄芪、甘草补脾益气;当归、川芎养心血;茯苓、远志、柏子仁、

酸枣仁、五味子宁心神;更有肉桂引药入心,以奏养心安神之功。

见畏寒蜷缩,卧姿如弓,小便清长,下利清谷者,属肾阳不足,应加入温补肾阳之品,如补骨脂、巴戟天、肉苁蓉等。治疗癫病悲伤欲哭,精神恍惚,亦可与甘麦大枣汤合用,方中甘草缓急,浮小麦、大枣养心润燥,每可获良效。

癫病由气分而入血分,病久多瘀,常夹有瘀血之证,除癫病表现外,尚有面色晦滞,舌质紫暗,舌下络脉瘀阻,脉沉涩等瘀血见症,轻则加入桃仁、红花、归尾、赤芍等活血化瘀之品;重则血府逐瘀汤、癫狂梦醒汤诸方均可选用。

(二)狂病

1. 痰火扰心

[主症] 起病急骤,突然狂暴无知,两目怒视,面红目赤,言语杂乱,骂詈叫号,不避亲疏。

[兼次症] 性情急躁,或毁物打人,或哭笑无常;头痛失眠,渴喜冷饮,便秘尿赤。

[舌脉] 舌质红绛,苔多黄腻;脉弦滑数。

[分析] 五志化火,鼓动阳明痰热,上扰清窍,故见性情急躁,头痛失眠;阳明独盛,扰乱心神,神机逆乱,症见突然狂暴无知,言语杂乱,骂詈不避亲疏,毁物打人;热盛于内,故渴喜冷饮,便秘尿赤;舌质绛,苔黄腻,脉弦而滑数,皆属痰火壅盛,且有伤阴之势;以火属阳,阳主动,故起病急骤而狂暴不休。

[治法] 镇心涤痰,泻肝清火。

[方药] 生铁落饮加减。方中生铁落重镇降逆,胆南星、贝母、橘红等清涤痰浊;菖蒲、远志、茯神、朱砂宣窍安神;麦冬、玄参、连翘养阴清热。

如痰火壅盛而苔黄腻者,加礞石滚痰丸泻火逐痰;谵语发狂,便秘尿黄者用当归龙荟丸清肝泻火,或用安宫牛黄丸清心开窍;阳明热盛,大便秘结,舌苔黄糙,脉实大者,可用大承气汤加减荡涤秽浊,清泻胃肠实火;烦渴引饮,加生石膏、知母以清热,甚者酌加龙虎丸劫夺痰火;如神志较清,痰热未尽,心烦不寐者,可用温胆汤合朱砂安神丸化痰安神。

2. 火盛伤阴

[主症] 情绪焦虑、紧张,时而躁狂,久病不愈。

[兼次症] 烦躁不眠,精神疲惫,形瘦面红,心悸健忘,五心烦热。

[舌脉] 舌质红,少苔或无苔;脉细数。

[分析] 狂乱躁动日久,必致气阴两虚,如气不足则精神疲惫,时有躁狂;阴伤而虚火旺盛,扰乱心神,故情绪焦虑、紧张,或烦躁不眠,心悸健忘;形瘦面红,五心烦热为虚火上炎之征;舌质红,少苔或无苔,脉细数,均为阴虚内热之象。

[治法] 滋阴降火,安神定志。

[方药] 二阴煎加减送服定志丸。方中生地滋阴降火,安神定志;麦冬、玄参养阴清热;黄连、木通、竹叶、灯心草清热泻火安神;可加白薇、地骨皮清虚热;茯神、炒酸枣仁、甘草养心安神。定志丸方用人参、茯神、石菖蒲、远志、甘草。其方健脾养心,安神定志,可用汤药送服,也可布包入煎。

若阴虚火旺,痰热未清者可用二阴煎加全瓜蒌、胆南星、天竺黄等。

3. 瘀血内阻

[主症] 情绪躁扰不安,恼怒多言。

[兼次症] 面色晦滞,胸胁满痛,头痛心悸;或呆滞少语,妄想离奇多端;或妇人经期腹痛,经血

紫暗。

[舌脉] 舌质紫暗有瘀斑,苔薄白或薄黄;脉细弦、弦数,或沉弦而迟。

[分析] 本证由气血凝滞,使脑气与脏腑之气不相接续而成。若瘀兼实热,苔黄,脉弦数多表现为狂病;若瘀兼虚寒,苔白,脉沉弦而迟,多表现为癫病;均以血瘀气滞为主因。

[治法] 化瘀通窍,调畅气血。

[方药] 癫狂梦醒汤加减,送服大黄䗪虫丸。方中重用桃仁合赤芍活血化瘀,加丹参、红花、水蛭以助活血之力;柴胡、香附理气解郁;青陈皮、大腹皮、桑白皮、苏子行气降气;半夏和胃,甘草调中。

如有蕴热者可加用木通、黄芩以清之;兼寒者加干姜、附子助阳温经。

大黄䗪虫丸可祛瘀生新,攻逐蓄血。丸剂可长期服用。

【转归预后】

癫病多因痰气互结而成,若痰浊壅盛,郁久化热,则可转化为狂病;狂病多由痰火扰心而起,若治疗后郁火得以宣泄而痰气留滞,亦可转化为癫病。此外,气血凝滞者多见狂病,如病久气虚而血瘀者,则可转为癫病。癫病属痰气郁结而病程较短者,投以疏肝解郁,化痰开窍之法每可获愈。若延误治疗,迁延日久,或愈后多次复发,则病情往往加重,可转变为气虚痰结证,或心脾两虚证。病程越长,病情越重,则治疗越难,预后较差。狂病骤起先见痰火扰心之证,急投泻火逐瘀之法,病情多可迅速缓解;如治不得法或不及时,致使真阴耗伤,则心神昏乱日重,其证转化为阴虚火旺。若病久迁延不愈,可形成气血阴阳俱衰,神机逆乱,预后不良。

【临证要点】

1. 注意癫狂发病的先兆症状 癫狂病患者发病前,一般有精神异常的先兆症状,如见神情淡漠,沉默不语,或喜怒无常,坐立不安,睡眠障碍,彻夜不寐或嗜睡不寤,或有饮食变化,不食或食量倍增等,均应考虑癫狂病的可能,及时去就医,力争早期诊断、早期治疗。

2. 活血化瘀法的应用 《医林改错·脑髓说》中明确指出血瘀在癫狂病中的作用,并创癫狂梦醒汤。近代对癫狂病机较重视痰火和血瘀的理论,癫狂日久,气滞血瘀,血行不畅,导致痰瘀胶结,气血凝滞,使脑气与脏腑之气不相接续而成,常用活血化瘀法进行治疗,如破血下瘀用桃仁承气汤,理气活血用血府逐瘀汤、癫狂梦醒汤、通窍活血汤等,痰瘀互结者宜配化痰宣窍之涤痰汤等。

3. 吐下逐痰开窍法的应用 涌吐与攻下法治疗癫狂初起形神未衰者。涌吐法可使阻塞于胸口之痰涎一涌而出,常用瓜蒂6克、防风6克、藜芦3克捣成粗末,先煎三五沸,取汁300~500毫升,徐徐灌服,以吐为度,不必尽剂。瓜蒂、藜芦之类,皆属剧毒之品,切勿多服,以免中毒。吐后形神俱乏当以饮食调养,亦可用人参适量以扶正。攻下法是荡涤痰食积滞、峻泻实热的方法,多用于狂证,药物有大黄、芒硝、牵牛子、芦荟等。也可用甘遂末1~3克装胶囊内清晨空腹服用,使大便保持在一日3~5次为佳。无论涌吐或攻下皆不宜久服,应中病即止,免伤正气。吐法,性剧烈,更应慎用。

【古代文献摘录】

《备急千金要方》:"或有默默而不声,或复多言而谩说,或歌或哭,或吟或笑,或眠坐沟渠,啖食粪秽,或裸形露体,或昼夜游走,或嗔骂无度,或是蜚蛊精灵,手乱目急,如斯种类癫狂之人。"

《医家四要·病机约论》:"癫疾始发,志在不乐,甚则精神痴呆,言语无伦,而睡于平时,乃邪并于阴也。狂疾始发,多怒不卧,甚则凶狂欲杀,目直骂詈,不识亲疏,乃邪并于阳也。故经曰:'重阴者癫,重阳者狂。'盖癫之为病,多因谋为不遂而得,宜以安神定志丸治之,狂之为病,多因痰火结聚而得,宜以生铁落饮主之。"

《证治汇补·癫狂》:"二症之因,或大怒而动肝火,或大惊而动心火,或痰为火升,升而不降,壅塞心窍,神明不得出入,主宰失其号令,心反为痰火所役。一时发越,逾垣上屋,持刀杀人,裸体骂詈,不避亲疏,飞奔疾走,涉水如陆,此肝气太旺,木来乘心,名之曰狂,又谓之大癫。法当抑肝镇心,降龙丹主之。若抚掌大笑,言出不伦,左顾右盼,如见神灵,片时正性复明,深为赧悔,少顷态状如故者。此膈上顽痰,泛溢洋溢,塞其道路,心为之碍,痰少降则正性复明,痰复升则又举发,名之曰癫。法当利肺安心安神,滚痰丸主之。"

《证治准绳·癫狂病总论》:"癫者或狂或愚,或歌或笑,或悲或泣,如醉如痴,言语有头无尾,秽洁不知,积年累月不愈""狂者病之发时猖狂刚爆,如伤寒阳明大实发狂,骂詈不避亲疏,甚则登高而歌,弃衣而走。"

《丹溪心法·癫狂》"癫狂多因痰结于心胸间,治当镇心神、开痰结""治癫风、麻仁四升、水六升,猛火煮至两升,去滓煎取七合。空心服,或发或不发,或多言语,勿怪之,但人摩手足须自定,凡进三剂,愈""癫证春治之,入夏自安,宜助心气之药。"

【现代文献推介】

[1] 丁德正.孙真人十三鬼穴在精神疾病中的临床运用[J].中华中医药杂志,2014,29(7):2250-2252.

[2] 张晓钢,贾竑晓.王彦恒应用生石膏治疗精神疾病的理论依据及临床经验[J].中华中医药杂志,2016,31(7):2626-2629.

[3] 王玉妹,彭得倜,王继红,等.赖氏"通元疗法"治疗精神分裂症临证探微[J].时珍国医国药,2017,28(2):462-464.

[4] 白冰,柴剑波,贾佳楠,等.基于"痰瘀"交互理论论古代医家癫狂病辨治思路[J].中华中医药杂志,2017,32(4):1564-1566.

第十节 痫 病

痫病是一种发作性神志异常的疾病,以精神恍惚,甚则突然仆倒,昏不知人,口吐涎沫,两目上视,四肢抽搐,或口中如作猪羊叫声,移时苏醒,醒后如常人为特征,又名"癫痫"或"羊羔风"。

痫病源于《黄帝内经》,称为"胎病",属"巅疾"范畴。《素问·奇病论》曰:"人生而有病巅疾者……病名为胎病,此得之在母腹中时,其母有所大惊,气上而不下……故令子发为巅疾也。"《灵枢·癫狂》曰:"癫疾始作,先反僵,因而脊痛。"不但明确提出了先天因素在本病发生中的作用,而且还注意到癫疾在抽搐之初,先有肌肉僵直,发作后常有脊背疼痛的临床表现。后世医家多认为本病系各种因素导致"脏气不平""痰浊壅塞"所致。如宋代陈无择《三因极一病证方论·癫痫叙论》曰:"夫癫痫病,皆由惊动,使脏气不平,郁而生涎,闭塞诸经,厥而乃成。或在母腹中受惊,或少小感风寒暑湿,或饮食不节,逆于脏气。"元代朱丹溪《丹溪心法·痫》指出本病之发生"非无痰涎壅塞,迷闷孔窍"而成。对于痫病的临床表现,历代也有确切的描述,如隋代巢元方《诸病源候论·癫狂候》指出:"卒发仆地,吐涎沫,口㖞,目急,手足缭戾,无所觉知,良久乃苏。"明代龚信《古今医鉴·五痫》曰:"发作卒然倒仆,口眼相引,手足搐搦,背脊强直,口吐涎沫,声类畜叫,食顷乃苏。"至于痫病的分类,古有五痫之别,又有风痫、惊痫、食痫之分。清代李用粹《证治汇补·痫病》中提出阳痫、阴痫的分证方法,并明确了治则:"痫分阴阳,先身热瘈疭惊啼叫喊而后发,脉浮洪者为阳痫,病属六腑,易治。先身冷无惊瘈啼叫而病发,脉沉者为阴痫,病在五脏,难治。阳痫痰热客于心胃,闻惊而作,若痰热甚者,虽不闻惊亦作也,宜用寒凉。阴痫亦本乎痰热,因用寒凉太过,损伤脾胃变而为阴,法当燥湿温补祛痰。"关于治疗方法,历代医家多主张癫痫发作时,先行针刺,若频繁发作,则醒后急用汤药调治,着重治标,神志转清,抽搐停止;处于发作休止期,可配制丸药常服,调和气血,息风除痰,以防痫病再发。

西医学中的癫痫,无论原发性或继发性癫痫具有痫病临床特征者,均可参照本篇辨证论治。

【病因病机】

本病多由七情失调,禀赋不足,脑部外伤,饮食不节,劳累太过,或患他病之后,造成脏腑失调,痰浊阻滞,气机逆乱,风阳内动所致,尤其与痰邪关系密切。明代楼英《医学纲目·肝胆部》曰"癫痫者,痰邪逆上也",即是此意。

1. 情志失调　突受大惊大恐,气机逆乱,痰浊随气上逆,蒙闭心窍,如《素问·举痛论》曰"恐则气下""惊则气乱";或因肝肾阴亏,阴不敛阳,肝阳亢盛,化热生风,风火挟痰,上蒙清窍,神机失控,发为痫病。

2. 禀赋不足　痫病之始于幼年者,与先天因素有密切关系,所谓"病从胎气而得之",前人多责之于"在母腹中时,其母有所大惊"所致。若妊娠母体突然惊恐,一则导致气机逆乱,脏腑功能失调;一则导致精伤而肾亏,所谓"恐则精却",使母体精气耗伤,胎儿精气不足,出生后易发痫病。

3. 饮食不节　过食醇酒肥甘,损伤脾胃,脾失健运,聚湿生痰,痰浊内盛;或气郁化火,火邪炼津成痰,积痰内伏。一遇诱因,痰浊或随气逆,或随火上炎,或随风动,蒙蔽心神清窍,发为痫病。故有"无痰不作痫"之说。

4. 脑络瘀阻　由于跌仆撞击,或出生时难产,脑络受伤,气血瘀阻,则络脉不和,肢体抽搐,遂发痫病。清代周学海《读医随笔·证治类》指出:"癫痫之病,其伤在血……杂然凝滞于血脉,血脉通心,故发昏闷,而又有抽掣叫呼者,皆心肝气为血困之象。"

归纳言之,本病病位在脑,与心、肝、脾、肾脏腑关系密切。其病机可概括为风、火、气、痰、瘀上蒙清窍,壅塞经络,神机失控而发病。若痫病久治不愈,必致脏腑愈虚,痰浊愈结愈深。痰浊不除,则痫病反复发作,乃成痼疾。

【诊断】

(1) 大发作时表现为突然昏倒,不省人事,两目上视,四肢抽搐,口吐涎沫,或有叫吼声,醒后除疲乏外一如常人;小发作时仅突然呆木无知,面色苍白或两目凝视,头向前倾,持物脱落,短时间即醒,恢复正常。

(2) 反复发作,发无定时,发作时间长短不等,多数在数秒至数分钟即止,少数可达数小时以上,苏醒后对发作时情况全然不知。

(3) 发作前可有眩晕、胸闷、叹息等先兆症状。

(4) 有家族遗传史,或产伤史,或脑部外伤史。

【相关检查】

(1) 脑电图是诊断痫病的主要检查方法,对确定痫病发作类型具有重要作用,发作间歇期可采用诱导试验提高脑电图异常阳性率。

(2) 对继发性痫病还需确定其病因、病变性质,可进行头颅 CT、头颅 MRI、同位素脑扫描或脑血管造影等检查。

【鉴别诊断】

1. **中风**　本病重证与中风病均有突然仆倒、昏不知人的主症,但本病无半身不遂、语言謇涩、口眼㖞斜等后遗症;而中风病亦无本病口吐涎沫、四肢抽搐或口中怪叫等症,临床上不难区别。

2. **痉证**　两者都有四肢抽搐甚或神昏。痉证的抽搐、痉挛多呈持续性,病因不除抽搐难以自行恢复,且多伴有项背强直,甚至口噤、角弓反张等,发病前多有外感或内伤等病史。痫病是一种发作性的神志异常的疾病,其大发作的特点为突然仆倒,昏不知人,口吐涎沫,两目上视,四肢抽搐,或口中如作猪羊叫声,大多发作片刻即自行苏醒,醒后如常人。

3. **眩晕**　参见"眩晕"篇。

4. **癫狂**　参见"癫狂"篇。

3. **厥证**　参见"厥证"篇。

【辨证论治】

辨证要点

1. **辨病情之轻重**　一是病发时间之长短,一般持续时间长则病重,短则病轻;二是发作间隔时间之久暂,间隔时间久则病轻,短则病重。

2. **辨证候之虚实**　痫病之风痰闭阻,痰火扰神属实;而心脾两虚,肝肾阴虚属虚。发作期多实,或实中夹虚;休止期多虚,或虚中夹实。

3. **发作时辨阳痫、阴痫**　发作时牙关紧闭,伴面红、痰鸣、舌红脉数者多为阳痫;面色晦暗或萎黄、肢冷、口不啼叫或叫声微小者多为阴痫。阳痫发作多实,阴痫发作多虚。

治疗原则

痫病临床表现复杂,治疗方面宜分标本虚实,轻重缓急。发作期以开窍醒神为主,治宜豁痰息风,开窍定痫;恢复休止期以祛邪补虚为主,治宜健脾化痰、清肝泻火、补益肝肾、养心安神。痫病处于发作期,病情严重,发作不能缓解者,除积极抢救密切注意病情变化外,应予中西医结合治疗。

分证论治

(一) 发作期

1. 阳痫

[主症]　突然昏仆,不省人事,牙关紧闭,面色由潮红、紫红转为青紫或苍白,口唇发绀,两目上视,四肢抽搐,口吐涎沫,或喉中痰鸣,或怪叫,移时苏醒如常人。

[兼次症]　病发前多有眩晕、头痛而胀、胸闷乏力、喜伸欠等先兆症状;平素情绪急躁,心烦失眠,口苦咽干,便秘尿黄,发作时甚至二便自遗。

[舌脉]　舌质红,苔多白腻或苔黄腻;脉弦数或弦滑。

[分析]　肝风内动,挟痰横窜,气血逆乱于胸中,心神失守,故突然昏仆,不省人事;阳气受遏,或血行瘀阻,使清气不得入,浊气不得出,故面色潮红、紫红转青紫或苍白,口唇发绀;内风窜扰筋脉,故两目上视,牙关紧闭,四肢抽搐,喉中痰鸣,口吐涎沫,并发出怪叫等;舌质红属热,苔腻主湿盛,苔黄为内蕴痰热;其脉弦滑为风痰内盛之征,弦数为痰热之候。惟风痰聚散无常,故反复发作而醒后如常人。

[治法]　急以开窍醒神,继以泻热涤痰息风。

[方药]　黄连解毒汤合定痫汤加减。前方黄连、黄芩、黄柏、栀子泻三焦之火;后方取贝母、胆

南星苦凉性降，用以清化热痰，贝母甘润，苦燥而不伤阴；半夏、茯苓、陈皮、生姜相合，燥湿化痰，兼以健脾开胃，以加强祛痰之力；天麻、全蝎、僵蚕相合偏温，长于息风止痉；琥珀偏凉，质重而镇心；石菖蒲辛温芳香与远志相合，能化痰浊，开心窍，一则可加强方中化痰之力，二则能增强开窍之功。诸药相配，寒热相宜，燥中有润。

热甚者灌服安宫牛黄丸以清热醒脑开窍，或灌服紫雪清热镇静；兼大便秘结者加生大黄、芒硝、枳实、厚朴等。

2. 阴痫

[主症] 发痫时面色晦暗萎黄，手足清冷，双眼半开半阖而神志昏愦，僵卧拘急，或颤动，抽搐时发，口吐涎沫，一般口不啼叫，或声音微小。

[兼次症] 仅表现呆木无知，不闻不见，不动不语，但一日十数次或数十次频作；醒后全身疲惫瘫软，数日后逐渐恢复。平素食欲不佳，神疲乏力，恶心泛呕，胸闷咯痰，大便溏薄。

[舌脉] 舌质淡，苔白而厚腻；脉沉细或沉迟。

[分析] 多因阳痫病久，频繁发作，使正气日衰，痰结不化，脾肾先后受损，一则气血生化乏源，再则命火不足，气化力薄，水寒上泛，故发痫时面色晦暗萎黄，手足清冷；湿痰上壅，蒙蔽神明，故双眼半开半阖，神志昏愦；血不养筋，筋脉失养，虚风暗煽，则僵卧拘急或颤动抽搐时发；口吐涎沫乃内伏痰湿壅盛随气逆而涌出；口不啼叫或声音微小，是虽有积痰阻窍，而正不胜邪所致；呆木无知是神明失灵之象；舌质淡，苔白而厚腻，脉沉细迟，均属阳虚湿痰内盛之征。

[治法] 温阳除痰，顺气定痫。

[方药] 五生饮合二陈汤加减。五生饮中生南星、生半夏、生白附子辛温除痰，半夏兼以降逆散结，南星兼祛痰解痉，白附子祛风痰，逐寒湿；川乌大辛大热，散沉寒积滞，补肾利湿。合二陈汤顺气化痰，共奏温阳、除痰、定痫之功。

痫病重证，持续不省人事，频频抽搐，偏阳衰者，多伴面色苍白，汗出肢冷，鼻鼾息微，脉微欲绝，可予参附注射液静推或静滴；偏阴竭者，伴面红身热，躁动不安，息粗痰鸣，呕吐频频，可予清开灵注射液或生脉注射液静滴；抽搐甚者，可予紫雪；喉中痰鸣者，灌服鲜竹沥。或配合针灸，促其苏醒。

（二）休止期

1. 脾虚痰盛

[主症] 平素倦怠乏力，胸闷，眩晕，纳差，便溏。

[兼次症] 发作时面色晦滞或白，四肢寒冷，倦卧拘急，呕吐涎沫，叫声低怯。

[舌脉] 舌质淡，苔白腻；脉濡滑或弦细滑。

[分析] 脾虚生化乏源，气血不足，故平素倦怠乏力；脾虚不运，聚湿生痰，痰湿内蕴，气机不畅，故胸闷，纳差；升降失司，清气不升，浊气不降，故眩晕、便溏；舌质淡，苔白腻，脉弦细濡滑，均为脾虚痰盛之征。发作时多为阴痫。

[治法] 健脾化痰，息风止痉。

[方药] 六君子汤加减。方中党参、白术、茯苓、甘草健脾益气；半夏、陈皮理气化痰。可加全蝎、僵蚕、钩藤息风止痉。

痰多加制南星、瓜蒌；呕吐者加竹茹、旋覆花；便溏者加薏苡仁、白扁豆、神曲。如精神不振，久而不复，当大补精血，益气养神，宜常服河车大造丸。

2. 肝火痰热

[主症] 平日情绪急躁,心烦失眠,咯痰不爽,口苦口干,便秘尿黄。

[兼次症] 发作时,昏仆抽搐吐涎,或有吼叫,二便自遗。

[舌脉] 舌质红,苔黄或黄腻;脉弦滑数。

[分析] 肝气不疏,肝郁化火,故情绪急躁;火扰心神,则心烦失眠;肝火偏旺,火动生风,煎熬津液,结而为痰,则口苦口干,咯痰不爽;热灼肠液则便秘,热邪下注则尿黄,舌质红,苔黄或黄腻,脉弦滑数为肝火痰热之象。发作时多为阳痫。

[治法] 清肝泻火,化痰宁心。

[方药] 龙胆泻肝汤合涤痰汤加减。方以龙胆草、栀子、黄芩、木通等泻肝经实火;半夏、橘红、胆星、菖蒲化痰开窍。

痰火壅盛,大便秘结者,加大黄、芒硝以祛痰泻火通腑;彻夜难寐者,加柏子仁、酸枣仁宁心定志。并可加入石决明、钩藤、地龙等以加强平肝息风、化痰定痫之力。

3. 肝肾阴虚

[主症] 痫病频发之后,神思恍惚,面色晦暗,头晕目眩。

[兼次症] 两目干涩,耳轮焦枯不泽,健忘失眠,腰酸膝软,大便干燥。

[舌脉] 舌质红,苔薄白或薄黄少津;脉细数或弦数。

[分析] 痫病频发,日久不愈,则气血先虚,肝肾俱亏,肾精不足,髓海失养,故神思恍惚,面色晦暗,健忘失眠;肝血不足则两目干涩;血虚肝旺则头晕目眩;肾开窍于耳,主腰膝,故肾精虚亏则耳轮焦枯不泽,腰膝酸软;阴亏大肠失其濡润则大便干燥;舌质红,苔薄少津,脉细数或弦数,均为精血不足之象。

[治法] 滋养肝肾。

[方药] 大补元煎加减。方中熟地、山茱萸、枸杞子、当归、杜仲滋补肝肾,滋阴养血;山药、党参益气健脾。可酌情加用龟甲胶、鹿角胶、阿胶等补髓养阴;加牡蛎、鳖甲滋阴潜阳,加菖蒲、远志以安神宣窍。

若心中烦热者加竹叶、灯心草清热除烦;大便干燥者加肉苁蓉、火麻仁润肠通便;若神志恍惚、恐惧、抑郁、烦躁者,可合甘麦大枣汤甘以缓急,养心安神。在休止期,投以滋养肝肾之品,既能息风,又可柔筋,对防止痫病频发有一定作用。

以上三种证候,临床上可互相转化。因痫病总属神志疾患,五志之火常是主要诱因,心肝之火可动痰,火与痰合则痰热内生,痰热耗气日久,必致中气虚乏,痰浊愈盛,即成脾虚痰盛之证;痰热灼阴也可出现肝肾阴虚之证。另一方面,因痫久必伤五脏,若病程长、发作频者,由肝肾阴精不足,虚火炼液生痰,可在阴虚的基础上出现肝火痰热之证;脾虚痰盛者,如遇情志之火所激,也可使痰浊化热而见肝火痰热的证候。

有外伤病史而发痫病,或痫病日久不愈而频发者,常可见瘀血之证,如头痛、头晕、胸前痞闷刺痛、气短,舌质暗或舌边有瘀点、瘀斑,脉沉弦。治疗当重视活血化瘀,并酌加顺气化痰、疏肝清火之品,如用通窍活血汤加减。反复失神小发作,面色苍白,神疲乏力,纳差便溏,可服归脾汤,补益心脾,益气生血。因本病反复发作,易成痼疾,治当顾其本,休止期长者,可配制丸剂,便于长期服用,以图根治。

【转归预后】

痫病的转归与预后取决于患者的体质强弱、正气的盛衰与邪气的轻重。由于本病有反复发作的特点,病程一般较长,少则一两年,甚则终身不愈。因此,体质强、正气尚足的患者,如治疗恰当,痫发后再予以调理,可控制发作,但尚难根治;体质较弱,正气不足,痰浊沉痼者,往往迁延日久,缠绵难愈,预后较差。若反复频繁发作,少数年幼患者智力发育受到影响,出现智力减退,甚至成为痴呆,或因昏仆跌伤造成后遗症,或因发作期痰涎壅盛、痰阻气道,易致痰阻窒息等危证,必须进行及时抢救。痫病初发或病程在半年以内者,尤应重视休止期的治疗和精神、饮食调理。如能防止痫病的频繁发作,一般患者预后较好;如调治不当或经常遇到情志不遂、饮食不节等诱因的触动,可致频繁发作,则病情由轻转重。

【临证要点】

1. 遵循"间者并行,甚者独行"原则 临床实践证明,本病大多是在发作后进行治疗的,治疗目的旨在控制其再发作。应急则治其标,宜采用豁痰顺气法,顽痰胶固需辛温开导,痰热胶着需清化降火,其治疗重在"风""痰""火""虚"四个字上。当控制本病发作的方药取效后,一般不应随意更改(改治其本),否则往往可导致其大发作。在痫病发作缓解后,应坚持标本兼治,守法守方,持之以恒,服用3～5年后再逐步减量,方能避免或减少发作。

2. 辛热开破法的应用 辛热开破法是针对痫病痰浊难化这一特点而制定的治法。痰浊闭阻,气机逆乱是本病的核心病机,故治疗多以涤痰、行痰、豁痰为大法。然而痫病之痰,异于一般痰邪,具有深遏潜伏,胶固难化,随风气而聚散之特征,非一般祛痰与化痰药物所能涤除。辛温开破法则采用大辛大热的川乌、半夏、南星、白附子等具有振奋阳气、推动气化作用的药物,以开气机之闭塞,破痰邪之积聚,捣沉痼之胶结,从而促进顽痰消散,痫病缓解。

3. 虫类药的应用 虫类药具有良好减轻和控制发作的效果,对各类证候均可在辨证处方中加用,因此类药物入络搜风,活瘀化痰,非草木药所能代替。药如全蝎、蜈蚣、地龙、僵蚕、蝉衣等。如另取研粉吞服效果尤佳。

【古代文献摘录】

《古今医鉴·五痫》:"痫者有五等,而类五畜,以应五脏。发则卒然倒仆,口眼相引,手足搐搦,背脊强直,口吐涎沫,声类畜叫,食倾乃苏。原其所由,或因七情之气郁结,或为六淫之邪所干,或因受大惊恐,神志不守,或自幼受惊,感触而成,皆成痰迷心窍,如痴如愚。治之不须分五,俱宜豁痰顺气,清火平肝。"

《寿世保元·痫证》:"盖痫疾之原,得之惊,或在母腹之时,或在有生之后,必因惊恐而致疾。盖恐则气下,惊则气乱,恐气归肾,惊气归心。并于心肾,则肝脾独虚,肝虚则生风,脾虚则生痰。蓄极而通,其发也暴,故令风痰上涌而痫作矣。"

《证治准绳·癫狂痫总论》:"痫病发则昏不知人,眩仆倒地,不省高下,甚至瘛疭抽掣,两目上视,或口眼㖞斜,或口作六畜之声。"

《证治准绳·痫》:"痫病与卒中痓病相同,但痫病仆倒时口中作声,将醒时吐涎沫,醒后又复发,有连日发者,有一日三五发者。中风中寒中暑之类则仆时无声,醒时无涎沫,醒后不复再发。痓病虽亦时发时止,然身强直反张如弓,不如痫之身软,或如猪犬牛羊之鸣也。"

《临证指南医案·癫痫》:"痫病或由惊恐,或由饮食不节,或由母腹中受惊,以致内脏不平,经久失调,一触积痰,厥气内风,猝然暴逆,莫能禁止,待其气反然后已。"

【现代文献推介】

[1] 刘征,邹文静,安洋,等.癫痫源流考[J].山东中医药大学学报,2016(04):360-362.
[2] 江涛,武晓林,孙博,等.难治性癫痫从郁论治[J].辽宁中医杂志,2017(01):84-85.
[3] 马融."三辨"模式治癫痫病[J].中医儿科杂志,2017(04):10-12.
[4] 朱梦龙,冯学功.胡希恕和冯世纶教授六经辨治癫痫经验[J].中华中医药杂志,2016(07):2593-2595.

第三章　脾胃系病证

导学

脾胃系病证包括胃痛、痞满、呕吐、噎膈、呃逆、腹痛、泄泻、痢疾、便秘等病证。

学习重点：胃痛的辨证要点和治疗原则，分证论治；痞满的概念，辨证要点，治疗原则，分证论治；呕吐与反胃的鉴别，辨证要点，治疗原则，分证论治；噎膈的概念，与梅核气的鉴别，分证论治；呃逆的辨证要点，分证论治；腹痛的病机要点，治疗原则，分证论治；泄泻与痢疾的鉴别，病机要点，辨证要点，治疗原则，分证论治；痢疾的概念，病机要点，分证论治；便秘的病因病机，分证论治。

学习要求：

(1) 掌握脾胃系病证胃痛、痞满、呕吐、噎膈、呃逆、腹痛、泄泻、痢疾、便秘的概念、发病特点、病因病机、诊断及鉴别诊断和辨证论治。

(2) 了解相关疾病的经典理论及各家学说。

脾胃为仓廪之官，在体为肉，开窍于口。脾主运化，主升清，主统血，主肌肉、四肢。胃与脾同属中焦，主受纳、腐熟水谷，主通降，与脾互为表里。共有"后天之本"之称，五脏六腑、四肢百骸皆赖以养。脾胃与肝肾关系最为密切，肾阳温煦、肝木疏土均助其运化。

脾胃的病理变化为受纳、运化、升降、统摄等功能的异常，其病因多系饥饱、情志、劳倦所伤。脾经之病，不外虚实、寒热等方面。如脾阳虚衰，中气不足属虚证；寒湿困脾，湿热内蕴属实证。因脾虚不运则水湿不化，故脾病多与湿有关，而见本虚标实证候。而且，脾虚也常影响到他脏，出现兼证。根据脾胃的生理功能和病机变化特点，临床将胃痛、痞满、呕吐、呃逆、噎膈、泄泻、腹痛、痢疾、便秘等归属于脾胃系病证。如内外诸因，导致胃气郁滞，胃失和降，则胃痛、痞满；脏腑气机阻滞，运行不畅，则见腹痛；胃气上逆可致嗳气、恶心、呕吐、呕逆；脾病湿盛，运化失调，则致泄泻；邪蕴肠腑，气机壅滞，传导失司，则为痢疾；诸因所致大肠传导失司，则为便秘；气、痰、瘀交结，阻于食道，胃失通降，则为噎膈。此外，气血、津液、水湿、痰饮等方面病证多与脾胃有关，临床应注意其整体关系。

第一节　胃　痛

胃痛是以上腹胃脘部近心窝处疼痛为主症的病证，又称胃脘痛。胃脘部一般系指上、中、下三脘部位,或指两侧肋骨下缘连线以上至鸠尾的梯形部位。

《黄帝内经》最早记载了胃脘痛名称。《灵枢·胀论》云:"六腑胀,胃胀者,腹满,胃脘痛,鼻闻焦臭,妨于食,大便难。"由于胃痛的部位在上腹胃脘部近心窝处,《黄帝内经》中又将其称为心腹痛、心痛、心下痛等,并认识到胃脘痛与心脏疾患所引起的心痛证是有区别的,《灵枢·厥病》将心痛分为厥心痛、真心痛,厥心痛乃脏腑气机逆乱而引起的心痛,根据病变脏腑不同,又有肾心痛、胃心痛、脾心痛、肝心痛、肺心痛之别,多属脘腹痛的范畴。《灵枢·厥病》曰:"厥心痛,痛如以锥针刺其心,心痛甚者,脾心痛也。"又云:"厥心痛,腹胀胸满,心尤痛甚,胃心痛也。"此外,肝心痛、肾心痛等亦可以出现胃脘痛的症状。对于胃脘痛的病因,《黄帝内经》指出有受寒、饮食不节、肝气不疏及湿邪等,如《素问·举痛论》曰:"寒气客于肠胃之间、膜原之下,血不得散,小络急引故痛。"《素问·六元正纪大论》云:"木郁之发……故民病胃脘当心而痛。"《素问·至真要大论》提出:"湿淫所胜……民病饮积,心痛。"东汉张仲景《金匮要略》将胃脘部称为心下、心中,将胃病分为痞证、胀证、满证与痛证,对后世很有启发。如:"心中痞,诸逆心悬痛,桂枝生姜枳实汤主之""按之心下满痛者,此为实也,当下之,宜大柴胡汤。"书中所拟的方剂如大建中汤、大柴胡汤等,都是治疗胃脘痛的名方。对于胃痛的辨证论治,明代张景岳的《景岳全书·心腹痛》分析极为详尽,对临床颇具指导意义,指出:"痛有虚实……辨之之法,但当察其可按者为虚,拒按者为实;久痛者多虚,暴病者多实;得食稍可者为虚,胀满畏食者为实;痛徐而缓,莫得其处者多虚,痛剧而坚,一定不移者为实;痛在肠脏中有物有滞者多实,痛在腔胁经络,不干中脏而牵连腰背,无胀无滞者多虚。脉与证参,虚实自辨。"是书又指出"胃脘痛证多有因食、因寒、因气不顺者,然因食、因寒,亦无不皆关于气。盖食停则气滞,寒留则气凝。所以治痛之要,但察其果属实邪,皆当以理气为主,当排气饮加减主之。食滞者兼乎消导,寒滞者兼乎温中"。清代李用粹《证治汇补·胃脘痛》对胃痛的治疗提出"大率气食居多,不可骤用补剂,盖补之则气不通而痛愈甚。若曾服攻击之品,愈后复发,屡发屡攻,渐至脉来浮大而空者,又当培补",值得借鉴。清代陈修园《医学三字经·心腹痛胸痹第七》总结前人治疗经验,概括"心胃痛,有九种,辨虚实,明轻重……一虫痛,乌梅圆;二注痛,苏合研;三气痛,香苏专;四血痛,失笑先;五悸痛,妙香诠;六食痛,平胃煎;七饮痛,二陈咽;八冷痛,理中全;九热痛,金铃痊",有一定参考价值。

西医学中的急性胃炎、慢性胃炎、消化性溃疡、胃黏膜脱垂、胃神经症、胃癌,以及部分肝、胆、胰疾病,表现为胃脘部位疼痛者,均可参照本篇辨证论治。

【病因病机】

本病的发生,主要由外邪犯胃、饮食伤胃、情志不畅和脾胃虚寒等,导致胃气郁滞,胃失和降,不通则痛。初病多由实,不通则痛;病久多由虚,不荣则痛,或虚实夹杂所致。

1. **外邪犯胃** 外邪之中以寒邪最易犯胃,夏暑之季,暑热、湿浊之邪也间有之。邪气客胃,胃气受伤,轻则气机壅滞,重则和降失司,而致胃脘作痛。寒主凝滞,多见绞痛;暑热急迫,常致灼痛;湿浊黏腻,常见闷痛。

2. **饮食不节** 五味过极,纵恣口腹,饥饱失调,偏嗜烟酒,或用伤胃药物,均可伐伤脾胃,气机升降失调而作胃痛。

3. **情志不畅** 情志抑郁恼怒,肝气失于疏泄条达,横逆犯脾犯胃,肝胃不和或肝脾不和,气血阻滞则胃痛;忧思焦虑则伤脾,脾伤则运化失司,脾气不升,胃气不降,郁结不畅,发为胃痛。

4. **脾胃受损** 劳倦太过,失血过多,或久病不愈,伤及脾胃;或身体素虚,脾胃不健,运化无权,升降转枢乏力,气机阻滞而致胃病;若中气下陷者,病情可进一步加重;若脾胃阳虚、阴寒内生,胃络失于温养,则拘急而痛。若胃病日久,阴津暗耗,胃失濡养,不荣则痛。

综上所述,胃痛与胃、肝、脾关系最为密切,初起病位主要在胃,或及于肝;病久则主要在脾,或脾胃同病,或肝脾同病。胃为阳土,喜润恶燥,主受纳、腐熟水谷,以和降为顺。胃气一伤,初则壅滞,继则上逆,此即气滞为病。其中首先是胃气的壅滞,无论外感、食积均可引发;其次是肝胃气滞,即肝气郁结,横逆犯胃所造成的气机阻滞。气为血帅,气行则血行,故气滞日久,必致血瘀,也即久病入络之意。另外,"气有余便是火",气机不畅,蕴久化热。此火也有单纯在胃或同在肝胃之说。火能灼伤阴津,或出血之后,血脉瘀阻而新血不生,致阴津亏虚。阴血虚少也有胃阴不足或脾胃阴虚,或肝胃、肝脾阴虚的不同。胃病延久,内传于脾,脾属阴土,喜燥恶湿,主运化,输布精微,以升为健。故脾气受伤,轻则中气不足,运化无权;继则中气下陷,升降失司;再则脾胃阳虚,阴寒内生,胃络失于温养。总之,胃痛病因虽有上述种种不同,病理尚有虚实寒热、在气在血之异,但其基本病机均为胃气郁滞,不通则痛或脾胃虚弱,不荣则痛。若胃痛失治误治,血络损伤,则可见吐血、便血等证。日久痰阻血瘀,可变生胃反、噎膈、癥积等重证。

【诊断】
(1)胃脘部疼痛,常伴有食欲不振、痞闷或胀满、恶心呕吐、吞酸嘈杂等症。
(2)发病常与情志不遂、饮食不节、劳累、受寒等因素有关。
(3)起病或急或缓,常有反复发作的病史。

【相关检查】
(1)钡餐造影对胃内器质性病变的性质可作出初步判断。
(2)胃镜为最有价值的诊断手段,一般可以判断病变性质,胃黏膜活检病理检查对诊断具有决定意义。
(3)胃液分析、胃电图等检查及幽门螺杆菌检测,也有助于诊断。

【鉴别诊断】
1. **真心痛**　心居胸中,其痛常及心下,出现胃痛的表现,应高度警惕,防止与胃痛相混。典型真心痛为当胸而痛,其痛多刺痛、剧痛。且痛引肩背,常有气短、汗出等,病情较急,如《灵枢·厥病》谓:"真心痛,手足青至节,心痛甚,且发夕死。"中老年人既往无胃痛病史,而突发胃脘部位疼痛者,当注意真心痛的发生。胃病部位在胃脘,病势不急,多为隐痛、胀痛等,常有反复发作史。X线、胃镜、心电图及心肌酶谱、肌钙蛋白等有助鉴别。

2. **胃痞**　胃痞与胃痛部位同在心下,但胃痞是指心下痞塞,胸膈满闷,触之无形,按之不痛的病证。胃痛以痛为主,胃痞以满为患,且病及胸膈,不难区别。

3. **腹痛**　参见"腹痛"篇。

4. **胁痛**　参见"胁痛"篇。

5. **胃癌**　参见"癌病"篇。

【辨证论治】
辨证要点
1. **辨寒热**　外受寒凉或过食生冷而发病或加重,胃中绞痛,得温熨或饮热汤则痛减,口淡不渴或渴饮而不欲咽者属寒;胃中灼痛,痛势急迫,得冷饮或冷熨而痛减,口干渴或口苦者属热。

2. **辨虚实**　凡属暴痛,痛势剧烈,痛而拒按,食后痛甚或痛而不移,病无休止者属实;若疼痛日久或反复发作,痛势绵绵,痛而喜按,得食痛减,或劳倦加重、休息后减轻者属虚。壮年新病者多实;年高久病者多虚。补而痛剧者为实,攻而痛甚者为虚。

3. **辨气血**　从疼痛的性质而言,若以胀痛为主,伴有嗳气者属于气滞;痛如针刺或刀割或夜间痛甚,伴吐血、黑便者属于血瘀。从疼痛的部位而言,若以游走不定、攻冲作痛者为气滞;痛处固定或扪之有积块者为血瘀。从病程而论,初病多在气,久病多入血络。

4. **辨脏腑**　在胃多属胃病初发,常因外感、伤食所引起,症见胃脘胀痛、闷痛,嗳气,痛无休止,大便不爽,脉滑等。在肝多属反复发作,每与情志不遂有关,胃脘胀痛连及胁肋,窜走不定,太息为快,脉弦等。在脾多属久病,胃中隐痛,饥时为甚,进食可缓,劳倦则重,休息则轻,面色萎黄,疲乏无力,大便溏薄,脉缓等。

治疗原则

胃痛以理气和胃止痛为治疗原则,但须审症求因,审因论治。邪实者以祛邪为急,正虚者以扶正当先,虚实夹杂者又应邪正兼顾。古有"通则不痛"的治痛大法,但在辨治胃痛时,不能把"通"狭义地理解为通下之法,而应从广义的角度去理解和运用,散寒、消食、理气、泄热、化瘀、除湿、养阴、温阳等治法,均可起到"通"的作用。在审因论治的同时,适当配合辛香理气之品,往往能加强止痛功效。但服用此类药物,应中病即止,不可太过,以免伤津耗气。临证时应"谨守病机,各司其属",灵活运用通法。如清代高世栻的《医学真传·心腹痛》曰:"调气以和血,调血以和气,通也;下逆者使之上行,中结者使之旁达,亦通也;虚者助之使通,寒者温之使通,无非通之之法也,若必以下泄为通,则妄矣。"正是说明这个道理。古人所说的"胃以通为补"亦应同样理解。而"不荣则痛"之时,又当细辨阴伤或气虚,或阳虚之不同,分别治以养阴、益气、温阳之法,达到扶正助运之目的。

分证论治

1. 寒邪客胃

[主症]　胃痛暴作,疼痛剧烈,得温痛减,遇寒加重。

[兼次症]　口淡不渴,或喜热饮,或有感受风寒病史。

[舌脉]　舌质淡,苔薄白;脉弦紧。

[分析]　寒邪犯胃或饮食生冷,寒积于胃,寒凝气滞,不通则痛;寒遏胃肠,温则寒散,寒则增其邪势,故得温痛减,遇寒加重;胃无热邪,故口淡不渴;热能胜寒,故或喜热饮;舌质淡,苔薄白,为风寒之征;弦脉主痛,紧脉主寒,故脉弦紧。

[治法]　温胃散寒,行气止痛。

[方药]　香苏散合良附丸加减。方中苏叶辛温解表散寒,高良姜温胃散寒,香附、陈皮行气止痛。

若为风寒直中,胃痛如绞,可加吴茱萸散寒止痛,也可加荜茇、生姜增加散寒之力,或予吴茱萸汤;若兼伤食,可加焦三仙、焦槟榔消食导滞;若湿重,可加藿香、佩兰等芳香化浊以和中;若寒邪郁久化热,寒热错杂,可用半夏泻心汤和胃消痞。

2. 胃中蕴热

[主症]　胃脘疼痛,痛势急迫,脘闷灼热。

[兼次症] 口干喜冷饮,或口臭不爽,口舌生疮,甚至大便秘结,腑行不畅。

[舌脉] 舌质红,苔黄少津;脉滑数。

[分析] "气有余便是火",胃气阻滞,日久化热,故胃脘疼痛,痛势急迫,脘闷灼热,口干喜冷饮;胃热久积,腑气不通,故大便秘结,排便不畅;舌质红,苔黄少津,脉滑数,也为胃热蕴积之象。

[治法] 清胃泻热,和中止痛。

[方药] 泻心汤合金铃子散加减。泻心汤清胃泻热,黄芩、黄连、大黄苦寒折热,气血双清。金铃子散由金铃子、延胡索组成,理气和血止痛,通而不燥,故能泻热而畅气血,热痛得除。另外,邪热蕴久则可成毒,热毒伤胃,在胃镜下可见胃黏膜充血、水肿,甚至糜烂、溃疡,此时治疗宜选用蒲公英、连翘、金银花、白及等药以清热解毒,消肿生肌。

3. 胃络瘀阻

[主症] 胃脘疼痛,状如针刺或刀割,痛有定处而拒按。

[兼次症] 病程日久,胃痛反复发作而不愈;呕血、便血之后面色晦暗无华,唇黯;女子月经延期,色黯。

[舌脉] 舌暗有瘀斑;脉涩。

[分析] 胃乃多气多血之腑,气为血帅,气行则血行,气滞则血瘀,或吐血、便血之后,离经之血停积于胃,胃络不通,也成瘀血。瘀血停胃故疼痛状如针刺或刀割,固定不移,拒按;瘀血不净,新血不生,故面色晦暗无华,口唇紫黯,女子则可见月事不调,延期色黯;舌质紫黯,或有瘀点、瘀斑,脉涩,亦为血脉瘀阻之象。

[治法] 理气活血,化瘀止痛。

[方药] 失笑散合丹参饮加减。两方均系瘀血胃痛常用方,前方五灵脂、蒲黄两药活血祛瘀,通利血脉以止痛;后方重用丹参活血化瘀,檀香、砂仁行气止痛。若因气滞而致血瘀,气滞仍明显时,宜加理气之品,但忌香燥太过。若血瘀而兼血虚者,宜合四物汤等养血活血之味,若血瘀而兼脾胃虚衰者,宜加炙黄芪、党参等健脾益气以助血行。若瘀血日久,血不循常道而外溢出血者,应参考"吐血""便血"篇处理。若见积聚、鼓胀者,尤为吐血便血之后,胃痛如刺,痛处固定、拒按,舌紫暗有瘀斑,脉弦细滑,可用血府逐瘀汤合失笑散以调肝理气,化瘀通络。

4. 胃阴不足

[主症] 胃脘隐痛或隐隐灼痛。

[兼次症] 嘈杂似饥,饥不欲食,口干不欲饮,咽干唇燥,大便干结或腑行不畅。

[舌脉] 舌体瘦,舌质红,少苔或无苔;脉细数。

[分析] 胃属阳土,喜润恶燥,气郁化热,热伤胃津,或瘀血积留,新血不生,阴津匮乏,均可使胃阴不足。阴津亏损则胃络失养,故见胃脘隐痛;若阴虚有火,则可见胃中灼痛隐隐;胃津亏虚则胃纳失司,故嘈杂似饥,知饥而不能受纳,口干不欲饮;阴液亏乏,津不上承,故咽干唇燥;阴液不足则肠道干涩,故大便干结或腑行不畅;舌体瘦,舌质红,少苔或无苔,脉细数,皆为胃阴不足而兼虚火之象。

[治法] 滋阴养胃,凉润和中。

[方药] 益胃汤合芍药甘草汤加减。方中沙参、玉竹补益气阴,麦冬、生地滋养阴津,冰糖生津益胃;芍药、甘草酸甘化阴,缓急止痛。

若气滞仍著时,宜加佛手、香橼皮、玫瑰花、代代花等轻清畅气而不伤阴之品;胃病较甚时与金铃子散合用,止痛而不化燥;津伤液亏明显时,可加芦根、天花粉、乌梅等以生津养液;大便干结者,加火麻仁、郁李仁、瓜蒌仁等润肠之品;若胃中隐隐灼痛,兼见虚烦少眠,头晕耳鸣,腰酸腿软,舌红体瘦少津,脉弦细者,可用一贯煎加减,滋养肝阴、益胃和中。

5. 肝胃气滞

[主症]　胃脘胀痛,连及两胁,攻撑走窜,每因情志不遂而加重。

[兼次症]　喜太息,不思饮食,精神抑郁,夜寐不安。

[舌脉]　舌苔薄白;脉弦滑。

[分析]　肝气郁结,横逆犯胃,肝胃气滞,故胃脘胀痛。气病多游走不定,胁为肝之分野,故胃痛连胁,攻撑走窜,每因情志不遂而加重气机不畅,故太息为快;胃失和降,受纳失司,故不思饮食;肝郁不舒,则精神抑郁,夜寐不安;舌苔薄白,脉弦滑为肝胃不和之象。

[治法]　疏肝和胃,理气止痛。

[方药]　柴胡疏肝散加减。此方以四逆散透邪解郁,气血双调,使肝体得养,肝用自如,气血调畅,再加川芎调血中之气,香附理气中之血,青皮、陈皮调肝理气,从而达到调和肝胃,消胀止痛之效。还可加郁金以行气解郁。

若疼痛严重时,宜加延胡索、川楝子以理气和血止痛;若气郁化热,宜加山栀、丹皮、蒲公英以疏气泄热。由于肝乃体阴用阳之脏,调气之品不宜过用香燥。

6. 肝胃郁热

[主症]　胃脘灼痛,痛势急迫。

[兼次症]　嘈杂泛酸,口干口苦,渴喜凉饮,烦躁易怒。

[舌脉]　舌质红,苔黄;脉弦滑数。

[分析]　肝胃不和,气机郁滞,久而化热,热积中州,故胃脘灼痛,痛势急迫;若肝热犯胃,则症见脘胁烦痛,泛酸嘈杂,烦躁易怒;热邪灼津,故口干口苦而喜凉饮;舌质红,苔黄,脉弦滑数,亦为肝胃郁热之象。

[治法]　清肝泻热,和胃止痛。

[方药]　化肝煎加减。方中以贝母为君,散结以开郁,白芍养阴柔肝,青皮、陈皮理气,丹皮、山栀清肝泄热。

若胃脘灼痛、口苦、咽干、恶心明显时,也可用小柴胡汤化裁为治;若肝胃郁热,大便干结者,可加草决明、芦荟等清肝泻热通便之品。若肝郁化火移热于胃者,可予丹栀逍遥散。

7. 脾胃虚寒

[主症]　胃脘隐痛,遇寒或饥时痛剧,得温熨或进食则缓,喜暖喜按。

[兼次症]　面色不华,神疲肢怠,四末不温,食少便溏,或泛吐清水。

[舌脉]　舌质淡而胖,边有齿痕,苔薄白;脉虚弱。

[分析]　胃病日久,累及脾阳,脾胃阳虚,故胃痛绵绵,遇寒或饥时痛甚,得温熨或进食则缓,喜暖喜按;脾为气血生化之源,不足则气血虚弱,机体失养,故面色不华,神疲肢怠;脾主四肢,阳气既虚不达四末,故四肢不温;脾虚不运,转输失常,故食少便溏;若脾阳不振,寒湿内生,饮邪上逆,则见泛吐清水;舌质淡而胖,边有齿痕,苔薄白,脉虚弱亦为脾胃虚寒之象。

[治法]　温中健脾,和胃止痛。

[方药]　黄芪建中汤加减。方中黄芪补中益气,小建中汤温中健脾。若阳虚内寒较重者,也可用大建中汤化裁,或加附子、肉桂、荜茇、荜澄茄等温中散寒。

兼泛酸者,可加黄连汁炒吴萸、煅瓦楞、海螵蛸等制酸之品;泛吐清水时,可与小半夏加茯苓汤或苓桂术甘汤合方为治。若仅见脾胃虚弱,阳虚内寒不明显时,可用香砂六君子汤调治;兼见血虚者,也可用归芪建中汤治之;若胃脘坠痛,证属中气下陷者,可用补中益气汤化裁为治。

临床上胃强脾弱,上热下寒者也不少见,症见除胃脘疼痛以外,还可见恶心呕吐,嗳气,肠鸣便溏,舌质淡,苔薄黄腻,脉细滑等,治疗时,可选用半夏泻心汤、黄连理中汤等以调和脾胃,清上温下。若见面色少华,便溏或下痢者,可用乌梅丸加减,于调和脾胃之中佐以养肝之法。

【转归预后】

病之初多属实证,多为寒凝、食积、气滞,且三者之间相互影响;继续发展,寒邪郁久化热;食积日久,变生湿热;气郁日久化火,气滞而致血瘀,还可出现寒热互结等复杂证候。且日久耗伤正气,由实转虚,或阳虚,或阴虚,或转为虚劳之证;或气滞血瘀,瘀久生痰,癥瘕内生;或血热妄行,或久瘀伤络,或脾不统血引起吐血、便血等,都是胃痛的常见转归。胃痛预后一般较好,实证治疗较易,邪气去则胃气安;虚实夹杂,或正虚邪实者,则治疗难度较大,且经常反复发作。若影响进食,化源不足,则正气日衰,形体消瘦。伴有呕血、便血,量大难止,胃痛剧烈,兼见大汗淋漓、四肢不温、脉微欲绝者,为气随血脱的急危之候,如不及时救治,亦可危及生命。

【临证要点】

1. **胃痛辨证勿忘六经** 六经之病,皆可致胃痛,如太阳病误下、少阳病枢机不利、阳明中寒、太阴或少阴虚寒证等,均可出现胃痛。此外,厥阴病和胃痛关系亦非常密切,厥阴病提纲中的"心中疼热",即是胃脘灼痛,乃厥阴病主症之一。且足厥阴肝经挟胃,足阳明胃经之经别合诸经之气,肝胃之气,本就相通,一脏不和,则两脏皆病,叶桂有云:"肝为起病之源,胃为传病之所。"故临床需重视从厥阴论治胃痛。

2. **胃痛当分在气在血** 内伤之胃痛,初病多在气,临床肝气犯胃最为多见,治以疏肝理气为主,如小柴胡汤、四逆散、香附、绿萼梅、代代花之属;化热则清肝,常用栀子、夏枯草、蒲公英、八月扎;病久入络,入络则行血,常用田七、莪术、桃仁、郁金、延胡索等;瘀热若化毒,常用白花蛇舌草、半枝莲、半边莲等。

3. **治标宜斡旋脾胃气机,治本当考虑脾湿胃燥** "脾宜升则健,胃宜降则和",胃痛治标常调气机升降,升举脾阳,常用柴胡、防风、羌活等药;和降胃气,常用厚朴、枳实、麦冬、麻仁之属。而治本,还需考虑脾湿胃燥之体。虽太阴湿土,得阳始运,阳明燥土,得阴始安,但也要考虑脾阴胃阳之性,胃痛愈后尚需治其本。复其脾阴,参苓白术散之属;复其胃阳,黄芪建中汤之类。

4. **固本之法,勿忘心肾** 胃痛日久,脾胃虚弱较甚者,若专治脾胃,难有愈期。当重其源,益火生土。而脾为阴土,为相火所生;胃为阳土,为君火所生。附子为温相火之药,桂枝乃补君火之品,临证均可斟酌使用。

5. **注意胃痛并发症** 胃痛日久,可以并发血证(呕血、便血)、腹痛、便秘、反胃等病症,临证应注意先后、缓急、主次,当明确诊断,不失时机,妥善处理。

【附一】吐酸

吐酸,即泛吐酸水,或口中发酸,临床上当有寒热之分,肝胃之别。清代高鼓峰在《医家心法·吞酸》中精辟地指出:"凡是吞酸,尽属肝木曲直作酸也。河间主热,东垣主寒;毕竟东垣言其因,河间言其化也。盖寒则阳气不舒,气不舒则郁而为热,热则酸矣;然亦有不因寒而酸者,尽是水气郁甚,熏蒸湿土而成也,或吞酸或吐酸也。又有饮食太过,胃脘填塞,脾气不运而酸者,是怫郁之极,湿热蒸变,如酒缸太甚则酸也。然总是木气所致。"不难看出,吐酸一证,与肝胃相关,然酸总为肝味,故治之当以从肝而论为根本。兹分述之。

1. **热证**　多由肝郁化热,横逆犯胃所致。《黄帝内经》云:"诸呕吐酸,暴注下迫,皆属于热。"症见泛吐酸水,心烦易怒,咽干口苦,不思饮食,舌边尖红,苔黄,脉多弦滑。治宜泄肝和胃,方用左金丸加味。

2. **寒证**　多由脾胃虚寒所致,症见泛吐酸水清稀,脘闷纳呆,饮食不慎则益甚,胃脘喜暖喜按,四肢不温,疲倦无力,大便溏薄,舌质淡,苔白滑,脉细弦。治宜温中健脾,抑肝和胃,方用香砂六君子汤合吴茱萸汤化裁。

【附二】嘈杂

嘈杂,是指胃中饥嘈,胸膈懊侬而不可名状而言。正如《景岳全书·嘈杂》中所云:"其为病也,则腹中空空,若无一物,似饥非饥,似辣非辣,似痛非痛,而胸膈懊侬,莫可名状或得食而暂止,或食已而复嘈,或兼恶心,而渐见胃脘作痛。"临证时常有胃热、胃虚、血虚之别。兹分述如下。

1. **胃热**　嘈杂而兼见胸闷痰多,心烦少寐,口干喜冷饮,嗳腐吞酸,舌质红,苔黄,脉弦滑或滑数。治宜清热和中,方用黄连温胆汤加减。

2. **胃虚**　嘈杂而兼见口淡无味,食后脘胀,神疲肢倦,舌质淡,苔薄白,脉细弱。治宜健脾和胃,方用香砂六君子汤加减。

3. **血虚**　嘈杂而兼见面白无华,心悸头晕,脉细。治宜补养气血,方用归脾汤化裁。

【古代文献摘要】

《灵枢·邪气脏腑病形》:"胃病者,腹胀,胃脘当心而痛,上支两胁,膈咽不通,食饮不下,取之三里也。"

《三因极一病证方论·九痛叙论》:"夫心痛者……以其痛在中脘,故总而言之曰心痛,其实非心痛也……若十二经络外感六淫,则其气闭塞,郁于中焦,气与邪争,发为疼痛,属外所因;若五脏内动,泪以七情,则其气结,聚于中脘,气与血搏,发为疼痛,属内所因;饮食劳逸,触忤非类,使脏气不平,痞隔于中,食饮遁疰,变乱肠胃,发为疼痛,属不内外因。"

《景岳全书·心腹痛》:"胃脘病证,多有因食、因寒、因气不顺者,然因食因寒,亦无不皆关于气。盖食停则气滞,寒留则气凝。所以治痛之要,但察其果属实邪,皆当以理气为主。"

《临证指南医案·胃脘痛》:"初病在经,久痛入络,以经主气,络主血,则可知其治气治血之当然也,凡气既久阻,血亦应病,循行之脉络自痹,而辛香理气,辛柔和血之法,实为对待必然之理。"

《顾氏医镜·胃脘痛》:"须知拒按者为实,可按者为虚;痛而胀闭者多实,不胀不闭者多虚;喜寒者多实,爱热者多虚;饱则甚者多实,饥则甚者多虚;脉实气粗者多实,脉少气虚(者多虚);新病年壮者多实,久病年老者多虚;补而不效者多实,攻而愈剧者多虚。必以望、闻、问、切四者详辨,则虚实自明。"

【现代文献推介】

[1]　李晓林.田德禄治疗脾胃病学术思想及临床经验[J].中医杂志,2011,52(20):1730.

[2]　海峡两岸医药卫生交流协会中医药专业委员会消化学组.胃痛中医诊疗专家共识意见[J].中医杂志,2016,57(1):87.

[3]　姚欣艳,李点,何清湖,等.熊继柏教授辨治胃痛经验[J].中华中医药杂志,2015,30(1):143.

[4]　张颖,王文苹,季旭明,等.基于中医传承辅助系统分析治疗胃痛的方剂用药规律[J].中国实验方剂学杂志,2013,19(2):344.

[5]　杨云霜,张蓉,陈秀丽.补、消、润三法治疗慢性萎缩性胃炎[J].新中医,2016,48(4):5.

[6]　康楠,唐旭东,王凤云,等.急性胃痛中医药诊疗现状[J].中华中医药杂志,2015,30(3):800.

[7]　林友宝,孙洁,沈淑华,等."以通为用"治胃痛——国医大师何任辨治胃痛经验琐谈[J].中国中医急症,2015,24(8):1386.

第二节 痞 满

痞满是自觉胃脘痞塞、胸膈满闷的一类病证。痞满按部位分为胸痞、胃痞等,本篇主要讨论胃痞。胃痞的临床特征是自觉胃脘痞塞满闷,触之无形,按之柔软,压之无痛,它是一种最常见的脾胃病证。

痞满作为一种自觉症状始见于《黄帝内经》,《黄帝内经》有"否""满""否满""痞塞"之称,《素问·太阴阳明论》云:"饮食不节,起居不时,阴受之。阴受之则入五脏,入五脏则瞋满痞塞。"并认为其发生与时令气候变化亦有关,如《素问·五常政大论》说:"备化之纪……其病痞""卑监之纪……其病留满痞塞。"《素问·至真要大论》说:"太阳之复,厥气上行……心胃生寒,胸膈不利,心痛否满。"将痞满作为独立病证论治者,首见于《伤寒论》,其中明确提出痞证的临床表现概念:"但满而不痛者,此为痞""按之自濡,但气痞也。"认为病机是正虚邪陷,中焦气机失调,所创诸泻心汤治疗胃痞,开创了辛开苦降的治法先河,一直被后世医家所效法;并将痞满与结胸作了鉴别:"若心下满而硬痛者,此为结胸也,大陷胸汤主之,但满而不痛者,此为痞……半夏泻心汤主之。"隋代巢元方《诸病源候论·否噫病》所说"否者,塞也。言脏腑否塞不宣通也",切中病机。金元时期,李东垣倡导脾胃内伤说,所论脾胃的致病原因,如饮食不节,劳役过度,喜怒忧恐皆与本病有关。《兰室秘藏·卷二》所载的消痞丸、枳实消痞丸以及《内外伤辨惑论》里所引用的洁古枳术丸等流传至今的治痞名方,体现了当时消补兼施、苦降辛开的治法用药思路。此外还对痞满进行了更为详细的药证分治及兼证的论治。朱丹溪《丹溪心法·痞》指出"痞者与否同,不通泰也",并将痞与胀满作了鉴别:"与胀满有轻重之分,痞则内觉痞闷,而外无胀急之形也。"明清时期医家对本病的病因、病机及辨证治疗进行了深入探讨,如张景岳辨痞满首分虚实,《景岳全书·痞满》说:"……痞满一证,大有疑辨,则在虚实二字。凡有邪有滞而痞者,实痞也;无物无滞而痞者,虚痞也。有胀有痛而满者,实满也;无胀无痛而满者,虚满也。实痞实满者可散可消;虚痞虚满者,非大加温补不可。"清代李用粹在《证治汇补·痞满》中提出"大凡心下痞闷,必是脾胃受亏,浊气夹痰,不能运化为患"的病机学说,尤其所说的"又痞同湿治,惟宜上下分消其气"的观点对清代医家治痞启发颇大。如清代林珮琴《类证治裁·痞满》论曰:"有湿热太甚,土来心下为痞,分消上下,与湿同治。"他提出的"必用苦寒为泻,辛甘为散,诸泻心汤所以寒热互用也",被清代叶桂推崇为治痞基本治法,《临证指南医案·痞满》曰"六淫外侵,用仲景泻心汤;脾胃内伤,用仲景苓姜桂甘汤,即遵古贤治痞之以苦为泻,辛甘为散之法",并对胃津伤者也辛苦开泄兼酸甘化阴,"其于邪伤津液者,用辛苦开泄而必资酸味以助之",弥补了前人阴不足痞证的临床用药思路。

西医学中慢性浅表性胃炎、萎缩性胃炎、糜烂性胃炎、功能性消化不良、胃下垂等胃病及糖尿病伴发胃轻瘫,当出现胃脘部痞塞满闷时,均可参照本篇辨证论治。

【病因病机】

痞满的主要病变在胃,涉及肝、脾二脏。其致病原因有感受湿热,内伤饮食,情志失调,脾胃虚弱等,病机的关键是中焦气机壅阻,脾胃升降失司。

1. **外邪内侵**　感受外邪,邪气入里,或误下伤中,邪气内陷,皆可导致中焦气机阻塞,发为痞满。如《伤寒论》说:"脉浮而紧,而复下之,紧反入里,则作痞,按之自濡,但气痞耳。"而在外感致痞中,以湿热最为多见,因阳明胃土,阳气隆盛,感邪易湿从热化,正如《外感温热篇》说:"在阳旺之躯,胃湿恒多,在阴盛之体,脾湿亦不少,然其化热则一。"湿热蕴郁中焦,气机为之阻塞,遂成痞满。

2. **内伤饮食**　饮食不节,恣食生冷,过食肥甘,酗酒嗜烟,皆可滞胃碍脾,使胃纳脾运受阻,食气滞壅胃脘发生痞满。如《伤寒论》云:"食不化,腹中雷鸣,心下痞硬而满。"《普济方》明确指出:"……食饮入胃,不能传化,停积于内,故中气痞塞,胃胀不通,故心腹痞满也。"

3. **情志失调**　抑郁恼怒则伤肝,肝失疏泄,横逆乘脾犯胃,致脾胃气机滞于中焦则发痞满;忧思多虑则伤脾,使脾气郁结,升运失常,胃气遂之壅滞,亦可发为痞满。如《景岳全书·痞满》云:"怒气暴伤,肝气未平而痞。"

4. **久病体弱**　脾胃虚弱,中焦气机不能斡旋,升降不利,虚气留滞于中,则发生痞满,如《张氏医通·诸气门上》将"老人""虚人""心下痞闷"归于"脾胃虚弱,运化不及"。《类证治裁·痞满》提出"脾虚失运,食少虚痞"及"胃虚气滞而痞"。

此外,脾为湿土之脏,生痰之源,脾虚失于健运,水谷不能化生精微,凝聚成湿,痰湿困脾滞胃,可发生痞满。如《证治汇补·痞满》说:"脾胃受亏,浊气夹痰,不能运化为患。"此为因虚致实。另外,《张氏医通》说:"肥人心下痞闷,内有痰湿也。"痞满也与体质因素有关。

总之,痞满的病变中心在胃,关乎脾与肝,病机因素主要是胃气壅滞,气机升降失常,气机壅阻于中焦是痞满发生的关键所在。初发痞满以邪滞为主,多因湿热蕴郁,食滞气郁,痰湿中阻,肝郁犯胃等原因滞胃碍脾,中焦气机壅阻所致,病属实痞。久发痞满以脾胃亏虚,邪气留滞为主,多由脾胃气虚,升降失常,邪气留滞,或胃阴不足,失于润降,胃气逆滞所致,病属虚痞。实痞日久,损伤脾胃,可转为实中兼虚,或由实转虚。病转虚者,脾气损伤多转为脾胃虚弱;胃津损伤多转为胃阴不足。此外,在胃气虚弱的条件下感受湿热,或食滞、肝郁,滞郁化热,或屡用寒凉残伐胃阳,可表现为寒热夹杂的证候。

【诊断】

(1) 以自觉胃脘部痞塞满闷为诊断主要依据,并有按之柔软、压之不痛、望无胀形的特点。

(2) 发病缓慢,时轻时重,反复发作,多由饮食不节、情志抑郁、受寒饮冷、酗酒嗜烟、过度劳累等因素诱发。

(3) 常伴有饱胀、食少、嗳气,病延日久可见气血亏损症状。

【相关检查】

(1) 胃镜检查能明确西医消化道疾病类别,病理学活检能明确胃黏膜细胞学病理改变。胃动力学检查,如胃排空试验亦有助于本病诊断。

(2) 幽门螺杆菌检测有利于判断发病与幽门螺杆菌感染的相关性,上消化道钡透有助于胃炎、胃下垂等诊断。

(3) 腹部触诊有利于明确诊断及与胃痛、鼓胀、结胸的鉴别。

【鉴别诊断】

1. **胃痛**　两者发病部位均在胃脘部,且常相兼出现。但胃痞以自觉胃脘部痞塞满闷为主,可满及胸胁;胃痛以胃脘部疼痛为主,很少累及胸胁。胃痞压之不痛,起病缓慢;胃痛压之多痛,病势多急。

2. **鼓胀**   两者均有腹部胀满的症状表现,但胃痞胀满见于胃脘部,外无胀形可见,皮色正常;鼓胀见腹部胀大,皮色苍黄,脉络暴露。胃痞按之柔软,鼓胀按之腹皮绷紧。胃痞多见嗳气纳差;鼓胀伴见小便不利,腹部积块。如《证治汇补·痞满》曰:"痞与胀满不同,胀满则内胀而外亦有形,痞满则内觉满塞而外无形迹。"

3. **结胸**   两者病位皆在腹部。胃痞满闷在胃脘,满而不痛;结胸胃脘至小腹皆硬满而痛。胃痞可按压,触之无形;结胸拒按,压之硬满痛甚。

4. **积聚**   参见"积聚"篇。

【辨证论治】

辨证要点

1. **辨实痞与虚痞**   痞满应首辨虚实。有邪则实,大凡湿热、食滞、湿阻、肝郁等所形成的痞证为实痞,多见于痞证初发或复发期,实痞痞满较甚,饱胀、嗳气明显,口苦,苔腻,脉濡滑弦;凡病程较长,反复发作,脾气、胃阴受损,正虚邪少所形成的痞证为虚痞,虚痞为本虚标实,痞满不甚,乏力、食少或口干、饥不欲食,舌淡或舌红少津,脉虚。

2. **辨寒证与热证**   痞满见口苦泛酸,胃脘灼热,舌红苔黄腻者为热;痞满见遇寒则满甚,时感胃凉,舌淡脉迟缓为寒;时感胃脘凉,遇冷则满甚,又有泛酸、嘈杂,口苦,舌淡苔黄,多为寒热错杂。

3. **辨标本**   痞满日久,迁延不愈者,则进入本虚标实的病机阶段,证候中虚实并见,本虚以脾气虚、胃阴虚为主,症见面色萎黄,乏力,纳差,脉虚缓,其本为气虚;见口干咽燥、胃脘灼热、饥不欲食,舌红少津,其本为阴虚。标实则以气、湿、食滞为多见,脘痞、嗳气为气滞;脘痞、呕恶苔腻为湿阻;嗳腐、口臭、厌食为食滞。

痞满具有反复发作的临床特点,疾病在发展过程中,可处于因实致虚、因虚致实的动态变化中,证候可表现出虚实兼夹,寒热互见,故而辨证时,应全面分析。

治疗原则

痞满的基本病机是中焦气机壅阻,脾胃升降失司,故治疗的原则为调理中焦气机为主。然而气机阻滞病因有虚实之别,因邪实气滞成痞满者,应着重祛除邪气,开泄气机。根据湿热、食积、痰浊、肝郁等不同,分别采用开泄湿热、消食和胃、除湿化痰、疏肝和胃诸法,结合健运脾胃。因脾胃亏虚,邪气留滞成痞满者,当标本兼治为要,培本着重补气养阴,脾气虚者补气健脾以治本;胃阴不足者滋养胃阴以治本,治标则根据气、湿、食郁的不同采用理气、化湿、消食。此外,寒热错杂证当辛开苦泄,寒热并用;气阴两虚者,补气与养阴同施,补脾益胃;痞满见有口干舌燥,舌红少津者,用药避免温燥,因温燥易伤津。

分证论治

(一) 实痞

1. **湿热蕴胃**

[主症]   胃脘痞闷,嘈杂不适,口苦或黏,干不欲饮。

[兼次症]   吞酸,恶心,胃脘灼热,纳呆食少,大便不爽。

[舌脉]   舌红苔黄或黄腻;脉濡数。

[分析]　外感之邪入里,在胃阳旺的条件下,邪从热化,蕴郁脾胃;或过食肥甘厚味,蕴生湿热。湿热互结中焦,气机升降受阻,则胃脘痞塞满闷;热郁则嘈杂、口苦、灼热,湿滞则口黏,大便不爽;热伤津则口干,湿阻则纳呆食少;舌红苔黄或腻,脉濡数,皆为湿热内蕴之征。

[治法]　清化湿热。

[方药]　黄连温胆汤加减。方中黄连苦寒降泄,清化湿热;半夏辛温开泄,散结除痞;枳实行气破结,除痞满;竹茹清胆和胃止呕逆;陈皮理气行滞;茯苓健脾利湿;大枣补脾养胃;甘草益气和中,调和诸药。

胃脘灼热明显者,可加焦栀子以清胃热;泛酸加乌贼骨、煅瓦楞子以制其酸;胃脘胀满甚枳壳易枳实,再加佛手消除胀满。

2. 寒热错杂

[主症]　胃脘痞满,但满不痛,胃有凉感,泛酸,嘈杂。

[兼次症]　嗳气,恶心呕吐,肠鸣腹胀,不思饮食,倦怠乏力,口干咽燥。

[舌脉]　舌淡苔腻或微黄;脉弦细数。

[分析]　胃气虚弱,脾失健运,寒热互结于中,气机为之阻滞,则胃脘痞满,但满不痛;胃气寒则有凉感,热郁于胃则泛酸、嘈杂、口干咽燥;脾胃升降失常,其胃失和降则嗳逆,恶心呕吐,脾不升清则肠鸣腹泻;脾胃气虚则不思饮食,倦怠乏力;舌淡苔腻或微黄,脉弦细数为寒热错杂,气机中阻之象。

[治法]　平调寒热。

[方药]　半夏泻心汤加减。方中半夏辛温开泄,散结除痞;干姜辛热温中散寒,黄连、黄芩苦寒降泄,清化湿热;人参、大枣甘温益气,补脾胃以顾其虚。本方组方用药寒热同用,苦辛并进,补泻兼施,开结除痞,对寒热错杂,气机中阻,胃气失和的痞证最为适合。

若胃脘灼热,胃热偏盛者,可加焦栀子以清胃热;嗳气加苏梗、旋覆花、丁香降气;胀满甚加枳壳、佛手行气消胀满。

3. 饮食内停

[主症]　胃脘痞闷,按之尤甚,饱胀厌食,嗳腐吞酸,且有矢臭。

[兼次症]　恶心呕吐,大便干稀不调。

[舌脉]　苔厚腻;脉滑或实。

[分析]　饮食不节,宿食内停,胃纳脾运受阻,食气滞于胃脘,故胃脘痞满,按之满闷尤甚;宿食不化,则饱胀厌食;胃不纳降,积食浊气上逆,故嗳腐吞酸,恶心呕吐;脾失健运,故大便不调;苔厚腻,脉滑是宿食内停之象。

[治法]　消食和胃。

[方药]　保和丸加减。方中山楂消导饮食积滞;神曲消食健胃,化陈腐之积,莱菔子消食除胀,化谷面之积;半夏、陈皮理气化湿,和降胃气;连翘消食滞之郁热。

若食积较重,脘腹胀满,大便不爽者,可因势利导,通降腑气,加槟榔、枳实,或用枳实导滞丸消食导滞;恶心呕吐者,加苏梗、竹茹和胃降逆止呕。

4. 痰湿中阻

[主症]　胃脘痞满,胸膈满闷,呕恶纳呆,口淡不渴。

[兼次症]　身重困倦,小便不利。

[舌脉]　苔白厚腻;脉濡或沉滑。

[分析] 脾失健运,水谷精微凝聚为湿,痰湿碍脾运、滞胃气,中焦气机壅阻则胃脘痞满,胸膈满闷;胃气失于和降,故呕吐恶心;胃纳脾运失健,则纳呆食少;湿困阳气则身重困倦,湿滞下焦碍气化则小便不利;湿为阴邪不伤津,故口淡不渴;舌淡苔白腻,脉沉滑,为痰湿内阻之象。

[治法] 燥湿化痰。

[方药] 二术二陈汤加减。方中半夏燥湿化痰,消痞散结;白术补气健脾,燥湿化痰;苍术苦温燥湿,醒脾悦胃;橘红理气行滞;茯苓健脾利湿。

若恶心呕吐,加苏梗、竹茹和胃降逆;呃逆加旋覆花、丁香、柿蒂降逆哕气;大便溏加薏苡仁、泽泻、车前子利湿止泻。

5. 肝胃郁热

[主症] 胃脘痞闷,胸胁满闷,泛酸嘈杂。

[兼次症] 嗳气,善长叹息,口干口苦,大便不爽,常因情志因素而加重。

[舌脉] 舌红苔薄黄;脉弦或数。

[分析] 肝郁犯胃致胃气壅滞,故见胃脘痞塞满闷;肝气郁于本经则胸胁胀满,胃气失和降则嗳气;"气有余便是火",气郁化火犯胃则反酸嘈杂;郁热伤津则口干,胆热上乘则口苦;喜长叹息为肝气不舒之象;胃气滞腑气不降,故大便不爽;舌红苔薄黄,脉弦或数为肝胃郁热之象。

[治法] 疏肝清热和胃。

[方药] 越鞠丸合左金丸加减。方中香附辛香入肝,行气解郁;栀子清热泻火;苍术燥湿运脾;神曲消食导滞;黄连合吴茱萸辛开苦降,泻郁火。

若反酸加刺猬皮,化瘀止痛,与香附相配,行气活血,疏肝理气;若痞满甚可合枳术丸;嗳气频作加苏梗、旋覆花和降胃气;大便不爽加槟榔、炒莱菔子行气导滞。

肝郁滞胃,病在肝胃气分,若肝气久郁滞胃,胃气壅滞久久不解,气病可及血,经病则入络,即叶桂所谓"病初气结在经,病久血伤入络",病入络者,瘀血凝滞胃络,临证痞满与疼痛并见,越鞠丸可与丹参饮合用。方中丹参活血化瘀,消散胃络瘀血而止痛;檀香、砂仁行气止痛,且可降逆和胃。

(二)虚痞

1. 脾胃虚弱

[主症] 胃脘痞闷,时轻时重,喜温喜按,食少不饥,困倦乏力。

[兼次症] 大便溏薄,脘腹胀满,少气懒言。

[舌脉] 舌质淡,苔薄白;脉沉细弱。

[分析] 脾胃虚弱,气机滞于中焦则胃脘痞闷,或兼腹胀;脾运胃纳失司,则食少不饥;中虚则生寒,故胃脘喜温喜按;脾虚不能禀气于四肢,故困倦乏力;土不生金,肺金虚劫则少气懒言;舌淡苔薄白,脉沉细弱为脾胃虚弱之象。

[治法] 补脾和胃。

[方药] 六君子汤加减。方由四君子汤加陈皮、半夏组成。四君子汤益气健脾;半夏燥湿化痰,消痞和胃;陈皮理气行滞。

若兼寒湿气滞加砂仁、木香,为香砂六君子汤。若痞满甚加枳壳、甘松理气畅中;嗳气频作,加丁香、柿蒂、旋覆花降气。若兼胃寒,胃脘有凉感,遇寒胀痛甚加良附丸温胃散寒;大便溏薄加肉豆蔻、五味子涩肠止泻;若出现胃下垂,属于中气下陷者用补中益气丸,补益中气,升阳举陷。

2. 胃阴不足

[主症]　胃脘痞闷,嘈杂不适,似饥不欲食,口干咽燥而不欲饮。

[兼次症]　胃脘灼热不适,嗳气,恶心,大便秘结。

[舌脉]　舌红少苔;脉沉细数。

[分析]　胃阴亏损,胃失润降,气滞于中则胃脘痞闷;虚气上逆则嗳气、恶心;阴虚则生热,虚热扰胃故嘈杂、灼热;津亏胃燥则似饥不欲食;津不上奉则口干咽燥;津不下濡,故肠燥大便秘结;舌红少苔,脉沉细数均有阴虚之象。

[治法]　养阴益胃。

[方药]　益胃汤加减。方中生地甘苦性寒,滋阴清热;沙参、麦冬益胃生津;玉竹养阴润燥,润肠通便;冰糖甘凉润胃。可加枳壳、佛手破滞气,除胀满。

若呕吐呃逆加刀豆子、半夏,与方中麦冬等养阴药刚柔相济,和胃降逆;嘈杂不适配左金丸;口干加石斛清胃养阴;灼热再加焦栀子清胃热;大便秘结加火麻仁、玄参润肠通便。

【转归预后】

痞满是临床常见病证,按正邪虚实而分有实痞、虚痞之别,两者转归有所不同。实痞邪盛病轻,治疗及时,病可痊愈。若治不及时,或治不彻底,转归有二,其一易由实转实,转为胃痛、嘈杂、呃逆,或与胃痛、嘈杂、呃逆相兼;其二由实转虚,变为虚痞,由实转虚阶段,往往经历虚实夹杂,寒热并见的复杂证候,或虚痞复发也可见虚实夹杂、寒热并见。进入虚痞,其以虚为本,本虚多兼标实,本虚有气虚、阴虚或气阴两虚,标实有气滞、湿阻、食积等。虚痞治不及时,或治不得法,可转为虚劳。若本虚久久不复,气滞、毒蕴、瘀血久结不散,可酿成积聚、噎膈等病证,其病重难愈。

【临证要点】

1. 久痞谨防阴伤　一为病情发展使然,肝火、湿热等久蕴易伤阴,二为治疗使然,治疗实痞时,常用辛温燥湿之品,当出现饥不欲食,大便秘结,舌红,苔黄燥或黄腻而干,治疗上当兼顾滋养胃阴,但用药不可过于滋腻,以防阻滞气机,可选用石斛、南沙参、芦根、百合等。

2. 久痞温清并用,辛开苦降　痞满日久,易出现虚实夹杂、寒热并见之证,表现为胃脘痞满,疲倦纳呆,口苦而干,舌质淡而苔微黄腻。对此,应效仲景诸泻心汤法,温补辛开可健脾运脾,苦降清泄可解除郁热,温清并用,辛开苦降,开结消痞。

【古代文献摘录】

《素问·六元正纪大论》:"太阴所致,为积饮痞膈。"

《伤寒论》:"伤寒发汗,若吐若下,解后,心下痞硬,噫气不除者,旋覆代赭汤主之""病发于阴而反下之,因作痞也。"

《普济方·虚劳心腹痞满》:"夫虚劳之人,气弱血虚,荣卫不足,复为寒邪所乘,食饮入胃,不能传化,停积于内,故中气痞塞,胃胀不通,故心腹痞满也。"

《兰室秘藏·中满腹胀论》:"或多食寒凉,及脾胃久虚之人,胃中寒则生胀满,或脏寒生满病""亦有膏粱之人,湿热郁于内而成胀满者。"

《丹溪心法·痞》:"脾气不和,中央痞塞,皆土邪之所谓也。"

《张氏医通·诸气门上》:"肥人心下痞闷,内有痰湿也;瘦人心下痞闷,乃郁热在中焦;老人、虚人脾胃虚弱,运转不及。"

《证治类裁·痞满》:"伤寒之痞,从外之内,故宜苦泄;杂病之痞,从内之外,故宜辛散……痞虽虚邪,然表气入里,热郁于心胸之分,必用苦寒为泻,辛甘为散,诸泻心汤所以寒热互用也。杂病痞满,亦有寒热虚实之不同""饮食寒凉,伤胃致痞者,温中化滞""脾虚失运,食少虚痞者,温补脾元;胃虚气滞而痞者,行气散满。"

《杂病源流犀烛》:"痞满,脾病也,本由脾气虚,及气郁运化,心下痞塞满。"

【现代文献推介】

[1] 潘静琳,赵莹,苏泽琦,等.《中医方剂大辞典》中治疗痞满方剂的方药规律研究[J].中华中医药杂志,2017,32(04):1701-1703.

[2] 舒晓霞,黄彬.加味升降散治疗胃痞满症的临床疗效观察[J].中国中西医结合消化杂志,2017,25(02):148-150.

[3] 王东,兰森宁,李敬林.从消渴并痞满、呕吐论治糖尿病胃轻瘫[J].辽宁中医杂志,2015,42(10):1876-1878.

第三节 | 呕 吐

呕吐是胃中之物从口中吐出的一种病证。一般以有物有声谓之呕,有物无声谓之吐,无物有声谓之干呕,但呕与吐常同时发生,很难截然分开,故并称为呕吐。

呕吐的病名最早见于《黄帝内经》,并对其发生的原因论述甚详。如《素问·举痛论》曰:"寒气客于肠胃,厥逆上出,故痛而呕也。"《素问·六元正纪大论》曰:"火郁之发,民病呕逆。"《素问·至真要大论》曰:"诸呕吐酸,暴注下迫,皆属于热""少阳之胜,热客于胃,烦心心痛,目赤欲呕,呕酸善饥""厥阴司天,风淫所胜……食则呕""少阴之胜……炎暑至……呕逆""燥淫所胜……民病喜呕,呕有苦""太阴之复,湿变乃举,体重中满,食饮不化,阴气上厥……呕而密默,唾吐清液。"说明外感六淫之邪,均可引起呕吐,且因感邪之异,而有呕酸、呕苦之别。汉代张仲景在《金匮要略》中,对呕吐的脉证治疗阐述详尽,制定了行之有效的方剂,如小半夏汤、大半夏汤、生姜半夏汤、吴茱萸汤、半夏泻心汤、小柴胡汤等,并且认识到呕吐有时是人体排出胃中有害物质的保护性反应。治疗不应止呕,当因势利导,驱邪外出。如《金匮要略·呕吐哕下利病脉证治》曰:"夫呕家有痈脓,不可治呕,脓尽自愈。"隋代巢元方《诸病源候论·呕吐候》指出:"呕吐之病者,由脾胃有邪,谷气不治所为也,胃受邪,气逆则呕。"说明呕吐的发生是由于胃气上逆所致。如唐代孙思邈《备急千金要方·卷十六》"呕吐哕逆"篇指出:"凡呕者,多食生姜,此是呕家圣药。"金代刘元素《素问玄机原病式·热类》"喘呕"中指出:"凡呕吐者,火性上炎也,无问表里,通宜凉膈散。"元代朱丹溪《丹溪心法·呕吐》曰:"胃中有热,膈上有痰者,二陈汤加炒山栀、黄连、生姜。有久病呕者,胃虚不纳谷也,用人参、黄芪、白术、香附之类。大抵呕吐以半夏、橘皮、生姜为主。"明代龚廷贤《寿世保元·呕吐》则认为:"有外感寒邪者,有内伤饮食者,有气逆者,三者皆从藿香正气散加减治之;有胃热者,清胃保中汤;有胃寒者,附子理中汤;有呕哕痰涎者,加减二陈汤;有水寒停胃者,茯苓半夏汤;有久病胃虚者,比和饮。医者宜审而治之也。"告诫医者在治疗呕吐时,应根据不同的病因及证型,使用不同方药。

呕吐可以出现于西医学的多种疾病之中,如神经性呕吐、急慢性胃炎、胃黏膜脱垂症、贲门痉挛、幽门梗阻、十二指肠壅积症、肠梗阻、肝炎、胰腺炎、胆囊炎、尿毒症、颅脑疾病以及一些急性传染病等,当这些疾病以呕吐为主要表现时,可参考本篇辨证论治,同时结合辨病处理。

【病因病机】

胃主受纳和腐熟水谷,其气主降,以下行为顺,若邪气犯胃,或胃虚失和,气逆而上,则发生呕吐。《圣济总录·呕吐》曰："呕吐者,胃气上逆而不下也。"

1. **外邪犯胃**　感受风、寒、暑、湿、燥、火六淫之邪,或秽浊之气,侵犯胃腑,气机不利,胃失和降,水谷随逆气上出,发生呕吐。正如《古今医统大全·呕吐哕》所言："无病之人卒然而呕吐,定是邪客胃府,在长夏暑邪所干,在秋冬风寒所犯。"由于季节的不同,感受的病邪亦会不同,但一般以寒邪致病者居多。

2. **饮食不节**　暴饮暴食,温凉失宜,或过食生冷油腻不洁之物,皆可伤胃滞脾,食滞内停,胃失和降,胃气上逆,发生呕吐。如《重订严氏济生方·呕吐论治》所曰："饮食失节,温凉失调。或喜餐腥烩乳酪,或贪食生冷肥腻,露卧湿处,当风取凉,动扰于胃,胃既病矣,则脾气停滞,清浊不分,中焦为之痞塞,遂成呕吐之患焉。"

3. **情志失调**　恼怒伤肝,肝失条达,横逆犯胃,胃失和降,胃气上逆;或忧思伤脾,脾失健运,食停难化,胃失和降,均可发生呕吐。《景岳全书·呕吐》云："气逆作呕者,多因郁怒致动肝气,胃受肝邪,所以作呕。"

4. **脾胃虚弱**　脾胃素虚,病后体虚,劳倦过度,耗伤中气,胃虚不能受纳水谷,脾虚不能化生精微,停积胃中,上逆成呕。《古今医统大全·呕吐哕》谓："久病吐者,胃气虚不纳谷也。"若脾阳不振,不能腐熟水谷,以致寒浊内生,气逆而呕;或热病伤阴,或久呕不愈,以致胃阴不足,胃失濡养,不得润降,而成呕吐。如《证治汇补·呕吐》所谓："阴虚成呕,不独胃家为病,所谓无阴则呕也。"

5. **其他**　误食毒物或使用化学药物,导致脾胃受损,脾胃虚弱,升降失常而出现恶心呕吐,脘腹胀满,纳呆,体倦乏力等症;后天之本受损,则气血化源不足,日久气阴亏虚。

呕吐的病因是多方面的,外感六淫、内伤饮食、情志不调、脏腑虚弱均可致呕吐,且常相互影响,兼杂致病。如外邪可以伤脾,气滞可以食停,脾虚或可成饮,故临床当辨证求因。呕吐病位在胃,与肝、脾相关。胃气之和降,有赖于脾气的升清运化以及肝气的疏泄条达,若脾失健运,则胃气失和,升降失职;肝失疏泄,则气机逆乱,胃失和降,均可致呕吐。

呕吐实者由外邪、饮食、痰饮等邪气犯胃,致胃失和降,气逆而发;虚者由气虚、阳虚、阴虚等正气不足,使胃失温养、濡润,胃气不降所致。一般说来,初病多实,呕吐日久,损伤脾胃,中气不足,由实转虚。基本病机在于胃失和降,胃气上逆。《景岳全书·呕吐》云："呕吐一证,最当详辨虚实,实者有邪,去其邪则愈;虚者无邪,则全由胃气之虚也。所谓邪者,或暴伤寒凉,或暴伤饮食,或因胃火上冲,或因肝气内逆,或以痰饮水气聚于胸中,或以表邪传里,聚于少阳阳明之间,皆有呕证,此皆呕之实邪也。所谓虚证,或其本无内伤,又无外感,而常为呕吐者,此既无邪,必胃虚也。或遇微寒,或遇微劳,或遇饮食少有不调,或肝气微逆,即为呕吐者,总胃虚也。"

【诊断】

(1) 以呕吐胃内容物为主症,一日数次不等,持续或反复发作,初起呕吐量多,多有酸腐气,久病呕吐,时作时止,呕吐物不多,酸腐味不甚。常兼有脘腹不适,恶心纳呆,反酸嘈杂等症。

(2) 起病或急或缓,常有先恶心欲吐之感,多由气味、饮食、情志、冷热等因素而诱发,或因服用化学药物、误食毒物而致。

【相关检查】

(1) 胃镜、上消化道钡餐透视可了解胃、十二指肠情况。

(2) 腹部透视、X线片、B超可了解腹部有无肠梗阻、阑尾炎情况。

（3）血常规、血尿淀粉酶、腹部 B 超对确定胰腺及胆囊病变的性质有意义。

（4）头部 CT 或 MRI 可了解有无颅脑病变。

（5）若患者面色萎黄，呕吐不止，伴有尿少、浮肿，应及时检查肾功能，以排除肾功能衰竭所致呕吐；若呕吐不止，需检查电解质，了解有无电解质紊乱；育龄期妇女，应做尿液检查，排除妊娠。

【鉴别诊断】

1. **反胃**　呕吐与反胃两者同属胃部的病变，其病机都是胃失和降，气逆于上，而且都有呕吐的临床表现。但反胃多系脾胃虚寒，胃中无火，难于腐熟，食入不化所致。表现为食饮入胃，滞停胃中，良久尽吐而出，吐后转舒，即古人称"朝食暮吐，暮食朝吐"。而呕吐是以有声有物为特征，常为邪气干扰，胃虚失和所致。实者食入即吐，或不食亦吐，并无规律，虚者时吐时止，但多吐出当日之食。

2. **噎膈**　呕吐与噎膈两者皆有呕吐的症状。然呕吐之病，进食顺畅，吐无定时。噎膈之病，进食哽噎不顺或食不得入，或食入即吐，甚者因噎废食。呕吐的病位在胃，噎膈的病位在食管。呕吐大多病情较轻，病程较短，预后尚好；而噎膈多病情深重，病程较长，预后欠佳。

3. **急性呕吐与霍乱**　霍乱起病急骤，以剧烈泻吐、排泄大量米泔水样肠内容物、脱水、肌痉挛、少尿或无尿为特征，吐泻剧烈者可出现肢冷、脉沉等危象；而急性呕吐则以呕吐为主，少伴或不伴腹泻。

4. **关格**　参见"关格"篇。

【辨证论治】

辨证要点

1. **辨实与虚**　因外邪、饮食、七情因素，病邪犯胃所致，发病急骤，病程较短，呕吐量多，呕吐物多酸腐臭秽，或伴有表证，脉实有力，多为实证；因脾胃虚寒，胃阴不足而成，起病缓慢，病程较长，呕而无力，时作时止，吐物不多，酸臭不甚，常伴有精神委靡，倦怠乏力，脉弱无力，多为虚证。

2. **辨呕吐物**　呕吐物的性质常反映病变的寒热虚实、病变脏腑等：如酸腐难闻，多为食积内腐；黄水味苦，多为胆热犯胃；酸水绿水，多为肝气犯胃；痰浊涎沫，多为痰饮中阻；泛吐清水，多为胃中虚寒，或有虫积；黏沫量少，多属胃阴不足。

3. **辨可下与禁下**　呕吐之病不宜用下法，病在胃不宜攻肠，以免引邪内陷。且呕吐尚能排除积食、败脓等，若属虚者更不宜下，兼表者下之亦误。所以，仲景有"病人欲吐者不可下之"之训。但若确属胃肠实热，大便秘结，腑气不通，而致浊气上逆，气逆作呕者，可用下法，通其便，折其逆，使浊气下行，呕吐自止。

4. **辨可吐与不可吐**　降逆止呕为治疗呕吐的正治之法，但人体在应激反应状态下会出现保护性的呕吐，使胃内有害物质排出体外，不需要运用止吐的方法。如胃有痰饮、食滞、毒物、痈脓等有害之物发生呕吐时，不可见呕止呕，因这类呕吐可使邪有出路，邪去则呕自止。甚至当呕吐不畅时，尚可用探吐之法，切不可降逆止呕，以免留邪，与应该止吐之证区别清楚。

治疗原则

呕吐的治疗原则以和胃降逆为主，结合具体症状辨证论治。实者重在祛邪，邪去则呕吐自止。根据病因分别施以解表、消食、化痰、降气之法，辅以和胃降逆之品，以求邪去胃安呕止，虚者重在扶正，正复则呕吐自愈。分别施以益气、温阳、养阴之法，辅以降逆止呕之药，以求正复胃和呕止之功。

虚实夹杂者,当审其标本缓急主次而治之。

分证论治

(一) 实证

1. 外邪犯胃

[主症]　发病急骤,突然呕吐。

[兼次症]　常伴发热恶寒,头身疼痛,或汗出,头身困重,胸脘满闷,不思饮食。

[舌脉]　舌苔白腻;脉濡缓。

[分析]　外感风寒之邪,或夏令暑秽浊之气,动扰胃腑,浊气上逆,故突然呕吐,胸脘满闷,不思饮食;邪束肌表,营卫失和,故恶寒发热,头身疼痛;伤于寒湿,则苔白,脉濡缓。

[治法]　解表疏邪,和胃降逆。

[方药]　藿香正气散加减。方中藿香、紫苏、白芷芳香化浊,散寒疏表;大腹皮、厚朴理气除满;半夏、陈皮和胃降逆止呕;白术、茯苓化湿健脾;生姜和胃止呕。

伴见脘痞嗳腐,饮食停滞者,可去白术,加鸡内金、神曲以消食导滞;如风寒偏重,症见寒热无汗,头痛身楚,加荆芥、防风、羌活祛风寒,解表邪;兼气机阻滞,脘闷腹胀者,可酌加木香、枳壳行气消胀。

2. 饮食停滞

[主症]　呕吐酸腐,脘腹胀满,嗳气厌食,得食愈甚,吐后反快。

[兼次症]　大便或溏或结,气味臭秽。

[舌脉]　苔厚腻;脉滑实。

[分析]　食积内停,气机受阻,浊气上逆,故呕吐酸腐;食滞中焦,气机不利,故脘腹胀满,嗳气厌食;升降失常,传导失司,则大便或溏或结,化热与湿相搏,则便溏,热邪伤津,则便结,湿浊内蕴,则苔厚腻,脉滑实。

[治法]　消食导滞,和胃降逆。

[方药]　保和丸加减。方中山楂消导饮食积滞;神曲消食健胃,化陈腐之积;莱菔子消食除胀,化谷面之积;半夏、陈皮理气化湿,和降胃气;连翘消食滞之郁热。

若积滞化热,腹胀便秘,可合小承气汤通腑泄热,使浊气下行,呕吐自止;若食已即吐,口臭干渴,胃中积热上冲,可用大黄甘草汤清胃降逆;若误食不洁、酸腐败物,而见腹中疼痛,欲吐不得者,可因势利导,用瓜蒂散探吐祛邪。

3. 痰饮内停

[主症]　呕吐多为清水痰涎,头眩心悸。

[兼次症]　胸脘痞闷,不思饮食,或呕而肠鸣有声。

[舌脉]　苔白腻;脉滑。

[分析]　脾不运化,痰饮内停,胃气不降,则胸脘痞闷,呕吐清水痰涎;水饮上犯,清阳之气不展,故头眩;水气凌心则心悸;苔白腻,脉滑,为痰饮内停之征。

[治法]　温化痰饮,和胃降逆。

[方药]　小半夏汤合苓桂术甘汤加减。前方重在和中止呕,为治痰饮呕吐的基础方;后方重在健脾燥湿,温化痰饮。方中半夏、生姜和胃散寒止呕,茯苓、桂枝、白术、甘草温脾化饮。

若脘腹胀满,舌苔厚腻者,可去白术,加苍术、厚朴以燥湿健脾行气除满;若脾气受困,脘闷不食,可加砂仁、白豆蔻开胃醒脾;若胸膈烦闷,口苦,失眠,恶心呕吐者,可去桂枝,加黄连、陈皮化痰泄热,和胃止呕。

4. 肝气犯胃

[主症]　呕吐吞酸,嗳气频作。

[兼次症]　胸胁胀满,烦闷不舒,每因情志不遂而呕吐吞酸更甚。

[舌脉]　舌边红,苔薄腻;脉弦。

[分析]　肝气不疏,横逆犯胃,胃失和降,因而呕吐吞酸,嗳气频作;气机阻滞,肝失疏泄,胸胁胀满,烦闷不舒;舌边红,苔薄腻,脉弦,为气滞肝旺之征。

[治法]　疏肝理气,和胃止呕。

[方药]　半夏厚朴汤合左金丸加减。前方以厚朴、紫苏理气宽中,半夏、生姜、茯苓降逆和胃止呕;后者黄连、吴茱萸辛开苦降以止呕。

若胸胁胀满疼痛较甚,加川楝子、郁金、香附、柴胡疏肝解郁;如呕吐酸水,心烦口渴,可酌加山栀、黄芩等;若兼见胸胁刺痛,或呕吐不止,诸药无效,舌有瘀斑者,可酌加桃仁、红花等活血化瘀。

(二) 虚证

1. 脾胃虚寒

[主症]　饮食稍有不慎,即易呕吐,大便溏薄,时作时止。

[兼次症]　胃纳不佳,食入难化,脘腹痞闷,口淡不渴,面色少华,倦怠乏力。

[舌脉]　舌质淡,苔薄白;脉濡弱。

[分析]　脾胃虚弱,中阳不振,水谷腐熟运化不及,故饮食稍有不慎即吐,时作时止;阳虚不能温布,则面白少华,倦怠乏力;中焦虚寒,气不化津,故口干而不欲饮;脾虚则运化失常,故大便溏薄;舌质淡,苔薄白,脉濡弱,乃脾阳不足之象。

[治法]　益气健脾,和胃降逆。

[方药]　理中汤加减。方用人参、白术健脾和胃;干姜、甘草甘温和中。

若呕吐甚者,加砂仁、半夏等理气降逆止呕;若呕吐清水不止,可加吴茱萸、生姜以温中降逆止呕;若久呕不止,呕吐之物完谷不化,汗出肢冷,腰膝酸软,舌质淡胖,脉沉细,可加制附子、肉桂等温补脾肾之阳。

2. 胃阴不足

[主症]　呕吐反复发作,或时作干呕。

[兼次症]　呕吐量不多,或仅涎沫,口燥咽干,胃中嘈杂,似饥而不欲食。

[舌脉]　舌质红,少津;脉细数。

[分析]　胃热不清,耗伤胃阴,以致胃失濡养,气失和降,所以呕吐反复发作,时作干呕,似饥而不欲食;津液不能上承,故口燥咽干;舌质红少津,脉细数,为津液耗伤,虚中有热之象。

[治法]　滋养胃阴,降逆止呕。

[方药]　麦门冬汤加减。方以人参、麦门冬、粳米、甘草等滋养胃阴;半夏降逆止呕。

若阴虚甚,五心烦热者,可加石斛、天花粉、知母养阴清热;若呕吐较甚,可加竹茹、枇杷叶以和降胃气;若阴虚便秘,可加火麻仁、瓜蒌仁、白蜜以润肠通便;阴虚呕吐者,去半夏加鲜芦根、刀豆子。

【转归预后】

一般来说,实证呕吐病程短,病情轻,易治愈,虚证及虚实夹杂者,则病程长,病情重,反复发作,时作时止,较为难治。若失治误治,亦可由实转虚,虚实夹杂,由轻转重,久病久吐,脾胃衰败,化源不足,易生变证。所以,呕吐应及时诊治,防止后天之本受损。呕吐在其他各种病证过程中出现时也应重视。

【临证要点】

1. **半夏为止呕之主药**　《金匮要略》治呕吐,有大小半夏汤;朱良春认为"半夏生用止呕之功始著"。因半夏传统的加工方法,先用清水浸泡 10 余日,先后加白矾、石灰、甘草再泡,不惟费时费功,而且久经浸泡,其镇吐之有效成分大量散失,药效大减。半夏生用,久煮,则生者变熟,所以,生半夏入汤剂需注意单味先煎 30 分钟,至口尝无麻辣感后,再下余药。若与生姜同捣,然后入药煎效果更好。所以仲景书中,半夏只注一"洗"字,洗者洗去泥沙,故仲景所用半夏,皆生半夏。且呕吐患者食入白矾加工过的半夏,则更吐。同时也可配合山药作粥,借其稠黏留滞之力,药存胃腑。因山药在上能补肺生津,与半夏相伍,不虑其燥,在下能补肾敛冲,则冲气得养,自安其位,故用于呕吐剧烈者尤宜也。

2. **大黄、甘草愈呕吐**　食入即吐一症,以常法治之多不愈,《金匮要略·呕吐哕下利病脉证治》云:"食入即吐者,大黄甘草汤主之。"原文只 12 个字,药仅大黄、甘草两味,每能收到很好的疗效。临床应用根据"食入即吐"为主,不必拘于热象有无。因大黄气味苦寒,能推陈致新,通利水谷,调中化食,安和五脏,故以为君,臣以甘草缓其中,使清升浊降,胃气顺而不逆,不治吐而吐自止。临证此方用于尿毒症所致呕吐,可立见其效。

3. **注意原发病因,不可见吐止吐**　由于呕吐可涉及西医学之多种疾病,故临床上在辨证施治的同时,应结合辨病治疗,同时,由于呕吐既是病态,又是祛除胃中病邪的一种反应。如遇伤食,停饮积痰,或误吞毒物时,当因势利导,给予探吐,以祛除病邪,故对这些原因所致的欲吐不能或吐而未净者,不能一味止吐。

4. **呕吐日久变证多**　顽固性呕吐日久,多伤津损液耗气,引起气随津脱等变证。结合临床实际,可进行补充液体,或静脉滴注生脉注射液,以维持水电解质平衡。

【古代文献摘录】

《素问·脉解》:"太阴所谓……食则呕者,物盛满而上溢,故呕也。"

《灵枢·四时气》:"邪在胆,逆在胃,胆液泄,则口苦,胃气逆,则呕苦,故曰呕胆。"

《金匮要略·呕吐哕下利病脉证治》:"呕而胸满者,茱萸汤主之""呕而肠鸣,心下痞者,半夏泻心汤主之""诸呕吐,谷不得下者,小半夏汤主之""呕而发热者,小柴胡汤主之""胃反呕吐者,大半夏汤主之""胃反,吐而渴欲水饮者,茯苓泽泻汤主之。"

《诸病源候论·呕哕候》:"呕吐者,皆由脾胃虚弱,受于风邪所为也。"

《外台秘要·许仁则疗呕吐方》:"呕吐病有两种,一者积热在胃,呕逆不下食,一者积冷在胃,亦呕逆不下,二事正反,须细察之。必其食次寝处将息伤热,又素无冷病,年壮力强,肌肉充满,此则是积热在胃,致此呕吐。如将息饮食寝处不热,又素有冷病,年衰力弱,肌肉瘦悴,此则积冷在胃,生此呕逆""积热在胃,呕逆不下食,宜合生芦根五味饮。"

《三因极一病证方论·呕吐叙论》:"呕吐虽本于胃,然所因亦多端,故有饮食寒热气血之不同,皆使人呕吐。"

《医学正传·呕吐》:"外有伤寒,阳明实热太甚而吐逆者;有内伤饮食,填塞太阴,以致胃气不得宣通而吐者;有胃热而吐者;有胃寒而吐者;有久病气虚,胃气衰甚,闻谷气则呕哕者;有脾湿太甚,不能运化精微,致清痰留饮郁滞上中二焦,时时恶心吐清水者。宜各以类推而治之,不可执一见也。"

《证治汇补·呕吐》:"有内伤饮食,填塞太阴,新谷入胃,气不宣通而吐者;有久病气虚,胃气衰微,闻食则呕者;有胃中有热,食入即吐者;有胃中有寒,食久方吐者;有风邪在胃,翻翻不定,郁成酸水,全不入食者;有暑邪犯胃,心烦口渴,腹痛泄泻而呕者;有胃中有脓,腥臊熏臭而呕者;有胃中有虫,作痛吐水,得食暂止者;有胃中停水,心下怔忡,口渴欲饮,水入即吐者;有胃中有痰,恶心头眩,中脘躁扰,食入即吐者。"

【现代文献推介】

[1] 张滨,李晓玲.肿瘤化疗相关止吐指南依从性研究进展[J].实用药物与临床,2017,20(10):1208-1211.

[2] 张辉,田纪凤,郑瑾.小半夏加茯苓汤治疗化疗相关性恶心呕吐的分析及体会[J].中国中医急症,2017,26(06):1124-1125.

[3] 孙立明,王素娟,王道坤.小半夏汤加减治疗周期性呕吐66例[J].陕西中医,2017,38(06):718-719.

[4] 宋佳,孙晓光,张戬.《临证指南医案》治疗呕吐用药规律探讨[J].中医杂志,2016,57(17):1510-1514.

[5] 曹雯,张靖娟.中医辨证治疗晚期胃癌呕吐48例疗效观察[J].中医临床研究,2015,7(26):69-70.

第四节 | 噎 膈

噎膈是由于食管干涩或食管狭窄而造成的以吞咽食物哽噎不顺,甚则食物不能下咽入胃,食入即吐为主要表现的一种病证。噎即噎塞,指食物下咽时噎塞不顺;膈为格拒,指食管阻塞,饮食格拒不能下咽入胃,食入即吐。噎属噎膈之轻证,可以单独为病,亦可为膈的前驱表现,故临床统称为噎膈。噎膈多发病于中老年人。

"膈"始见于《黄帝内经》,称作"膈""鬲""膈中""膈塞""膈气",指食入阻隔,未曾入胃即吐出来者。明代赵献可《医贯·卷五》曰:"噎膈者,饥欲得食,但噎塞迎逆于咽喉胸膈之间,在胃口之上,未曾入胃即带痰涎而出。"膈又有五膈之称,即忧、恚、气、寒、热五膈。"噎"证之名,始见于隋代巢元方《诸病源候论·否噎病诸候》:"噎者,噎塞不通也。"噎又指五噎,即气噎、忧噎、食噎、劳噎、思噎,唐宋以后始将"噎膈"并称。在病因上《黄帝内经》认为本病证与津液及情志有关,如《素问·阴阳别论》曰:"三阳结谓之隔。"《素问·通评虚实论》曰:"隔塞闭绝,上下不通,则暴忧之病也。"本病病位在胃,如《灵枢·四时气》曰:"食饮不下,膈塞不通,邪在胃脘。"宋代王怀隐《太平圣惠方》认为:"寒温失宜,食饮乖度,或恚怒气逆,思虑伤心,致使阴阳不和,胸膈否塞,故名膈气也。"对其病因进行了确切的描述。关于其病机,历代医家有不同认识,如清代程国彭《医学心悟·噎膈》指出:"凡噎膈症,不出胃脘干槁四字。"提出"噎膈,燥证也,宜润"的治疗原则,并创制了启膈散。清代叶桂《临证指南医案·噎膈反胃》提出:"脘管窄隘。"《景岳全书·噎膈》曰:"噎膈一证,必以忧愁思虑,积劳积郁,或酒色过度,损伤而成。"并指出:"少年少见此证,而惟中衰耗伤者多有之。"清代张璐《张氏医通·噎膈》认为本病"皆冲脉上行,逆气所作也"。为和胃降逆一法提供了理论依据。

噎膈的证候特征较为复杂,首先噎证与膈证之间的疾病性质差别较大。噎膈的一般规律是初起只表现为吞咽食物噎塞不顺,食物尚可咽下,继则随着噎塞症状的日渐加重而固体食物难以下咽,汤水可入,终致汤水不入,咽后随即吐出。随着饮食渐废,病邪日深,正气凋残,患者表现为消瘦,乏力,面容憔悴,精神委顿,终致大肉尽脱,形销骨立而危殆难医。噎膈病中有的则始终以吞咽食物哽噎不顺为主要表现,并无膈的病征。

西医学中的食管癌、贲门癌、Barrett食管以及贲门痉挛、食管憩室、食管炎、弥漫性食管痉挛等疾病,出现吞咽困难等表现时,可参考本篇辨证治疗。

【病因病机】

噎膈的发生与情志不遂、饮食不节及久病年老有密切关系。

1. **七情内伤**　忧思伤脾，脾伤则气结，运化失司，水湿内停，滋生痰浊，痰气相搏，阻于食管；恼怒伤肝，肝伤则气郁，气结气郁则津行不畅，瘀血内停，致使气滞、痰阻、血瘀郁结食管、贲门，饮食噎塞难下而成噎膈。如《医宗必读·反胃噎塞》说："大抵气血亏损，复因悲思忧患。则脾胃受伤，血液渐耗，郁气生痰，痰则塞而不通，气则上而不下，妨碍道路，饮食难进，噎塞所由成也。"

2. **饮食所伤**　嗜酒无度、过食肥甘、恣食辛辣，可助湿生热，酿成痰浊，阻塞食管；或津伤血燥，失于濡润，食管干涩，均可引起咽下噎塞而成噎膈。如《医碥·反胃噎膈》说："酒客多噎膈，饮热酒者尤多，以热伤津液，咽管干涩，食不得入也。"又如《临证指南医案·噎膈反胃》说："酒湿厚味，酿痰阻气，遂令胃失下行为顺之旨，脘窄不能纳物。"另外饮食过热，食物粗糙，食物发霉既可损伤食管脉络，又可损伤胃气，气滞血瘀阻于食管而成噎膈。

3. **阴津亏耗**　脏腑虚弱，阴虚液竭，食管干涩而成噎膈。如《景岳全书·噎膈》说："酒色过度则伤阴，阴伤则精血枯涸，气不行则噎膈病于上，精血枯涸则燥结于下。"年老肾衰，精血枯涸，食管失养，干涩枯槁，发为此病。如《医贯·噎膈》曰："惟男子年高者有之，少无噎膈。"又如《金匮翼·噎膈》曰："噎膈之病，大都年逾五十者，是津液枯槁者居多。"

噎膈以内伤饮食、情志、年老肾亏为主因，且三者之间相互影响，互为因果，共同致病，使气滞、痰阻、血瘀三种邪气阻于食管，而使食管狭窄；也可造成津伤血耗，失于濡润，食道干涩，食饮难下。本病以气滞、痰阻、血瘀为标实，津枯血燥为本虚，在病机性质上表现为本虚标实。噎膈病位在于食管，属胃气所主，所以其病变脏腑关键在胃，又与肝、脾、肾有密切关系，因三脏与胃、食管皆有经络联系。脾为胃行其津液，若脾失健运，可聚湿生痰，阻于食管。胃气之和降，赖肝之条达，若肝失疏泄，则胃失和降，气机郁滞，甚则气滞血瘀，食管狭窄。中焦脾胃赖肾阴、肾阳的濡养和温煦，若肾阴不足，失于濡养，食管干涩，均可发为噎膈。反之噎膈由轻转重，常病及脾、肝、肾，变证丛生。肝脾肾功能失调，导致气、痰、血互结，津枯血燥而致的食管狭窄、食管干涩是噎膈的基本病机。

【诊断】

(1) 初起咽部或食管内有异物感，进食时有停滞感，继则咽下哽噎，甚至食不得入或食入即吐。

(2) 常伴有胃脘不适，胸膈疼痛，甚则形体消瘦，肌肤甲错，精神疲惫等。

(3) 起病缓慢，常表现为由噎至膈的病变过程，常由饮食、情志等因素诱发，多发于中老年男性，特别是在噎膈高发地区。

【相关检查】

(1) X线上消化道钡餐检查，以明确器质性病变、功能性病变的诊断。

(2) 胃镜检查，了解有无肿瘤及炎症、溃疡、狭窄等器质性病变，一般能明确病变性质。必要时取活体组织做病理检查，以明确诊断。

(3) 肿瘤系列检查，如癌胚抗原、CA199明显升高，有助消化道肿瘤的诊断。对于胃癌高危人群，血清胃蛋白酶原、胃泌素-17等检查有助于胃癌的早期筛查。

【鉴别诊断】

1. **呕吐**　参见"呕吐"篇。

2. 反胃 两者均有呕吐的症状。但噎膈多属阴虚有热,初起无呕吐,后期格拒,系食管狭窄而致,吞咽食物阻塞不下,食入即吐,噎膈至食入即吐的格拒阶段,病情较重,预后不良;反胃多系阳虚有寒,饮食有顺利咽下入胃,经久复出,朝食暮吐,暮食朝吐,宿谷不化,病证较轻,预后良好。

3. 梅核气 两者均见咽中梗塞不舒的症状。但噎膈多为痰、血瘀阻食管,乃有形之物瘀阻于食管,自觉咽中噎塞,饮食咽下梗阻,甚则食饮不下;梅核气则属痰气交阻于咽喉,自觉咽中有物梗塞,吐之不出,咽之不下,但饮食咽下顺利,无噎塞感,系气逆痰阻于咽喉,为无形之邪。

【辨证论治】

辨证要点

1. 辨明虚实 因忧思恼怒,饮食所伤,寒温失宜,而致气滞血瘀,痰浊内阻者为实;因热邪伤津,多郁多思,年老肾虚,而致津枯血燥、气虚阳微者属虚。新病多实,或实多虚少;久病多虚,或虚中夹实。吞咽困难,梗塞不顺,胸膈胀痛者多实;食管干涩,饮食难下,或食入即吐者多虚。然而临证时,多为虚实夹杂之候,尤当详辨。

2. 分清标本 噎膈以正虚为本,气滞、痰阻、血瘀为标实。初起以标实为主,可见梗塞不舒,胸膈胀满,嗳气频作等气郁之症;胸膈疼痛,痛如针刺,痛处不移等瘀血之候;胸膈满闷,泛吐痰涎等痰阻的表现。后期以正虚为主,出现形体消瘦,皮肤干枯,舌质红少津等津亏血燥之候;面色白,形寒气短,面浮足肿等气虚阳微之征。临证时应仔细辨明标本的轻重缓急。

治疗原则

噎膈的病机性质表现为本虚标实,故治当急则治标,缓则治本。本病初起以标实为主,重在治标,以理气、化痰、消瘀为法,并可少佐滋阴养血润燥之品。后期以正虚为主,重在扶正,以滋阴养血,益气温阳为法,也可少佐理气、化痰、消瘀之药。在临床上还应注意治标当顾护津液,不可过用辛散香燥之品;治本应保护胃气,不宜多用滋腻温燥之品。

分证论治

1. 痰气交阻

[主症] 吞咽时自觉食管梗塞不舒,胸膈痞满,甚则疼痛,情志舒畅可减轻,精神抑郁则加重。

[兼次症] 嗳气呃逆,呕吐痰涎,口干咽燥,大便艰涩。

[舌脉] 舌质红,苔薄腻;脉弦滑。

[分析] 痰气交阻,食管不利,则吞咽困难,胸膈痞满,遇情绪舒畅可减轻,精神抑郁则加重者,属气结初期特征;气结津液不能上承,且郁热伤津,故口干咽燥,大便艰涩;痰气交阻于中,胃气上逆,则嗳气呃逆,呕吐痰涎;舌质红,苔薄腻,脉弦滑,为气郁痰阻,兼有郁热伤津之象。

[治法] 开郁化痰,润燥降气。

[方药] 启膈散加减。本方以丹参、郁金、砂仁壳化瘀解郁,理气和胃;沙参、川贝母、茯苓养阴生津,化痰散结;以荷叶、杵头糠升津降浊,以和胃气。可加全瓜蒌、陈皮以增行气化痰之力,加麦冬、玄参、天花粉、白蜜以增生津润燥之功。

若嗳气者,可加沉香、陈皮和胃降逆;若呕吐食物与痰涎的混合物者,可用旋覆代赭汤降逆消痰;若痰气瘀结、痞塞满闷者可选用四七汤、温胆汤、导痰汤、来复丹等;若大便不通者可选用增液承气汤生津润下,但应中病即止,以免伤津。

2. 津亏热结

[主症] 吞咽梗涩而痛,水饮可下,食物难进,食后大部分食物吐出。

[兼次症]　胸背灼痛,形体消瘦,肌肤枯燥,五心烦热,口燥咽干,渴欲冷饮,大便干结。

[舌脉]　舌质红而干,或有裂纹;脉弦细数。

[分析]　胃津亏耗,食管失于濡润,故吞咽时梗涩而痛,尤以进食固体食物为甚;热结痰凝,阻于食管,故食物反出;热结灼津,胃肠枯槁,则口燥咽干,大便干结,渴欲冷饮;胃不受纳,无以化生精微,故五心烦热,形体消瘦,肌肤枯燥;舌质红而干,或有裂纹,脉弦细而数,均为津亏热结之象。

[治法]　滋养津液,泻热散结。

[方药]　五汁安中饮加减。方以梨汁、藕汁、牛乳养胃生津;生姜汁和胃降逆,韭汁活血行瘀。并可加沙参、石斛、生地、熟地等,双补胃肾之阴,以增疗效。

若肠中燥结,大便不通者,可酌用大黄甘草汤泻热存阴,但宜中病即止,以免重伤津液;若胃火炽盛,格拒不入者,用黄芩、黄连、栀子、竹茹、枇杷叶、芦根、天花粉降火止吐。

3. 瘀血内结

[主症]　吞咽梗阻,胸膈疼痛,食不得下,甚则滴水难进,食入即吐。

[兼次症]　面色暗黑,肌肤枯燥,形体消瘦,大便坚如羊屎,或吐下物如赤豆汁,或便血。

[舌脉]　舌质紫暗,或舌质红少津;脉细涩。

[分析]　痰瘀内结,阻于食管或胃口,道路窄狭,甚则闭塞不通,故胸膈疼痛,食不得下,食入即吐,甚至滴水难进;阴伤肠燥,故大便干结,坚如羊屎;瘀热伤络,血渗脉外,则吐下如赤豆汁,或便血;长期饮食不入,化源告竭,故形体消瘦,肌肤枯燥,肤色暗黑为瘀血内阻之证;舌质紫暗,少津,脉细涩为血亏瘀结之象。

[治法]　破结行瘀,滋阴养血。

[方药]　通幽汤加减。方中地黄、当归滋阴养血;桃仁、红花破结行瘀;甘草益脾和中;升麻升清降浊。可酌加三七、丹参、赤芍、五灵脂祛瘀通络;海藻、昆布、贝母、瓜蒌、黄药子软坚化痰;牛乳润其燥。

若呕吐痰涎者,加莱菔子、生姜汁行气化痰止呃;气虚者加党参、黄芪益气健脾;若气滞血瘀,胸膈胀痛者,或用血府逐瘀汤活血破瘀;若服药即吐,难于下咽,可先服玉枢丹,以开膈降逆,其后再服汤剂。

4. 气虚阳微

[主症]　长期吞咽受阻,饮食不下,面色白,精神疲惫,形寒气短。

[兼次症]　面浮足肿,泛吐清涎,腹胀便溏。

[舌脉]　舌质淡,苔白;脉细弱。

[分析]　阴损及阳,脾肾阳微,饮食无以受纳和运化,浊气上逆,故吞咽受阻,饮食不下,泛吐涎沫;脾肾衰败,阳气衰微,气化功能丧失,寒湿停滞,故面色白,形寒气短,面浮肢肿,腹胀便溏;舌质淡,苔白,脉细弱,为气虚阳微之象。

[治法]　温补脾肾,益气回阳。

[方药]　温脾用补气运脾汤,温肾用右归丸。前方用人参、黄芪、白术、茯苓等补气益脾为主;半夏、陈皮、生姜等和胃降逆为辅;并可加入旋覆花、代赭石等以增强降逆止吐之力。后方以熟地、山茱萸、当归、枸杞子等滋肾阴,又用鹿角胶、肉桂、附子、杜仲等温肾阳,为阴中养阳之法。

若中气下陷,少气懒言可用补中益气汤;若脾虚血亏、心悸气短可用十全大补汤加减。

噎膈至脾肾俱败阶段,一般宜先进温脾益气之剂,以救后天生化之源,待能稍进饮食与药物后,再以暖脾温肾之方,汤丸并进,或两方交替服用。在此阶段,如因阳竭于上而水谷不入,湿浊毒邪犯胃呕吐,阴竭于下而二便不通,称为关格,系开合之机已废,为阴阳离决的一种表现,当积极救治。

【转归预后】

噎膈有轻重虚实之别,膈多由噎所致。初起正气未大虚,仅有吞咽困难,或食后胸膈痞满,灼热疼痛,以后由实转虚,或虚实夹杂,饮食难入,或食入即吐,终至脾肾衰败,阳消阴竭,则多属不治。但亦有因虚致实者,如肾阴不足,相火偏亢,煎熬津液,致痰凝瘀阻而成噎膈者,亦不可不知。

一般说来,凡脉紧、涩、短、小,属气血已亏;脉沉、细、涩、数,属精血已虚,难治。大便秘结如羊屎,属大肠血枯;口吐白沫,为脾肺虚极;如痰如蟹沫,为脾气已败,皆难治。

腹中嘈杂,胸痛如刀割,属营虚至极;年老,气血已亏,多难治;食不清淡,不断房事,多不治;愈后饮食、房劳不节,易复发。

【临证要点】

1. **分期治疗,顾护津液**　在本病的治疗过程中,除根据具体病情立法用药外,还必须注意顾护津液及胃气。疾病初期,阴津未必不损,故治疗当顾护津液,辛散香燥之药不可多用,以免生变;后期津液枯槁,阴血亏损,法当滋阴补血。但滋腻之品亦不可过用,当顾护胃气,防滋腻太过有碍于脾胃,胃气一绝,则诸药罔效。所以养阴可选用沙参、麦冬、天花粉、玉竹等,不能用生地、熟地之辈,以防腻味碍气,并配合生白术、生山药、木香、砂仁等健脾益气,芳香开胃。

2. **祛邪重在痰瘀热毒内结**　噎膈病机复杂,多兼有瘀血、顽痰、气滞、热郁诸多因素,阻碍胃气,单一证候出现的机会很少,所以在治疗时应统筹兼顾。若久病瘀血在络,化瘀用三棱、莪术、桃仁、红花,宜配合虫类药物搜络祛邪。方中可加用全蝎、露蜂房、蜈蚣、壁虎等,搜剔削坚,散结避秽解毒。若胸膈痞满者,可加用枳实、厚朴、柿蒂、刀豆子等开胸顺气,降逆和胃;若津伤热结者,可加白花蛇舌草、菝葜、冬凌草、山慈菇、半枝莲、山豆根、白英等清热解毒,和胃降逆。另外可加入皂刺、海藻、昆布、贝母、瓜蒌等以软坚化痰。

3. **及早检查,确定病性**　噎膈的病变范围较广,故应及早做相关检查,明确疾病的性质。食管痉挛属于功能性疾病,治疗以调理气机、和胃降逆为主。食管炎、贲门炎属于炎症性疾病,治予清热解毒,理气和胃之法。食管癌治疗原则仍以手术切除及放疗为主;0期、Ⅰ期患者首选手术切除,可在术后予以生物免疫及中药治疗,无需辅助化疗;Ⅱ、Ⅲ期行手术切除,也可先放疗或化疗,或放疗、化疗同时进行,再争取手术治疗时机或术后再行化疗、放疗;Ⅳ期患者以化疗和放疗为主,以延长生存期和提高生活质量为主要目的。对于手术后,放疗、化疗后及稳定期的患者,中药多以益气扶正、化痰活血、解毒散结为治疗原则。因为这三种情况疾病性质不同,治疗方法不同,预后转归也不同,须把握病性,采用相应的治疗方法,提高临床疗效。

4. **保证机体营养**　噎膈后期,不能进食者,应静脉给予营养物质或肠道营养。中医辨证多为气阴两虚,给参麦注射液或生脉注射液等。

【附】反胃

反胃是指饮食入胃,宿谷不化,经过良久,由胃返出的一种病证。《金匮要略·呕吐哕下利病脉证治》称"胃反",《太平圣惠方·治反胃呕哕诸方》称"反胃"。后世多以反胃名之。其症是食入之后,停留胃中,朝食暮吐,暮食朝吐,皆属未经消化的食物。本病多因饮食不当,饥饱无时,恣食生冷,损伤脾阳;或忧愁思虑,损伤肝脾;或房事劳倦,损伤脾肾,均可导致脾胃虚寒,不能腐熟水谷,饮食不化,停滞胃中,终至尽吐而出。如《景岳全书·反胃》所说:"或以酷饮无度,伤于酒湿;或以纵食生冷,败其真阳;或因七情抑郁,竭其中气。总之,无非内伤之甚,致损胃气而然。"若反复呕吐,致津气并虚,日久不愈,则脾虚及肾,导致肾阳亦虚,命门火衰,犹如釜底无薪,不能腐熟水谷,则病情更为严重。故《证治汇补·反胃》亦说:"其为真火衰微,不能腐熟水谷。"西医学中的幽门痉挛、幽门管溃疡并梗阻,可参考反胃辨证论治。

[症状]　食后脘腹胀满,朝食暮吐,暮食朝吐,吐出宿谷不化,吐后自觉舒适,神疲乏力,面色少华,舌淡苔薄,脉细缓无力。

[分析]　中虚有寒,宿食停留不化,故食后脘腹胀满,吐出宿食或白色黏液,即觉舒适;由于久吐伤气,食物又不能化生精微,故神疲乏力,面色少华;舌淡苔薄,脉细缓无力,乃脾胃虚寒之征。

[治法]　温中健脾,降气和胃。

[方药]　丁沉透膈散。本方用人参、白术、木香等以温中健脾;砂仁、丁香、沉香、神曲、麦芽等以降气和胃。吐甚者可加旋覆花、代赭石等以镇逆止呕;如面色白,四肢清冷,舌淡白,脉沉细者,为久吐累及肾阳亦虚,治宜益火之源,以温运脾阳,用附子理中丸加吴茱萸、肉桂等;如唇干口燥,大便不行,舌红脉细者,是由久吐伤津,胃液不足,气阴并虚之象,治宜益气生津,降逆止呕,可用大半夏汤。

总之,噎膈是食不得入,多为阴虚有火;反胃是食入反出,多为阳虚有寒。两者俱属难愈之疾,且病程经过较长,必须说服患者注意保持精神愉快,饮食调养。如病退之后,亦宜继续调理,以扶养胃气为主,巩固疗效。

【古代文献摘要】

《景岳全书·噎膈》:"凡治噎膈,大法当以脾肾为主。盖脾主运化,而脾之大络布于胸膈;肾主津液,而肾之气化主乎二阴。故上焦之噎膈,其责在脾;下焦之闭结,其责在肾。治脾者宜从温养,治肾者宜从滋润,舍此二法,他无捷径矣。"

《医贯·卷五》:"噎膈、翻胃、关格三者,名各不同,病原迥异,治宜区别,不可不辨也。噎膈者,饥欲得食,但噎塞迎逆于咽喉胸膈之间,在胃口之上,未曾入胃,即带痰涎而出,若一入胃下,无不消化,不复出矣,惟男子年高者有之,少无噎膈。翻胃者,饮食倍常,尽入于胃矣,朝食暮吐,暮食朝吐,或一两时而吐,或积至一日一夜,腹中胀闷不可忍而复吐,原物酸臭不化,此已入胃而反出,故曰翻胃,男女老少皆有之。关格者,粒米不欲食,渴喜茶饮之,少顷即出,复求饮复吐,饮之以药,热药入口则即出,冷药过时而出,大小便秘,名曰关格。关者下不得出也,格者上不得入也,惟女子多此症。"

《金匮翼·膈噎》:"噎膈之病,有虚有实。实者,或痰或血,附着胃脘,与气相搏,翳膜外裹,或复吐出,膈气暂宽,旋复如初。虚者,津枯不泽,气少不充,胃脘干瘪,食涩不下,虚者润养,实者疏沦,不可不辨也。"

《类证治裁·噎膈反胃》:"噎者咽中梗塞,水饮可行,食物难入,由痰气之阻于上也。膈者胃脘窄隘,食下拒痛,由血液之槁于中也。"

《临证指南医案·噎膈反胃》:"气滞痰聚日壅,清阳莫展,脘管窄隘,不能食物,噎膈渐至矣""夫反胃乃胃中无阳,不能容受食物,命门火衰,不能熏蒸脾土。以致饮食入胃,不能运化,而为朝食暮吐,暮食朝吐。治宜益火之源,以消阴翳,补土通阳以温脾胃。"

【现代文献推介】

[1] 李迎霞,司富春.古医籍中关于噎膈方药用药规律的文献研究[J].中华中医药,2012,27(1):44.

[2] 中华医学会消化内镜学分会,中国抗癌协会肿瘤内镜专业委员会.中国早期胃癌筛查及内镜诊治共识意见(2014年,长沙)[J].中华消化内镜杂志,2014,31(7):361-377.

[3] 陈赐慧.花宝金教授治疗食管癌经验[J].中医学报,2013,28(3):311-312.

[4] 李如辉,王静波.噎膈反胃论略[J].中国中医基础医学杂志,2016,22(11):1443-1445.

第五节 呃 逆

呃逆是以喉间呃呃连声,声短而频,不能自制为主要临床表现的病证。呃逆俗称打嗝,古称"哕",又称"哕逆"。

《黄帝内经》无呃逆之名,其记载的"哕"即指本病。如《素问·宣明五气》说:"胃为气逆,为哕,为恐。"该书已认识本病的病机为胃气上逆,还认识到呃逆发病与寒气及胃肺有关,如《灵枢·口问》说:"谷入于胃,胃气上注于肺,今有故寒气与新谷气,俱还入于胃,新故相乱,真邪相攻,气并相逆,复出于胃,故为哕。"且认识到呃逆是病危的一种征兆,如《素问·宝命全形论》曰:"病深者,其为哕。"在治疗方面,《黄帝内经》提出了三种简易疗法,如《灵枢·杂病》说:"哕,以草刺鼻,嚏,嚏而已;无息,而疾迎引之,立已;大惊之,亦可已。"此法至今仍有一定的实用价值。汉代张仲景在《金匮要略·呕吐哕下利病脉证治》中将呃逆分为三种:一为实证,即"哕而腹满,视其前后,知何部不利,利之则愈";二为寒证,即"干呕哕,若手足厥者,橘皮汤主之";三为虚热证,即"哕逆者,橘皮竹茹汤主之"。这为后世寒热虚实辨证分类奠定了基础。唐代孙思邈《备急千金要方·呕吐哕逆》总结了治疗呃逆的 10 首方剂,首次揭示了痰呃的证治,提出治疗"膈间有水痰"所导致的呃逆,宜用小半夏加茯苓汤消痰利水。本病证在宋代还称为"哕",如宋代陈无择在《三因极一病证方论·哕逆论证》中说:"大体胃实即噫,胃虚即哕,此由胃中虚,膈上热,故哕。"此指出呃逆与膈相关。元代朱丹溪始称之为"呃",他在《格致余论·呃逆论》中说:"呃,病气逆也,气自脐下直冲,上出于口,而作声之名也。"明代张景岳进一步把呃逆病名确定下来,如《景岳全书·呃逆》说:"哕者,呃逆也,非咳逆也;咳逆者,咳嗽之甚者也,非呃逆也;干呕者,无物之吐,即呕也,非哕也;噫者,饱食之息,即嗳气也,非咳嗽逆也。后人但以此为鉴,则异说之疑可尽释矣。"并指出,大病时"虚脱之呃,则诚危之证"。明代秦景明《症因脉治·呃逆论》把本病分外感、内伤两类,颇有参考价值。清代李中梓《证治汇补·呃逆》对本病系统地提出治疗法则:"治当降气化痰和胃为主,随其所感而用药。气逆者,疏导之;食停者,消化之;痰滞者,涌吐之;热郁者,清下之;血瘀者,破导之;苦汗吐下后,服凉药过多者,当温补;阴火上冲者,当平补;虚而夹热者,当凉补。"至今仍有一定指导意义。

西医学中的单纯性膈肌痉挛即属呃逆,而胃肠神经症、胃炎、胃扩张、胃癌、肝硬化晚期、脑血管病、尿毒症,以及胃、食管手术后等其他疾病所引起的膈肌痉挛,均可参考本篇辨证论治。

【病因病机】

1. **寒气犯胃** 过食生冷,或过服寒凉药物,寒气蕴蓄中焦,损伤胃阳,胃失和降,气逆动膈,上冲于喉,发出呃呃之声,不能自制。如《景岳全书·杂证谟》认为:"呃逆之大要,亦为三者而已,一曰寒呃,二曰热呃,三曰虚脱之呃""寒呃可温可散,寒去则气自舒也。"

2. **饮食不当** 过食辛热煎炒、醇酒厚味,或过用温补之剂,燥热内生,阳明腑实,气不顺行,反作上逆,发为呃逆。如《景岳全书·呃逆》曰:"皆其胃中有火,所以上冲为呃。"

3. **情志不和** 恼怒伤肝,气机不利,以致肝气郁滞,横逆犯胃,胃失和降,气逆动膈;或因肝气郁结,不能助脾运化,聚湿生痰;或因忧思伤脾,脾失健运,滋生痰湿;或因气郁化火,灼津成痰;或素有痰饮内停,复因恼怒,皆可致逆气挟痰浊上逆动膈而发生呃逆。如《证治准绳·呃逆》即有"暴怒气逆痰"而发生呃逆的记载。

4. **正气亏虚** 主要有脾胃阳虚和胃阴不足两个方面。如素体不足,年高体弱,脾胃日衰;或久泻久痢、大病之后;或劳倦太过,耗伤中气;或虚损误攻,中阳受损,皆可致胃阳亏虚,胃气衰败,清气不升,浊气不降,气逆动膈而发生呃逆。如热病耗伤胃阴,或汗吐下太过,损伤胃阴,则致胃中津液不足,虚火内生,胃失和降,虚火挟胃气上逆动膈而成呃逆。《证治汇补·呃逆》指出:"伤寒及滞下后,老人、虚人、妇人产后,多有呃逆症者,皆病深之候也。"

综上所述,呃逆总由胃气上逆动膈而成。呃逆的病位在膈,膈下为胃,膈上为肺,二脏与膈位置邻近,且有经脉相连属。手太阴肺之经脉,还循胃口,上膈,贯肺,以致胃、膈、肺三者紧密相连。此外,肺主肃降,胃主和降,同主于降下。若肺失肃降,亦可致膈间气机不畅,逆气动膈,上出喉间,发出呃呃之声。另外肺胃之气的和降,尚有赖于肾之摄纳和肝之条达。若久病及肾,肾失摄纳,则肺胃之气不能顺降,也可上逆动膈而发呃逆;若肝气怫郁,失于条达,横逆犯胃,气逆动膈,亦可成呃。可见呃逆的病机关键在于胃失和降,气逆动膈,胃气上逆除胃本身病变外,尚与肺之肃降、肾之摄纳、肝之条达有关。

【诊断】

(1) 以气逆上冲、喉间呃呃连声、声短而频、令人不能自制为主症,其呃声或高或低,或疏或密,间歇时间不定。

(2) 常伴有胸脘膈间不舒、嘈杂灼热、腹胀嗳气等症。

(3) 多有受凉、饮食、情志等诱发因素,起病多较急。

【相关检查】

单纯性膈肌痉挛无需做理化检查,如有必要,可做如下相关检查。

(1) 胃肠钡剂 X 线透视及内窥镜检查有助于诊断胃肠神经症、胃炎、胃扩张、胃癌等疾病。

(2) 肝、肾功能及 B 超、CT 等检查有利于肝硬化、尿毒症、脑血管病以及胸腹腔肿瘤等疾病的诊断。

【鉴别诊断】

1. **干呕** 呃逆与干呕两者同属胃气上逆的表现,但两者声音特点不同。干呕患者作呕吐状,发呕吐声,无物呕出,或仅有少量痰涎而无食物呕出;呃逆则气从膈间上逆,气冲喉间,呃呃连声,声短而频,不能自制。

2. **嗳气** 呃逆与嗳气两者同属胃气上逆之候。嗳气乃胃气阻郁,气逆于上,冲咽而出,声音沉缓而长,多伴酸腐气味,食后多发,故张景岳称之为"饱食之息";呃逆为气逆上冲喉间,呃呃连声,声短而速,两者不难区别。

【辨证论治】

辨证要点

1. **辨虚实寒热** 实证呃声响亮有力,连续发作;虚证呃声时断时续,低长无力。寒证呃声沉缓,面青肢冷便溏;热证呃声高亢而短,面红肢热,烦渴便结。

2. **辨病情轻重** 呃逆在治疗时首先须分清是生理现象还是病理反应。一时气逆而发的暂时性呃逆,属于生理现象,无需治疗;若呃逆反复发作,兼次症明显,或出现在其他急慢性疾病过程中,则多属病理反应引起的呃逆,当辨证论治。如为一般呃逆,经治可愈,病情尚轻;若呃逆发于老年正虚,重病后期,或大病卒病之中,呃逆断续不继,呃声低微,气不得续,饮食难进,脉细沉伏,是元气衰败、胃气将绝之危候。

治疗原则

呃逆一证,总由胃气上逆动膈而成,故理气和胃、降逆平呃为基本治法。所谓平呃,即为调理膈间气机上逆之势。在此基础上,根据辨证的寒热虚实,分别施以祛寒、清热、补虚、泻实之法。对于危重病证中出现的呃逆,急当救护胃气。

分证论治

1. 胃寒气逆

[主症] 呃逆频作,呃声沉缓有力,遇寒愈甚。

[兼次症] 其呃得热则减,恶食冷饮,喜饮热汤;或膈中及胃脘不舒,口淡不渴,甚者面青肢冷;或有过食生冷史,或于受寒后发病。

[舌脉] 舌质淡,苔白或白滑;脉迟缓或沉缓。

[分析] 多由过食生冷,或胃有积寒,以致寒邪阻遏,胃气不降,上逆作呃。胃中实寒,故呃声沉缓有力;得热则减,遇寒更甚者,是因寒气得温则行,遇寒则凝之故;胃气不和,故脘膈痞闷不舒;若胃寒甚者,阳气受损亦甚,四肢不得温养,故肢冷;寒凝则血不行,故面青;口淡不渴,苔白,脉迟缓或沉缓者,均属胃中有寒之象。

[治法] 温中散寒,降逆止呃。

[方药] 丁香散加减。方中丁香辛温,暖胃降逆;柿蒂苦温,温中下气。丁香与柿蒂合用,温中散寒,降逆止呃,为临床治疗呃逆要药。良姜温中散寒,宣通胃阳,炙甘草益气和胃,或配以桂枝温阳散寒,平冲降逆。

如兼气滞痰浊不化,症见脘闷腹胀不舒,可加枳壳、厚朴、陈皮等和降胃气,化痰导滞;若寒气较重,脘腹胀痛者,加吴茱萸、肉桂、乌药散寒降逆;若寒凝食滞,脘闷嗳腐者,加莱菔子、半夏、槟榔行气降逆导滞;若气逆较甚,呃逆频作者,加刀豆子、旋覆花、代赭石以理气降逆,还可辨证选用丁香柿蒂散等。

2. 胃火上逆

[主症] 呃声洪亮,冲逆而出。

[兼次症] 口臭烦渴,多喜冷饮,大便秘结,小便短赤。

[舌脉] 舌质红,苔黄或黄燥;脉数或滑数。

[分析] 由于阳明热盛,胃火上冲而成。病者每多嗜食辛辣及醇酒厚味之品,或过用温补药物,或素体阳盛再加辛辣等品,使胃肠蕴蓄积热,郁而化火,胃火上冲,故呃声洪亮,冲逆而出;阳明热壅,灼伤胃津,故口臭烦渴而喜冷饮;热邪内郁,肠间燥结,故大便秘结,小便短赤;苔黄,脉数或滑数,均为胃热内盛之象。

[治法] 清热和胃,降逆止呃。

[方药] 竹叶石膏汤加减。方中竹叶、生石膏辛凉甘寒,清泄胃火;人参、麦冬滋养津液;半夏降逆和胃;粳米、甘草益胃和中。

若胃气不虚者去人参,常加柿蒂、竹茹顺气降火平呃;若腑气不通,痞满便秘者,可合用小承气汤通腑泄热,使腑气通,胃气降,呃自止;若胸膈烦热,大便秘结,可用凉膈散以攻下泻热。

3. 气滞痰阻

[主症]　呃逆连声,胸胁胀满。

[兼次症]　或肠鸣矢气;或呼吸不利;或恶心嗳气,或头目昏眩,脘闷食少;或见形体肥胖,平时多痰。

[舌脉]　苔薄腻;脉弦而滑。

[分析]　气滞多源于七情所伤,肝气郁结,失于条达,以致肝气逆乘于胃,胃气上冲动膈而成呃逆。胁为肝经分野,肝郁气滞,故胸胁胀满不舒;气郁日久化火,灼津成痰;或因肝木克脾,脾失健运,聚湿成痰;痰气互结,阻于肺则呼吸不利,阻于胃则恶心嗳气,阻于肠则肠鸣矢气;清气不升,浊阴不降,故见头目昏眩,脘闷食少;痰湿郁阻,则形体肥胖,平时多痰;苔薄腻,脉弦滑,皆为气滞痰阻之征。

[治法]　理气化痰,降逆止呃。

[方药]　旋覆代赭汤加减。方中旋覆花下气消痰;代赭石重镇降逆;半夏、生姜化痰和胃;人参、甘草、大枣扶正益胃。

如胃气不虚,可去参、草、枣,以防壅滞气机;若痰湿明显,可加陈皮、茯苓、浙贝母化痰利湿;若兼热象,可加黄芩、竹茹清热化痰;肝郁明显者,加川楝子、郁金疏肝解郁;心烦口苦,气郁化热者,加栀子、黄连泄肝和胃。

4. 脾胃阳虚

[主症]　呃声低沉无力,气不得续。

[兼次症]　面色苍白,手足欠温,食少乏力,泛吐清水,或见腰膝无力,便溏久泻。

[舌脉]　舌质淡或淡胖,边有齿痕,苔白润;脉沉细弱。

[分析]　饮食不节,或劳倦伤中,脾胃阳气受损;或素体阳虚,脾胃无以温养,升降失司则虚气上逆,故呃声低弱无力,气不得续;脾胃俱虚,则食少乏力;阳虚则水饮停胃,故泛吐清水;若病深及肾,肾阳衰微,则腰膝无力,便溏久泻;面色苍白,手足不温,舌质淡,苔白润,脉细弱,均为阳虚之象。

[治法]　温补脾胃,和中降逆。

[方药]　理中丸加丁香、白豆蔻等。方中干姜温中祛寒,人参、白术、甘草健脾益胃,加入丁香、白豆蔻辛温芳香,行气暖胃,宽膈止呃。

若寒甚者,加附子温肾祛寒;若嗳腐吞酸,夹有食滞者,可加神曲、麦芽消食导滞;若呃声难续,气短乏力,中气大亏者,可用补中益气汤;若病久及肾,肾阳亏虚,形寒肢冷,腰膝酸软,呃声难续者,可加肉桂、紫石英、补骨脂、山茱萸补肾纳气。

5. 胃阴不足

[主症]　呃声短促而不得续,口干咽燥。

[兼次症]　烦渴少饮,不思饮食,或食后饱胀,大便干燥。

[舌脉]　舌质红,或有裂纹,苔少而干;脉沉细或细数。

[分析]　热病耗伤胃阴,或郁火伤阴,或辛温燥热之品耗损津液,致胃中津液不足,胃失濡养,气机不得顺降,故呃声短促,气不连续;口干舌燥,烦渴而不多饮,不思饮食,或食后饱胀,大便干燥,为津液耗伤、虚热内扰所致;舌质红,苔少而干,脉沉细或细数,均为阴虚之象。

[治法]　益胃养阴,顺气止呃。

[方药]　益胃汤加减。方中沙参、麦冬、玉竹、生地、冰糖甘润养阴益胃,可酌加陈皮、竹茹、枇杷叶等顺气降逆止呃。

若咽喉不利,阴虚火旺,胃火上炎者,可加石斛、芦根以养阴清热;若神疲乏力,气阴两虚者,可加党参或西洋参、山药以益气生津。

【转归预后】

一般而言,呃逆预后良好。一时性呃逆,大多病轻,只需简单处理即可痊愈;持续性和反复发作的呃逆,经恰当治疗后多可平呃。但有少数危重患者,于疾病晚期出现呃逆,乃是元气衰败、胃气将绝之征象,属难治,预后不良。

【临证要点】

1. **和胃降逆为主**　呃逆一证,总由胃气上逆动膈而成,故治疗以理气和胃、降逆止呃为基本治法,选用柿蒂、丁香、制半夏、竹茹、旋覆花等。同时无论寒热虚实均可加入调气药,疏肝气则柴胡、香附、青皮、郁金、丹参等;降逆气可采用重镇法之代赭石、石决明、生牡蛎、灵磁石等;宣通肺气可加入桔梗、杏仁、通草之品,或缪希雍之降气法如苏子、枇杷叶、降香、白芍等;或可升降相配,如升麻配槟榔、枳壳配桔梗、牛膝配桔梗或升降散等。呃逆伴食滞不化,脘闷嗳腐,不思饮食,大便不调,加保和丸、枳实导滞丸消食化滞。若伴脘腹胀满,大便不通,寒者以大黄附子汤、温脾汤温下通腑;热者以承气汤荡涤胃肠;体虚者以麻仁、苁蓉,腑气通,胃气降,呃自平。若痰浊气逆,头晕目眩,时有恶心,心下痞硬,嗳气不除,苔腻者,以旋覆代赭汤化痰和胃,顺气降逆,亦可加入二陈平胃散等增强化痰祛湿之功;若为痰热、湿热中阻者,宜半夏泻心合橘皮竹茹汤加减。

呃逆日久不愈,或为日久病邪入络,血脉瘀阻,气滞血瘀。故治疗除理气和胃、降逆止呃之外,当结合应用活血化瘀之法,调理气血,使血行气顺,膈间快利,呃逆自止。临床可以血府逐瘀汤加减,酌加祛风通络之品,如干地龙、全蝎等,尤适合中风合并呃逆者。或为肾气不纳,当配伍五味子、沉香、肉桂、补骨脂、蛤蚧、冬虫夏草、紫石英、坎炁、紫河车、胡桃肉等温肾纳气。若久病大病或老人极虚,胃气衰败,真元欲脱,急当以参附龙牡汤益气固脱。

2. **内外兼治,疗效更佳**　临证治疗宜结合穴位按压、取嚏、针灸等法。呃逆一证,病情轻重差别极大,轻者只需简单处理,如取嚏法,指压内关、合谷、人迎等穴,可不药而愈。持续性或反复发作者,可配合针灸治疗,如针刺足三里、中脘、膈俞、内关等。若为肝气犯胃证,加太冲、三阴交;若胃寒气逆,加中脘、胃俞;若脾胃虚弱,加用灸法。

【古代文献摘录】

《素问·至真要大论》:"阳明之复,清气大举……呕苦咳哕烦心……太阳之复,厥气上行……唾出清水,及为哕噫……诸逆冲上,皆属于火。"

《诸病源候论·哕候》:"脾胃俱虚,受于风邪,故令新谷入胃,不能传化,故谷之气与新谷相干,胃气则逆,胃逆则脾胀气逆,因遇冷折之则哕也。"

《万病回春·呃逆》:"若胃火上冲而逆,随口应起于上膈,病者知之,易治也;自脐下上冲,直出于口者,阴火上冲,难治。"

《景岳全书·呃逆》:"然致呃之由,总由气逆。气逆于下,则直冲于上,无气则无呃,无阳亦无呃,此病呃之源所以必由气也""然病在气分,本非一端,而呃之大要,亦惟三者而已,则一曰寒呃,二曰热呃,三曰虚脱之呃。寒呃可温可散,寒去则气自舒也;热呃可降可清,火静而气自平也;惟虚脱之呃,则诚危殆之证,其或免者亦万幸矣""凡杂证之呃,虽由气逆,然有兼寒者,有兼热者,有因食滞而逆者,有因气滞而逆者,有因中气虚而逆者,有因阴气竭而逆者,但察其因而治其气,自无不愈。

若轻易之呃,或偶然之呃,气顺则已,本不必治。惟屡呃为患及呃之甚者,必其气有大逆,或脾肾元气大有亏竭而然。然实呃不难治,而惟元气败竭者,乃最危之候也。"

《证治汇补·呃逆》:"火呃,呃声大响,乍发乍止,燥渴便难,脉数有力;寒呃,朝宽暮急,连续不已,手足清冷,脉迟无力;痰呃,呼吸不利,呃有痰声,脉滑有力;虚呃,气不接续,呃气转大,脉虚无力;瘀呃,心胸刺痛,水下即呃,脉芤沉涩。"

《临证指南医案·呃》:"肺气郁痹及阳虚浊阴上逆,亦能为呃。每以开上焦之痹,及理阳驱阴,从中调治为法。"

《杂病源流犀烛·呕吐哕源流》:"盖呃之为证,总属乎火,即如胃寒证,亦必火热为寒所遏而然,若纯由乎寒,则必不相激而逆上矣。"

《类证治裁·呃逆》:"呃逆皆是寒热错杂,二气相搏,故治之亦多寒热相兼之剂,如丁香、柿蒂并投之类。"

【现代文献推介】

[1]　于鲲,董树平.国医大师李振华教授治呃逆验案1则[J].中医研究,2014,27(06):46-47.

[2]　朱心玮,招少枫,何怀,等.针刺疗法治疗脑卒中后顽固性呃逆的临床观察[J].中国中医急症,2017,26(01):98-100.

[3]　翁美玲,施美,吴文泽,等.肝病顽固性呃逆中医临床治疗研究[J].中医药临床杂志,2017,29(02):168-171.

[4]　杨晶.旋覆代赭汤合橘皮汤治疗呃逆临床体会[J].内蒙古中医药,2015,34(10):15.

第六节　腹　　痛

腹痛是以胃脘以下、耻骨毛际以上部位发生疼痛为主要表现的一种病证。腹痛是脾胃系常见病证之一。

腹痛一证,最早见于《黄帝内经》,如《素问·举痛论》曰:"寒气客于肠胃之间,膜原之下,血不得散,小络急引故痛""热气留于小肠,肠中痛,瘅热焦渴,则坚干不得出,故痛而闭不通矣。"并提出腹痛的发生与脾胃、大小肠、膀胱等脏腑有关。张仲景首开腹痛辨证论治之先河,如《金匮要略·腹满寒疝宿食病脉证治》"病者腹满,按之不痛为虚,痛者为实"的虚实辨析方法,对"腹中寒气,雷鸣切痛,胸胁逆满、呕吐"的脾胃虚寒、水湿内停的腹满痛及寒邪攻冲证分别提出用附子粳米汤及大建中汤治疗等。隋代巢元方在《诸病源候论》中始独列腹痛病候,将腹痛分为急腹痛与久腹痛,并认为"凡腹急痛,此里之有病""由腑脏虚,寒冷之气客于肠胃膜原之间,结聚不散,正气与邪气交争,相击故痛""久腹痛者,脏腑虚而有寒,客于腹内,连滞不歇,发作有时……"宋代杨士瀛《仁斋直指方·腹痛》将腹痛分寒热、死血、食积、痰饮、虫积等数类,并对不同腹痛提出鉴别,"气血、痰水、食积、风冷诸症之痛,每每停聚而不散,惟虫痛则乍作乍止,来去无定,又有呕吐清沫之可验"。金元时期,李东垣将腹痛按三阴经及杂病辨证论治,尤其李氏在《医学发明·泄可去闭葶苈大黄之属》明确提出了"痛则不通"的病机学说,并在治疗上确立了"痛随利减,当通其经络,则疼痛去矣",对后世产生很大影响。清代林珮琴《类证治裁·腹痛论治》曰:"腹痛气滞者多,血滞者少,理气滞不宜动血,理血滞必兼行气也""故治痛大法,不外乎温散辛通,而其要则初用通腑,久必通络,尤宜审虚实而施治者矣。"可谓最得腹痛辨治要领。明代龚信《古今医鉴·诸痛》针对各种病因提出不同的治疗原则,"是寒则温之,是热则清之,是痰则化之,是血则散之,是虫则杀之,临证不可惑也"。清代叶桂《临证指南医案·腹痛》中治腹痛强调以"通"为主,其门人邵新甫总结叶氏法:"如用吴茱萸汤、四逆汤通阳泄浊法;左金丸及金铃子散清火泻瘀法;穿山甲、桃仁、归须、韭根及下瘀血汤为宣通营络法……"清代王清任、唐容川对瘀血腹痛治疗独有创见,如王氏创制的膈下逐瘀汤、少腹逐瘀汤等至今被人们治疗瘀血腹痛所常用。唐氏论瘀血腹痛的同时,又补充气滞腹痛方药,如《血证论·腹痛》曰:"血家腹痛,多是瘀血,另详瘀血门。然亦有气痛者,以失血之人,气先不和……宜逍遥散加姜黄、香附子、槟榔、天台乌药汤治之。"

西医学中的急慢性胰腺炎、胃肠痉挛、不完全性肠梗阻、结核性腹膜炎、腹型过敏性紫癜、结肠炎、肠易激综合征、消化不良性腹痛、输尿管结石等,若以腹痛为主要表现者,均可参考本篇辨证论治。

【病因病机】

内科腹痛病变脏腑涉及腹内三阴之脏及胆、大小肠、膀胱之腑。致病原因,有感受外邪、饮食所伤、情志失调及中阳素虚等,基本病机为脏腑气机阻滞、经脉痹阻,或脏腑经脉失养而发生腹痛。

1. **感受外邪** 外受寒邪冷风,或感受暑热邪气,邪侵入腹中,凝滞腹内脏腑气机,不通则痛。《素问·举痛论》说:"寒气客于肠胃之间,膜原之下,血不得散,小络急引故痛。热气留于小肠,肠中痛,瘅热焦渴,则坚干不得出,故痛而闭不通矣。"说明寒邪内侵,气滞血凝,可以引起腹痛。若寒邪郁而化热,或湿热壅滞,皆可导致肠腑传导不利,气机闭阻发生腹痛。

2. **饮食不节** 胃主通降,肠司传导,暴饮暴食,肠胃乃伤,脾阳虚者,寒冷积滞阻结胃肠;胃阳旺者,实热内结积滞胃肠;或恣食辛辣肥甘,湿热食滞,交阻胃肠,胃之通降受阻,肠之传导失职,腑气通降不利而发生腹痛。《素问·痹论》:"饮食自倍,肠胃乃伤。"说明饮食不节是导致腹痛的重要因素。

3. **情志失调** 肝与脾胃,土木相关,情志不遂则肝失条达,肝气横逆乘犯脾胃,以致脾胃不和,气机不畅,均可导致腹痛。《证治汇补·腹痛》曰:"暴触怒气,则两胁先痛而后入腹。"足见肝气内犯脾胃是腹痛的病因之一。

4. **阳气素虚** 脾为阴脏,得温则运。脾阳不振,寒从中生,寒凝气机,或寒与湿凝滞气机,遂致腹痛。或肾阳素虚,火不暖土,致中阳虚寒,脉络拘急,亦致腹痛。《诸病源候论·腹痛病诸候》:"久腹痛者,脏腑虚而有寒,客于腹内,连滞不歇,发作有时。"说明阳气素虚,脏腑虚寒,其腹痛久延不愈。

此外,腹部手术之后,血络受损,跌仆损伤,络瘀经滞,均可导致脉络瘀滞,气机不利而引起腹痛。

腹痛发病涉及脏腑与经脉较多,病机因素主要有寒凝、火郁、食积、气滞、血瘀。脏腑气机阻滞,经脉痹阻,或脏腑经脉失养是腹痛发生的关键所在。其病机性质不外寒、热、虚、实四端。实为邪气郁滞,不通则痛;虚为脏腑虚寒,不能温养经脉而痛。临床中以寒热虚实判断证候有实寒、虚寒、实热、气滞、血瘀之分:实寒为寒凝气机,多因感受寒邪,客于肠胃;虚寒为阳虚中寒,经脉失于温煦;实热为里热积滞,壅阻肠道;气滞为气机运行不畅;血瘀为络脉瘀阻。在病变过程中,证候可互为因果,互相转化。如寒实久滞,腑气可郁而化热;实热屡用寒凉可损阳转化为寒;经气郁滞可导致络脉血瘀,络脉血瘀可导致经气郁滞;中阳虚寒可致食湿中阻,从而形成虚中夹实的证候。

【诊断】

(1) 以胃脘以下,耻骨毛际以上的部位发生疼痛为诊断的主要依据。疼痛性质可表现为隐痛、胀痛、冷痛、灼痛、绞痛、刺痛。

(2) 急性腹痛多因外感,突然剧痛,伴发症状明显;慢性腹痛多因内伤,起病缓慢,病势缠绵。

肠道病变腹痛,多伴有腹泻或便秘;膀胱病变腹痛,常牵引前阴,小便淋沥;蛔虫腹痛,多伴嘈杂吐涎,时作时止;瘀血腹痛,常有外伤或手术史;胆病腹痛,痛在右胁连及腰背,伴恶寒发热,恶心呕吐。

【相关检查】

(1)血常规、CRP 等炎症指标,有助于判断腹痛是否有感染存在。尿常规检查,若尿中白细胞增多,隐血阳性,有助于泌尿系感染、尿路结石的判断;粪便常规、粪便培养等检查,有助于肠道感染的判断;血、尿淀粉酶检查以判断是否有胰腺炎存在。

(2)腹部 B 超检查有助于明确胆囊、肾、膀胱、输尿管等部位病变性质。必要时腹部 CT 检查以排除外科、妇科疾病以及腹部占位性病变。

(3)腹部立卧位平片,有助于肠梗阻的诊断。

(4)消化道钡餐、气钡造影、结肠镜检查等,有助于明确胃肠道病变部位和性质。

【鉴别诊断】

1. **胃痛**　胃处腹中,与肠相连,腹痛常伴有胃痛的症状,胃痛亦时有腹痛的表现。但胃痛部位在心下胃脘,常伴有恶心、嗳气等胃病见症;腹痛部位在胃脘以下,多伴有便秘、泄泻等肠病症状。当两症同时出现时,须辨明主症与兼症。

2. **其他内科疾病中腹痛症状**　许多内科疾病常见腹痛症状,但证候特征不同,如痢疾腹痛伴里急后重,下痢赤白脓血;霍乱腹痛伴有吐泻交作;积聚腹痛以腹部可触及包块为特点;而腹痛病证以腹部疼痛为主要表现,一般不难鉴别。有些腹部病证常以腹痛为初起见症,应特别注意。

3. **外科、妇科腹痛**　内科腹痛常先发热后腹痛,疼痛不剧,压痛不明显,腹部柔软,痛无定处;外科腹痛多先腹痛后发热,疼痛剧烈,痛有定处,压痛明显,伴有肌紧张和反跳痛;妇科腹痛多在小腹,与经、带、胎、产有关,如痛经、流产、异位妊娠、输卵管破裂等,应及时进行妇科相关检查,以明确诊断。

【辨证论治】

辨证要点

1. **辨性质**　寒主收引,故腹痛拘急,得温痛减为寒痛;实寒可兼气逆呕吐,坚满急痛;虚寒则痛势绵绵,喜柔喜按。痛多在脐腹,痛处亦热或伴有便秘、腹胀、喜饮冷为热痛。腹痛时轻时重,痛处不固定,攻撑作痛,伴腹胀、胁痛不舒,得嗳气、矢气后胀痛减轻者为气滞痛。腹痛无休止,痛处不移,刺痛拒按,入夜尤甚为血瘀痛。腹饱胀疼痛,嗳腐吞酸,痛随便减者为伤食痛。

2. **辨急缓**　突然发生腹痛,痛势较剧,伴随症状明显者,多因外感时邪,饮食不节、蛔虫内扰所致,属急性腹痛;发病缓慢,病程迁延,腹痛绵绵,痛势不甚,多由内伤情志,脏腑虚弱,气血不足所致,属慢性腹痛。

3. **辨部位**　腹痛偏在胁腹、少腹多属肝经痛;脐以上大腹疼痛多为脾胃经痛;脐以下小腹痛多属膀胱及大小肠经痛;痛在脐周,时痛时止,痛时剧烈多为虫积痛,尤多见小儿。

治疗原则

腹痛涉及脏腑经脉较多,其基本病机为脏腑气机阻滞之"不通则痛",及脏腑经脉失养之"不荣则痛"。治疗首当辨析寒热虚实、在气在经,根据实则泻之,虚则补之,热者寒之,寒者热之,滞者通之,瘀者散之的原则,审证求因,审因论治,确立治法。腹痛以实证居多,虚证较少,实证根据"通则不痛"的原理,以通利病变脏腑经气血络郁滞为主,具体论治,寒凝腹痛,温散通滞;实热、食积腹痛,通降腑气,所谓"腑以通为顺,以降为和";气滞在经,血瘀在络,气滞者行经破气,血瘀者化瘀通络。腹痛缠绵不愈者是为"久痛入络",此痛因虚致实,治当辛润通络。腹痛虚证,虚多与寒并存,虚寒腹痛温中补虚,荣养经脉。治腹痛以"通"为主,但通并非执一通泄,如张景岳《景岳全书·心腹痛》曰:"凡治心腹痛证,古云痛随利减,又曰通则不痛,此以闭结坚实者为言。若腹无坚满,痛无结聚,则此说不可用也。其有因虚作痛者,则此说更加冰炭。"

分证论治

1. 寒邪内阻

[主症] 腹痛急暴,遇寒痛甚,得温痛减,口和不渴。

[兼次症] 形寒肢冷,小便清长,大便自调或溏薄。

[舌脉] 苔白腻;脉沉紧。

[分析] 寒邪入侵胃肠,阻遏阳气,凝滞经脉,故腹痛急暴,得温则寒散而痛减,遇冷则寒凝而痛甚;寒伤阳气,阳气不达肢末,故形寒肢冷;寒困中阳,运化不健则大便溏薄;口和不渴,是里无热之象;小便清利,苔白,脉沉紧为里寒之征。

[治法] 温中散寒,行气止痛。

[方药] 良附丸合正气天香散加减。两方合用,具有温里散寒、行气止痛作用,用于寒凝气滞证。方中高良姜、干姜温中散寒;紫苏解表散寒,宽胸理气;乌药、香附疏肝理气而止痛;陈皮疏利脾气而行滞。

若腹中雷鸣切痛,胸胁逆满,呕吐为寒气上逆者,用附子粳米汤温中降逆;若腹中冷痛,身体疼痛,内外皆寒者,用乌头桂枝汤温中散寒;若少腹拘急冷痛,寒滞肝脉者,用暖肝煎暖肝散寒;若腹痛拘急,大便不通,寒实积聚者,用大黄附子汤以泻寒积。另外还可辨证选用附子理中丸、温脾汤等。

2. 湿热壅滞

[主症] 腹痛拒按,胀满不舒,大便秘结,或溏滞不爽。

[兼次症] 烦热口渴,身热自汗,小便短赤,口干口苦。

[舌脉] 苔黄燥或黄腻;脉滑数。

[分析] 湿热之邪结滞于腑,壅阻肠胃气机,气机壅滞"不通则痛",故腹痛拒按,胀满不舒;湿热滞气伤津,肠腑传导不利,故大便秘结;湿伤脾运则便溏,湿滞腑气则便滞,故大便溏滞不爽;热伤胃津则烦热口渴;热迫津泄则自汗出;湿热熏蒸则口干口苦;身热尿赤,苔黄,脉滑数为湿热壅滞之象。

[治法] 泄热通腑。

[方药] 大承气汤加减。方中大黄苦寒通降,荡涤胃肠实热积滞;芒硝咸寒润燥,泻热通便;厚朴下气除满;枳实破气导滞。

如燥结不甚而湿热重者,可去芒硝加黄芩、山栀清热燥湿;如腹痛引及两胁者,可加柴胡、郁金疏达肝气;胀痛加槟榔、木香行气止痛。

3. 中虚脏寒

[主症] 腹痛绵绵,时作时止,痛时喜按,遇冷痛甚。

[兼次症] 食少纳差,大便溏薄,神疲乏力,面色无华。

[舌脉] 舌淡苔白;脉沉细。

[分析] 中阳不足,脏腑失于温煦,故腹痛绵绵;中虚则生寒,寒气时聚时散,故腹痛时作时止,按压则寒气散,故痛时喜按,遇冷则寒气复加,其痛尤甚;中焦虚寒则胃纳脾运无力,故食少纳差,大便溏薄;神疲乏力,面色无华为气血化源不足;舌淡苔白,脉沉细,皆为虚寒之象。

[治法]　温中补虚,缓急止痛。

[方药]　小建中汤加减。方中重用饴糖温补中焦,缓急止痛;桂枝温通阳气,散除寒邪;白芍缓急止痛;生姜温胃散寒;大枣补脾益气;炙甘草益气和中。本方特点在于饴糖配桂枝辛甘化阳,温中补虚;芍药配甘草酸甘化阴,缓急止痛。

若阴阳气血俱虚的里急腹痛,喜温喜按,形体羸瘦可用黄芪建中汤温中补气,和里缓急;若虚寒腹痛较剧,呕吐肢冷脉微者,可用大建中汤温中散寒,降逆止痛;若腹痛自利,肢冷,脉沉迟者,用附子理中汤温补脾肾。

4. 饮食停滞

[主症]　脘腹饱胀疼痛,厌食呕恶,嗳腐吞酸。

[兼次症]　脘腹拒按,或痛而欲泻,泻后痛减,或大便秘结。

[舌脉]　苔黄腻;脉滑实。

[分析]　宿食停滞胃肠,阻滞气机,故脘腹饱胀疼痛;谷积为实,故腹痛拒按;宿食不化,谷浊上逆则厌食呕恶,嗳腐吞酸;食滞胃肠,脾气运化不及则腹痛而泻,泻则积食下导,故泻后痛减;若宿食内结化燥,腑气不能通降则大便秘结;苔黄腻,脉滑实,皆为食积内停之征。

[治法]　消食导滞。

[方药]　轻证用保和丸加减,重证用枳实导滞丸加减。保和丸消食和胃,用于食滞脘腹证。枳实导滞丸消导化积,清热利湿,用于湿热食积腹痛之证。方中大黄苦寒攻积,泻热通便;枳实行气消积;黄芩、黄连清热燥湿;白术健脾燥湿;茯苓、泽泻淡渗利湿;神曲消食化滞。

若湿热不甚可去黄芩、黄连、茯苓;腹痛较甚者加槟榔、木香行气止痛;嗳腐、大便不爽者可加槟榔、炒莱菔子消食导滞。

5. 气机郁滞

[主症]　脘腹疼痛,胀满不舒,攻窜不定。

[兼次症]　腹痛痛引少腹,得嗳气、矢气则舒,或遇忧思恼怒疼痛加剧。

[舌脉]　苔薄白;脉弦。

[分析]　肝气疏达则腑气通畅,即所谓"木疏土"。肝气郁则土气壅,腑气为之壅滞,故脘腹胀痛;气为无形,其性走窜游移,故疼痛攻窜无定处,嗳气或矢气后则气机稍得疏通,故胀痛可减;遇恼怒则气郁更甚,故胀痛加剧;脉弦为肝郁之象。

[治法]　疏肝解郁,理气止痛。

[方药]　柴胡疏肝散加减。方中柴胡疏泄肝气郁滞;香附理气疏肝;川芎行气活血止痛;枳壳、陈皮理气行滞;芍药、甘草缓急止痛。

若气滞较重,胁肋胀满者,加川楝子、郁金增强疏肝行气之效;若痛引少腹睾丸者加橘核、荔枝核、川楝子散结疏肝止痛;若腹痛肠鸣,痛则腹泻者可用痛泻要方;若少腹绞痛,阴囊寒疝者可用天台乌药散。

6. 瘀血阻滞

[主症]　少腹剧痛,痛如针刺,痛处固定不移。

[兼次症]　痛处拒按,或有包块,疼痛经久不愈。

[舌脉]　舌质紫黯,或舌有瘀斑;脉细涩。

[分析]　腑气凝聚日久,导致络脉瘀阻,瘀阻少腹则少腹剧痛,痛如针刺;血属有形,则痛处固定不移;有形为实,故痛处拒按,或可触及包块;瘀血不散,疼痛经久不愈;舌紫、脉涩均为瘀血之象。

　　[治法]　活血化瘀。

　　[方药]　少腹逐瘀汤加减。方中当归、川芎、赤芍养血活血；蒲黄、五灵脂化瘀止痛；没药、延胡索活血行气止痛；小茴香、肉桂、干姜温经止痛。

　　若腹部术后作痛，可加大黄、桃仁、红花破凝瘀败血；若跌仆损伤作痛，可加丹参、王不留行，或吞服三七粉、云南白药化瘀通络止痛；若下焦蓄血，大便色黑，可用桃核承气汤破下焦蓄血；若胁下积块，疼痛拒按，可用膈下逐瘀汤化膈下瘀血。

【转归预后】

　　腹痛是临床常见病证，其转归与痛之急缓、体质强弱及治疗是否及时妥当有关。一般而言，多数患者治疗及时，都可痊愈。若腹痛暴急，痛处拒按，伴有发热，或呕吐、大汗淋漓、四肢厥冷、脉微欲绝者为厥脱之象，若不及时抢救，阴竭阳亡，可致死亡。湿热壅滞，气机郁滞，络脉瘀阻，治不及时或治不彻底，迁延日久，可因实致虚，虚实相兼，由腑及脏，致肝脾气血凝滞，日久转为积聚。

【临证要点】

　　1.治痛用通法，但不可执"通腑"一法　腹痛的病机在"不通则痛""不荣则痛"两端，治实证"通则不痛"，不可仅从腑以通为顺，胃以降为和的理论出发，将通法理解为通降腑气，通降仅限于湿热壅滞、食积内停等腹痛。如寒凝腹痛用温散谓之温通，可配合理气药，如良附丸、天台乌药散等，配合养阴补血药，刚柔相济，如当归四逆汤、小建中汤等，配合活血祛瘀药，通络止痛，如少腹逐瘀汤等，配合温阳益气药，补气温运，如附子理中汤等，配合甘缓药，如甘草、大枣、饴糖等缓急止痛。以上诸法，分则适合单纯证候，合则治于夹杂证。

　　2.急腹症的内科治疗　外科部分急腹症在内科辨证上多属于少阳阳明合病或阳明腑实证范畴，采用以清热解毒药（如金银花、蒲公英、黄连、黄芩等）与通腑药（如大黄、枳实、虎杖、芒硝等）配伍的清热通腑法，泻热通便，荡涤肠胃，如清胰汤等用于治疗急慢性胰腺炎取得良好成效；又如对于不完全或单纯性机械性肠梗阻、急性胆囊炎、胆石症患者，可予承气汤辈、大柴胡汤等，加用木香、槟榔等理气之品，收理气通腑之效，对于急性阑尾炎早期，投以大黄牡丹汤也可促进肠痈消散。然本法应用，中病即止，不可过用，以免伤阴太过。

【古代文献摘要】

　　《灵枢·邪气脏腑病形》："大肠病者，肠中切痛而鸣濯濯，冬日重感于寒即泄，当脐而痛……小肠病者，小腹痛，腰脊控睾而痛……膀胱病者，小腹偏肿而痛，以手按之，即欲小便而不得。"

　　《诸病源候论·腑病诸候》："久腹痛者，脏腑虚而有寒，连滞不歇，发作有时，发则肠鸣腹绞痛，谓之寒中。是冷搏于阴经，令阳气不足，阴气有余也。寒中久痛不瘥，冷入于大肠，则变下利。"

　　《临证指南医案·腹痛》："腹处乎中，病因非一，须知其无形及有形之为患，而主治之机宜，已得其要矣。所谓无形为患者，如寒凝火郁，气阻营虚，及夏秋暑湿痧秽之类是也。所以有形为患者，如蓄血、食滞、癥瘕、蛔蛲、内疝，及平素偏好成积之类是也。"

　　《医学真传》："夫通则不痛，理也。但通之之法各有不同，调气以和血，调血以和气，通也。下逆者使之上行，中结者使之旁达，亦通也。虚者助之使通，寒者温之使通，无非通之之法也。若必以下泄为通则妄矣。"

【现代文献推介】

　　[1]　王国桢,余贤恩.清胰汤配合丹红注射液治疗急性水肿型胰腺炎66例[J].陕西中医,2012,33(5)：517.

　　[2]　奚锦要,朱永钦,朱永苹,等.重症急性胰腺炎中西医结合治疗进展[J].辽宁中医药大学学报,2017,19(06)：113-116.

　　[3]　盛振文,朱化珍,刘国岩,等.中医腹痛类四诊信息的规范化研究[J].黑龙江中医药,2011,40(3)：5.
　　[4]　武嘉兴,王义国,于明珠,等.中医腹痛的 35 个临床特征[J].中国中医基础医学杂志,2010,16(5)：410.
　　[5]　于庆生,吴宗芳,潘晋方,等.三维一体疗法治疗粘连性肠梗阻的临床研究[J].中国中西医结合消化杂志,2014,22(11)：635-637.

第七节　泄　泻

　　泄泻是以排便次数增多,粪便稀溏,甚至泻出如水样为主症的病证。泄者,泄漏之意,大便稀溏,时作时止,病势较缓;泻者,倾泻之意,大便如水倾注而直下,病势较急。故前贤以大便溏薄势缓者为泄,大便清稀如水而直下者为泻,但临床所见,难于截然分开,故合而论之。

　　本病首载于《黄帝内经》,《黄帝内经》有"濡泄""洞泄""飧泄""注泄"及"溏糜""鹜溏"等病名。汉晋以前,泻与痢混称,如《难经》将泻分为五种,其中胃泄、脾泄、大肠泄属泄泻,而小肠泄、大瘕泄属痢疾。《伤寒论》中将泄泻与痢疾统称为下利。至隋代《诸病源候论》首次提出泻与痢分论,列诸泻候、诸痢候,其下再细论证候特点;亦有根据病因或病理而称为"暑泄""寒泄""酒泄"者等,名称虽多,但都不离"泄泻"二字;宋代以后统称为"泄泻"。关于本病的病因病机,《黄帝内经》有较详细的论述,如《素问·阴阳应象大论》曰："春伤于风,夏生飧泄""清气在下,则生飧泄""湿胜则濡泻。"《素问·举痛论》指出："寒邪客于小肠,小肠不得成聚,故后泄腹痛矣。"《素问·风论》曰："食寒则泄。"《素问·至真要大论》曰："暴注下迫,皆属于热""澄彻清冷,皆属于寒。"《素问·太阴阳明论》曰："饮食不节,起居不时者,阴受之……阴受之则入五脏……入五脏则䐜满闭塞,下为飧泄。"《灵枢·师传》曰："胃中寒,则腹胀,肠中寒,则肠鸣飧泄,胃中寒,肠中热,则胀而且泄。"以上说明了风、寒、湿、热皆能引起泄泻,且还与饮食、起居有关。汉代张仲景《金匮要略》提出虚寒下利的症状、治法和方药,如《金匮要略·呕吐哕下利病脉证治》曰："下利清谷,里寒外热,汗出而厥者,通脉四逆汤主之。"另外对实证、热证之泄泻也用"通因通用"法,充分体现了辨证论治精神。宋代陈无择认为情志失调亦可引起泄泻,其在《三因极一病证方论》中指出："喜则散,怒则激,忧则聚,惊则动,脏气隔绝,精神夺散,以致溏泄。"明代张景岳《景岳全书·泄泻》曰："泄泻……或为饮食所伤,或为时邪所犯……因食生冷寒滞者。"指出其病位主要在于脾胃,在治疗方面,提出"以利水为上策",但分利之法亦不可滥用,否则"愈利愈虚"。明代李中梓《医宗必读·泄泻》在总结前人治泻经验的基础上,对泄泻的治法作了进一步概括,提出了著名的治泻九法:即淡渗、升提、清凉、疏利、甘缓、酸收、燥脾、温肾、固涩,在治疗上有了较大的发展,其实用价值亦为现代临床所证实。清代王清任《医林改错》对于瘀血致泻的认识,尤其久泻从瘀论治在临床也很有意义。

　　西医学中急慢性肠炎、过敏性结肠炎、肠易激综合征、肠吸收功能紊乱、肠结核等肠道疾病,以腹泻为主要表现者,均可参考本篇辨证论治。

【病因病机】

　　泄泻是由于感受外邪、饮食所伤、情志失调、脏腑虚弱及肾阳虚衰等,致脾失健运,大肠传导失职,湿邪内盛而为病。

　　1. **感受外邪**　外感寒湿暑热之邪均可引起泄泻,但其中以湿邪最为多见,常夹寒、热、暑等病邪。脾脏恶湿而喜燥,外来之湿邪最易困遏脾阳,影响脾的运化,水谷相杂而下,引起泄泻,即《难经》所谓:"湿多成五泄。"其他寒邪或暑热之邪,既可侵袭皮毛肺卫,从表入里,使脾胃升降失司,亦能夹湿邪为患,直接损伤脾胃,导致脾胃功能失调,运化失常,清浊不分,引起泄泻。若外伤风邪夹湿而乱于肠胃者,也可发生泄泻。

2. **饮食所伤**　凡饱食过量,宿滞内停;或过食肥甘,呆胃滞脾,湿热内蕴;或恣啖生冷,寒食交阻;或误食馊腐不洁之物,伤及肠胃,均可致脾胃运化失健,传导失职,升降失调,清浊不分,发生泄泻。如《景岳全书·泄泻》曰:"若饮食失节,起居不时,以致脾胃受伤,则水反为湿,谷反为滞,精华之气不能输化,乃至合污下降而泻痢作矣。"

3. **情志失调**　郁怒伤肝,肝气郁结,木郁不达,横逆乘脾犯胃,或忧思气结,脾运蹇滞,均致水谷不归正化,下趋肠道而为泻。若素体脾虚湿盛,运化无力,复因情志刺激、精神紧张或于怒时进食者,均可致土虚木贼,肝脾失调,更易形成泄泻。正如《景岳全书·泄泻》云:"凡遇怒气便作泄泻者,必先以怒时挟食,致伤脾胃,故但有所犯,即随触而发,此肝脾二脏之病也。盖以肝木克土,脾气受伤而然。"

4. **脾胃虚弱**　若因长期饮食失调,劳倦内伤,久病缠绵,均可导致脾胃虚弱,中阳不健,运化无权,不能受纳水谷和运化精微,清气下陷,水谷糟粕混杂而下,遂成泄泻。

5. **肾阳虚衰**　久病之后,肾阳损伤,或年老体弱,阳气不足,命门火衰,脾失温煦,水谷不能腐熟,运化失常,而为泄泻。《景岳全书·泄泻》指出:"肾为胃关,开窍于二阴,所以二便之开闭,皆肾脏之所主,今肾中阳气不足,则命门火衰,而阴寒独盛,故于子丑五更之后,阳气未复,阴气盛极之时,即令人洞泄不止也。"

归纳言之,本病的病位在脾胃与大小肠,病理因素主要是湿,脾虚湿盛是导致泄泻发生的关键所在。急性暴泻以湿盛为主,多由湿滞中焦,脾不能运,脾胃不和,水谷清浊不分所致,病属实证;慢性久泻以脾虚为主,多由脾虚健运无权,水谷不化精微,湿浊内生,混杂而下,病属虚证。他如肝气乘脾,或肾阳虚衰所引起的泄泻,也多在脾虚的基础上产生,病属虚证或虚实夹杂证。《景岳全书·泄泻》所谓:"泄泻之本,无不由于脾胃。"由此可知,暴泻以湿盛为主,因湿盛而致脾病;久泻以脾虚为主。而湿盛与脾虚又往往互相影响,湿浊困脾或因脾虚而生湿浊,互为因果,故暴泻迁延日久,每可从实转虚;久泻复因外感、饮食所伤,亦可引起急性发作,表现虚中夹实的证候。

【诊断】

(1) 粪质稀溏,或完谷不化,或如水样,大便次数增多,每日三至五次,甚至十余次,为本病的重要特征。

(2) 常先有腹胀、腹痛,旋即泄泻。腹痛常与肠鸣同时存在。

(3) 暴泻起病突然,病程短,泻下急迫而量多;久泻起病缓慢,病程长,泻下势缓而量少,时轻时重,且有反复发作病史。

【相关检查】

(1) 大便常规检查、便培养,以确定诊断及与痢疾相鉴别。

(2) 钡灌肠或气钡造影、腹部 B 超以排除明显器质性病变。

(3) 纤维肠镜检查一般能明确病变性质。

（4）粪便的望诊及腹部触诊对病性诊断提供一定帮助。

【鉴别诊断】

1. 痢疾　两者均表现为便次增多，粪质稀薄，且病变部位均在肠间，但泄泻以大便次数增加，粪便稀溏，甚至泻出如水样，或完谷不化为主症。痢疾以腹痛伴里急后重，排便涩滞难下，虚坐努责，便下赤白脓血或纯下鲜血，或纯为白冻。泄泻亦可有腹痛，但多与肠鸣腹胀同时出现，其痛便后即减；而痢疾之腹痛是与里急后重同时出现，其痛便后不减。两者不难分辨。

2. 霍乱　两者均有大便稀薄，便次增多，或伴有腹痛、肠鸣。但霍乱是一种呕吐与泄泻同时并作的病证，其发病特点是来势急骤，变化迅速，病情凶险。起病时突然腹痛，继则吐泻交作，亦有少数病例不见腹痛而专为吐泻者。所吐之物均为未消化之食物，气味酸腐热臭；所泻之物多为夹有大便的黄色粪水，或如米泔而不甚臭秽，常伴恶寒、发热，部分患者在吐泻之后，常见转筋，腹中绞痛；若吐泻剧烈，则见面色苍白，目眶凹陷，指螺皱瘪，汗出肢冷等阴竭阳亡之危象。而泄泻以大便稀溏，次数增多，无剧烈呕吐，其发生有急有缓，伴有腹痛，一般不著，且常与肠鸣同时并见，传变较少，预后较好。

【辨证论治】

辨证要点

1. **辨暴泻与久泻**　一般而言，暴泻者突然起病，病程较短，腹泻如倾，次频量多，泻下多水，或肠鸣腹痛，或不鸣不痛；久泻者起病缓慢，病程较长，泄泻呈间歇性发作，经久反复，并因情绪因素、饮食不当、劳倦过度而复发。

2. **辨虚实**　急性暴泻，泻下清稀，次数频多，腹痛拒按，泻后痛减，多属实证；慢性久泻，病势缓，病程长，反复发作，大便不成形，次数不太多，腹痛不甚，喜温喜按，神疲肢冷，多属虚证。

3. **辨寒热**　大便清稀如水样，或完谷不化者，腹痛畏寒，多属寒证；大便色黄褐而臭秽，泻下急迫，肛门灼热者，多属热证。

4. **辨证候特征**　外感泄泻，多挟表证，当进一步辨其属于寒湿、湿热与暑湿。寒湿泄泻，舌苔白腻，脉濡缓，泻多鹜溏；湿热泄泻，舌苔黄腻而脉濡数，泻多如酱黄色；暑湿泄泻，多发于夏暑炎热之时，除泄泻外，尚有胸脘痞闷，舌苔厚腻。食滞肠胃之泄泻，以腹痛肠鸣，粪便臭如败卵，泻后痛减为特点；肝气乘脾之泄泻，以胸胁胀闷，嗳气食少，每因情志郁怒而增剧为特点；脾胃虚弱之泄泻，以大便时溏时泻，夹有水谷不化，稍进油腻之物，则大便次数增多，面黄肢倦为特点；肾阳虚衰之泄泻，多发于黎明之前，以腹痛肠鸣，泻后则安，形寒肢冷，腰膝酸软为特点。

泄泻病变过程较为复杂，临床往往出现虚实兼挟，寒热互见，故而辨证时，应全面分析。

治疗原则

以运脾化湿为基本治疗原则。急性暴泻以湿盛为主，应着重化湿，参以淡渗利湿，根据寒湿、湿热与暑湿的不同，分别采用温化寒湿、清化湿热和清暑祛湿之法，结合健运脾胃；慢性久泻以脾虚为主，当以健运脾气为要，佐以化湿利湿；若夹有肝郁者，宜配合抑肝扶脾；肾阳虚衰者，宜补火暖土。另有酸收一法，对于湿热泄泻日久，余邪未尽，气阴已伤时，用之得当，收效颇佳，而无留邪之弊。治疗时须注意，急性泄泻不可骤用补涩，以免闭邪留寇；慢性泄泻不可妄投分利，以免耗竭阴精；清热不可过于苦寒，以免损伤脾阳；补虚不可纯用甘温，甘能生湿满中；久泻伤阴，切忌投腻补之品，恐阻遏脾阳。

分证论治

1. 寒湿泄泻

[主症] 泻下清稀,甚至如水样,有时如鹜溏。

[兼次症] 腹痛肠鸣,脘闷食少,或兼有恶寒发热,鼻塞头痛,肢体酸痛。

[舌脉] 苔薄白或白腻;脉濡缓。

[分析] 外感寒湿之邪,侵袭肠胃,或内伤生冷瓜果,脾失健运,气机升降失调,水谷不化,清浊不分,肠腑传导失司,故大便清稀或如水样,便如鹜溏;寒湿内盛,肠胃气机受阻,则腹痛肠鸣;寒湿困脾,则脘闷食少;若兼风寒之邪袭表,则见恶寒发热,鼻塞头痛;苔白腻,脉濡缓,为寒湿内盛之象。

[治法] 芳香化湿,疏表散寒。

[方药] 藿香正气散加减。方中藿香辛温散寒,气味芳香,能醒脾化湿,白术、茯苓、陈皮、半夏健脾除湿,和中止泻;厚朴、大腹皮理气消满,疏利气机;紫苏、白芷解表散寒。

若畏寒明显者,可加草豆蔻、吴茱萸、砂仁;若表邪较重,周身困重而骨节酸楚者,可加荆芥、防风以增疏风散寒之力;如湿邪偏重,胸闷腹胀尿少,肢体倦怠,苔白腻者,应着重化湿利湿,可用胃苓汤以健脾燥湿,淡渗分利。

2. 湿热泄泻

[主症] 腹痛即泻,泻下急迫,势如水注,或泻而不爽,粪色黄褐而臭。

[兼次症] 烦热口渴,小便短赤,肛门灼热。

[舌脉] 舌质红,苔黄腻;脉濡数或滑数。

[分析] 感受湿热之邪,伤及肠胃,阻滞气机,肠腑传化失常,而发生泄泻。肠中有热,热邪类火,火性急迫,泻下急迫,此即《素问·至真要大论》所谓"暴注下迫,皆属于热";湿热互结,腑气不扬,则泻而不爽;湿热下注,故肛门灼热,粪便色黄褐而臭,小便短黄;烦热口渴,舌苔黄腻,脉濡数或滑数,均为湿热内盛之征。

[治法] 清热利湿。

[方药] 葛根芩连汤加减。方中葛根为君,既能解表清热,又能升举脾胃清阳之气而止下利,配伍黄芩、黄连苦寒清热燥湿。

若有发热、头痛等风热表证者,可加金银花、连翘、薄荷助其清热之力;若恶心呕吐者,加半夏、枳壳、竹茹以和胃降逆;若病情较轻者,可用六一散煎汤送服红灵丹;若湿重于热,症见胸腹满闷,口不渴,或渴不欲饮,舌苔微黄厚腻,脉濡缓者,可合平胃散燥湿宽中;挟食滞者宜加神曲、麦芽、山楂以消食化滞。

3. 暑湿泄泻

[主症] 夏季盛暑之时,腹痛泄泻,泻下如水,暴急量多,粪色黄褐。

[兼次症] 发热心烦,胸闷脘痞,泛恶纳呆,自汗面垢,口渴尿赤。

[舌脉] 舌质红,苔黄厚而腻;脉濡数。

[分析] 暑湿之邪下迫肠道,分清泌浊失职,水谷糟粕混杂而下,发为泄泻。暑湿困遏于脾,滞留于肠,脾失健运,腑失通降,水谷不化,传导失司,故腹痛,泄下如水;暑热与火同类,故泻下暴急量多,粪色黄褐;暑热夹湿伤于气分,故见发热心烦,自汗面垢,口渴尿赤;湿邪郁于中焦,气机不畅,胃失和降,则胸闷脘痞,泛恶纳呆;舌质红,苔黄厚而腻,脉濡数,均为暑湿内蕴之象。

[治法] 清暑化湿。

[方药] 黄连香薷饮加减。方中黄连苦寒清热,兼能燥湿为君,伍以香薷、厚朴祛暑化湿,行气除满。可加半夏、陈皮和胃降逆,茯苓、苍术、泽泻健脾燥湿,分利二便。

暑热偏重,身热烦渴,可加薄荷、荷叶、清豆卷增强清暑之力;若暑湿伤气,膀胱气化不利,小溲短赤者,可加六一散清暑利湿;湿阻中焦,胸脘痞闷,泛恶欲吐者,加藿香、佩兰芳化湿浊,理气和中;津液受损,口渴引饮者,酌加白茅根、芦根、天花粉等清热生津。若感受暑湿,或饮食不慎,引起泄泻,可用纯阳正气丸,服用简便,疗效较好。

4. 食滞肠胃

[主症] 腹痛肠鸣,泻后痛减,泻下粪便臭如败卵,夹有不消化之物。

[兼次症] 脘腹痞满,嗳腐酸臭,不思饮食。

[舌脉] 舌苔垢浊或厚腻;脉滑。

[分析] 饮食不节,宿食内停,阻滞肠胃,传化失常,气机阻滞,故腹痛肠鸣,脘腹痞满;宿食不化,则浊气上逆,故嗳腐酸臭;食物不化而腐败,则泻下臭如败卵,伴有不消化食物;泻后腐浊之邪得以外出,故腹痛减轻;舌苔厚腻,脉滑是宿食内停之象。

[治法] 消食导滞。

[方药] 保和丸加减。方中山楂、神曲、莱菔子消导食滞,宽中除满为主药;佐以陈皮、半夏、茯苓和胃祛湿;连翘消食滞之郁热。

若食滞较重,脘腹胀满,泻下不爽者,可因势利导,采用"通因通用"之法,加大黄、枳实、槟榔或用枳实导滞丸以消导积滞,清利湿热;积滞化热者加黄连清热燥湿止泻;呕吐甚者加生姜、刀豆子、竹茹和胃降逆止呕;兼脾虚加白术、扁豆健脾祛湿。

5. 肝气乘脾

[主症] 肠鸣攻痛,腹痛即泻,泻后痛缓,每因抑郁恼怒或情绪紧张而诱发。

[兼次症] 平素多有胸胁胀闷,嗳气食少,矢气频作。

[舌脉] 舌苔薄白或薄腻;脉细弦。

[分析] 忧思恼怒或情绪紧张之时,气机郁结,肝失条达,肝气横逆,乘脾犯胃,气滞于中则腹痛;脾运无权,水谷下趋则泄泻;肝失疏泄,脾虚不运,故胸胁胀闷,嗳气食少;舌苔薄白或薄腻,脉弦,是为肝旺脾虚夹湿之象。

[治法] 抑肝扶脾。

[方药] 痛泻要方加减。方中四味药可视为两组,一组治肝,一组治脾:其中白芍,养阴柔肝使肝气调达以治肝体;防风,风能胜湿,且可疏肝醒脾以治肝用。白术健脾燥湿和中,陈皮理气和中,以调理脾胃,从而达到抑肝扶脾的作用。

若肝体过虚,可加用当归、枸杞子等柔肝之品;肝用不足,可加柴胡、青蒿等疏肝之味;胸胁胀满者,可加川楝子、青皮以疏肝止痛;脾虚明显时,可加用茯苓、扁豆、山药等化湿健脾之药;胃纳不和,可加半夏、木香之品以和中。

若肝泻日久,气郁不解,转入血络,脾土不疏,泄泻缠绵难遇,可从化瘀入手,诚如清代王清任所说,选用血府逐瘀汤以治久泻。方中四逆散疏肝解郁,桃仁四物汤养血活血,使气血畅通,肝气调达,脾土得运,泻病可止;方中桔梗、川芎为升举之品,牛膝、枳壳为降下之味,治泻之时,前者为要,从而在调整升降时,以升为主。另外,在化瘀法下,遂可根据其寒热不同,选用少腹逐瘀汤或膈下逐瘀汤化裁治之,其效更显。若夹有湿热,大便夹有黏液,可加黄连、黄芩等清肠化湿;反复发作不已者,可适当加入酸涩收敛之品,如乌梅、石榴皮、五倍子等;若脾气虚弱者,可加服参苓白术丸。证情平稳后,可服逍遥丸以善后。

6. 脾胃虚弱

[主症] 大便时溏时泻,反复发作,稍有饮食不慎,大便次数即增多,夹见水谷不化。

[兼次症] 饮食减少,脘腹胀闷不舒,面色少华,肢倦乏力。

[舌脉] 舌质淡,苔白;脉细弱。

[分析] 脾胃虚弱,运化无权,水谷不化,清阳下陷,清浊不分,故大便溏泄;脾阳不振,运化失常,则饮食减少,脘腹胀闷不舒,稍进油腻之物,大便次数增多;久泻不止,脾胃虚弱,气血来源不足,故面色萎黄,肢倦乏力;舌质淡,苔白,脉细弱,乃脾胃虚弱之象。

[治法] 健脾益胃。

[方药] 参苓白术散加减。方中用四君子汤健脾补气为主,加入和胃理气渗湿之品如扁豆、薏苡仁、山药、莲子,既可健脾,又能渗湿而止泻,标本兼顾。佐以砂仁芳香醒脾,助四君促进中焦运化,畅通气理,使以桔梗升清、宣利肺气载药上行,借肺之布精以使药达全身。

若脾阳虚衰,阴寒内盛,伴见腹中冷痛,手足不温者,宜用附子理中丸加吴萸、肉桂以温中散寒止泻;若久泻不止,中气下陷,伴见滑脱不禁甚或脱肛者,可用补中益气汤,益气升清,健脾止泻;若泄泻日久,脾虚夹湿,肠鸣辘辘,大便溏黏者,舌苔厚腻难化,或食已即泻者,应于健脾止泻药中加入升阳化湿的药物,原方去白术,酌加防风、羌活、苍术、厚朴,或改用升阳益胃汤加减,以升清阳,化湿浊;若大便泻下呈黄褐色,为内夹湿热,可于原方中加黄连、厚朴、地锦草等清热除湿;若湿热未尽,泄泻日久,便溏而黏,气阴两伤,形瘦乏力,舌瘦质淡红,苔薄黄腻者,可用益胃汤加乌梅、五倍子、石榴皮、焦山楂、黄柏等标本兼治。

7. 肾阳虚衰

[主症] 每于黎明之前,脐腹作痛,继则肠鸣而泻,完谷不化,泻后则安。

[兼次症] 形寒肢冷,腹部喜暖,腰膝酸软。

[舌脉] 舌质淡,苔白;脉沉细。

[分析] 泄泻日久,肾阳不足,命门火衰,不能温养脾胃,运化失常,水谷下趋肠道而泻。黎明之前阴寒较盛,阳气未振,故见脐腹作痛,肠鸣即泻,又称为"五更泻";泻后则腑气通利,故泻后则安,腹痛得止;阳虚不能腐熟水谷,故泻下完谷不化;肾阳虚衰,失于温煦,故形寒肢冷;腰为肾之外府,肾阳衰惫,故腰膝酸软;舌质淡,苔白,脉沉细,为脾肾阳气不足之征。

[治法] 温肾健脾,固涩止泻。

[方药] 四神丸加减。方中补骨脂温肾壮阳,暖丹田,固下元;肉豆蔻温中暖脾涩肠兼行气;吴茱萸辛热散寒温中止痛;五味子酸收止泻,且能助脾阳。在久泻之人脾肾阳衰,阴寒内生,固摄失司的情况下,用上方标本兼顾。

若肾阳虚衰明显时,可加附子、肉桂等温肾之品;脾阳不足为著时可加干姜、莲子肉、芡实米等暖脾止泻之味;内寒腹痛时可加川椒、茴香等散寒之药;泻次频多时加乌梅、石榴皮、五倍子等酸收之品;若年老体衰,久泻不止,中气下陷,宜加黄芪、党参、白术之类或配合补中益气汤益气升阳,健脾止泻;若滑脱不禁者,合桃花汤或真人养脏汤以固涩止泻;若虽为五更泻,但脾肾阳虚不显,反见心烦嘈杂,而有寒热错杂之症者,治当寒温并用,温脾止泻,可改用乌梅丸加减;慢性泄泻,虚证居多,治用温补固涩。但亦有虚中夹实者,固涩后泄泻次数虽然减少,而腹胀或痛,纳减不馨,而有血瘀者,可用桂枝汤加当归、川芎、丹参等,以养血和血。

【转归预后】

泄泻是的转归取决于邪气的强弱及患者体质的盛衰。其转归依急性暴泻和慢性久泻的不同而有别。急性暴泻病情较轻者,经正确治疗,多能治愈,部分患者不经治疗,仅予饮食调养,亦可自愈;若病情较重,大便清稀如水而直下无度者,极易发生亡阴亡阳之险证,甚至导致死亡;少数急性暴泻患者,治不及时或未进行彻底治疗,迁延日久,易由实转虚,变为慢性久泻。慢性久泻脏气亏虚,病情缠绵,难取速效,疗程较长,部分患者经过治疗可获愈,少数患者反复泄泻,导致脾虚中气下陷,可见纳呆、小腹坠胀、消瘦,甚至脱肛等症;若久泻脾虚及肾,肾病可使脾愈虚,以致脾肾同病,错综复杂,则迁延难愈,病情趋向重笃。

【临证要点】

1. **首分新久**　新病暴泻,以邪实为主,其中湿盛为先及"无湿不成泻",或寒,或热,或夹暑,治则以祛湿为法,或温化,或清化,或芳化祛暑,此"治泻不利小水,非其治也"之意。久病迁延,以本虚或虚实夹杂为主,尤以脾虚为著,或兼肝郁,或兼肾虚,"泄泻者,脾病也",治则以扶脾补虚为法,或兼抑肝,或兼温肾。虚实夹杂者,又当标本兼顾。

2. **区分寒热**　寒热又宜分清虚实。寒实者治当辛散,虚寒者治宜温补;实热者施治苦寒清利或通因通用,虚热者法以益阴养血。至于寒热错杂,尤其上热下寒者,临证时也不少见。胃强脾弱,治之当温清并用,用之得当,收效甚捷。

3. **酸收敛阴**　慢性久泻者中湿热未尽,气阴已伤者尤为多见,增加治疗困难,利湿易伤阴,益阴易碍湿,此时酸收之法实属重要,可以标本兼顾,不失为一种良策。

4. **重视化瘀法**　久泻者使用化瘀之法,值得重视,辨证上应寻求血瘀征象。清代王清任的诸逐瘀汤,结合临床,变通使用得当,往往可以获效。

5. **外治法**　久泻者可改变进药途径,中药敷脐或保留灌肠均可使用。

【古代文献摘录】

《难经·五十七难》:"泄凡有几? 皆有名不? 然,泄凡有五,其名不同,有胃泄、有脾泄、有大肠泄、有小肠泄、有大瘕泄……胃泄者,饮食不化,色黄。脾泄者,腹胀满泄注,食即呕吐逆。大肠泄者,食已窘迫,大便色白,肠鸣切痛。小肠泄者,溲而便脓血,少腹痛。大瘕泄者,里急后重,数至圊而不能便,茎中痛。此五泄之要法也。"

《伤寒论·辨太阳病脉证治》:"伤寒服汤药,下利不止,心下痞鞕,服泻心汤已,复以他药下之,利不止。医以理中与之,利益甚;理中者,理中焦,此利在下焦,赤石脂禹余粮汤主之;复不止者,当利其小便。"

《古今医鉴·泄泻》:"夫泄泻者,注下之症也,盖大肠为传送之官,脾胃为水谷之海,或为饮食生冷之所伤,或为暑湿风寒之所感,脾胃停滞,以致阑门清浊不分,发注于下,而为泄泻也。"

《景岳全书·泄泻》:"泄泻之病,多见小水不利,水谷分则泻自止,故曰:治泻不利小水,非其治也。"

《临证指南医案·泄泻》:"泄泻,注下症也。《经》云:湿多成五泄,曰飧,曰溏,曰鹜,曰濡,曰滑,飧濡之完谷不化,湿兼风也;溏泄之肠垢污积,湿兼热也;鹜溏之澄清溺白,湿兼寒也;濡泄之身重软弱,湿自胜也;滑泄之久下不能禁固,湿胜气脱也。"

《医学心悟·泄泻》:"书云,湿多成五泻,泻之属湿也明矣。然有湿热,有湿寒,有食积,有脾虚,有肾虚,皆能致泻,宜分而治之。"

《时病论·食泻》:"食泻者,即胃泻也。缘于脾为湿困,不能健运,阳明胃府,失其消化,是以食积太仓,遂成便泻。"

【现代文献推介】

[1] 邓艳玲,徐琦,邓天好,等.泄泻的中医药研究概况[J].湖南中医杂志,2016,32(02):189-191.

[2] 彭艳红.溃疡性结肠炎的中医病因病机探讨[J].中国医药指南,2014,12(12):274-275.

[3] 袁旭潮,王捷虹,王康永,等.《黄帝内经》论述泄泻对腹泻型肠易激综合征的诊疗启示[J].辽宁中医杂志,2016,43(09):1871－1873.

[4] 钟丽艳.中医辨证治疗慢性溃疡性结肠炎[J].吉林中医药,2017,37(03):253－256.

第八节 痢 疾

痢疾是以腹痛、里急后重、下痢赤白脓血为主症的一类病证。痢疾具传染性,多发于夏秋季节。

痢疾病名首见于宋代严用和的《济生方·痢疾论治》:"今之所谓痢疾者,古所谓滞下是也。"该病《黄帝内经》称为"肠澼",认为其发病与饮食不节及湿热有关。《难经》把痢疾称为"大肠泻""小肠泻""大瘕泄",并对其进行了详细描述:"大肠泄者,食已窘迫,大便色白,肠鸣切痛""小肠泄者,溲而便脓血,少腹痛""大瘕泄者,里急后重,数至圊而不能便,茎中痛。"汉代张仲景将泄泻与痢疾统称为"下利",不但制定了治疗湿热痢的白头翁汤,而且还提出了治疗虚寒久痢的桃花汤,至今仍用于临床。晋代葛洪在《肘后备急方·治卒霍乱诸急方第十二》中,首先用"痢"称本病,将痢疾和泄泻从病名上区分开来,为后世医家所接受。《诸病源候论·痢病候》将痢疾分为"赤白痢""脓血痢""冷热痢""休息痢"等21种,并在病机方面提出"痢由脾弱肠虚……肠虚不复,故赤白连滞……血痢者,热毒折于血,入大肠故也",强调了热毒致病。金元时代已认识到本病能相互传染,普遍流行而称"时疫痢",如朱丹溪曰:"时疫作痢,一方一家之内,上下传染相似。"尤值一提的是,明清时期对痢疾的认识更趋深入,进一步阐发了痢疾的病因病机和辨证论治。清代还出现了痢疾专著,如孔毓礼的《痢疾论》等,对痢疾理论和临床进行了系统总结,学术上也有所创新。清代林珮琴在《类证治裁·痢症》提出:"症由胃腑湿蒸热壅,致气血凝结,挟糟粕积滞,进入大小腑,倾刮脂液,化脓血下注。"清代李用粹提出痢有伏积,所谓"无积不成痢也",并在《证治汇补·痢疾》中详尽地提出了痢疾应辨寒热、辨虚实、辨五色等。特别对休息痢的认识更为深刻,认为"屡发屡止,经年不愈,多因兜涩太早,积热未清所致。亦有调理失宜,亦有过服寒凉,亦有元气下陷,亦有肾虚不固,均能患此"。此外,比较突出的一点是强调本病与脾肾的关系,如明代李中梓《医宗必读·痢疾》云:"痢之为证,多本脾肾……在脾者病浅,在肾者病深……未有久痢而肾不损者。"

在治疗方面,汉代张仲景认为治疗痢疾首先要辨清寒热虚实。宋代严用和制订香连丸、木香槟榔丸等治疗痢疾的常用方剂。金代刘河间提出了"调气则后重自除,行血则便脓自愈"的法则,至今仍属治痢之常法。而明代李中梓则在《医宗必读·痢疾》中指出:"至于治法,须求何邪所伤,何脏受病。如因于湿热者,去其湿热;因于积滞者,去其积滞。因于气者调之;因于血者和之。新感而实者,可以通因通用;久病而虚者,可以塞因塞用。"特别明代皇甫中在《明医指掌·痢疾》中指出:"善治者,审其冷、热、虚、实、气、血之证,而行汗、吐、下、清、温、补、兜、涩之法可也。"清代喻嘉言创"逆流挽舟"之法,并在《医门法律·痢疾论》中云"引其邪而出之于外",用活人败毒散。清代蒋宝素将痢疾称为内痈,他在《医略十三篇·痢疾》中云:"治痢之法,当参入治痈之义。"这些治疗原则,一直指导着今天的临床。

西医学的细菌性痢疾、阿米巴痢疾及一些结肠病变如溃疡性结肠炎、克罗恩病、缺血性肠炎等,可参考本篇辨证论治。

【病因病机】

痢疾多由外感湿热、疫毒之气,内伤饮食,损及脾胃与肠腑而成。

1. **外感时疫邪毒** 夏秋季节,暑湿秽浊、疫毒易于滋生,人处湿热熏蒸之中。若摄生不当,起居不慎,暑湿之邪,侵及肠胃,湿热蕴蒸,气血与暑湿毒邪搏结于肠之脂膜,化为脓血,而成为湿热痢。疫毒之邪侵及阳明气分,进而内窜营血,甚则下迫厥阴、少阴,可致急重之疫毒痢。正如《景岳全书·杂证谟》云:"痢疾之病,多病于夏秋之交,古法相传,皆谓炎暑大行,相火司令,酷热之毒蓄积为痢。"疫毒之邪伤于气分者,则为白痢;伤于血分者,则为赤痢;气血俱伤者则为赤白痢。

2. **内伤饮食** 嗜食肥甘厚味,酿生湿热,在夏秋季节内外湿热交蒸之时,复饮食不洁或暴饮暴食,湿热毒邪,蕴结肠之脂膜,邪毒与气血搏结,腐败化为脓血,则成湿热痢或疫毒痢。若湿热内郁不清,易伤阴血,形成阴虚痢。若平素恣食生冷瓜果,伤及脾胃,中阳不足,湿从寒化,寒湿内蕴,如再贪凉饮冷或不洁食物,寒湿食积壅塞肠中,气机不畅,气滞血瘀,气血与肠中腐浊之气搏结于肠之脂膜,化为脓血而成寒湿痢。《景岳全书·杂证谟》云:"因热贪凉者,人之常事也,过食生冷,所以致痢。"脾胃素弱之人,屡伤寒湿,或湿热痢过服寒凉之品,克伐中阳,每成虚寒痢。

上述病因虽有外感时邪与内伤饮食之分,但两者常相互影响,往往内外交感而发病。主要病机为湿浊疫毒搏结肠腑,化腐成脓。本病病位在肠,与胃、脾、肾关系密切。若湿热、疫毒之气上攻于胃,或久痢伤正,胃虚气逆,则胃不纳食,而成为噤口痢;如痢疾迁延,邪恋正衰,脾气更虚,或治疗不当,收涩过早,关门留寇,则成久痢,或时愈时发的休息痢;痢久不愈,或反复发作,不但损伤脾胃而且影响及肾,导致肾气虚惫,下痢不止。

【诊断】

(1) 便下赤白脓血,腹痛,里急后重,大便次数增多。

(2) 急性痢疾起病急骤,可伴有恶寒发热;慢性痢疾则反复发作,迁延不愈。

(3) 常见于夏秋季节,多有饮食不洁史,可具传染性。

【相关检查】

(1) 大便常规检查可见大量脓细胞及红细胞,大便培养痢疾杆菌阳性,为细菌性痢疾的确诊依据。阿米巴痢疾患者大便镜检可见阿米巴滋养体或包囊。

(2) 血常规检查中白细胞总数及中性粒细胞增高,对急性菌痢具有一定的诊断意义。

(3) 必要时作 X 线钡剂造影及直肠、结肠镜检查,有助于鉴别诊断。

【鉴别诊断】

1. **泄泻** 参见"泄泻"篇。

2. **大肠癌** 参见"癌病"篇。

【辨证论治】

辨证要点

1. **辨虚实** 一般新病年少,形体壮实,腹痛拒按,里急后重便后减轻者多为实;久病年长,形体虚弱,腹痛绵绵,痛而喜按,里急后重便后不减或虚坐努责者为虚。

2. **辨寒热** 痢下血色鲜红,或赤多白少,质稠恶臭,肛门灼热,或里急后重,口渴喜冷饮,小便黄或短赤,舌质红,苔黄腻,脉数而有力者,属热;痢下白多赤少或晦暗清稀,频下污衣,不甚臭秽,面白,畏寒喜热,小便清长,舌质淡,苔白滑,脉沉细弱者,属寒。

3. **辨邪正盛衰** 本病是否急重,主要根据其临床病象,判断其邪毒的强弱,胃气的虚实,阴液的存亡及阳气的消长等。下痢脓血,兼有粪质者轻,不兼粪质者重;凡痢疾经治疗后,痢下脓血次数减少,腹痛、里急后重减轻,为气血将和,正能胜邪,向愈;若下痢脓血次数虽减少,而全身症状不见减轻,甚而出现烦躁,精神委靡,手足欠温,脉症不符,皆预示病情恶化,应引起高度重视。若下痢次数逐渐减少,而反见腹胀痛,呕吐,烦躁口渴,气急,甚或神昏谵语,为邪毒内炽上攻之象;凡下痢,噤口不食,精神委靡,或呕逆者,为胃气将败;凡下痢脓血,烦渴转筋,甚或面色红润,唇如涂朱,脉数疾大者,为阴液将涸或阴阳不交之候;凡下痢不禁,或反不见下痢,神委倦卧,畏寒肢冷,自汗,气息微弱,脉沉细迟,或脉微欲绝,为阳气将脱,阴阳欲离之象。

治疗原则

凡治痢疾,首当根据虚实、寒热的不同,灵活运用初痢宜通,久痢宜涩(补),热痢清之,寒痢温之的基本原则。寒热交错者,温清并举;虚实夹杂者,通涩兼施。初痢多属实证,清肠、清热、解毒、化湿、燥湿为常用方法。忌过早补涩,忌峻下攻伐,忌分利小便,以免留邪或伤正气。久痢多属虚证,中焦气虚,脾胃亏损,阳气不振,滑脱不禁,故应用温养之法,兼以收涩固摄。反复发作之休息痢,则多见本虚标实证。治疗应始终明确祛邪与扶正的辨证关系,照顾胃气为本。

其次,治痢尚需调和气血。痢疾为患,不论虚实,肠中总有邪滞,气血失于调畅。因此,消导、去滞、调气、和血行血为治痢的基本方法。在具体运用时须根据证情的虚实缓急灵活运用。

分证论治

1. **湿热痢**

[主症] 腹痛窘迫,痛而拒按,里急后重,下痢赤白脓血,赤多白少,或纯下赤冻。

[兼次症] 肛门灼热,小便短赤,或发热恶寒,或头痛身楚,或口渴发热。

[舌脉] 舌质红,苔黄腻;脉滑数,或大而数。

[分析] 湿热之邪毒积滞肠中,气血被阻,气机不畅,传导失司,所以腹痛窘迫,痛而拒按,里急后重;湿热之毒熏灼,伤及肠道脂膜之气血,腐败化为脓血,则见痢下赤白;湿热下注,则肛门灼热,小便短赤;舌质红,苔黄腻,脉滑数,或大而数,皆为湿热蕴结之征象。

[治法] 清热解毒,调气行血。

[方药] 芍药汤加减。方中重用芍药,配当归和营以治脓血,配甘草缓急止痛;木香、槟榔行气导滞以除后重;黄芩、黄连苦寒燥湿,解肠中湿热之毒,配大黄清中有泻,祛积破瘀,导热毒下行,此乃通因通用之法;在大队苦寒药中配伍肉桂是为“反佐”,既可防苦寒伤中与冰伏湿热之邪,其性辛温又通郁结。若属热重下痢,宜用白头翁汤清热解毒,并可加入地榆、桃仁、赤芍、丹皮凉血化瘀之品,以达凉血、解毒、止痢之目的。

若痢疾初起,兼有表证者,可用活人败毒散,以解表举陷,即喻嘉言所谓“逆流挽舟”之法。方中人参大补元气,坐镇中州,为督帅之师;以羌活、独活、前胡、柴胡合川芎从半表半里之际领邪外出;更以枳壳宣中焦之气,茯苓渗下焦之湿,桔梗开上焦之痹,甘草调和诸药,乃陷者举之之法,不治痢而治致痢之源。若身热汗出,脉急促,表邪未解而里热已盛者,宜用葛根芩连汤以解表清里。本证多夹食滞,如痢下不爽,腹痛拒按,苔黄腻脉滑者,热偏重可加用枳实导滞丸,以行气导滞,破积泻热。表证已解,痢尤未止,可加黄连、木香以调气清热。

2. 疫毒痢

[主症]　发病急骤,壮热,腹痛剧烈,里急后重明显,痢下鲜紫脓血。

[兼次症]　口渴,头痛烦躁,呕吐频繁,或神昏谵语,或痉厥抽搐,或面色苍白,汗冷肢厥。

[舌脉]　舌质红绛,苔黄燥,或苔黑滑润;脉滑数,或脉微欲绝。

[分析]　疫毒之邪,其性猛烈,伤人最速,所以发病暴急;疫毒与气血搏结于肠之脂膜,腐败化为脓血,故下痢鲜紫脓血;疫毒盛于内,热因毒发,故壮热;热毒内蕴,气机不利,腑气不通,故见腹痛剧烈,里急后重明显,甚于湿热痢者,以疫毒伤人最厉,较湿热痢为重;热盛伤阴则口渴,热扰心神则烦躁,热扰于上则头痛;腑气不通,胃气上逆则呕吐频繁;舌质红绛,苔黄燥,脉滑数,皆热毒内炽所致。若热毒内闭,入于营分,则出现神昏谵语;若热灼营阴,损及厥阴、少阴,则热极动风,出现痉厥抽搐;若暴痢阴涸阳脱者,则见面色苍白,汗冷肢厥,苔黑滑润,脉微欲绝。

[治法]　清热解毒,凉血止痢。

[方药]　白头翁汤加减。方中白头翁清热解毒,凉血止痢;黄连苦寒清热解毒,燥湿厚肠;黄柏泻下焦湿热止痢;秦皮苦寒性涩,主热痢下重。可在方中加入金银花、生地、赤芍、丹皮以加强清热凉血解毒之功。

痢下鲜红者,加地榆、槐花、侧柏叶等凉血止血。夹食滞者,加枳实、山楂、莱菔子以消食导滞;暑湿困表者,加藿香、佩兰、荷叶以芳香透达,逆流挽舟,使邪从表解;积滞甚者,痢下臭秽难闻,腹痛拒按,急加大承气汤,通腑泄浊,消积下滞;热入营分,高热神昏谵语者,为热毒内闭,宜清热解毒,凉血开窍,可合用犀角地黄汤,或另服大黄煎汤送服安宫牛黄丸或至宝丹;热极动风,痉厥抽搐者,加羚羊角(或水牛角代)、钩藤、石决明送服紫雪丹,以清热解毒,凉血息风;暴痢致脱者,应急服参附汤或独参汤,参附注射液或生脉注射液静脉点滴,以回阳救逆或益气养阴固脱。

3. 寒湿痢

[主症]　腹痛拘急,里急后重,痢下赤白黏冻,白多赤少,或纯为白冻。

[兼次症]　脘闷,头身困重,口淡,饮食无味。

[舌脉]　舌质淡,苔白腻;脉濡缓。

[分析]　寒湿滞留肠中,因寒主收引,湿邪黏滞,故气机阻滞,而见腹痛,里急后重;寒湿之邪伤于气分,故下痢白多赤少,或纯为白冻;寒湿困脾,健运失司,故脘闷,头身困重,口淡,饮食无味;舌质淡,苔白腻,脉濡缓为寒湿内盛之象。

[治法]　温化寒湿,调气和血。

[方药]　胃苓汤加减。方中苍术、白术、厚朴温中燥湿;桂枝、茯苓温化寒湿;陈皮理气开胃。因痢疾忌利小便,故泽泻、猪苓可去,酌加芍药、当归以活血和营;槟榔、木香、炮姜以散寒调气。

若暑天感寒湿而下痢,可予藿香正气散祛暑散寒,化湿止痢;若兼表证者,可合荆防败毒散逆流挽舟,驱邪外出。

4. 阴虚痢

[主症]　脐腹灼热或脐下急痛,虚坐努责,下痢赤白黏冻,或下鲜血黏稠。

[兼次症]　心烦,口干口渴。

[舌脉]　舌质红少津,苔少或无苔;脉细数。

[分析]　素体阴虚,感邪而病痢,或痢久不愈,湿热伤阴,遂为阴虚痢。阴血不足,湿热熏蒸于肠之脂膜,化为脓血,故痢下赤白或鲜血黏稠;阴亏热灼,湿热交阻,故脐腹灼痛或脐下急痛;营阴亏损,则虚坐努责;胃阴不足,津液不能上承,则口干口渴;阴虚火旺,上扰心神,则心烦;舌质红少津,

苔少或无苔,脉细数,为阴血亏耗之征。

[治法] 养阴清肠。

[方药] 驻车丸加减。方中黄连清热坚阴,厚肠止痢;阿胶、当归养阴和血;少佐炮姜寒热并用,以制黄连苦寒太过。可加入白芍、甘草酸甘化阴,和营止痛;加瓜蒌润肠而通利气机。

若虚热灼津而尿少、口渴明显,可加入石斛、沙参养阴生津;若阴虚火旺,湿热内盛,见下痢鲜血黏稠、口苦、肛门灼热,可加白头翁、黄柏、秦皮清热解毒,及丹皮、赤芍、槐花、旱莲草凉血止血。

5. 虚寒痢

[主症] 腹部隐痛,下痢稀薄,带有白冻,甚则滑脱不禁。

[兼次症] 食少神疲,四肢不温,腰酸,畏寒,或见脱肛。

[舌脉] 舌质淡,苔白滑;脉沉细而弱。

[分析] 因久痢不愈,或湿热痢过服寒凉之品,损伤中阳而致脾肾阳虚,寒湿凝滞肠中,故下痢稀薄,夹有白冻;阳虚肠中失于温养,故见腹部隐痛;严重者脾虚及肾,关门不固,则滑脱不禁;脾主运化,主肌肉四肢,脾阳不振,健运失司,则食少神疲,四肢不温;气虚下陷,则见脱肛;脾肾阳虚,则腰酸畏寒,舌质淡,苔白滑,脉沉细而弱皆为虚寒之象。

[治法] 温补脾肾,收涩固脱。

[方药] 桃花汤合真人养脏汤加减。方中赤石脂、罂粟壳涩肠止泻;肉豆蔻、诃子暖脾温中止泻;干姜大辛大热,温中散寒;泻痢日久耗伤气血,故用人参、白术、薏苡仁益气健脾和中;当归、白芍养血和血,且白芍、甘草又能缓急止痛;以肉桂温补脾肾,消散阴寒;木香理气醒脾,使补涩之品不致壅滞气机。

脾肾阳虚重,手足不温者,可加附子以温肾暖脾;脱肛坠下者,可加升麻、黄芪以益气升陷,亦可用补中益气汤加减,以益气补中,升清举陷。应用本方剂时,凡痢下脓血,里急后重,肛门灼热,湿热积滞未净者,均应忌用。

6. 休息痢

休息痢以时发时止,终年不愈为辨证重点,主要病机为久病正伤,邪恋肠腑,传导不利。临床分为发作期、缓解期,分述如下。

1) 发作期

[主症] 腹痛里急,圊后不减,大便夹有脓血。

[兼次症] 倦怠怯冷,嗜卧,纳减。

[舌脉] 舌质淡,苔腻;脉濡软或虚数。

[分析] 湿热伏邪未尽,积垢未除,又感受外邪或饮食不当而诱发,发则腹痛里急,大便夹有脓血;正气虚弱,故圊后不减;因久病脾胃虚弱,中阳健运失常,故纳减嗜卧,倦怠怯冷;苔腻不化,脉濡软虚数,乃湿热未尽,正气虚弱之征象。

[治法] 温中清肠,调气化滞。

[方药] 连理汤加减。方中人参、白术、干姜、甘草温中健脾;黄连除肠中湿热余邪。可加槟榔、木香、枳实以调气化滞。

本证还可用鸦胆子仁治疗,用法:以干龙眼肉包裹,成人每服15粒,日3次,饭后服用,连服7~10日。出血及肝肾病患者慎用。

2) 缓解期

⊙ 脾气虚弱

[主症] 腹胀食少,大便溏薄或夹少量黏液。

[兼次症]　肢体倦怠,神疲乏力,少气懒言,面色萎黄,或脱肛。

[舌脉]　舌质淡,苔白或腻;脉缓弱。

[分析]　久痢损伤脾胃,受纳无权,脾气虚弱,健运失职,故见腹胀食少;食入不消,清浊不分,下注伏邪积垢之肠腑,则见大便溏薄或夹少量黏液;脾气虚,化源不足,不能充达机体、肌肉,故肢体倦怠,中气不足则神疲乏力,少气懒言,面色萎黄;严重者中气下陷,则出现脱肛;舌质淡,苔白或腻,脉缓弱,为脾气虚兼湿浊之象。

[治法]　补中益气,健脾升清。

[方药]　补中益气汤加减。方中黄芪补中益气,人参、炙甘草、白术补气健脾;当归养血和营;陈皮理气和胃,少佐柴胡、升麻引下陷之清气上行。

若腹痛绵绵,喜按喜温,大便稀溏,夹有少许黏液白冻,形寒气怯,四肢不温,纳少,舌质淡胖,脉沉迟无力者,则以附子理中汤温阳祛寒,益气健脾。

⊙ 寒热错杂

[主症]　腹痛绵绵,下痢稀薄,时夹少量黏冻。

[兼次症]　胃脘灼热,烦渴,饥而不欲食,强食则吐,四肢不温。

[舌脉]　舌质红,苔黄腻;脉沉缓。

[分析]　下焦阳虚,阴寒内生,故腹痛绵绵,下痢稀溏夹少量黏冻,四肢不温。久痢伤及厥阴,肝气横逆犯胃,故胃脘灼热,正如《温病条辨·湿温》所言:"久痢伤及厥阴,上犯阳明,气上撞心""心中疼热。"热灼津伤,故烦渴;又因下焦有寒,脾失健运,更因肝木乘犯,故饥而不欲食,强食则吐;舌质红,苔黄腻为湿热之征,脉沉缓为虚寒之象。此为上热下寒证。

[治法]　温中补虚,清热燥湿。

[方药]　乌梅丸加减。方中乌梅酸涩,可涩肠止痢,生津止渴;黄连、黄芩清热燥湿止痢;附子、干姜、桂枝、川椒、细辛皆温热之品,可温肾脾而助运祛寒;人参、当归益气补血而扶正。

⊙ 瘀血内阻

[主症]　腹部刺痛拒按,常在夜间加重,下痢色黑。

[兼次症]　面色晦暗,或腹部结块,推之不移。

[舌脉]　舌质紫暗或有瘀斑;脉细涩。

[分析]　瘀血内停,肠道气血运行受阻,故腹部刺痛拒按,由于夜间血行较缓,瘀阻较重,故在夜间加重;久痢不愈,伏邪积垢,与瘀血互结,故下痢色黑;积瘀不散而凝结,久之腹部可形成结块,推之不移;面色晦暗,舌质紫暗或有瘀斑,脉细涩,皆为瘀血内阻之象。

[治法]　活血祛瘀,行气止痛。

[方药]　膈下逐瘀汤加减。方中当归、川芎、桃仁、红花、赤芍、五灵脂、丹皮活血以祛瘀积;香附、延胡索、乌药、枳壳行气导滞而止痛。本方可与六君子汤间服,以补益脾肾,攻补兼施。

痢疾不能进食,或呕不能食者,称为噤口痢,其证有虚有实。实证多由湿热、疫毒蕴结肠中,上攻于胃,胃失和降所致。在辨证治疗痢疾的过程中,如出现实证之噤口痢,宜用开噤散煎水少量多饮,不拘时,以苦辛通降,泄热和胃。若汤剂不受,可先用玉枢丹磨粉调汁少量予服,再予前方徐徐咽下。若实证治疗中,频繁呕吐,胃阴大伤,舌质红绛无苔,脉细数者,方中酌加人参、麦冬、石斛、沙参以扶养气阴。并可用人参与姜汁炒黄连同煎,频频呷之,再吐再呷,以开噤为度。虚证多由素体脾胃虚弱或久痢以致胃虚气逆,出现呕恶不食或食入即吐,口淡不渴,舌质淡,脉弱,治宜健脾和胃为主,方用六君子汤加石菖蒲、姜汁以醒脾开胃。若下痢无度,饮食不进,肢冷脉微,为病势危重,急用独参汤或参附汤或参附注射液以益气回阳救逆。

本病可因感邪不同,体质差异,失治误治等因素,使痢疾病证互为传变,或致变证丛生。故治疗时应在常法基础上,权变而治。

【转归预后】

痢疾因患者正气的强弱及感受邪毒的深浅不同,而致发病的轻重不同,转归预后亦不同。一般体质好,正气存,虽外感邪毒而患急性痢疾者,只要治疗及时正确,将息适宜,预后一般良好。而疫毒邪盛者,常可很快出现热入心营、热盛动风或内闭外脱之危证,甚或死亡。临床必须抓住时机,积极抢救。慢性痢疾多由急性痢疾迁延不愈而致,如休息痢、阴虚痢、虚寒痢。此种痢疾,一般病情缠绵,难于骤效,但只要辨证正确,治疗精当,多能缓解或痊愈,如若不注意摄养或调治,病情常易逐步加重而入危途。

【临证要点】

1. **痢疾治疗需分外感内伤** 外感者,多具传染性,如细菌性痢疾、阿米巴痢疾等;内伤者,多无传染性,如溃疡性结肠炎等,临床多见。外感致痢,表证仍在者,当先解表,而后治痢,或表里双解,治疗当宗"逆流挽舟法";内伤致痢者,当辨清虚实寒热而治,以健脾或益肾收功。其中黏液便者,加用鹿茸草或马齿苋、仙鹤草效佳;下痢脓血,可加槐花、地榆以凉血止血。

2. **善用通因通用法** 古有无积不成痢之说,宋代严用和于《济生方·痢疾》曰:"余每遇此证,必先导涤肠胃。"又云:"大凡痢疾,不先去其积,虽获暂安,后必为害。"故痢疾因积滞而成者,常用通因通用法,如枳实导滞丸、木香槟榔丸、大黄丸等,其中药物均可合入辨证方中化裁而用。但对于久痢者,宜扶正祛邪,攻伐之品要慎用。此时又要重视胃气,"人以胃气为本,而治痢尤要",顾护胃气应贯穿于痢疾尤其是慢性痢疾治疗的始终。

3. **慢性痢疾治疗当分在气在血** 临床治疗慢性痢疾,当分清以气分为主还是血分为主。寒湿痢一般以气分为主,疫毒痢一般以血分为主,湿热痢则气血分均重,"调气则后重自除,行血则便脓自愈"。刘河间提出调气行血的重要性,并立芍药汤,融调气行血于一方,故芍药汤在临床可加减变化,为常用之方。下痢白多赤少者,一般湿偏重,调气化湿药多用,可选加枳实、厚朴、白蔻仁、藿香、佩兰等;赤多白少者,血分郁滞较重,行血凉血药多用,可选加白头翁、丹皮、地榆、槐花等。

4. **灌肠疗法治疗脓血便** 下痢赤白脓血者,常顽固不愈,可配合灌肠疗法,使药物直达病所,提高疗效。常用药物如鹿茸草、马齿苋、白头翁、蒲公英、败酱草、红藤、穿心莲、苦参、黄柏、地榆、半枝莲,可选用3~5种,适量煎煮至150毫升保留灌肠,一般7日为一个疗程,以脓血尽为度。

【古代文献摘录】

《医学心悟·痢疾》:"因思火性炎上者也,何以降下于肠间而为痢? 良由积热在中,或为外感风寒所闭,或为饮食生冷所遇,以致火气不得舒伸,逼迫于下,里急后重也。医者不察,更用槟榔等药下坠之,则降者愈降,而痢愈甚矣。予因制治痢散,以治痢症初起之时。方用葛根为君,鼓舞胃气上行也,陈茶、苦参为臣,清湿热也。麦芽、山楂为佐,消宿食也。赤芍、广陈皮为使,所谓'行血则便脓自愈,调气则后重自除'也。制药普送,效者极多。"

《济生方·痢疾论治》:"今之所谓痢疾者,即古方所谓滞下是也。盖尝推原其故,胃者脾之腑,为水谷之海,营卫充焉⋯⋯夫人饮食起居失其宜,运动劳役过其度,则脾胃不充,大肠虚弱,而风冷暑湿之邪,得以乘间而入,故为痢疾。"

《类证治裁·痢证论治》:"痢多发于秋,即《内经》之肠澼也。症由胃腑湿蒸热壅,致气血凝结,挟糟粕积滞,进入大小腑,倾刮脂液,化脓血下注,或痢白,痢红,痢瘀紫,痢五色,腹痛呕吐,口干溺涩,里急后重,气陷肛坠,因其闭滞不利,故亦名滞下也⋯⋯白伤气分,赤伤血分,赤白相间,气血俱伤。伤气分则调气,伤血则和血,易老所谓调气则后重除,和血则便脓愈也。然论致痢之由，其暑湿伤胃者，郁热居多，生冷伤脾者，寒滞为甚至……气陷则仓廪不藏，阴亡则门户不闭，由脾伤肾，势所必然。"

《医学入门·杂病分类》："初宜通解或分消，通因通用，下也。然汗、吐亦谓之通，初病元气实者可行。若五七日，脾胃虚者，只宜和解及分利小便，消导食积，无积不成痢也。久乃升涩补脾胃；稍久，以气血药中加升麻、柴胡、防风、苍术以提之；久甚，及用粟壳、肉豆蔻、龙骨、牡蛎、诃子以涩之敛之。食少者，专调脾胃，饮食进而气血自和，盖痢以胃气为本也。其间有里急甚而无表者，即宜通利；有虚而不敢痛者，或和解，或即升举；有气陷下痢如注者，即暂止涩；有滑脱痛甚者，痰火盛也，宜吐宜升，痰消火降，而大肠自敛，须凭脉证断之。"

【现代文献推介】

[1] 中华中医药学会脾胃病分会.溃疡性结肠炎中医诊疗共识意见[J].中华中医药杂志,2010,25(6)：891-895.
[2] 聂娅,李点,姚欣艳,等.熊继柏教授辨治痢疾经验[J].中华中医药杂志,2014,29(6)：1907-1909.
[3] 丁亮,肖燕,李文林,等.缪希雍《先醒斋医学广笔记》治疗痢疾七法[J].中华中医药杂志,2017,32(2)：479-481.
[4] 徐方易,苏颖.基于五运六气理论对吉林省前郭尔罗斯地区痢疾发病及其与气象因素关系的研究[J].中国中医基础医学杂志,2016,22(12)：1635-1637.
[5] 闫军堂,赵妍,王雪茜,等.基于中医传承辅助系统的王庆国教授治疗溃疡性结肠炎用药规律研究[J].中国实验方剂学杂志,2015,21(14)：186-190.
[6] 张纨,李博林,王志坤,等.从浊毒理论探讨溃疡性结肠炎证治规律[J].新中医,2017,49(1)：158-160.

第九节 便　秘

便秘是以大便排出困难，排便时间或排便间隔时间延长为临床特征的一种病证。便秘既是一种独立的病证，也是一个在多种急慢性疾病过程中经常出现的症状，本篇仅讨论前者。

《黄帝内经》称便秘为"后不利""大便难"等，认识到便秘与脾胃受寒、肠中有热等有关。如《素问·厥论》曰："太阴之厥，则腹满胀，后不利，不欲食，食则呕，不得卧。"《素问·举痛论》曰："热气留于小肠，肠中痛，瘅热焦渴，则坚干不得出，故痛而闭不通矣。"汉代张仲景《伤寒论》对便秘已有了较全面的认识，提出便秘当从阴阳分类，称便秘为"脾约""闭""阳结""阴结""谷气不行"等，并提出了寒、热、虚、实不同的发病机制，设立了承气汤的苦寒泻下、麻子仁丸的养阴润下、厚朴三物汤的理气通下，为后世医家认识和治疗本病确立了基本原则，有的方药至今仍为临床治疗便秘所常用。其中的蜜煎导及土瓜根、猪胆汁灌肠等导法，开启了中医灌肠法之先河。宋代朱肱在《类证活人书·卷第七》中提出"大便秘"的概念。清代沈金鳌在《杂病源流犀烛·大便秘结源流》中明确提出"便秘"的名称。隋代巢元方指出引起本病的主要原因是五脏不调，《诸病源候论·大便病诸候》云："大便难者，由五脏不调，阴阳偏有虚实，谓三焦不和则冷热并结故也。"宋代严用和在《重订严氏济生方·秘结论治》首先提出五秘之说："夫五秘者，风秘、气秘、湿秘、寒秘、热秘是也。更有发汗利小便，及妇人新产亡血，陡耗津液，往往皆令人秘结。"金元时期李杲强调饮食劳逸与便秘的关系，并指出治疗便秘不可妄用泻药，如《兰室秘藏·大便结燥门》谓："若饥饱失节，劳役过度，损伤胃气，及食辛热厚味之物，而助火邪，伏于血中，耗散真阴，津液亏少，故大便燥结"，"大抵治病，不可一概用巴豆、牵牛之类下之，损其津液，燥结愈甚，复下复结，极则以至引导于下而不通，遂成不救。"清代李用粹根据不同的病因提出了便秘的治则，《证治汇补·秘结》云："少阴不得大便以辛润之，太阴不得大便以苦泄之，阳结者清之，阴结者温之，气滞者疏导之，津少者滋润之，大抵以养血清热为先，急攻通下为次。"清代程钟龄在《医学心悟·大便不通》将便秘分为"实秘、虚秘、热秘、冷秘"四种类型,并分别列出各类的症状、治法及方药,对临床有一定的参考价值。

西医学中的功能性便秘、肠易激综合征便秘型、肠炎恢复期之便秘、药物性便秘、内分泌及代谢性疾病所致的便秘等,可参照本篇辨证论治。

【病因病机】

便秘病位在大肠,形成便秘的基本病机是邪滞大肠,腑气闭塞不通或肠失温润,推动无力,导致大肠传导功能失常。其发病与肺、脾、胃、肝、肾关系最为密切。

1. **感受外邪**　素体阳虚,外感寒邪,客于肠胃,阴寒凝滞,传导失常,糟粕不行,而成冷秘。如《金匮翼·便秘》曰:"冷秘者,寒冷之气,横于肠胃,凝阴固结,阳气不行,津液不通。"素体阳盛,或热病之后,余热留恋,或肺热肺燥,下移大肠,或太阳病失治误治,耗伤津液,邪热传于阳明,均可使肠胃燥热,肠道干涩失润,大便难以排出,而成"热秘"。

2. **饮食不节**　或过食醇酒厚味,或过食辛辣,或过服热药,均可致肠胃积热,耗伤津液,肠道干涩失润,粪质干燥,难以排出,形成"热秘"。如《景岳全书·秘结》曰:"阳结证,必因邪火有余,以致津液干燥。"或恣食生冷,凝滞胃肠;或过服寒凉,阴寒内结,均可导致阴寒内盛,凝滞胃肠,传导失常,糟粕不行,而成冷秘。

3. **情志失调**　忧愁思虑,脾伤气结;或抑郁恼怒,肝郁气滞;或久坐少动,气机不利,均可导致腑气郁滞,通降失常,传导失职,糟粕内停,不得下行,或欲便不出,或出而不畅,或大便干结而成气秘。如《症因脉治·大便秘结论》曰:"怒则气上,思则气结,忧愁思虑,诸气怫郁,则气壅大肠,而大便乃结。"

4. **年老久病**　年老体弱,阴血亏虚,或气虚阳衰;或久病之后,气血阴阳亏虚,阴血亏虚则肠道失润,阳气不足则大肠传送无力,遂成便秘。如《医宗必读·大便不通》云:"更有老年津液干枯,妇人产后亡血,及发汗利小便,病后血气未复,皆能秘结。"

便秘病位在大肠,病机根本在于大肠传导功能失常。外感或饮食、情志、内伤等病因导致邪滞大肠,腑气闭塞不通或肠失温润,推动无力,大肠传导功能失常。便秘发病还与脏腑功能失调有关,其中与肺、脾胃、肝、肾关系最为密切。如肺脾气虚,大肠传送无力;阳明胃热过盛,热灼津液,肠失所润;肝气郁结,气机壅滞,或气郁化火伤津,肠腑传导失职;肾阴不足,则肠道失润,肾阳不足,则阴寒凝滞,津液不通。皆可为致秘之由。

便秘一病,可概括为寒、热、虚、实四个方面。肠胃积热者,属热秘;阴寒凝滞者,为冷秘或寒秘;气机郁滞者,为气秘;气血亏虚者,则为虚秘。四者之中,又以虚实为纲,热秘、气秘、冷秘属实,阴阳气血不足的便秘属虚。而寒热虚实之间,常相互兼夹或演变,如热秘失治误治,津液渐耗,损及肾阴,致阴津不足,大肠失润,其病由实转虚。气机郁滞,日久化火,则气滞与热结并见。气血虚弱者,易受饮食所伤,或情志怫郁,则虚实相兼。冷秘者,乃阳虚阴寒凝滞,但若温燥太过,耗其津液,或阳损及阴,则可见阴阳并虚之证。

【诊断】

(1) 大便排出困难,排便时间或排便周期延长;或周期不长,但粪质干硬;或粪质不硬,但便而不畅。

(2) 在未用通便剂的情况下,每星期排便次数不超过 3 次,并持续 2 个星期以上。

（3）起病缓慢，多属慢性病变过程。常伴有腹胀腹痛，嗳气食少，心烦失眠，肛裂、便血、痔疮，以及汗出、气短乏力、心悸头晕等症状。

【相关检查】

（1）粪便隐血试验、有关生化检查、结肠镜等检查，可以帮助排除器质性病变；肛门直肠指诊尚能判断有无出口梗阻性便秘；钡剂灌肠可明确器质性病变的性质、部位与范围。

（2）结肠传输试验、排粪造影及肛管直肠测压等特殊检查，有助于明确便秘类型。

【鉴别诊断】

积聚 两者均可在腹部出现包块。但便秘者常出现在左下腹，而积聚的包块在腹部各处均可出现。便秘多可扪及条索状物，积聚则形状不定；便秘之包块排便后消失，积聚之包块则与排便无关。

【辨证论治】

辨证要点

1. 首辨辨虚实 年高体弱，久病新产，粪质不干，欲便不出，便下无力，心悸气短，腰膝酸软，四肢不温，舌淡苔白，或大便干结，潮热盗汗，舌红无苔，脉细数，多属虚；年轻气盛，腹胀腹痛，嗳气频作，面赤口臭，苔厚腻，多属实。

2. 实证宜辨寒热 粪质干结，排出艰难，或腹中冷痛，舌淡苔白滑，多属寒；粪质干燥坚硬，便下困难，肛门灼热，苔黄燥或垢腻，则属热。

治疗原则

六腑以通为用，便秘的治疗以通下为原则。但通下并非单纯用泻下药。实证以祛邪为主，据热、冷、气秘之不同，分别施以泻热、温通、理气之法，辅以通腑导滞之品，标本兼治，邪去便通；虚证以养正为先，依阴阳气血亏虚的不同，主用滋阴养血、益气温阳之法，酌用甘温润肠之药，标本兼治，正盛便通。大便干结，排便困难，可用下法，但应在辨证论治基础上以润下为主，个别证候虽可暂用攻下之药，也以缓下为宜，以大便软为度，不得一见便秘，盲目便用大黄、芒硝、巴豆、牵牛之属。

分证论治

（一）实秘

1. 肠胃积热

[主症] 大便干结，腹胀腹痛，口干口臭。

[兼次症] 面红身热，烦渴多饮，小便短赤。

[舌脉] 舌质红干，苔黄燥，或焦黄起芒刺；脉滑数，或弦数。

[分析] 肠胃积热，或热病余邪未清，热盛伤津，肠道津液枯燥，故大便干结，腹中胀满；积热熏蒸于上，故口干口臭；热盛于内，故烦渴多饮；热移于膀胱，故小便短赤；舌质红，苔黄燥，或焦黄起芒刺，均为热已伤津化燥，脉滑数为里实之征。

[治法] 泻热导滞，润肠通便。

[方药] 麻子仁丸加减。方中大黄、枳实、厚朴通腑泄热，火麻仁、杏仁、白蜜润肠通便，芍药养阴和营。

若津液已伤，可加生地、玄参、麦冬以养阴生津；若热势较甚，痞满燥实坚者，可予大承气汤；若兼郁怒伤肝，易怒目赤者，加服更衣丸以清肝通便；便后痔疮出血者，加地榆、槐花。若燥热不甚，或药后通而不爽者,可用青麟丸以通腑缓下。本证可用番泻叶 3～9 克开水泡服,代茶随意饮用。

2. 气机郁滞

[主症] 大便不甚干结,便出不爽,腹中胀满。

[兼次症] 胸胁满闷,嗳气呃逆,食欲不振,肠鸣矢气。

[舌脉] 苔薄腻,脉弦。

[分析] 情志失和,肝气郁结,致传导失常,故大便虽不甚干结,但便出不爽,腹中胀满;腑气不通,气不下行而上逆,故胸胁满闷,嗳气呃逆;糟粕内停,脾气不运,故肠鸣矢气,食欲不振;苔薄腻,脉弦为气滞之征。

[治法] 顺气导滞,降逆通便。

[方药] 六磨汤加减。方中木香调气,乌药顺气,沉香降气,槟榔、枳实破气行滞,大黄通腑泄浊,加全瓜蒌润燥滑肠。

腹胀明显可加厚朴、香附、莱菔子以助理气之功;若气郁日久,郁而化火,可加黄芩、栀子、龙胆草清肝泻火;若气逆呕吐者,可加半夏、旋覆花、代赭石降逆止呕;若七情郁结,抑郁寡言者,加柴胡、白芍、合欢花疏肝解郁;若跌仆损伤,腹部术后,便秘不通,属气滞血瘀者,可加桃仁、红花、赤芍之类活血化瘀。

3. 阴寒积滞

[主症] 大便干结,艰涩难下,腹中冷痛,拘急拒按。

[兼次症] 喜温恶寒,四肢不温,或呃逆呕吐。

[舌脉] 舌质淡,苔白腻,脉沉紧或沉迟。

[分析] 恣食生冷,或外感寒邪,或过服寒凉,导致阴寒内结,糟粕内停,肠道传送失常,故大便干结,艰涩难下;阴寒积滞,温煦无权,故腹中冷痛,拘急拒按,喜温恶冷,四肢不温;胃失和降则呃逆呕吐;舌质淡,苔白腻,脉沉紧或沉迟均为阴寒积滞之象。

[治法] 温里散寒,通便止痛。

[方药] 大黄附子汤加减。本方为温下剂的代表方,方中附子温里散寒止痛;大黄泻下通便,细辛辛温宣通、散寒止痛。

呃逆呕吐者,可加法半夏、生姜温中降逆止呕;腹中冷痛明显者,加肉桂、高良姜、木香温阳理气止痛。

(二)虚秘

1. 气虚便秘

[主症] 大便干或不干,虽有便意,但临厕努挣乏力,难以排出。

[兼次症] 便后乏力,汗出气短,面白神疲,肢倦懒言。

[舌脉] 舌淡,或舌边有齿痕,苔薄白;脉细弱。

[分析] 肺脾气虚,运化失职,大肠传导无力,故虽有便意,但临厕努挣乏力,难以排出;肺气虚,故便后乏力,汗出气短;脾气虚弱,化源不足,故面白神疲,肢倦懒言;舌淡,或舌边有齿痕,苔薄白,脉细弱均为气虚之征。

[治法] 补气健脾,润肠通便。

[方药] 黄芪汤加减。方中黄芪大补脾肺之气,火麻仁、白蜜润肠通便,陈皮理气。

大便燥结难下,可加杏仁、郁李仁润肠通便;气虚较甚,可加人参、白术;若气虚下陷脱肛者,则用补中益气汤;若肺气不足者,可加用生脉散;若日久肾气不足,可用大补元煎。

2. **血虚便秘**

[主症]　大便干结,努挣难下,面白无华。

[兼次症]　头晕心悸,唇甲淡白,或潮热盗汗,耳鸣,腰膝酸软。

[舌脉]　舌质淡,苔白;或舌质红,少苔;脉细,或细数。

[分析]　血虚津少,不能下润大肠,肠道干涩,故大便干结,努挣难下;血虚不能上荣,故面白无华,头晕;心血不足,故心悸;若因血少致阴虚内热,虚热内扰,故潮热盗汗;肾阴亏耗则出现耳鸣,腰膝酸软;舌质淡,苔白,或舌质红,少苔,脉细或细数,均为阴血不足之象。

[治法]　养血润燥,滋阴通便。

[方药]　润肠丸加减。方中当归、生地滋阴养血,火麻仁、桃仁润肠通便,枳壳引气下行。可加玄参、何首乌、枸杞子养血润肠。

若兼气虚,可加白术、党参、黄芪益气生血;若血虚已复,大便仍干燥者,可用五仁丸润肠通便;阴虚内热,潮热盗汗可选用增液汤以滋阴通便;年老阴血不足,可加桑椹子、核桃肉、柏子仁以养血滋阴;若大便干结难解,加生大黄(后下)以助通便,急下存阴;耳鸣、腰膝酸软者,可用六味地黄汤加火麻仁、郁李仁、瓜蒌仁滋补肾阴,润肠通便。

3. **阳虚便秘**

[主症]　大便秘结,艰涩难出,腹中冷痛。

[兼次症]　面色白,四肢不温,喜热怕冷,小便清长,或腰膝酸冷。

[舌脉]　舌质淡,苔白或薄腻;脉沉迟,或沉弦。

[分析]　阳气虚衰,寒自内生,肠道传送无力,故大便秘结,艰涩难出;阳虚内寒,温煦无权,故腹中冷痛,面色白,四肢不温,喜热怕冷,小便清长;肾阳亏虚,故腰膝酸冷;舌质淡,苔白,或薄腻,脉沉迟,或沉弦,均为阳虚或兼寒湿之征。

[治法]　温阳通便。

[方药]　济川煎加减。方中肉苁蓉、牛膝温补肾阳,润肠通便;当归养血润肠;升麻、泽泻升清降浊;枳壳宽肠下气。可加附子、肉桂以增温阳之力。本方补中有泻,降中有升,具有“寓通于补之中、寄降于升之内”的配伍特点。

若脾阳不足,中焦虚寒,可用理中汤加吴茱萸、当归;若肾阳不足,尚可选用金匮肾气丸或右归丸、半硫丸。

【转归预后】

由于腑气不通,浊气不降,便秘常可引起腹胀、腹痛、头晕头胀、食欲减退、睡眠不安等症,便秘日久,可引起肛裂、痔疮;用力过度还可诱发疝气;中老年人便秘用力,可诱发中风、胸痹心痛等其他疾病,不可不防。便秘一病,若积极治疗,并结合饮食、情志、运动等调护,多能在短期内治愈,年老体弱及产后病后等体虚便秘,多为气血不足,阳气虚弱,治疗宜缓缓图之,难求速效。

【临证要点】

1. **治疗便秘勿拘于阳明病**　临床治疗便秘也可从六经论治,且不拘于阳明病。如少阳枢机不利所致的便秘以小柴胡汤为基本方;太阴便秘腹满时痛者,以桂枝加芍药汤为基本方。此外,便秘出现肝脾不和者,四逆散可作为基本方;阴血不足,心阳虚弱者,炙甘草汤可作为基本方;“痰滞不通者,二陈汤加枳壳、槟榔主之"(《医学入门·大便燥结》)。临床尤其要注意,便秘若兼表证,表证未解不可单纯攻里。

2. 老年便秘用药注意点　老年便秘多以虚为主,或虚实夹杂。临证用药应以扶正为主,并考虑特色用药。如气虚便秘,可重用生白术(30～60 克)以益气健脾通便;血虚便秘,可重用当归、生白芍以补血润肠通便;阳虚便秘,可重用肉苁蓉、菟丝子、胡桃仁以温肾通便,甚则使用半硫丸。阴液不足者,可重用生地、何首乌、玄参、麦冬以滋阴通便。此外,老年便秘也有实证,久病多瘀者可加用桃仁、酒大黄以活血化瘀通便;痰热壅肺、肺失宣降者可加用杏仁、瓜蒌仁以宣肺清热通便;肝郁气滞者可加用郁金、厚朴、枳实以疏肝理气通便。

3. 正确理解以通为用的治疗原则　六腑以通为用,大黄虽为常用之药,但对于慢性便秘,常需注意制用、暂用、少量用,否则不仅伤及正气,形成继发性便秘,还可能出现大肠黑变病等变证。且通之法并非泻下一途,虚秘者应以补为通。此外,便秘尚有外导法,如《伤寒论》中的蜜煎导法,对于大便干结坚硬者,皆可配合使用。

4. 便秘宜重视饮食调护　现代人不良生活习惯,如食物过于精细,缺乏运动,精神压力过大,均易造成便秘。故习惯性便秘者要养成定时排便的习惯,排便时间以早晨5～7 点为宜;饮食中增加纤维素含量多的食物,如水果、蔬菜、燕麦等;清晨或餐前空腹饮温开水,可促进排便;不滥用泻剂,少服诱发便秘的药物或减肥茶。

【古代文献摘录】

《伤寒论·辨脉法》:"问曰:脉有阳结阴结者,何以别之? 答曰:其脉浮而数,能食不大便者,此为实,名曰阳结也,期十七日当剧;其脉沉而迟,不能食,身体重,大便反硬,名曰阴结也,期十四日当剧。"

《景岳全书·秘结》:"秘结证,凡属老人、虚人、阴脏人及产后、病后、多汗后,或小水过多,或亡血失血大吐大泻之后,多有病为燥结者,盖此非气血之亏,即津液之耗。凡此之类,皆须详察虚实,不可轻用芒硝、大黄、巴豆、牵牛、芫花、大戟等药,及承气、神芎等剂。虽今日暂得痛快,而重虚其虚,以致根本日竭,则明日之结,必将更甚,愈无可用之药矣。"

《丹溪心法·结燥》:"凡诸秘,服药大通,或兼他证,又或老弱虚不可用药者,用蜜熬入皂角末少许作锭导之。冷秘生姜汁亦佳。"

《石室秘录·大便闭结》:"大便闭结者,人以为大肠燥甚,谁知是肺气燥乎? 肺燥则清肃之气不能下行于大肠。"

《万病回春·大便闭》:"身热烦渴,大便不通者,是热闭也;久病人虚,大便不通者,是虚闭也;因汗出多大便不通者,精液枯竭而闭也;风证大便不通者,是风闭也;老人大便不通者,是血气枯燥而闭也;虚弱并产妇及失血、大便不通者,血虚而闭也;多食辛热之物,大便不通者,实热也。"

【现代文献推介】

[1] 朱盈盈,陈延.功能性便秘的中国古代文献述评[J].中华中医药杂志,2012,27(9):2387-2389.

[2] 张毅超.便秘从疏肝论治五法及临床应用[J].新中医,2014,46(9):218-219.

[3] 李国菁,王行宽,冯兴中.从"百病生于气"谈功能性便秘的治则[J].新中医,2014,46(1):230-231.

[4] 马新童,狄红,杨栋,等.《伤寒论》"导法"探析[J].北京中医药,2012,31(3):187-188.

[5] 孙纪峰,陈懿.中医药治疗功能性便秘的临床研究进展[J].中华中医药学刊,2014,32(9):2268-2270.

[6] 杨勇,丁曙晴,杨光,等.功能性便秘中医证候与症状严重度的量化研究[J].南京中医药大学学报,2015,31(1):24-27.

第四章　肝胆系病证

导学

肝胆系病证包括胁痛、黄疸、积聚、鼓胀、瘿病、疟疾等病证。

学习重点：胁痛的辨证要点和治疗原则、分证论治；黄疸的概念、病因病机、黄疸与萎黄的鉴别、辨证要点、治疗原则、分证论治；积聚的概念、病因病机、辨证要点、治疗原则、分证论治；鼓胀的概念、病因病机、鼓胀与水肿的鉴别、辨证要点、治疗原则、分证论治；瘿病的概念、病因病机、瘿病与瘰疬的鉴别、瘿病与消渴的鉴别、辨证要点、治疗原则、分证论治；疟疾的概念、辨证要点与治疗原则、分证论治。

学习要求：

（1）掌握肝胆系病证胁痛、黄疸、积聚、鼓胀、瘿病、疟疾等病证的概念、发病特点、病因病机、诊断及鉴别诊断和辨证论治。

（2）了解相关病证的经典理论及各家学说。

肝主疏泄，主藏血，主筋，开窍于目，其华在爪，其志为怒，在液为泪，胆附于肝，内藏"精汁"，肝胆相为表里。肝胆的病理表现主要在于气机的流畅、血液的储藏调节和胆汁疏泄功能的异常。

肝为刚脏，喜调达，体阴而用阳，故肝胆病证可分为肝体和肝用两个方面。肝病的病理表现，也可概括为虚实两证，而以实证为多见。根据肝胆的生理功能和病机变化特点，临床将胁痛、黄疸、积聚、鼓胀、瘿病、疟疾等归属于肝胆系病证。若肝气失疏，络脉失和则为胁痛；湿邪壅滞，肝胆失泄，胆汁泛溢，则发生黄疸；若气血壅滞，肝体失和，腹内积块，形成积聚；肝脾肾失调，气血水互结，则发生鼓胀；若肝郁气滞，痰瘀互结，颈前喉结两旁结块肿大，则为瘿病；若疟邪伏于少阳，出于营卫，邪正相争，发为疟疾。

此外，气血、经络、情志方面的病证也多与肝有关，在临证中当注意脏腑之间的关系。

第一节　胁　痛

胁痛是以一侧或两侧胁肋疼痛为主要表现的一种病证，古又称"胠胁痛""季肋痛""胁下痛""肝着"等。胁，指两侧胸部自腋以下至第十二肋骨部的总称。

有关胁痛的记载，最早见于《黄帝内经》，其中明确指出了本病的发生主要与肝胆病变相关。如《素问·藏气法时论》中言："肝病者，两胁下痛引少腹，令人善怒。"《素问·刺热》中亦有"肝热病者，小便先黄……胁满痛，手足躁，不得安卧"的记载，《灵枢·五邪》中言："邪在肝，则两胁中痛……恶血在内。"此外，《灵枢·经脉》云："胆足少阳之脉，是动则病口苦善太息，心胁痛，不能转侧。"《灵枢·胀论》谓"胆胀者，胁下痛胀，口中苦，善太息"，阐述了"胆胀"所致的胁痛。其后，历代医家在《黄帝内经》的基础上，对胁痛病因病机的认识逐步发展。隋代巢元方在《诸病源候论·心腹痛诸候》"胸胁痛候"中云："胸胁痛者，由胆与肝及肾之支脉虚，为寒所乘故也……此三经之支脉并循行胸胁，邪气乘于胸胁，故伤其经脉。邪气之与正气交击，故令胸胁相引而急痛也。"进一步指出胁痛的发病脏腑主要与肝、胆、肾相关。宋代严用和《严氏济生方·胁痛评治》篇言："夫胁痛之病……多因疲极嗔怒，悲哀烦恼，谋虑惊扰，致伤肝脏。肝脏既伤，积气攻注，攻于左，则左胁痛；攻于右，则右胁痛；移逆两胁，则两胁俱痛。"认为胁痛的病因主要是由于情志不遂所致。明代张景岳在《景岳全书·胁痛》中认为胁痛的病因与情志、饮食、房劳等关系最为密切，将胁痛分为外感与内伤两大类。清代李用粹《证治汇补·胁痛》对胁痛的治疗提出："宜伐肝泻火为要，不可骤用补气之剂，虽因于气虚者，亦宜补泻兼施……故凡木郁不舒，而气无所泄，火无所越，胀甚惧按者，又当疏散升发以达之。"对临床具有较高的指导价值，也使对胁痛的病因病机的认识更加完善。

胁痛是临床的常见病症，可见于西医学的多种疾病之中，如急性肝炎、慢性肝炎、肝硬化、肝癌、肝血管瘤、胆囊炎、胆系结石、胆道蛔虫病、肋间神经痛、肝曲脾曲综合征等，凡上述疾病以胁痛为主要表现者，均可参考本篇辨证论治。

【病因病机】

肝居胁下，经脉布于两胁，胆附于肝，其脉亦循于胁，故胁痛之病，当主要责之肝胆，与脾、胃、肾相关。胁痛的病因主要有情志不遂、饮食不节、外感湿热、跌扑损伤、劳欲久病等，胁痛的基本病机为肝胆络脉失和。

1. **情志不遂**　肝主疏泄，性喜条达，主调畅气机。若因情志所伤，或暴怒伤肝，或抑郁忧思，皆可使肝失条达，疏泄不利，气阻络痹，可发为肝郁胁痛。若气郁日久，血行不畅，瘀血渐生，阻于胁络，不通则痛，亦致瘀血胁痛。如《临证指南医案·胁痛》云："久病在络，气血皆窒。"

2. **饮食不节**　嗜酒无度，过食肥甘或辛辣炙煿之品，损伤脾胃，湿热内生，郁于肝胆，疏泄失司，可发为胁痛。《景岳全书·胁痛》指出："以饮食劳倦而致胁痛者，此脾胃之所传也。"

3. **外感湿热**　湿热、疫毒之邪外袭，郁结少阳，枢机不利，肝胆经气失于疏泄，不通则痛，可以导致胁痛。《素问·缪刺论》曰："邪客于足少阳之络，令人胁痛。"《症因脉治》中云："病起仓促爆发寒热，胁肋刺痛，沿门相似，或在一边或在两边痛之不已，所谓疠气流行之疫症。"

4. **跌仆损伤**　气为血帅，气行则血行。或因跌仆外伤，或因强力负重，致使胁络受伤瘀血停留，阻塞胁络，发为胁痛。《杂病源流犀烛·肝病源流》谓："由恶血停留于肝，居于胁下，以致肢胁肋痛，按之则痛益甚。"

5. **劳欲久病**　劳欲过度，久病耗伤，精血亏虚，肝阴不足，血不养肝，脉络失养，拘急而痛。《景岳全书·胁痛》指出："凡房劳过度，肾虚羸弱之人，多有胸胁间隐隐作痛，此肝肾精虚。"《金匮翼·胁痛统论》中也说："肝虚者，肝阴虚也。阴虚则脉细急，肝之脉贯膈布胁肋，阴血燥则经脉失养而痛。"

总之，胁痛的病位主要在肝胆，与脾、胃、肾相关。胁痛的基本病机为肝胆络脉失和，其病机变化可归结为"不通则痛"与"不荣则痛"两类。因肝郁气滞、瘀血停着、湿热蕴结，所导致的胁痛属实证,是为"不通则痛";因阴血不足,肝络失养所导致的胁痛则为虚证,属"不荣则痛"。

胁痛辨证以虚实为纲。实证以气滞、血瘀、湿热为主。一般说来,初病在气,由肝郁气滞,气机不畅而致胁痛;气滞日久,血行不畅,其病变由气滞转为血瘀,或气滞血瘀并见;气滞日久,还易于化火伤阴。因饮食所伤,或外感湿热,所致之胁痛亦多属实证或虚实夹杂。虚证多属阴血亏损,肝失所养。实证日久耗伤阴津,肝阴耗伤,脉络失养,从而由实证转为虚证或虚实夹杂证。

【诊断】

(1) 以一侧或两侧胁肋部疼痛为主要表现者,可以诊断为胁痛。胁痛的性质可以表现为刺痛、胀痛、灼痛、隐痛、钝痛、掣痛等不同特点。

(2) 部分患者可伴见胸闷、脘腹饱胀、嗳气呃逆、急躁易怒、口苦口干、厌食恶心等症。

(3) 常有饮食不节、情志不遂、外感湿热、跌仆闪挫或劳欲久病等病史。

【相关检查】

(1) 检测肝功能,以了解有无肝损害情况。

(2) 检测血清中的甲、乙、丙、丁、戊型肝炎的病毒相关指标,以了解有无病毒性肝炎。

(3) 彩色多普勒超声和(或)CT、MRI、经内镜逆行性胰胆管造影(ERCP)、经皮肝穿刺胆道造影(PTC)等检查可以为肝炎、肝硬化、肝胆结石、急慢性胆囊炎、脂肪肝、肿瘤等疾病的诊断提供依据。

(4) 血脂、血浆蛋白、肝纤维化指标、自身免疫抗体、肿瘤标志物(AFP、CA199 等)等指标,可为脂肪肝、肝硬化、自身免疫性肝病、原发性肝癌、胰腺癌等疾病的诊断提供帮助。

(5) 胃镜、钡剂 X 线造影、纤维结肠镜可以为胃肠病变的诊断提供依据。

【鉴别诊断】

1. **胸痛**　胸痛与胁痛均可因情志不舒、肝气郁滞所致。但胸痛病位主要在心肺,其表现以胸痛为主,并兼见心悸、胸闷、少寐等;而胁痛病位在肝胆,疼痛部位在胁肋,并有口苦、善呕、目眩等症。

2. **胃痛**　胃痛与胁痛均有肝郁气滞的相类病机。但胃痛病位主要在胃部,疼痛部位以胃脘为主,兼见嗳气、嘈杂、吞酸等症;而胁痛位于胁肋,兼有口苦、目眩、善太息等症。

3. **悬饮**　悬饮因饮停胸胁亦可见胁肋疼痛。但悬饮病位主要在肺,疼痛每牵及胸,疼痛亦因咳唾而加重,并有病侧胁痛胀满,甚则病侧胸廓隆起,故悬饮与胁痛,不难作为鉴别。

4. **其他相关病证**　黄疸、积聚、鼓胀与胁痛的关系甚为密切。因黄疸、积聚、鼓胀等不仅与胁痛有相同或相类似的病机,且在黄疸、积聚、鼓胀的发生发展过程中皆可出现胁肋疼痛这一症状,但黄疸以身目发黄为主症,积聚以腹中结块为主症,鼓胀以腹大如鼓、青筋暴露为主症。

5. **肝癌**　参见"癌病"篇。

【辨证论治】

辨证要点

1. **辨虚实**　实证之中以气滞、郁热、血瘀、湿热为主,多病程短,来势急,症见疼痛较重而拒按,脉实有力。虚证多为阴血不足,脉络失养,胁痛隐隐,绵绵不休,病程长,来势缓,并伴见全身阴血亏耗表现。

2. 辨气血　大抵胀痛多属气郁,且疼痛呈游走不定,时轻时重,症状轻重与情绪变化有关;刺痛多属血瘀,且痛处固定不移,疼痛持续不已,局部拒按,入夜尤甚。

治疗原则

胁痛以疏肝和络止痛为基本治则,当结合肝胆的生理特点,灵活运用。实证之胁痛,宜理气活血,清热利湿,祛邪通络;虚证之胁痛,宜滋阴养血柔肝,补中寓通。

分证论治

1. 肝郁气滞

[主症]　胁肋胀痛,走窜不定,甚则引及胸背肩臂,疼痛每因情志变化而增减。

[兼次症]　胸闷腹胀,嗳气频作,得嗳气而胀痛稍舒,纳少,口苦。

[舌脉]　苔薄白;脉弦。

[分析]　情志不遂,肝失条达,气机郁滞,肝胆络脉失和,故胁肋胀满窜痛,甚则引及胸背肩臂;情志变化最易引起肝气失畅,故疼痛每因情志变化而增减;肝气乘脾犯胃,故胸闷腹胀、嗳气纳少;弦脉为肝病之象。

[治法]　疏肝理气,和络止痛。

[方药]　柴胡疏肝散加减。方中柴胡、枳壳、香附、陈皮疏肝理气,解郁止痛;白芍、甘草酸甘化阴,柔肝缓急止痛;川芎活血通络。

若胁痛甚,可加青皮、延胡索以增强理气止痛之力;若气郁化火,胁肋掣痛,口干口苦,烦躁易怒,溲黄便秘,舌红苔黄者,可加山栀、丹皮、黄芩、夏枯草以清泄肝火;若肝木乘脾,肠鸣腹泻者,可加白术、防风补脾柔肝、祛湿止泻;若胃失和降,恶心呕吐者,可加半夏、陈皮、生姜、竹茹等和胃止呕。

2. 肝胆湿热

[主症]　胁肋胀痛或灼热疼痛,常因饮食油腻而诱发加重。

[兼次症]　口苦口黏,胸闷纳呆,恶心呕吐,小便黄赤,大便黏滞,或兼身热、目黄。

[舌脉]　舌质红,舌苔黄腻;脉弦滑数。

[分析]　饮食不节,积湿蕴热,以及外感湿热,邪郁少阳,均可导致肝胆湿热蕴结,气失疏泄,络脉失和,引起胁肋胀痛或灼热疼痛;湿热困遏脾胃,故见胸闷纳呆、恶心呕吐;若湿热壅盛,肝胆失疏,胆汁泛溢,则见身目发黄,小便黄赤;舌苔黄腻、舌质红、脉弦滑数均为湿热之象。

[治法]　清利湿热,疏利肝胆。

[方药]　龙胆泻肝汤加减。方中龙胆草、山栀、黄芩清利肝胆湿热;生地凉血清热;柴胡、当归、甘草疏肝理气、和络止痛。木通、泽泻、车前子引湿热从小便而出。

若胸闷纳呆、恶心呕吐,加半夏、陈皮和胃助运;若兼见发热、黄疸者,加茵陈、黄柏以清热利湿退黄;若湿热煎熬,结成砂石,阻滞胆道,症见胁肋剧痛,连及肩背者,可加金钱草、郁金以利胆排石;若肠胃积热,大便不爽,腹胀腹满者,加大黄、枳实以泄热通腑。

3. 瘀血阻络

[主症]　胁肋刺痛,痛有定处而拒按,入夜尤甚。

[兼次症]　胁肋下或有积块。

[舌脉]　舌质紫暗;脉沉涩。

[分析]　跌仆损伤,或胁痛日久,由气及血,均可导致瘀血停滞,肝胆络脉痹阻,则见胁肋刺痛,

痛有定处、拒按；入夜阴气偏盛，血行缓慢，故胁痛夜甚；若瘀血结于胁下，则见积块；舌紫暗、脉沉涩均属瘀血之征。

[治法]　活血化瘀，疏肝通络。

[方药]　血府逐瘀汤加减。方中当归、川芎、桃仁、红花、赤芍、地黄、牛膝活血化瘀，和络止痛；柴胡、枳壳、桔梗、甘草疏肝调气止痛。

若胁痛甚，加制香附、川楝子、延胡索、五灵脂等以加强行气活血止痛作用；若因跌打损伤而致胁痛，局部积瘀肿痛者，配合复元活血汤，或酌加三七、乳香、没药等以加强化瘀止痛作用；若胁肋下有积块，而正气未衰者，酌加三棱、莪术、地鳖虫、蜣螂虫，以增强破瘀散结消坚之力。

4. 胆腑郁热

[主症]　右胁灼热疼痛，或绞痛，或胀痛，或钝痛，或剧痛，口苦。

[兼次症]　疼痛放射至右肩胛，脘腹不舒，恶心呕吐，大便不畅，或见黄疸、发热。

[舌脉]　舌质红，苔黄；脉弦滑。

[分析]　肝经郁热，胆腑不畅，络脉失和，则右胁疼痛灼热；若热郁不散，煎熬胆汁结为砂石，砂石壅阻胆道，随砂石结聚部位不同而见绞痛、钝痛、剧痛、胀痛之异；足少阳经络循行于肩，故痛甚引及肩胛；胆热犯及脾胃，则见脘腹不舒，恶心呕吐，口苦；热伤津液，肠道燥结，则大便不畅；砂石阻塞胆道，胆汁外泄，则见黄疸；舌质红，苔黄、脉弦滑俱为胆腑郁热之象。

[治法]　清解郁热，利胆通腑。

[方药]　清胆汤加减。方中柴胡、郁金、川楝子、延胡索疏利肝胆，解郁止痛；黄连、栀子、蒲公英清热解毒；大黄导滞通腑；白芍缓急止痛；金钱草清热利湿，利胆排石；瓜蒌行气散结，润肠通便。

若脘腹不舒者，加厚朴、枳实以降气和胃；恶心呕吐者，加竹茹、半夏和胃止呕；砂石阻塞，黄疸较甚者，加茵陈、虎杖、鸡内金、郁金以利胆化石退黄；腑实较重者，重用大黄，加焦槟榔以导滞除积；发热者，加金银花、连翘、黄芩以清热解毒。

5. 肝阴不足

[主症]　胁肋隐痛，悠悠不休，遇劳加重。

[兼次症]　口干咽燥，心中烦热，头晕目眩。

[舌脉]　舌红少苔；脉细弦而数。

[分析]　劳欲过度，或胁痛日久，或其他疾病，均可耗伤阴血。肝肾阴亏，精血耗伤，肝络失养，则胁肋隐痛不休；遇劳则进一步耗伤阴血，故胁痛加重；阴虚阳亢，虚热内生，故见头晕目眩，口干咽燥，心中烦热；阴虚内热，故见舌红少苔，脉细弦数。

[治法]　养阴柔肝，和络止痛。

[方药]　一贯煎加减。方中生地、枸杞子、北沙参、麦冬滋养肝肾；当归养血和络；川楝子理气止痛。若胁痛明显，可加白芍、甘草、玄胡索柔肝缓急、行气止痛。

若肝肾阴虚，头晕目眩，视物昏花，可加菊花、白蒺藜、女贞子滋肾平肝明目；若心中烦热碍眠者，可加炒栀子、酸枣仁以清热安神。

【转归预后】

胁痛的转归因病因的不同、病情的轻重而有所区别。一般胁痛，经治多可缓解；肝郁气滞证病情较轻，但久痛入络，也可迁延不已；瘀血胁痛不愈，可致胁下结块，转变成癥积；湿热胁痛治疗虽可缓解，但湿热留恋或砂石内结者，易于反复发作，甚至肝胆失泄，胆汁泛溢出现黄疸；肝络失养证胁痛较轻,但遇劳加重,不易完全消失。胁痛不论外感内伤,若治疗将息得法,预后一般良好,若失治误治,将息失宜,亦有转成积聚癥瘕可能,不可不慎。

【临证要点】

1. 疏肝结合柔肝,谨防辛燥劫阴　胁痛之病机以肝经气郁,肝失条达为先,故疏肝解郁,理气止痛是治疗胁痛的常用之法。然肝为刚脏,体阴而用阳。疏肝理气药大多辛温香燥,若久用或配伍不当,易于耗伤肝阴,甚至助热化火。故临证使用疏肝理气药时,一要尽量选用轻灵平和之品,如香附、苏梗、佛手片、绿萼梅之类;二要注意配伍柔肝养阴之品,如四逆散中柴胡与白芍并用,滋水清肝饮中柴胡与生地配伍,均是范例。

2. 胁痛日久,疼痛难消,可配合别络定痛之品　胁痛日久难平,可配合使用路路通、丝瓜络、炮山甲、全蝎、蜈蚣、地龙、当归尾等通剔络脉之品及延胡索、五灵脂、徐长卿、白芍等镇痛力量较强的药物,必要时白芍可用至 30～60 克,以缓急止痛。胁痛久治无效、疼痛较剧的患者应结合血液、B超、CT、MRI、ERCP 等检查,排除恶性肿瘤等疾患。

3. 辨证结合辨病,配合针对性药物　胁痛与西医学肝、胆、胰、脾、结肠、神经、骨骼、肌肉等多种组织器官疾病相关,各种疾病的治疗具有自身特点,常需在辨证论治的基础上结合辨病,配合使用针对性药物。如检查属于病毒性肝炎,可用疏肝运脾、清热解毒、行气通络等治法,结合临床经验和药物研究,选择具有抗病毒的大青叶、板蓝根、金银花、叶下珠等,改善肝功能的垂盆草、五味子、鸡骨草、田基黄等,调节免疫的黄芪及抗纤维化作用的丹参、莪术、地鳖虫、蜣螂虫等药物。如属于非酒精性脂肪肝,应予以祛湿化痰、清热利湿、健脾疏肝之法。若胆囊炎急性发作,治疗应着重疏肝理气利胆,在此基础上,分别配以清热利湿、理气解郁及健脾和胃等法。若胁痛兼有砂石结聚者,治疗中应注重溶石、排石药物的使用,药物可选用金钱草、郁金、鸡内金、海金砂等。

【古代文献摘录】

《金匮要略·腹满寒疝宿食病脉证治》:"趺阳脉微弦,法当腹满,不满者必便难,两胠疼痛,此虚寒从下上也,当以温药服之","胁下偏痛发热,其脉紧弦,此寒也;以温药下之,宜大黄附子汤。"

《景岳全书·胁痛》:"胁痛有内伤外感之辨,凡寒邪在少阳经,乃病为胁痛,耳聋而呕,然必有寒热表证者,方是外感。如无表证,悉属内伤。但内伤胁痛十居八九,外感胁痛则间有之耳。"

《古今医鉴·胁痛》:"病夫胁痛者,厥阴肝经为病也,其病自胁下痛引小腹,亦当视内外所感之邪而治之。"

《丹溪心法·胁痛》:"有气郁而胸胁痛者,看其脉沉涩,当作郁治。痛而不得伸舒者,蜜丸龙荟丸最快。胁下有食积一条扛起。用吴茱萸炒黄连,控涎丹。一身气痛及胁痛。痰挟死血,加桃仁泥,丸服。"

《医学正传·胁痛》:"外有伤寒发寒热而胁痛者,足少阳胆,足厥阴肝二经病也,治以小柴胡汤,无有不效者。或有清痰食积,流注胁下而为痛者。或有登高坠仆,死血阻滞而为痛者。又有饮食失节,劳役过度,以致脾土虚之,肝木得以乘其土位,而为胃脘当心而痛、上支两胁痛,膈噎不通,食饮不下之证。"

《症因脉治·胁痛论》:"内伤胁痛之因……或死血停滞胁肋,或恼怒郁结,肝火攻冲,或肾水不足……皆成胁肋之痛矣。"

【现代文献推介】

[1] 李力,王振兴,王一童,等.《临证指南医案》辨治胁痛医案浅析[J].江苏中医药,2017,49(3):12-13.

[2] 赵艳青,滕晶.基于中医传承辅助平台的胁痛治疗方剂组方用药规律分析[J].中国中药杂志,2015,40(6):1203-1206.

[3] 姜德友,苏超.胁痛源流考[J].南京中医药大学学报,2014,15(4):237-239.

[4] 成三树.肝病胁痛的辨治经验[J].上海中医药杂志,2014,48(3):63-64.

[5] 闫军堂,孙良明,刘晓倩,等.刘渡舟教授治疗肝炎胁痛十法[J].中华中医药学刊,2013,31(5):1056-1059.

[6] 戴克敏.姜春华治疗胁痛的经验[J].山西中医,2009,25(3):5-7.

第二节 黄 疸

黄疸是以目黄、身黄、小便黄为主症的一种病证,其中目睛黄染为本病的最重要特征。

《黄帝内经》即有关于黄疸病名和主要症状的记载,如《素问·平人气象论》说:"溺黄赤,安卧者,黄疸……目黄者曰黄疸。"《灵枢·论疾诊尺》说:"面色微黄,齿垢黄,爪甲上黄,黄疸也。"汉代张仲景《伤寒杂病论》把黄疸分为黄疸、谷疸、酒疸、女劳疸、黑疸五种,并对各种黄疸的形成机制、症状特点进行探讨,其创制的茵陈蒿汤成为历代治疗黄疸的重要方剂。《金匮要略·黄疸病脉证并治》中的提出的"黄疸之病,当以十八日为期,治之十日以上瘥,反剧为难治",比较准确地通过时间节点来预测黄疸的预后。隋代巢元方《诸病源候论·黄疸诸候》黄疸区分为二十八候,宋代赵佶《圣济总录·黄疸门》又分为九疸、三十六黄。两书都记述了黄疸的危重证候"急黄",并提到了"阴黄"一证。宋代韩祗和《伤寒微旨论》除论述了黄疸的"阳证"外,加设"阴黄证篇",谓"伤寒病发黄者,古今皆为阳证治之……无治阴黄法",并详述了阴黄的辨证施治。元代罗天益在《卫生宝鉴·发黄》中又进一步把阳黄与阴黄的辨证论治加以系统化,对临床具有较大指导意义。程钟龄《医学心悟·卷二》创制茵陈术附汤,至今仍为阴黄治疗的代表方剂。明代张景岳《景岳全书·黄疸》篇提出了"胆黄"的病名,认为"胆伤则胆气败,而胆液泄,故为此证",初步认识到黄疸的发生与胆液外泄有关。清代沈金鳌《沈氏尊生·黄疸》篇有"天行疫疠,以致发黄者,俗称之瘟黄,杀人最急"的记载,对黄疸可有传染性及严重的预后转归有所认识。

本病证与西医所述黄疸意义相同,可涉及西医学中肝细胞性黄疸、阻塞性黄疸和溶血性黄疸。如临床常见的急性肝炎、慢性肝炎、肝硬化、胆囊炎、胆石症、钩端螺旋体病及某些消化系统肿瘤等,凡出现黄疸者,均可参照本篇辨证论治。

【病因病机】

黄疸的病因有外感和内伤两个方面,外感多属湿热疫毒所致,内伤常与饮食、劳倦、病后有关。黄疸的病机关键是湿,由于湿邪困遏脾胃,壅塞肝胆,疏泄失常,胆汁泛溢,发为黄疸。

1. **外感湿热疫毒** 夏秋季节,暑湿当令,或因湿热偏盛,由表入里,内蕴中焦,湿郁热蒸,不得泄越,而致发病。若湿热挟时邪疫毒伤人,则病势尤为暴急,具有传染性,表现热毒炽盛、内及营血的危重现象,称为急黄。如《诸病源候论·急黄候》指出:"脾胃有热,谷气郁蒸,因为热毒所加,故卒然发黄,心满气喘,命在顷刻,故云急黄也。"

2. **内伤饮食劳倦** 过食酒热甘肥,或饮食不洁,脾胃损伤,运化失职,湿浊内生,郁而化热,湿热熏蒸,胆汁泛溢而发为黄疸。如《圣济总录·黄疸门》说:"大率多因酒食过度,水谷相并,积于脾胃……热气郁蒸,所以发为黄疸。"长期饥饱失常、恣食生冷、劳倦过度、病后伤脾,致脾虚寒湿内生,困遏中焦,壅塞肝胆,致使胆汁不循常道,外溢肌肤而为黄疸。如《类证治裁·黄疸》篇说:"脾脏寒湿不运,与胆液浸淫,外渍肌肤,则发而为黄。"

3. **病后续发** 胁痛、癥积或其他疾病之后,瘀血阻滞,湿热残留,日久损肝伤脾,湿遏瘀阻,胆汁泛溢肌肤,也可产生黄疸。如《张氏医通·杂门》指出:"有瘀血发黄,大便必黑,腹胁有块或胀,脉沉或弦。"

黄疸的病理因素有湿邪、热邪、寒邪、疫毒、气滞、瘀血六种,但以湿邪为主,黄疸形成的关键是湿邪为患,正如《金匮要略·黄疸病脉证并治》篇所言:"黄家所得,从湿得之。"湿邪既可从外感受,亦可自内而生。如外感湿热疫毒,为湿从外受;饮食劳倦或病后瘀阻湿滞,属湿自内生。黄疸的病机主要为湿邪困遏脾胃,肝胆疏泄失常,胆汁泛溢肌肤。黄疸的病位主要在脾胃肝胆,病机表现有湿热和寒湿两端。由于致病因素不同及个体素质的差异,湿邪可从热化,抑或从寒化。若湿热所伤或过食甘肥酒热,或素体胃热偏盛,则湿从热化,湿热交蒸,发为阳黄。由于湿和热的偏盛不同,阳黄又有热重于湿、湿重于热的区别。如湿热蕴积化毒,疫毒炽盛,充斥三焦,深入营血,内陷心肝,可见卒然发黄、神昏谵妄、痉厥出血等危重证,称为急黄。阴黄的病机较为复杂,如阳黄日久,脾胃受损,湿从寒化,阻遏胆汁;或其他疾病导致痰湿瘀滞,胆汁不畅;或先天禀赋不足,复因饮食不当诱发,脾虚血败,湿邪滞留肝胆,胆汁泛溢肌肤引起黄疸,多为阴黄。总之,阳黄属实属热,阴黄属虚属寒,正如《景岳全书·杂证谟》所谓"凡病黄疸而绝无阳证阳脉者,便是阴黄"。

阳黄、急黄、阴黄在一定条件下可以相互转化,如阳黄治疗不当,病情发展,病状急剧加重,热势鸱张,侵犯营血,内蒙心窍,引动肝风,则发为危重证的急黄。如阳黄误治失治,迁延日久,脾虚血亏,瘀阻湿滞,湿从寒化,则可转为阴黄。如阴黄复感外邪,湿郁化热,又可呈阳黄表现。

【诊断】

(1) 目黄,肤黄,小便黄。由于目白睛发黄具有最早出现、最晚消失的特点,故目黄为本病的最重要特征。

(2) 常伴食欲减退、恶心呕吐、胁痛腹胀等症状。

(3) 常有外感湿热疫毒,内伤酒食不节,或有胁痛、癥积等病史。

【相关检查】

(1) 血清总胆红素能准确地反映黄疸的程度,结合胆红素、非结合胆红素定量对鉴别黄疸类型有重要意义。总胆红素、非结合胆红素增高常见于溶血性黄疸;总胆红素、结合胆红素增高常见于阻塞性黄疸;而三者均增高常见于肝细胞性黄疸。尿胆红素及尿胆原检查亦有助于鉴别。

(2) 肝功能、各种病毒性肝炎标志物、B超、CT、MRI、胃肠钡餐检查、消化道纤维内镜、逆行胰胆管造影、肝穿刺活检均有利于确定黄疸的原因。

【鉴别诊断】

萎黄　黄疸发病与感受外邪、饮食劳倦,或病后有关,其病机为湿滞脾胃,肝胆失疏,胆汁外溢;其主症为身黄、目黄、小便黄。萎黄之病因与饥饱劳倦、食滞虫积或病后失血有关,其病机为脾胃虚弱,气血不足,肌肤失养;其主症为肌肤萎黄不泽,目睛及小便不黄,常伴头昏倦怠、心悸少寐、纳少便溏等症状。

【辨证论治】

辨证要点

1. 首辨阴阳　阳黄以湿热疫毒为主,阴黄以脾虚血亏、寒湿瘀滞为主。临证可根据黄疸的色泽,结合病史、症状,区别阳黄与阴黄。其中阳黄黄色鲜明如橘色,发病急,病程短,常伴身热、口干苦、舌苔黄腻、脉弦数;阴黄则黄色晦暗如烟熏,病程长、病势缓,常伴纳少、乏力、舌淡、脉沉迟或细缓。

2. **阳黄辨热重于湿、湿重于热、胆腑郁热及疫毒炽盛**　阳黄热重于湿者,黄疸色泽鲜明,发热口渴明显,苔黄腻,脉弦滑数;湿重于热者,黄疸色泽不如热偏重者鲜明,头身困重,胸闷脘痞,苔白腻微黄,脉弦滑;胆腑郁热者,黄疸色泽鲜明,兼有上腹右胁胀闷疼痛,牵引肩背,身热不退,或寒热往来,大便秘结,舌红苔黄,脉弦数;急黄为阳黄之重证,病势急骤,黄色如金,常兼见神昏、发斑、出血等危象。

3. **阴黄辨寒湿阻遏、血瘀肝郁及脾虚血亏**　阴黄寒湿阻遏者,黄疸晦暗如烟熏,脘腹闷胀,神疲畏寒,舌淡苔白腻,脉濡缓或沉迟;血瘀肝郁者黄疸晦暗,面色黧黑,胁下积块,刺痛或隐痛,皮肤蛛丝赤缕,手掌殷红,舌暗紫,脉涩;脾虚血亏者,黄疸色淡不泽,兼有肢软乏力,心悸气短,纳少便溏,舌淡,脉细弱。

治疗原则

黄疸的治疗原则为化湿邪,利小便。正如《金匮要略·黄疸病脉证并治》所说:"诸病黄家,但利其小便。"阳黄当清热化湿,必要时还应通利腑气,通利二便,以使湿热下泄;急黄热毒炽盛,邪入心营者,又当以清热解毒,凉营开窍为主。阴黄寒湿者宜健脾温化,血瘀肝郁者宜化瘀疏肝,脾虚血亏者宜健脾养血。

分证论治

(一)阳黄

1. 热重于湿

[主症]　身目俱黄,黄色鲜明,色如鲜橘皮。

[兼次症]　发热口渴,或见心中懊憹,腹部胀闷,口干而苦,恶心呕吐,小便短少黄赤,大便秘结。

[舌脉]　苔黄腻,脉弦滑数。

[分析]　外感湿热之邪,或饮食不洁,酒热甘肥,以致湿热熏蒸,困遏脾胃,壅滞肝胆,胆汁泛溢肌肤而现黄疸。热重于湿,故黄色鲜明如橘皮色;热盛于内,故见发热口渴,心烦懊憹、口干而苦,小便黄赤,大便秘结;湿困脾胃,故见腹部胀闷,恶心呕吐;黄腻苔,脉弦滑数均为湿热之象。

[治法]　清热通腑,利湿退黄。

[方药]　茵陈蒿汤加减。方中茵陈蒿为清热利湿退黄之要药;栀子、大黄清热泄下,通腑利胆。可加黄连、黄柏、连翘、垂盆草、蒲公英清热解毒;茯苓、滑石、车前草利湿清热,引邪从小便而出。

如胁痛较甚,可加柴胡、白芍、郁金、延胡索等疏肝理气止痛;如恶心呕吐,可加橘皮、竹茹、半夏等和胃止呕。

2. 湿重于热

[主症]　身目俱黄,黄色不及前者鲜明。

[兼次症]　头重身困,胸脘痞满,食欲减退,恶心呕吐,腹胀或大便溏垢。

[舌脉]　苔厚腻微黄,脉濡数或濡缓。

[分析]　外感或饮食所伤,湿遏热伏,中焦受困,胆汁不循常道,溢于肌肤,故身目俱黄;但湿重热轻,故黄色不及热重于湿证鲜明;湿困脾胃,故胸脘痞闷,食欲减退,恶心呕吐,腹胀便溏;湿困肌表,故头重身困;湿重热轻,故苔厚腻微黄,脉濡数或濡缓。

[治法]　运脾利湿,佐以清热化浊。

[方药]　茵陈五苓散合甘露消毒丹加减。两方比较,茵陈五苓散作用在于利湿退黄,使湿从小便中去;甘露消毒丹作用在于利湿化浊,清热解毒,是湿热并治的方剂。临床常用藿香、白蔻仁、陈皮芳香化浊,行气悦脾;茵陈蒿、车前子、茯苓、薏苡仁、黄芩、连翘利湿清热退黄。

如湿阻气机、胸腹痞胀、呕恶纳差等症较著,可加入苍术、厚朴、半夏,以健脾燥湿,行气和胃;如邪郁肌表,寒热头痛,宜先用麻黄连翘赤小豆汤疏表清热、利湿退黄,常用药如麻黄、藿香疏表化湿,田基黄、赤小豆、生梓白皮清热利湿解毒,甘草和中。

3. 胆腑郁热

[主症]　身目发黄,黄色鲜明。

[兼次症]　上腹右胁胀闷疼痛,牵引肩背,身热不退,或寒热往来,口苦咽干,呕吐呃逆,尿黄赤,大便秘。

[舌脉]　舌红苔黄,脉弦滑数。

[分析]　饮食不节,甘肥酒热过度,以致湿热内蕴,砂石内结,肝胆失疏,胆汁泛溢肌肤,则身目发黄,黄色鲜明;肝脾气机壅滞,则上腹右胁胀痛,牵引肩背;脾胃失和,则见呕吐呃逆;胆腑郁热,则身热不退或寒热往来,口苦咽干,尿赤便秘;舌红苔黄,脉弦滑数均为肝胆郁热之象。

[治法]　疏肝泄热,利胆退黄。

[方药]　大柴胡汤加减。方中柴胡、黄芩、半夏和解少阳,和胃降逆;大黄、枳实通腑泄热;白芍、甘草缓急止痛;郁金、佛手、茵陈、山栀疏肝利胆退黄。

若砂石阻滞,可加金钱草、海金砂、玄明粉利胆化石;恶心、呕逆明显,加厚朴、竹茹、陈皮和胃降逆。

4. 疫毒炽盛(急黄)

[主症]　起病急骤,黄疸迅速加深,其色如金。

[兼次症]　皮肤瘙痒,高热口渴,胁痛腹满,神昏谵语,烦躁抽搐,或见衄血、便血,或肌肤瘀斑。

[舌脉]　舌质红绛,苔黄而燥,脉弦滑或数。

[分析]　湿热疫毒炽盛,壅滞脾胃肝胆,胆汁失于疏泄,故见黄疸迅速加深,其色如金;胆汁溢于肌肤,则皮肤瘙痒;脾胃肝胆气机壅滞,则胁痛腹满;湿热疫毒深入营血,内陷心肝,则神昏谵语,烦躁抽搐及斑疹吐衄;舌红绛,苔黄燥,脉滑数均为热毒深重,深入营血之象。

[治法]　清热解毒,凉血开窍。

[方药]　千金犀角散加味。方中水牛角(代犀角)、黄连、栀子、升麻清热凉血解毒;茵陈利湿清热退黄。临床可加大黄、板蓝根、生地、玄参、丹皮、赤芍以加强清热凉血解毒作用。

如神昏谵语,加服安宫牛黄丸以凉开透窍;如动风抽搐者,加用钩藤、石决明,另服羚羊角粉或紫雪丹以息风止痉;如衄血、便血、肌肤瘀斑重者,可加地榆炭、侧柏叶、紫草、茜根炭等凉血止血;如腹大有水,小便短少不利,可加马鞭草、白茅根、车前草,并另吞琥珀、蟋蟀、沉香粉,以通利小便。

(二) 阴黄

1. 寒湿阻遏

[主症]　身目俱黄,黄色晦暗,或如烟熏。

[兼次症]　脘腹闷胀,纳谷减少,大便不实,神疲畏寒,口淡不渴。

[舌脉]　舌淡,苔白腻;脉濡缓或沉迟。

[分析]　饮食不节,饥饱生冷,或劳倦太过,病后伤正,导致脾胃受损,中阳不振,寒湿滞留,肝胆失于疏泄,胆汁外溢肌肤,出现黄疸晦暗如烟熏;脾运失健,则脘痞腹胀,纳少便溏;中阳不振,寒湿内盛,则神疲畏寒,口淡不渴;舌淡,苔白腻,脉濡或沉迟,均为脾虚寒湿内盛之象。

[治法]　温中化湿,健脾和胃。

[方药]　茵陈术附汤加减。方中肉桂、附子、白术、干姜温中祛寒,健脾化湿;茵陈利湿退黄。

若尿少色黄,加茯苓、泽泻、猪苓以利湿退黄;如脘腹胀满,胸闷呕恶显著,可加苍术、厚朴、半夏、陈皮,以健脾燥湿,行气和胃;若胁腹疼痛作胀,酌加柴胡、香附以疏肝理气;若湿浊不清,气滞血结,胁下积结疼痛,腹部胀满,肤色苍黄或黧黑,可加服硝石矾石散,以化浊祛瘀软坚。

2. 血瘀肝郁

[主症]　身目发黄而晦暗,面色黧黑。

[兼次症]　胁下或有癥块,或疼痛如刺,或隐痛不休,皮肤可见蛛丝纹缕,或见手掌赤痕。

[舌脉]　舌质紫暗或有瘀斑,苔或白或黄;脉弦涩或细涩。

[分析]　阳黄迁延日久,湿毒留滞经脉,阻遏气血流通,而致气滞血瘀,气滞则肝失条达,瘀血阻塞则胆汁失泄;胆汁外溢则身目发黄;瘀血阻滞血运有碍新血化生,则肌肤失养,故黄而晦暗,面色黧黑;瘀血留着,结于胁下,可见胁下癥块;肝失条达,肝络不通则疼痛;肌肤络脉阻塞而见赤纹丝缕;舌质紫暗或有瘀斑,脉弦涩或细涩,皆瘀血内阻之征。

[治法]　活血化瘀,疏肝解郁。

[方药]　鳖甲煎丸加减。方中以鳖甲滋阴软坚,柔肝之脉络,是为方中主药。辅以桃仁、丹皮、紫葳、芍药、桂枝、鼠妇、䗪虫、蜣螂活血祛瘀,通络软坚;葶苈、石韦、瞿麦通利水道;柴胡、黄芩、半夏、厚朴、乌扇清热疏肝解郁;大黄、赤硝通导积滞;人参、阿胶补血气之虚。诸药寒热并用,攻补兼施,有行气解郁,活血通络,软坚消癥之妙。然本方攻大于补,体虚者难于久服,且因药味众多,临床做汤剂应用时又应随证加减。

热象明显者,宜减桂枝、干姜;湿浊不著者,去石韦、瞿麦、葶苈;寒象明显者,可去乌扇、紫葳;若脾气虚弱者,可加黄芪、茯苓、白术等健脾益气;肝血不足者,酌加当归、何首乌、枸杞子等养血柔肝;若兼见衄血者,适减方中破血行血之品,而加入茜草、三七等化瘀止血之物。

3. 脾虚血亏

[主症]　面目及肌肤淡黄,甚则晦暗不泽。

[兼次症]　肢软乏力,心悸气短,腹胀纳少,大便溏薄。

[舌脉]　舌质淡,苔薄;脉濡或细弱。

[分析]　黄疸日久,脾虚失健,气血亏败,湿滞残留,以致黄疸色淡,晦暗不泽,日久不消;气血不足,心脾亏虚,失于濡养,故见心悸气短,肢软乏力;脾虚不健,则腹胀纳少,大便溏薄;气血虚则舌淡,脉细弱;湿滞留则脉濡。

[治法]　健脾养血,祛湿退黄。

[方药]　黄芪建中汤加减。方中黄芪、桂枝、生姜益气温中;白芍、甘草、大枣补养气血。临证可加茵陈、茯苓利湿退黄。

如气虚乏力明显者,应重用黄芪,并加党参、白术,以增强补气作用;畏寒、肢冷、舌淡者,宜加附子、肉桂温阳祛寒;心悸不宁,脉细而弱者,加熟地、当归、何首乌、酸枣仁等补血养心;血败源于精不化血者,酌加淫羊藿、巴戟天等温补命门。

【转归预后】

在黄疸的预后转归方面,一般说来,阳黄病程较短,消退较易;但阳黄湿盛于热者,消退较缓,应防其迁延转为阴黄。急黄为阳黄的重证,湿热疫毒炽盛,病情重笃,常可危及生命。阴黄病程缠绵,收效较慢;倘若湿浊瘀阻肝胆脉络,黄疸可能数月或经年不退,须耐心调治。总之,黄疸以速退为顺,若久病不愈,气血瘀滞,伤及肝脾,则有酿成癥积、鼓胀之可能。正如《金匮要略·黄疸病脉证并治》所云:"黄疸之病,当以十八日为期,治之十日以上瘥,反剧者为难治。"

【临证要点】

1. **应坚持辨病与辨证相结合的原则** 黄疸可见于多种疾病之中,临证时,除根据黄疸的色泽、病史、症状,辨别其属阴属阳外,尚应进行有关理化检查,区分肝细胞性、阻塞性或溶血性黄疸等不同性质,明确病毒性肝炎、胆囊炎、胆石症、消化道肿瘤等疾病诊断,以便采取更有效的治疗手段和药物。

2. **必须注意病程的阶段性与病证的动态变化** 在黄疸的治疗过程中,应区别病证偏表与偏里、湿重与热重、阳证与阴证。应及时掌握阴黄与阳黄之间的转化,进行相应的处理,切不可不顾病情变化,墨守成法,贻误病情。

3. **黄疸消退后有时并不代表病已痊愈** 如湿邪不清,肝脾气血未复,可导致病情迁延不愈,或黄疸反复发生,甚至转成"癥积""鼓胀"。因此,黄疸消退后,仍须根据病情继续调治,以除余邪,复气血,可从湿热留恋、肝脾不调、气滞血瘀等方面辨识。

4. **关于大黄的应用** 治疗阳黄证,常选用茵陈蒿汤、栀子大黄汤及大黄硝石汤等方剂,此类方中均有大黄,吴又可谓"退黄以大黄为专功"。实践证明,茵陈与大黄协同使用,退黄效果更好。如大便干结者,加玄明粉、枳实;若大便溏,可用制大黄。大黄除有清热解毒、通下退黄作用外,且有止血、消瘀化癥之功,不仅在急性黄疸型肝炎时可用大黄,即使慢性肝炎或肝硬化出现黄疸,亦可配伍使用大黄。

5. **重视凉血化瘀法运用** "瘀热发黄"理论肇始于张仲景,《伤寒论·阳明病篇》中云:"阳明病,发热汗出者,此为热越,不能发黄也。但头汗出,身无汗,齐颈而还,小便不利,渴引水浆者,此为瘀热在里,身必发黄,茵陈蒿汤主之。"及至明代皇甫中在《明医指掌》谓:"瘀血发黄,则发热,小便自利,大便反黑";清林珮琴在《类证治裁》中亦说"经络瘀热发黄,疸久不愈";现代医家关幼波进一步指出:"若湿热仅停留在气分……一般多不会出现黄疸,而湿热瘀阻血脉,才会出现黄疸""瘀热入于血分,阻滞百脉,逼迫胆液外溢,浸渍于肌肤,才能出现黄疸。"均更加明确提醒我们黄疸存在的瘀热病理因素,因此治疗黄疸要重视凉血化瘀药物的运用,如水牛角、赤芍、大黄、丹皮、人中白、垂盆草等。

6. **加强利胆药物使用** 中医认为,肝胆相表里,疏肝可以利胆,因此,在治疗胆囊炎、胆石症等疾病时常强调疏肝药物的使用。反之亦然,利胆亦可疏肝,在治疗黄疸等肝病时,要加强利胆药物的使用,如金钱草、郁金、海金砂、鸡内金等,通过促进胆汁的排泄,而达清利肝络的目的。

【古代文献摘录】

《素问·六元正纪大论》:"溽暑湿热相薄……民病黄瘅。"

《伤寒论·阳明病篇》:"伤寒发汗已,身目为黄,所以然者,以寒湿在里不解故也,以为不可下也,于寒湿中求之""伤寒七八日,身黄如橘子色,小便不利,腹微满者,茵陈蒿汤主之。"

《金匮要略·黄疸病脉证并治》:"黄家所得,从湿得之。一身尽发热而黄,肚热,热在里,当下之。"

《诸病源候论·急黄候》："脾胃有热,谷气郁蒸,因为热毒所加,故卒然发黄,心满气喘,命在顷刻,故云急黄也。"

《景岳全书·黄疸》："阳黄证多以脾湿不流,郁热所致,必须清火邪,利小水。火清则溺自清,溺清则黄自退""阴黄证,多由内伤不足""不可以黄为意,专用清利。但宜调补心脾肾之虚以培血气,血气复则黄必尽退""古有五疸之辨,曰黄汗、曰黄疸、曰谷疸、曰酒疸、曰女劳疸。总之,汗出染衣色如柏汁者,曰黄汗;身面眼目黄如金色,小便黄而无汗者,曰黄疸;因饮食伤脾而得者,曰谷疸;因酒后伤湿而得者,曰酒疸;因色欲伤阴而得者,曰女劳疸。虽其名目如此,总不出阴阳二证,大多阳证多实,阴证多虚,虚实弗失,得其要矣。"

《临证指南医案·疸》："黄疸,身黄目黄溺黄之谓也。病以湿得之,有阴有阳,在腑在脏。阳黄之作,湿从火化,瘀热在里,胆热液泄,与胃之浊气共并,上不得越,下不得泄,熏蒸遏郁,侵于脾则身目俱黄,热流膀胱,溺色为之变赤,黄如橘子色。阳主明,治在胃。阴黄之作,湿从寒水。脾阳不能化热,胆液为湿所阻,渍于脾,浸注肌肉,溢于皮肤,色如薰黄,阴主晦,治在脾。"

【现代文献推介】

[1] 闫军堂,孙良明,刘晓倩,等.刘渡舟治疗黄疸八法[J].辽宁中医杂志,2013(1): 28 - 31.

[2] 谢冬梅.《伤寒杂病论》黄疸病因病机探析[J].江西中医药,2013,44(1): 3 - 4.

[3] 戴克敏.姜春华运用茵陈蒿汤的经验[J].山西中医,2012,28(4): 4 - 5,11.

[4] 吴小明.王旭高黄疸论治特色探析[J].浙江中医药大学学报,2012,36(6): 626 - 627.

[5] 陈四清.周仲瑛教授从瘀热论治重型肝炎临证经验[J].江苏中医药,2009,41(6): 1 - 3.

第三节　积　聚

积聚是腹内结块,或痛或胀的一种病证,古又称"伏梁""肥气""痞气""息贲"等。分别言之,积属有形,固定不移,痛有定处,病属血分,乃为脏病;聚属无形,包块聚散无常,痛无定处,病属气分,乃为腑病。因积与聚关系密切,故两者往往一并论述。

《黄帝内经》首先提出积聚的病名,并对其形成和治疗原则进行了探讨。如《灵枢·五变》中说:"人之善病肠中积聚者……如此则肠胃恶,恶则邪气留止,积聚乃伤。"《难经·五十五难》明确了积与聚在病机及临床表现上的区别,指出:"积者五脏所生,聚者六腑所成也。积者,阴气也,其始发有常处,其痛不离其部,上下有所终始,左右有所穷处;聚者,阳气也,其始发无根本,上下无处留止,其痛无常处,谓之聚。故以是别知积聚也。"汉代张仲景《金匮要略·五脏风寒积聚病脉证并治》进一步说明:"积者,脏病也,终不移;聚者,腑病也,发作有时,展转痛移,为可治。"《金匮要略·疟病脉证并治》将疟疾引起的癥瘕称为疟母,并以鳖甲煎丸治之,至今仍为治疗积聚的临床常用方剂。明代王肯堂《证治准绳·积聚》在总结前人经验的基础上,提出了"治疗是病必分初、中、末三法"的主张。明代张景岳《景岳全书·积聚》认为积聚治疗"总其要不过四法,曰攻曰消曰散曰补,四者而已",并创制了化铁丹、理阴煎等新方。明代李中梓《医宗必读·积聚》把攻补两大治法与积聚病程中初、中、末三期有机地结合起来,并指出治积不能急于求成,可以"屡攻屡补,以平为期",颇受后世医家的重视。清代王清任《医林改错》则强调了积聚与瘀血的关系,并且创制了膈下逐瘀汤等活血化瘀消积的方剂。此外,唐代孙思邈《备急千金要方》、唐代王焘《外台秘要》、明代李梴《医学入门》等医籍,在治疗上不但采用内服药物,而且还注意运用膏药外贴、药物外熨、针灸等综合疗法,使积聚的辨证论治内容益加丰富。

历代医籍中,积聚亦称为"癥瘕",如《金匮要略》将疟后形成的积块(疟母)称为"癥瘕";《诸病源候论·癥瘕病诸候》指出:"其病不动者,名为癥;若病虽有结瘕而可推移者,名为瘕,瘕者假也。"《杂病广要·积聚》篇明确说明"癥即积,瘕即聚"。此外,《诸病源候论》记载的"癖块"、《外台秘要》记载的"疢癖"、《丹溪心法》记载的"痞块"等,均可归入积聚的范围。

西医学中,凡多种原因引起的肝脾肿大、增生型肠结核、腹腔肿瘤等,多属"积"之范畴;胃肠功能紊乱、不完全性肠梗阻等原因所致的包块,则与"聚"关系密切。上述病症有类似积聚证候时,可参考本篇辨证论治。

【病因病机】

积聚的发生,多因情志失调、饮食所伤、寒邪内犯,及他病之后,肝脾受损,脏腑失和,气机阻滞,瘀血内结而成。

1. **情志失调**　情志抑郁,恼怒伤肝,肝气不疏,脏腑失和,脉络受阻,血行不畅,气滞血瘀,日积月累,可形成积聚;忧思伤脾,脾失健运,日久营血运行不畅,也可形成积聚。如《金匮翼·积聚统论》篇说:"凡忧思郁怒,久不能解者,多成此疾。"

2. **饮食不节**　酒食不节,饥饱失宜,或恣食肥厚生冷,脾胃受损,运化失健,水谷精微不布,食滞湿浊凝聚成痰,或食滞、虫积与痰气交阻,气机壅结,则成聚证。如痰浊气血搏结,气滞血阻,脉络瘀塞,日久则可形成积证。《景岳全书·痢疾论积垢》说:"饮食之滞,留蓄于中,或结聚成块,或胀满硬痛,不化不行,有所阻隔者,乃为之积。"

3. **感受寒邪**　寒邪侵袭,脾阳不运,湿痰内聚,阻滞气机,气血瘀滞,积聚乃成。亦有外感寒邪,复因情志内伤,气因寒遏,脉络不畅,阴血凝聚而成积。如《灵枢·百病始生》说:"卒然外中于寒,若内伤于忧怒,则气上逆,气上逆则六俞不通,温气不行,凝血蕴裹而不散,津液涩渗,著而不去,而积皆成矣。"以上说明,内外合邪可形成积聚。

4. **病后所致**　黄疸病后,湿浊留恋,气血蕴结;或久疟不愈,湿痰凝滞,脉络痹阻;或感染虫毒(血吸虫等),肝脾不和,气血凝滞;或久泻、久痢之后,脾气虚弱,营血运行涩滞,均可导致积聚的形成。

本病病因有寒邪、湿热、痰浊、食滞、虫积等,各种邪气往往交错夹杂,相互并见,导致气滞血瘀结成积聚。聚证可逐渐演变成积证,但积证亦可不经聚证而直接成积。本病的病机主要是气机阻滞,瘀血内结。比较而言,聚证以气滞为主,积证以血瘀为主。积聚病位主要在于肝脾胃肠。肝主疏泄,司藏血;脾主运化,司统血。如肝气不畅,脾运失职,肝脾不调,胃肠失和,气血涩滞,壅塞不通,形成腹内结块,导致积聚。

本病初起,气滞血瘀,邪气壅实,正气未虚,病机性质多属实;积聚日久,病势较深,正气耗伤,可转为虚实夹杂之证。病至后期,气血衰少,体质羸弱,则往往转以正虚为主。以上所谓虚实,仅是相对而言,积聚的形成总与正气不足有关。如《素问·经脉别论》说:"勇者气行则已,怯者著而为病也。"凡正气充盛,则血脉流畅,纵有外邪入侵,鲜见成积为聚;若正气不充,气血运行迟缓,复受外邪侵袭,则易气滞、血瘀、痰凝而形成积聚。

【诊断】

(1) 腹腔内有可扪及的包块。如包块质软,聚散无常,痛无定处者为聚证;包块质硬,固定不移,痛有定处者为积证。

(2) 常有腹部胀闷或疼痛不适等症状。

（3）常有情志失调、饮食不节、感受寒邪或黄疸、虫毒、久疟、久泻、久痢等病史。

【相关检查】

需结合 B 超、CT、MRI、X 片、胃肠镜、腹腔镜、病理组织活检及肿瘤标志物、肝功生化等血液检查，以明确诊断。积块日趋肿大，坚硬不平者，尤应排除恶性病变。

【鉴别诊断】

1. 痞满　积聚与痞满均可因七情失和、情志抑郁而致气滞痰阻，且均可出现胀满之症。但痞满以自觉脘腹部痞塞胀满，而患处无形证可见，更无包块可及，其病变部位主要在胃；而积聚除胀满外，腹内有结块，其病变部位重在肝脾。

2. 鼓胀　积聚与鼓胀均有七情抑郁、酒食所伤而致气滞血瘀的相同病机，其病变部位可同在肝脾，皆有胀满、疼痛、包块等临床表现。但鼓胀以腹部胀大、脉络暴露为临床特征，其病机变化复有水饮内停，因而腹中有无水液停聚是积聚与鼓胀鉴别之关键所在。

3. 便秘　参见"便秘"篇。

【辨证论治】

辨证要点

1. 明辨积聚之异　积聚虽然合称，然病机、主症皆有不同。聚证病在气分，多属于腑，以气机逆乱为主，腹中结块，聚散无常，痛无定处；积证则病在血分，多属于脏，病机以瘀血内结为主，结块固定不移，痛有定处。

2. 详察积块部位　积块所在部位不同，每标志所病脏腑的差异。积块见于胃脘者，多提示病位于胃；积块见于胁下，多提示病位于肝，或在脾；积块见于小腹、少腹者，多提示病位于肠或妇科病变。然必结合其他临床症状或体征，综合分析。

3. 辨积证初、中、末三期　积证可于临床上分为初、中、末三期，初期正气尚盛，邪气虽实而不甚，表现为积块形小，按之不坚；中期正气已虚，邪气渐甚，表现为积块增大，按之较硬；末期正气大伤，邪盛已极，表现为积块明显，按之坚硬。辨证积证初、中、末三期，以知正邪之盛衰，从而选择攻补之法。

治疗原则

积聚的治疗应遵循《素问·至真要大论》"坚者削之""结者散之""留者攻之""逸者行之""衰者补之"法则，以调气理血为基本大法。聚证病在气分，重在调气，疏肝理气，行气消聚为其常法；积证病在血分，重在理血，活血化瘀，散结软坚乃其常规。积证的治疗依据病情发展、病机演变，一般初期重在攻邪，中期宜攻补兼施，末期则重在培补元气。

积聚证的治疗，重在处理好攻补的关系，对攻伐伤正类药物的应用尤宜权衡，时刻铭记《素问·六元正纪大论》"大积大聚，其可犯者，衰其大半而止"之明训，因攻伐之药，每易伤及气血，虽能取效于一时，然终至正虚邪盛，遣药制方时谨记"治实当顾其虚，补虚勿忘其实"之法则。

分证论治

（一）聚证

1. 肝气郁结

［主症］　腹中结块柔软，时聚时散，攻窜胀痛。

[兼次症]　脘胁胀闷不适,嗳气,矢气频多。

[舌脉]　苔薄白;脉弦。

[分析]　肝失疏泄,腹中气结成块,故结块柔软;气滞于中,时聚时散,故窜痛胀闷不适,嗳气、矢气频作;苔薄白,说明病在气,未入血分;脉弦为肝气郁结之象。

[治法]　疏肝解郁,行气消聚。

[方药]　木香顺气丸加减。方中木香、青皮、枳壳、川朴、乌药、香附行气散结,橘皮、苍术、砂仁、桂心化湿温中,川芎活血,甘草调和诸药。

如气郁化热,口干苔黄者,去桂心、砂仁、苍术,加黄芩、山栀;如腹部胀痛明显,加川楝子、延胡索理气止痛。缓解期间宜服逍遥散以疏肝健脾,防止聚证复作。

2. 食滞痰阻

[主症]　腹胀或痛,腹部时有条索状物聚起,按之胀痛更甚。

[兼次症]　便秘,纳呆。

[舌脉]　苔腻,脉弦滑。

[分析]　饮食不节,饥饱失宜,或甘肥油腻,或粗硬生冷,或污秽不洁,脾胃受损,运化失健,虫积、食滞、痰浊交阻;气聚不散,则腹中结块,时有条索物聚起;运化失司则纳呆,腑气不畅则便秘;苔腻,脉弦滑均为积滞痰浊之象。

[治法]　理气化痰,导滞散结。

[方药]　六磨汤加减。方中大黄、槟榔、枳实导滞通便;沉香、木香、乌药行气化痰,使痰食滞结下行,气机畅通,则瘕聚自消。

若因蛔虫结聚,阻于肠道所致者,可加入鹤虱、雷丸、使君子等驱蛔药物;若痰湿较重,兼有食滞,腑气虽通,苔腻不化者,可用平胃散加山楂、六曲等以健脾消导,燥湿化痰。

(二) 积证

1. 气滞血阻

[主症]　腹部积块质软不坚,固定不移,胀痛不适。

[兼次症]　脘胁闷胀。

[舌脉]　苔薄白或黄,脉弦。

[分析]　胁痛、黄疸病后,湿浊气血留结;或感染虫毒,肝脾气血瘀滞;或久泻久痢之后,脾虚邪恋,营血涩滞;或饮食、情志所伤,痰浊气血壅结。以上诸因均可导致气滞血阻,脉络不和,积而成块。积证初起,气机阻滞而血结不甚,故积块质软不坚,胀痛不适;气血不畅,肝胃失和,故脘胁闷胀;气滞血阻则苔薄白、脉弦,郁而化热可见黄苔。

[治法]　理气活血,通络消积。

[方药]　金铃子散合失笑散加减。方中川楝子行气疏肝,延胡索行气活血;五灵脂通利血脉,蒲黄活血祛瘀;两方相合,用金铃子散以行气,取失笑散以活血,气畅血通,积块得消,疼痛自止。

若见口苦者,加柴胡、黄芩以清肝火,脘痞者加木香、枳实以行胃气;若偏于气滞,加青皮、槟榔以理气行郁,若重在瘀血,加三棱、莪术以活血散结。亦可酌加茯苓、白术,以防脾胃之伤。

2. 瘀血内结

[主症]　腹部积块明显,质地较硬,固定不移,隐痛或刺痛。

[兼次症]　形体消瘦,纳谷减少,面色晦暗黧黑,面颈胸臂或有血痣赤缕,女子可见月事不下。

　　[舌脉]　舌质紫或有瘀斑瘀点;脉细涩。

　　[分析]　癥积日久不消,瘀结日盛,故见积块增大,质地变硬;病久伤正,故见形体消瘦,纳谷减少;瘀阻脉络,故见面色晦暗黧黑,血痣赤缕;瘀阻血涩,冲任失调,故见女子月事不下;舌紫、瘀斑瘀点、脉细涩均属瘀结正虚之象。

　　[治法]　祛瘀软坚,佐以扶正健脾。

　　[方药]　膈下逐瘀汤、鳖甲煎丸合六君子汤加减。膈下逐瘀汤重在活血行气,消积止痛,适用于瘀血结块,为本证的主方;鳖甲煎丸化瘀软坚,兼顾正气,适用于积块肿大坚硬而正气受损者;六君子汤旨在调补脾胃,适用于脾虚气弱,运化失健者,可与以上两方合用或间服,达到攻补兼施的目的。药用当归、川芎、桃仁、五灵脂、丹皮、赤芍、延胡索活血化瘀,消积止痛;香附、枳壳、陈皮、半夏行气和中;人参、白术、茯苓、甘草健脾扶正。适量加以山慈菇、蚤休可以加强软坚散结的功效。

　　如痰瘀互结,苔白腻者,可加浙贝母、瓜蒌、苍术等化痰散结药物;食纳不振者,加山楂、神曲、鸡内金助胃消食。

3. 正虚瘀结

　　[主症]　久病体弱,积块坚硬,隐痛或剧痛。

　　[兼次症]　饮食大减,肌肉瘦削,神倦乏力,面色萎黄或黧黑,甚则面肢浮肿。

　　[舌脉]　舌质淡紫,或光剥无苔;脉细数或细弱无力。

　　[分析]　癥积日久,瘀结不消,故积块坚硬,隐痛或剧痛;病久伤正,气血衰少,故见饮食大减,肌肉瘦削,神倦乏力;气血衰少不荣,则面色萎黄,瘀阻血滞,则面色黧黑;气血大亏,水湿不化,则肢体浮肿,舌淡紫或光剥,脉细数或细弱无力均属气血虚少,或阴液大伤,血行滞涩之象。

　　[治法]　补益气血,活血化瘀。

　　[方药]　八珍汤合化积丸加减。八珍汤补气益血,适用于气血衰少之证;化积丸活血化瘀,软坚消积,可缓消瘀血内结之积块,不能急于求成。两方中用人参、白术、茯苓、甘草补气;当归、白芍、地黄、川芎益血;三棱、莪术、阿魏、海浮石、瓦楞子、五灵脂活血化瘀消癥;香附、苏木、槟榔行气以活血。

　　若积块日久难消,疼痛加剧,可酌情加以石见穿、喜树果以加强破血化瘀之力;若阴伤较甚,头晕目眩,舌光无苔,脉细数者,可加生地、北沙参、枸杞子、石斛;如牙龈出血,鼻衄,酌加山栀、丹皮、白茅根、茜草、三七等凉血化瘀止血;若畏寒肢肿,舌淡白,脉沉细者,加黄芪、附子、肉桂、泽泻等以温阳益气,利水消肿。

【转归预后】

　　聚证病程较短,一般预后良好。少数聚证日久不愈,可以由气入血转化成积证。癥积日久,瘀阻气滞,脾运失健,生化乏源,可导致气虚、血虚,甚或气阴并亏;若正气愈亏,气虚血涩,则癥积愈加不易消散,甚则逐渐增大。如病势进一步发展,还可出现一些严重的变证。如积久肝脾两伤,藏血与统血失职,或瘀热灼伤血络,而导致出血;若湿热瘀结,肝脾失调,胆汁泛溢,可出现黄疸;若气血瘀阻,水聚腹中而成鼓胀,进而出现肝虚动风而震颤,如此则病笃已极,预后凶险。故积聚的病机演变,与血证、黄疸、鼓胀等病证有密切的联系。

【临证要点】

　　1. 临证准确把握癥积复杂病机　癥积的气滞血阻、瘀血内结、正虚瘀结三个证候分别预示着病机转变进程中疾病所处初、中、末三个阶段。此外,在临床中,各个证候往往会兼有郁热、湿热、寒湿、痰浊等；如有正气亏虚者，亦有偏重阴虚、血虚、气虚、阳虚的不同。临证应尽量做到遵而不失，但又要根据邪气兼夹与阴阳气血亏虚的差异，相应地调整治法方药，做到全面、准确地把握证候特点，辨证施治不拘一格。

2. 顾护正气　积聚治疗上始终要注意顾护正气，攻伐药物不可过用，同时要兼以调理脾胃。《素问·六元正纪大论》说："大积大聚，其可犯也，衰其大半而止。"聚证以实证居多，但如反复发作，脾气易损，可用香砂六君子之类，培脾运中。积证系日积月累而成，其消亦缓，切不可急功近利。如过用、久用攻伐之品，易于损正伤胃；过用破血、逐瘀之品，易于损络出血；过用香燥理气之品，则易耗气伤阴积热，加重病情。《医宗必读·积聚》提出的"屡攻屡补，以平为期"的原则深受医家重视。临证时还可以根据病情采用先攻后补，或先补后攻，或攻补兼施，通过扶助正气减少副作用，增强疗效。

【古代文献摘录】

《素问·举痛论》："寒气客于小肠膜原之间，络血之中，血泣不得注于大经，血气稽留不得行，故宿昔而成积矣。"

《灵枢·百病始生》："积之始生，得寒乃生，厥乃成积也……血脉凝涩，血脉凝涩则寒气上入于肠胃，入于肠胃则胀，胀则肠外之汁沫迫聚不得散，日以成积。"

《重订严氏济生方·癥瘕积聚门》："有如忧、思、喜、怒之气，人之所不能无者，过则伤乎五脏。逆于四时，传克不行，乃留结而为五积。"

《金匮翼·积聚统论》："积聚之病，非独痰、食、气、血，即风寒外感，亦能成之。然痰、食、气、血，非得风寒，未必成积；风寒之邪，不遇痰、食、气、血，亦未必成积。"

《诸病源候论·积聚病诸候》："诸脏受邪，初未能为积聚，留滞不去，乃成积聚。"

《张氏医通·积聚》："盖积之为义，日积月累，非朝伊夕，所以去之亦当有渐，太急则伤正气，正伤则不能运化，而邪反固矣。余尝用阴阳攻积丸通治阴阳二积，药品虽峻，用之有度，补中数日，然后攻伐，不问其去多少，又与补中，待其神壮而复攻之，屡攻屡补，以平为期。《经》曰：大积大聚，其可犯也，衰其大半而止，过则死。故去积及半，纯与甘温调养，使脾土健运，则破残之余积，不攻自走……若遽以磨坚破积之药治之，疾似去而人已衰，药过则依然，气愈消，痞愈大，竟何益哉？善治者，当先补虚，使血气壮，积自消也。不问何脏，先调其中，使能饮食，是其本也。虽然，此为轻浅者言耳，若夫大积大聚，不搜而逐之，日进补养，无益也，审知何经受病，何物成积，见之既确，发直入之兵以讨之，何患其不愈。"

【现代文献推介】

[1] 赵国荣，崔玉晖，戴玉微.四逆软肝方病证结合治疗肝硬化特色分析[J].湖南中医药大学学报，2017，37(07)：739-741.

[2] 陈凯生，刘铭，魏卓红.软肝煎加减方联合药膳治疗肝硬化腹水合并营养不良临床研究[J].新中医，2017，49(07)：58-60.

[3] 袁超，郝建梅，陈香妮.柔肝补肾汤治疗原发性胆汁性肝硬化效果观察[J].现代中西医结合杂志，2017，26(12)：1297-1300.

[4] 潘奇，屈莉红.原发性胆汁性肝硬化中医病机分析[J].交通医学，2017，31(03)：237-239.

[5] 杜宏波，江宇泳，薛亚春，等.96例原发性胆汁性肝硬化患者中医证候调查[J].中医杂志，2017，58(07)：575-578.

[6] 李鲜，李永亮.运用桂枝茯苓丸加味治疗肝纤维化经验[J].中医研究，2016，29(02)：45-46.

第四节 ｜ 鼓　胀

鼓胀是以腹部胀大如鼓、皮色苍黄、腹壁脉络暴露为特征，或有胁下或腹部痞块、四肢枯瘦等表现的一种病证。鼓胀以腹部膨胀如鼓而命名。本病反复迁延,久治难愈,晚期可见吐血、便血、昏迷、悬饮等症。

本病在古代文献中名称繁多,如"水蛊""蛊胀""膨脝""蜘蛛蛊""单腹胀"等。鼓胀病名,首见于《黄帝内经》,《灵枢·水胀》详细描述了本病:"鼓胀何如? 岐伯曰:腹胀,身皆大,大与肤胀等也。色苍黄,腹筋起,此其候也。"隋代巢元方《诸病源候论·水蛊候》说:"此由水毒气结聚于内,令腹渐大,动摇有声……名水蛊也。"明代李中梓《医宗必读·水肿胀满》说:"在病名有鼓胀与蛊胀之殊。鼓胀者,中空无物,腹皮绷急,多属于气也。蛊胀者,中实有物,腹形充大,非虫即血也。"明代戴思恭著《证治要诀·蛊胀》说:"盖蛊与鼓同,以言其急实如鼓,非蛊毒之蛊也,俗称之膨脝,又谓之蜘蛛病。"明代张景岳《景岳全书·杂证谟》篇说:"单腹胀者,名为鼓胀,以外虽坚满,而中空无物,其象如鼓,故名鼓胀。又或以血气结聚,不可解散,其毒如蛊,亦名蛊胀。且肢体无恙,胀惟在腹,故又名为单腹胀。"以上所述均是对鼓胀病名由来的描述。

对本病的病因病机认识,《素问·阴阳应象大论》认为是"浊气在上"。《诸病源候论》认为本病与"水毒"有关。金元四大家对鼓胀的病因病机各有所主,金代刘河间宗《黄帝内经》病机十九条"诸病有声,鼓之如鼓,皆属于热"之意,在《素问玄机原病式·腹胀大》中指出:"腹胀大,鼓之如鼓,气为阳,阳为热,气甚则如是也,肿胀热甚于内,则气郁而为肿也,阳热气甚,则腹胀也。"而金代李东垣主脾胃虚弱生寒,在《兰室秘藏·中满腹胀论》中指出:"皆由脾胃之气虚弱,不能运化精微而制水谷,聚而不散而成胀满。"他还提出"大抵寒胀多而热胀少""胃中寒则胀满,或藏寒生满病,以治寒胀,中满分消汤主之"。元代朱丹溪则认为是由于湿热相生,清浊相混,隧道壅塞之故,其在《格致余论·鼓胀论》指出:"七情内伤,六淫外侵,饮食不节,房劳致虚,脾土之阴受伤,转输之官失职,胃虽受谷,不能运化,故阳自升,阴自降,而成天地不交之否,于斯时也,清浊相混,隧道壅塞,郁而为热,热留为久,气化成湿,湿热相生,遂成胀满,《经》曰鼓胀是也。"明代医家张景岳认为情志抑郁,饮食不节,或饮酒过度,都是鼓胀的原因,明确指出"少年饮酒无节,多成水臌"。清代喻嘉言则认为癥、积块,日久可转为鼓胀,其病机不外乎气血水瘀积腹内,在其《医门法律·胀病论》中指出:"胀病亦不外水裹、气结、血凝……"由此对鼓胀的病机认识逐渐统一。

西医学的肝硬化腹水,包括病毒性肝炎、血吸虫病、乙醇等原因导致的肝硬化腹水。其他疾病出现的腹水,如结核性腹膜炎、腹腔恶性肿瘤、丝虫病乳糜腹水类似鼓胀的证候时,可参考本篇辨证论治。

【病因病机】

鼓胀的发生虽与酒食不节、情志所伤、血吸虫感染等相关,而直接原因当责之于黄疸、胁痛、积聚等病迁延日久,使肝、脾、肾三脏功能,气血水瘀积于腹内,以致腹部日渐胀大,而成鼓胀。

1. 黄疸、胁痛、积聚迁延不愈　黄疸总由湿热或寒湿阻滞中焦,气机升降失调不化,土壅木郁,肝气失于条达,致肝脾俱损,迁延日久,伤及于肾,气、血、水互结,终成鼓胀;胁痛病总在肝,肝失疏泄,气机不畅,日久肝气犯脾,脾失健运,湿浊内生,若久治不愈,累及于肾,终至肝、脾、肾俱伤,气、血、水互结而成鼓胀;积聚病在肝脾,肝脾受损,脏腑失和,致气机阻滞、瘀血内停、痰湿凝滞,迁延日久,病及于肾而开合不利,水湿内停,最终气、血、水互结而成鼓胀。

2. 情志不遂　肝为藏血之脏,性喜条达,若忧思恼怒,肝失调达,气机不利,则血液运行不畅,气阻络痹而致胁痛;肝伤气滞日久,则致血脉瘀阻或津液停聚成痰,日积月累,气血痰凝滞,肝脾俱损,而成积聚。胁痛、积聚迁延日久而成鼓胀。

3. **酒食不节** 饮酒太过,或嗜食肥甘厚味,日久使脾胃受损,运化失职,湿浊内生,湿邪阻滞中焦,土壅木郁,影响肝胆疏泄,病由脾及肝,或胆汁被阻而不循常道,浸淫肌肤而发黄疸。此外,湿浊内生,凝结成痰,痰阻气机,气血失和,气、血、痰互相搏结,阻于腹中,结成积聚。黄疸、积聚迁延日久可成鼓胀。

4. **血吸虫感染** 在血吸虫流行区接触疫水,遭受血吸虫感染,未能及时治疗,虫阻络道,内伤肝脾,肝脾气血失和,脉络瘀阻,脾伤运化失健而致痰浊内生,日久气滞、血瘀、痰凝互相影响,胶结不化,搏结腹部而成积聚,积聚日久又可发为鼓胀。

情志不遂、酒食不节既是鼓胀的成因,又是鼓胀复发和加重的因素。在鼓胀形成之后,若不注意情志调畅、饮食宜忌,或复感血吸虫,可使鼓胀进一步加重。

鼓胀形成,肝、脾、肾功能失调是关键。肝气郁结、气滞血瘀是形成鼓胀的基本条件;其次是脾脏功能受损,运化失职,遂致水湿停聚;肾脏的气化功能障碍,不能蒸化水液而加重水湿停滞,也是形成鼓胀的重要因素。其中,气滞、血瘀、水停互为因果,是邪实的主要内容。肝脾两伤日久,脾失健运,清阳不升,水谷之精微不能输布以奉养他脏,气虚日久气虚及阳,导致脾阳不足,日久肾阳亏虚,出现脾肾阳虚。肾阳亏虚,阳损及阴,导致肝肾阴虚。因此正虚主要为气血阴阳亏虚,所涉及的脏腑主要是肝、脾、肾。病理性质多本虚标实,或实中夹虚,或虚中有实,或虚实夹杂。

【诊断】

(1) 初则脘腹作胀,食后尤甚,继则腹部渐大,可见面色萎黄、乏力、纳呆等症,日久则腹部胀满高于胸部,重者腹壁青筋暴露,脐心突出,四肢消瘦,或伴下肢浮肿。常有小便不利,及牙龈出血、皮肤紫癜等出血倾向。

(2) 胁下或腹部积块,腹部有振水音,黄疸,手掌赤痕,面、颈、胸、臂可见蛛纹丝缕。

(3) 多有黄疸、胁痛、积聚病史,常与酒食不节、情志内伤、血吸虫感染有关。

【相关检查】

(1) 腹水多由肝硬化引起,需进一步检查明确肝硬化的原因,如乙肝、丙肝等病毒性肝炎标志物的检测、血吸虫相关抗体的检测、粪便查找虫卵、铁代谢及铜代谢等先天性肝病的检测,十分必要。

(2) 腹水常规、腹水生化、肝功能、肾功能、甲状腺功能、甲状腺抗体、血糖、肿瘤标志物、腹水淀粉酶、腹水细菌学培养、血常规、凝血酶原时间、腹部 B 超等检查,有助于病情程度的判断和治疗。

(3) 必要时需行 X 线上消化道钡餐造影、腹部 CT 和 MRI 等影像学检查,以及胃镜、肝脏穿刺、经内镜逆行胰胆管造影(ERCP)、磁共振胰胆管造影(MRCP)、腹腔镜等检查,以进一步明确诊断。

【鉴别诊断】

1. **水肿** 水肿病因为外感六淫、饮食不节或劳倦太过;病变脏腑在肺、脾、肾;其病机为肺失宣降,脾失健运,气化不行;其临床表现,以颜面、四肢浮肿为主,水肿多在肌肤,初起从眼睑部开始,继则延及头面四肢以至全身,亦有从下肢开始水肿,后及全身,皮色一般不变,后期病势严重,可见腹胀满,不能平卧等症。鼓胀病因为情志不遂、酒食不节、感染血吸虫以及他病转化而来;病变脏腑在肝脾肾;其病机为肝脾肾功能失调,气血水互结于腹内;临床表现以腹部胀大坚满为主,四肢不肿或枯瘦,水停在腹内,为腹部胀大,甚则腹大如鼓;初起腹部胀大但按之柔软,逐渐坚硬,以至脐心突起,四肢消瘦,皮色苍黄,晚期可出现四肢浮肿,甚则吐血、昏迷等危象。

2. 积证　鼓胀以腹部胀大,腹壁脉络暴露为主症,而积证以腹中结块或胀或痛为主症,两者有别。但腹中积块又多为诱发鼓胀的原因之一。

3. 痞满　参见"痞满"篇。

【辨证论治】

辨证要点

鼓胀为本虚标实之证,其标实有气滞、血瘀、水停的侧重;本虚有脾气虚、气阴两虚、脾阳虚、脾肾阳虚、肝肾阴虚的不同。临证时应注意辨别标实与本虚的主次。

1. 辨标实　偏于气滞,兼次症常有两胁胀满,善太息、嗳气,或得矢气后腹胀稍缓,口苦脉弦等;偏于血瘀,兼次症常有四肢消瘦,腹壁脉络显露,胁下或腹部痞块,面色黧黑,面颊、胸臂血痣或血缕,肌肤甲错不润,手掌赤痕,唇及爪甲色黯,舌边尖瘀点、瘀斑等;偏于水停,兼次症常有腹胀之形如囊裹水,或腹中有振水音,周身困乏无力,溲少便溏,或有下肢浮肿等。腹部膨隆,脐突皮光,嗳气或矢气则舒,腹部按之空空然,叩之如鼓,为"气鼓";胀病日久,腹部胀满,青筋暴露,内有癥积,按之胀满疼痛,而颈胸部可见赤丝血缕,为"血鼓";腹部胀大,状如蛙腹,按之如囊裹水,为"水鼓"。

2. 辨本虚　偏于脾气虚,兼次症常有面色萎黄,神疲乏力,纳少不馨,舌淡,脉缓等;偏于气阴两虚,兼次症除脾气虚症状外,还可见口干不欲饮,知饥而不能纳,形体消瘦,五心烦热,舌红体瘦而少津等;偏于脾阳虚,兼次症常有面色苍黄,畏寒肢冷,大便溏薄,舌淡体胖,脉沉细无力等;偏脾肾阳虚,兼次症除有脾阳虚症外,还可见腰膝冷痛,男子阴囊湿冷,阳痿早泄,女子月经先期,量少色淡等;偏于肝肾阴虚,兼次症常有头晕耳鸣,腰膝酸软,心烦少寐,颧赤烘热,两鼻衄血,舌红少苔,脉弦细而数等。

治疗原则

本病为本虚标实之证,总以攻补兼施为治则。临床应按照气滞、血瘀、水停、正虚的不同侧重,在理气消胀,活血化瘀,利尿逐水,扶正培本诸法中化裁,早期以祛邪为主,中期和晚期,均宜攻补兼施,中期以利水消胀为目的,晚期应重视严重并发症的防治。

分证论治

鼓胀的证治,根据病程和正邪关系,分为初期、中期、晚期。一般发病初期,多肝脾失调,气滞、血瘀、湿阻互结于腹;初期迁延不愈,正气渐伤,转入中期,正虚而邪盛;至晚期,正气渐衰,邪气留恋,并可有吐血、便血、昏迷、悬饮等变症。

1. 鼓胀早期(气滞湿阻)

[主症]　腹大胀满,鼓之如鼓,持久不减。

[兼次症]　胁腹胀满或疼痛,纳食少馨,食后脘腹胀满益甚,以嗳气或矢气为快,肢体沉困乏力,小便短少。

[舌脉]　舌质暗,或有瘀点,苔白腻;脉弦滑。

[分析]　肝气郁滞,脾运不健,气滞不畅,血脉瘀阻,湿浊停留而壅塞于腹中,故腹大胀满;因气滞血瘀偏重而湿浊尚轻,故腹胀而叩之如鼓。病之根深势笃,故持久不减;肝失条达,经气痹阻,故胁下胀或疼痛。脾胃不健,纳运失司,故纳食少馨,食后脘腹胀满益甚,嗳气或矢气后,气机稍动,故自觉为快;气壅湿阻,水道不利,故肢体沉困乏力,小便短少;舌质暗或有瘀点,苔白腻,脉弦滑,也是气血瘀滞,湿浊蕴积之征。

　　[治法]　理气和血,行湿散满。

　　[方药]　木香顺气散加减。方中枳壳、木香、青皮、陈皮、川朴、乌药上中下三焦气机一起梳理,再配合香附、川芎、桂心,气血并调,以期气血调畅而消腹胀;苍术、砂仁理脾行湿以散满;甘草和中。

　　若胁下胀满或疼痛明显时,加柴胡、郁金、延胡索、苏木等疏肝理气止痛;若胁下痞块,痛如针刺,可加赤芍、丹参、三棱、莪术、生牡蛎等活血行瘀,软坚散结;若纳食少馨,食后脘腹胀满,可加保和丸,以消食导滞;若肢体沉困,小便短少,可加车前子、泽泻、猪苓、茯苓等化湿利水;腹胀明显时,也可加黑丑、白丑、大腹皮、莱菔子、薤白等以下气除满消痞;余毒未清者,加入板蓝根、土茯苓、虎杖等清热解毒。

　　2. 鼓胀中期

　　(1) 水湿困脾

　　[主症]　腹大坚满,按之如囊裹水。

　　[兼次症]　颜面微浮,下肢浮肿,脘腹痞胀,得热则舒,神疲怯寒,大便溏,小便短少。

　　[舌脉]　舌质淡,舌苔白腻;脉缓。

　　[分析]　脾肾阳虚,水湿内盛,泛溢肌肤,则肢体浮肿,腹大坚满,按之如囊裹水,小便短少;水为阴邪,其性趋下,故身半以下肿甚;水气内阻,气机不畅,则脘腹痞胀;脾肾阳虚,则神疲怯寒;脾阳不足,腐熟无权,则大便溏;舌质淡,舌苔白腻,脉缓,均为阳虚水停之象。

　　[治法]　温中健脾,行气利水。

　　[方药]　实脾饮加减。方中附子善于温肾阳,助气化,行阴水之停滞;干姜温脾阳,助运化散寒水之互凝,两药相合,温肾暖脾,扶阳抑阴;白术、茯苓健脾燥湿,淡渗利水;木瓜化湿行水,醒脾和中;厚朴、木香、大腹子、草果行气导滞,气化则湿化,气顺则胀消;甘草益气补脾,调和诸药。

　　若水肿较甚者,可加肉桂、猪苓、泽泻、车前子温阳化气,利水消肿;若脘胁胀痛者,可加香附、延胡索、青皮、郁金、枳壳等理气和络;若神疲、纳呆、便溏,可加黄芪、党参、山药等健脾益气利水。

　　(2) 水热蕴结

　　[主症]　腹大坚满,脘腹胀急,烦热口苦,渴不欲饮。

　　[兼次症]　面、目、皮肤发黄,小便赤涩,大便秘结或溏垢。

　　[舌脉]　舌质红,舌苔黄腻;脉弦数。

　　[分析]　水热蕴结,浊水内停,则腹大坚满,脘腹胀急;湿热之邪上蒸于口,则烦热口苦,渴不欲饮;湿热熏蒸,胆汁泛溢,则面、目、皮肤发黄;湿热壅滞,气机不利,则小便赤涩;湿热阻于肠胃,则大便秘结或溏垢;舌质红,苔黄腻,脉弦数均为湿热蕴结之象。

　　[治法]　清热利湿,攻下逐水。

　　[方药]　中满分消丸合茵陈蒿汤加减。中满分消丸中黄芩、黄连、知母清热除湿;茯苓、猪苓、泽泻淡渗利湿;厚朴、枳壳、半夏、陈皮、砂仁理气燥湿;姜黄活血化瘀;干姜与黄芩、黄连同用,辛开苦降,除中满,祛湿热;少佐人参、白术、甘草健脾益气,补虚护脾,使水去热清而不伤正。茵陈蒿汤中,茵陈清热利湿,栀子清利三焦湿热,大黄泄降肠中瘀热。

　　若热势较重者,可加龙胆草、连翘、半边莲清热解毒;若腹部胀急甚者,大便干结,可用舟车丸行气逐水,但其作用峻烈,应中病即止。

　　(3) 瘀结水留

　　[主症]　脘腹坚满,青筋显露,胁下癥结如针刺。

　　[兼次症]　面色晦暗黧黑,面、颈、胸、臂出现血痣或蟹爪纹,或见赤丝血缕,口干不欲饮,大便

色黑。

[舌脉]　舌质紫黯或有紫斑;脉细涩。

[分析]　血脉瘀阻,故腹大坚满,青筋显露,胁下癥积痛如针刺,面、颈、胸、臂出现血痣或蟹爪纹,或见赤丝血缕;病久及肾,肾气衰败,故面色晦暗黧黑;水湿不化,水精不布,故口干不欲饮水;阴络之血外溢,故见大便色黑;舌质紫黯或有紫斑,脉细涩,乃血瘀之征。

[治法]　活血化瘀,行气利水。

[方药]　调营饮加减。方中当归、川芎、赤芍活血化瘀;莪术、延胡索、大黄行气活血;瞿麦、槟榔、葶苈子、赤茯苓、桑白皮行气利水;陈皮、大腹皮、白芷理气消胀;细辛、肉桂温阳利水;炙甘草、生姜、大枣调和诸药。

若腹水明显,伴下肢浮肿,苔白腻,可加干姜、桂枝或肉桂、附子,振奋脾阳,也可再加泽泻、赤小豆、防己等增强除湿利尿之力;若癥块甚者,可加水蛭、穿山甲等活血化瘀之品;若大便色黑者,可加侧柏叶、茜草、三七、藕节等化瘀止血。

3. 鼓胀晚期

(1)阳虚水盛

[主症]　腹大胀满,形似蛙腹,早宽暮急。

[兼次症]　面色苍黄或白,胸闷纳呆,神倦怯寒,肢冷浮肿,小便短少。

[舌脉]　舌质胖,苔淡白;脉沉细无力。

[分析]　脾肾阳虚,气机不畅,故腹大胀满,形似蛙腹;病邪久羁,肝脾肾败伤,故面色苍黄或白;脾阳虚弱,不能运化水谷,故脘闷纳呆便溏;阳气不能温养敷布全身,故神倦怯寒肢冷;水湿溢于肌肤,故浮肿;肾阳虚气化不利,故小便短少;舌质胖,苔淡白,脉沉细无力均为脾肾阳虚之象。

[治法]　温补脾肾,化气利水。

[方药]　附子理苓汤或济生肾气丸加减。附子理苓汤中附子、干姜温运中焦,祛散寒邪;党参、白术、甘草健脾益气;猪苓、茯苓、泽泻淡渗利湿;桂枝辛温通阳。济生肾气丸中附子、桂枝温补肾阳;熟地、山茱萸、山药、丹皮滋补肾精;茯苓、泽泻、牛膝、车前子利水消肿。

若纳呆便溏甚者,可加黄芪、山药、薏苡仁、白扁豆等健脾益气祛湿;若腰膝酸软疼痛,畏寒肢冷者,可加仙茅、淫羊藿、巴戟天等温补肾阳。

(2)阴虚水停

[主症]　腹大胀满,青筋暴露。

[兼次症]　面色晦暗,唇紫,骨瘦如柴,五心烦热,肌肤甲错,头晕耳鸣,少寐盗汗,牙龈、鼻出血,小便短少等。

[舌脉]　舌质红绛少苔;脉弦细数。

[分析]　肝肾阴虚,水液停聚,故腹大胀满,小便短少;血行涩滞,瘀阻脉络,故腹部青筋暴露,面色晦滞,唇紫,肌肤甲错;阴虚内热,则骨瘦如柴,五心烦热,少寐盗汗;热伤脉络,则鼻衄、牙龈出血;舌质红绛少苔,脉弦细数均为肝肾阴虚之征。

[治法]　滋肾柔肝,养阴利水。

[方药]　六味地黄丸合一贯煎加减。六味地黄丸中熟地黄、山茱萸、山药滋养肝肾,茯苓、泽泻、丹皮淡渗利湿。一贯煎中生地、麦冬、沙参、枸杞子滋养肝肾,当归、川楝子疏肝活血。

若津伤口干明显者,可加石斛、玄参、天花粉、芦根等养阴生津;若潮热,烦躁,可加银柴胡、鳖甲、地骨皮、白薇以清退虚热;若齿鼻衄血,可加白茅根、藕节、仙鹤草等凉血止血。

4. 鼓胀变证

(1) 鼓胀出血

[主症]　腹大胀满伴出血。轻者大便色黑,如柏油样;重者呕吐物中夹有鲜血或血块,汗出肢冷或吐血盈碗盈盆,大便暗红而溏薄。

[兼次症]　口干口苦,胃脘灼热,肠鸣腹胀,或心悸气短。

[舌脉]　舌质红,苔黄,或舌淡;脉弦滑而数,或沉细而数。

[分析]　肝脾不和,中焦气机壅滞,蕴久化热,热迫血妄行,故吐血便血,口干而苦,胃脘灼热,肠鸣腹胀;若气随血耗,气血不足,则心悸气短,汗出肢冷;舌质红,苔黄,弦滑而数,为热盛于中之象;舌质淡,脉沉细而数,为气血耗伤之象。

[治法]　泄热宁络,凉血止血;气血耗伤者予益气固脱为法。

[方药]　泻心汤或大黄、白及、三七粉凉开水调为糊状,慢慢吞服。药用大黄炭、黄芩炭、黄连清胃泻火,凉血止血。或大黄粉、白及粉、三七粉,以凉血、止血、散瘀。

若吐血、便血来势猛烈,病位在贲门上下者,可先吞服大黄粉、白及粉及三七粉,再用三腔管送入胃中,令胃气囊充气,再将食管气囊充气,以增强止血功效;若气血耗损,汗出肢冷时,可煎服独参汤,或生脉注射液或参附注射液静脉滴注,以益气固脱,或服黄土汤亦可。

(2) 鼓胀神昏

[主症]　腹大胀满伴神昏。先见烦躁不宁,逐渐嗜睡,终至昏迷;或先语无伦次,逐渐嗜睡,终至昏迷。

[兼次症]　脘闷纳呆,恶心呕吐,大便不通。

[舌脉]　舌质红,苔黄腻,或舌淡红,苔白腻;脉弦滑数,或弦滑。

[分析]　阴虚血热,复感邪气易从热化,蒸液成痰,引动肝风,内蒙心窍,故先烦躁不宁,逐渐嗜睡,终至昏迷;舌质红,苔黄腻,脉弦滑数也是痰热之象;或脾肾阳虚,湿浊内生,蒙蔽心窍,则先见语无伦次,逐渐嗜睡,终至昏迷;舌质淡红,苔白腻,脉弦滑也是痰浊之象;中焦气机不利,胃失和降,故脘闷纳呆,恶心呕吐,大便不通。

[治法]　醒神开窍。

[方药]　痰热蒙闭心窍者,用局方至宝丹研化,吞服或鼻饲,以清热凉开透窍。痰湿蒙闭心窍者,用苏合香丸研化,吞服或鼻饲,以芳香温开透窍。或用菖蒲郁金汤鼻饲,以芳香豁痰开窍,也可用醒脑静注射液或清开灵注射液静脉点滴,治疗痰热蒙闭心窍者效佳。

另外,鼓胀晚期,出现悬饮,症见腹大胀满日甚,伴见呼吸、转侧则胸胁疼痛加重,喘促不宁,甚则不能平卧,病侧肋间胀满,可用椒目瓜蒌汤加减以泻肺祛饮,降气化痰。药用桑白皮、葶苈子、椒目泻肺利水,生麻黄、杏仁、桔梗以宣肺利水,苏子、陈皮、半夏、茯苓、枇杷叶、瓜蒌皮降气化痰。

【转归预后】

本病在临床上往往虚实互见,本虚标实,虚实夹杂。如攻伐太过,实胀可转为虚胀,如复感外邪,或过用滋补壅塞之剂,虚胀亦可出现实胀的症状。鼓胀早期及时投疏肝理气、除湿消满之剂,可使病情得到控制。若迁延不愈,正气渐伤,邪气日盛,病情可进一步加重。若病至晚期,腹大如瓮,青筋暴露,脐心突起,大便溏泻,四肢消瘦,或见脾肾阳虚证,或见肝肾阴虚证,则预后不良。若见出血、神昏、痉证则为危象。鼓胀久治不愈可能转化为癌病。

【临证要点】

1. **后期重症辨治** 鼓胀后期伴有黄疸往往难以消除,可考虑从瘀热论治,重用清热凉血之品,如丹皮、赤芍等药。残黄属于阳黄,用青黛、白矾以清肝热化痰湿,阴黄用白矾化痰退黄。鼓胀后期腹水难以消除,可从调理脾胃着手,重用健脾利水之品。常用茯苓、猪苓、泽泻、车前子、抽葫芦等药物,健脾利水重用生白术,活血利水重用泽兰、益母草,宣肺利水用麻黄、杏仁、葶苈子;逐水使用黑白丑、甘遂。同时嘱患者饮食上注意补充蛋白质。

2. **水为阴邪,得阳则化** 阳虚型鼓胀则温阳利水;阴虚型鼓胀,温阳易伤阴,滋阴则助湿,临证可选用甘寒淡渗之品,如沙参、麦冬、生地黄、芦根、白茅根、猪苓、茯苓、泽泻、车前草等,以达到滋阴生津而不黏腻助湿的效果。此外在滋阴药中少佐温化之品,如小量桂枝或附子,既有助于通阳化气,又可防止滋腻太过。

3. **认清病情,及时处理** 鼓胀急危重症要及时处理,应认真审查病情,不可拘泥于中医治疗,配合西医抢救方法及时处理。

【古代文献摘录】

《素问·腹中论》:"黄帝问曰:有病心腹满,且食则不能暮食,此为何病? 岐伯对曰:名为鼓胀……治之以鸡矢醴,一剂知,二剂已。帝曰:其时有复发者,何也? 岐伯曰:此饮食不节,故时有病也。虽然其病且已,时故当病,气聚于腹也。"

《景岳全书·杂证谟》"肿胀":"单腹胀者,名为鼓胀,以外虽坚满,而中空无物,其象如鼓,故名鼓胀。又或以血气结聚,不可解散,其毒如蛊,亦名蛊胀。且肢体无恙,胀惟在腹,故又名为单腹胀。"

《仁斋直指方·胀满》:"失饥伤饱,痞闷停酸,且则阴消阳长,谷气易行,故能食,暮则阴长阳消,谷气难化,故不能食,是为谷胀。脾土受湿,不能治水,水渍于脾胃而溢于体肤,辘辘有声,怔忪喘息,是为水胀。七情郁结,气道壅塞,上不得降,下不得升,身肿大,四肢瘦削,是为气胀。烦躁漱水,迷妄惊狂,痛闷呕恶,虚汗厥逆,小便多,大便黑,妇人尤多有之,是为血胀……久病羸乏,卒然胀满,喘息不得,与夫脐心突出,或下利频频……未见一愈耳。"

《素问玄机原病式·肿胀》:"肿胀热胜于内,则气郁而为肿也,阳热气甚,则腹胀也。火主长而茂,形貌彰显,升明舒荣,皆肿胀之象也,浊气在上,则生胀,此阴阳返则气结不散;胀满如饱,吴茱萸汤主之。"

《兰室秘藏·中满腹胀论》:"皆由脾胃之气虚弱,不能运化精微而制水谷,聚而不散而成胀满。""大抵寒胀多而热胀少","胃中寒则胀满,或藏寒生满病,以治寒胀,中满分消汤主之。"

《医门法律·胀病论》:"凡有癥瘕、积块、痞块,即是胀病之根,日积月累,腹大如箕,腹大如瓮,是名单腹胀。"

《医学入门·鼓胀》曰:"凡胀初起是气,久则成水……治胀必补中行湿,兼以消积,更断盐酱。"

【现代文献推介】

[1] 李金霞,许继文,曹洪欣.鼓胀的分期辨治[J].中医杂志,2017,58(16):1421-1422.

[2] 陈凯生,刘铭,魏卓红.软肝煎加减方联合药膳治疗肝硬化腹水合并营养不良临床研究[J].新中医,2017,49(07):58-60.

[3] 陆童凯,茹清静,章京思.《四圣心源》圆运动理论在治疗鼓胀中的运用[J].新中医,2017,49(04):159-160.

[4] 乐永红,雷云霞,马燕,等.乐德行从气化论治鼓胀经验[J].中国中医基础医学杂志,2017,23(02):283-284.

[5] 彭际奎,金灿浩,杨松,等.胰性腹水的诊治分析[J].内蒙古医学杂志,2011,43(06):706-707.

第五节 瘿 病

瘿病是以颈前喉结两旁结块肿大为主要特征的一类疾病。

早在公元前 3 世纪,我国已有关于瘿病的记载。战国时期庄周《庄子·德充符》中就有"瓮瓷大瘿"的记载;战国时期吕不韦《吕氏春秋·尽数篇》有"轻水所,多秃与瘿人",不仅记载了瘿病的存在,而且观察到瘿的发病与地理环境密切有关。西晋陈寿《三国志·魏书》有"发愤生瘿"及"十人割瘿九人死"的记载,说明当时已经认识到瘿病的发生与情志有关,并已有手术治疗瘿病的探索。至晋隋时期,对瘿病的论述逐渐增多,晋代葛洪《肘后备急方》首先用海藻、昆布治疗瘿病。隋代巢元方《诸病源候论·瘿候》曰:"诸山水黑土中,出泉流者,不可久居,常食令人作瘿病,动气增患""瘿病由忧恚气结所生,亦由饮沙水,沙随气入于脉,搏颈下而成之。"在书中首次提出"瘿病"一名,并指出其病因主要与情志内伤及水土因素有关,该书中还将瘿病区分为血瘿、肉瘿及气瘿三种,是瘿病的最早分类。唐宋金元时期,对瘿病的认识更加丰富。唐代对瘿病的治疗有新的发展,在唐代孙思邈《备急千金要方》《千金翼方》和《外台秘要》中收集了数十个治疗瘿病的处方,其中常用的药物有海藻、昆布、羊靥、鹿靥等,说明当时已应用含碘药物及动物甲状腺组织来治疗瘿病。《备急千金要方》还将瘿病分为石瘿、气瘿、劳瘿、土瘿、忧瘿等 5 类。宋代赵佶《圣济总录·瘿瘤门》则将瘿病分为石瘿、泥瘿、劳瘿、忧瘿、气瘿等 5 类,并指出瘿病以山区发病较多,"石与泥则因山水饮食而得之,忧、劳、气则本于七情"。宋代陈无择《三因极一病证方论·瘿瘤证治》按瘿肿之形、色不同分为气、血、筋、肉、石五种,曰:"坚硬不可移者,名曰石瘿;皮色不变,即名肉瘿;筋脉露结者,名筋瘿;赤脉交络者,名血瘿;随忧愁消长者,名气瘿。"这种分类方法更切合临床实际,为历代医家习用;在治疗上认为"五瘿决不可妄决破,决破则脓血崩溃,多致夭枉",不可轻易施以刀针。到明清时期,对瘿病有了进一步的认识,在治疗方法上也更加详细精当。明代李时珍《本草纲目·草部》记载了黄药子有"凉血降火,消瘿解毒"的功效,并载有黄药子酒治疗瘿病的方法。明代陈实功《外科正宗·瘿瘤论》认为瘿病乃由气血瘀郁结而成,曰:"夫人生瘿瘤之症,非阴阳正气结肿,乃五脏瘀血、浊气、痰滞而成。"在治疗上主张散气行血、行痰顺气、补肾气及活血散坚等,并创有海藻玉壶汤、活血消瘿汤、十全流气饮等方剂,至今仍为临床常用。其他如明代王肯堂《证治准绳》的藻药散、清代吴谦《医宗金鉴》的四海疏郁丸均为现在临床常用之方剂。

西医学中单纯性甲状腺肿、甲状腺功能亢进、甲状腺炎、甲状腺癌等以甲状腺肿大为主要临床表现的疾病可与本篇联系互参。

【病因病机】

瘿病的主要病变在肝脾,与心有关,病因主要是情志内伤、饮食及水土失宜,但也与体质因素有密切关系。基本病机是气滞、痰凝、血瘀壅结颈前。

1. **情志因素**　愤郁恼怒或忧愁思虑日久,肝失疏泄,气机郁滞,津液输布失常,易于凝结成痰,气滞痰凝,壅结颈前,而成瘿病。正如《诸病源候论》所说"瘿病由忧恚气结所生""动气增患"。故瘿病的发生与情志密切有关。

2. **饮食、水土失宜**　饮食失调,或久居高山地区,水土失宜,饮食中含碘不足,导致脾失健运,不能运化水湿,聚湿生痰,发为瘿病。正如《诸病源候论·瘿候》所言"诸山水黑土中,出泉流者,不可久居,常食令人作瘿病""也由饮沙水,沙随气入于脉,搏颈下而成之",说明瘿病的发生与水土因素密切有关。

3. **体质因素**　先天禀赋不足,天癸虚弱,或经胎产乳期间肝血不足,肾气亏损,冲任失调,复遇有情志不遂,肝郁化火,阴津亏少,气郁痰易结于颈前,故女性易患瘿病。或为素体阴虚者,津液亏少,易于结痰化火,而患瘿病。故瘿病的发生与体质密切有关。

总之,瘿病的病变脏腑主要在肝脾,肝郁则气滞,脾伤则气结,气滞则湿阻,脾虚则生痰,痰气交阻,血行不畅,而成瘿病。久病阴津亏耗,阴虚火旺,病变及心。瘿病初起多实,为气滞、痰凝壅结颈前,日久血脉瘀阻,以气、痰、瘀合而为患;由于痰气郁结,久郁化火,耗伤阴津,阴虚火旺,由实转虚,或虚实夹杂。

【诊断】

(1) 以颈前喉结两旁一侧或两侧的结块肿大为主要诊断依据。

(2) 多见于女性,常有饮食不节、情志不舒等病因,或发病有一定的地域性。

(3) 通过对瘿病肿块的局部扪诊,了解其大小、形状、质地,有助于诊断。

【相关检查】

(1) 甲状腺功能测定有助于甲状腺功能亢进和单纯性甲状腺肿的鉴别。

(2) 甲状腺B超、甲状腺核素扫描检查有助于确定甲状腺的位置、外形、大小及结节性质,抗甲状腺免疫球蛋白抗体等免疫学检查有助于甲状腺疾病的鉴别诊断。

【鉴别诊断】

1. 瘰病　两者均可在颈部出现肿块,但肿块的部位及性状不同。瘿病肿块在颈部正前方,肿块一般较大;瘰病病变多在颈部的两侧或颌下,肿块一般较小,如黄豆大,个数多少不等。

2. 消渴　消渴以多饮、多食、多尿及消瘦为主要临床表现,瘿病中阴虚火旺型虽也可见多食易饥,但无多饮、多尿,且颈前有瘿肿,并伴有急躁易怒、心悸。

【辨证论治】

辨证要点

1. 辨瘿囊、瘿瘤与瘿气　首先要辨明瘿肿的情况,区别瘿气、瘿囊与瘿瘤。

(1) 瘿气:颈前轻度或中度肿大,肿块对称、光滑、柔软,一般有比较明显的阴虚火旺症状,如急躁易怒、心悸等,多因情志内伤或体质因素有关。

(2) 瘿囊:一般颈前肿块较大,两侧比较对称,肿块光滑、柔软,边缘不清,大者如囊如袋,由颈部而下垂至胸前,多由水土因素致病。

(3) 瘿瘤:颈前肿块偏于一侧,或一侧较大,或两侧均大,瘿肿如核桃样大小,质地较硬。

2. 辨痰结瘀血　初病颈前肿块光滑、柔软,属气郁痰阻;病久肿块质地较硬,甚至坚硬,表面高低不平。

3. 辨实火与虚火　本病多见火的表现,但火有实火与虚火之分。若见烦热汗多、性情急躁易怒、眼球突出、手指震颤、口苦面红、舌红苔黄、脉数者为实火;若见心悸不宁、心烦少寐汗多、手指颤动、头晕目眩、倦怠乏力、舌红、脉细弦数者为虚火。

治疗原则

治疗以理气化痰、消瘿散结为基本原则。痰结血瘀者配合活血化瘀;肝火旺盛者,配合清肝泻火,阴虚火旺者配合滋阴降火。

分证论治

1. 气郁痰阻

[主症]　颈前正中结块肿大,质软不痛,颈部觉胀,胸闷,喜叹息。

[兼次症]　胸胁窜痛,病情常随情志波动。

[舌脉] 质淡红,苔薄白;脉弦。

[分析] 气机郁滞,痰浊壅阻颈部,故颈前正中结块肿大,质软不痛,颈部觉胀;因情志不舒,肝气郁结,故胸闷,喜叹息,胸胁窜痛,且病情常随情志波动;脉弦为肝郁气滞之象。

[治法] 理气舒郁,化痰消瘿。

[方药] 四海舒郁丸加减。方中海蛤壳、海带、海藻、昆布、海螵蛸化痰软坚,消瘿散结;陈皮、青木香疏肝理气解郁。

若肝气不疏明显而见胸闷胁痛者,加柴胡、枳壳、香附、郁金疏肝解郁;若咽部不适,声音嘶哑者,加桔梗、牛蒡子、木蝴蝶、射干利咽消肿。

2. 痰结瘀血

[主症] 颈前喉结两旁出现结块,按之较硬或有结节,肿块经久不消。

[兼次症] 胸闷,纳呆。

[舌脉] 舌质暗或紫,苔薄白或白腻;脉弦或涩。

[分析] 气机郁滞,津凝成痰,痰气交阻,日久血行不畅,血脉瘀滞。气、痰、瘀壅结颈前,故瘿肿较硬,或有结节,经久不消;气郁痰阻,脾失健运,故胸闷纳差;舌质暗、苔白腻,脉弦或涩为内有痰湿及气滞血瘀之象。

[治法] 理气活血,化痰消瘿。

[方药] 海藻玉壶汤加减。方中海藻、昆布、海带化痰软坚,消瘿散结;青皮、陈皮疏肝理气,半夏、胆南星、连翘、甘草化痰消肿散结;当归、川芎、独活活血行气。

若肝郁较甚,胸闷不舒加郁金、香附、枳壳理气开郁;若久郁化火,见烦热易怒汗多加夏枯草、连翘、山栀、丹皮清热泻火;若痰结瘀血明显,结块较硬或有结节者,可酌加黄药子、三棱、莪术、露蜂房、僵蚕、穿山甲等活血化痰、软坚散结;若结块坚硬而不可移者,可酌加土贝母、山慈菇、天葵子、半枝莲、水牛角粉、没药、乳香等以解毒消肿,散瘀通络。

3. 肝火旺盛

[主症] 颈前瘿肿轻度或中度,一般柔软光滑,烦热汗出,消谷善饥,面部烘热,手指震颤,眼球突出。

[兼次症] 或口苦咽干,渴欲冷饮,大便秘结;或头晕目眩;或心悸胸闷,或失眠。

[舌脉] 舌红,苔黄,脉弦数。

[分析] 痰气壅结颈前,故见瘿肿;郁而化火,肝火炽盛,故见烦躁易怒,恶热汗多,面部烘热、口苦;胃热内盛,热伤津液,故咽干、渴欲冷饮、大便秘结;肝火上扰,而见头目晕眩;肝火上炎、风阳内盛,而见手指震颤、眼球突出;热扰心神,而见胸闷,心悸,失眠。

[治法] 清肝泻火,消瘿散结。

[方药] 栀子清肝汤合消瘰丸加减。方中柴胡疏肝解郁,栀子、丹皮清肝泻火,当归、川芎养血活血,白芍柔肝,牛蒡子、生牡蛎、浙贝母、茯苓、甘草化痰消肿,玄参滋阴降火。

若肝火亢盛,烦躁易怒、头目晕眩者,可加菊花、龙胆草清肝泻火;胃热内盛,热伤津液,可加石膏、知母清泄胃热,石斛、玉竹、麦冬以助胃液;兼大便秘结者,酌用大黄或增液承气汤通腑泻热;风阳内盛,手指震颤、眼球突出者,宜加石决明、珍珠母、钩藤等平肝息风;热扰心神者,可重用生地养阴,并加酸枣仁、夜交藤、丹参等养血安神。

4. 心肝阴虚

[主症] 瘿肿质软,或大或小,起病较缓,心悸汗出,心烦少寐,眼干目眩,手指颤动。

[兼次症]　或头晕乏力,胸胁隐痛;或多食易饥,消瘦;或女子月经愆期,量少,或闭经。

[舌脉]　舌质红,或舌体颤动,苔少或无苔;脉细弦数。

[分析]　痰气郁结颈前,故渐起瘿肿;郁结日久,化火伤阴,心阴亏损,则见心悸、心烦少寐;心阴虚,心液不守而汗出;肝阴虚,肝血不足,则见头晕,眼干目眩;肝络不和则见胸胁胀满;阴虚风动则见手指颤动;胃液不足,而见多食易饥;阴精亏耗则见消瘦,月经愆期、量少、闭经等;舌质红,或舌体颤动,苔少,脉细弦数为阴虚内热之征。

[治法]　滋阴降火,宁心柔肝。

[方药]　天王补心丹加减。本方滋阴清热,宁心安神,方中用生地、玄参、麦冬、天冬育阴清,人参、茯苓、当归、五味子益气养血,丹参、酸枣仁、柏子仁、远志、朱砂等养心安神。

若肝阴虚,肝络不和,胸胁隐痛者可加白芍,合一贯煎、二至丸以加强柔肝养阴之力;见肢动手颤,舌体颤动者,又可加钩藤、白蒺藜等平肝息风之品;阴虚内热,见烦热汗出者,可酌加丹皮、栀子、知母等清热之品;胃阴不足,多食易饥者,可加玉竹、石斛;月经愆期、量少,闭经等阴精亏耗者加熟地、山茱萸、枸杞子、何首乌等滋补肝肾。

【转归预后】

瘿病的预后大多较好。瘿肿小、质软、病程短、治疗及时者,多可治愈。但瘿肿较大者,不容易完全消散。若肿块坚硬、移动性差、增长迅速者,预后不良,易于恶化。肝火旺盛及心肝阴虚的轻、中证患者,疗效较好。重证患者的各种阴虚火旺症状常随病程的延长而加重或增多,若出现烦躁不安、高热、脉疾等症状时,为病情危重的表现。病程长、年老或病情反复发作者,较难治愈。

【临证要点】

1. **瘿病与西医疾病中的甲状腺疾病相关**　以甲状腺肿大为主要症状,但临床上部分甲状腺功能亢进的患者,甲状腺肿大不明显,而以肝火旺盛或心肝阴虚症状为主,仍可参照本篇治疗。

2. **消瘿散结中药的应用**　如海藻、昆布、海带、海螵蛸、海蛤壳等药物的含碘量较高,对于缺碘所致的瘿肿如单纯性甲状腺肿大有较好的疗效。若属甲状腺功能亢进患者,则使用时宜慎重。

3. **黄药子的应用**　有化痰散结、解毒消肿、凉血止血的功效,对于瘿病的治疗具有一定的疗效,但在应用时注意该药有小毒,长期服用对肝脏有损害,故用量不宜过大,用量一般不超过10克,时间不宜过长,在临证时要注意监测肝功能。

【古代文献摘录】

《外台秘要·瘿病方》:"小品瘿病者,始作与瘿核相似,其瘿病喜当颈下,当中央不偏两边也。"

《儒门事亲·瘿》:"夫瘿囊肿闷,嵇叔夜《养生论》云:颈如险而瘿,水土之使然也,可用人参化瘿丹,服之则消也。又以海带、海藻、昆布三味,皆海中之物,但得三味,投之于水瓮中,常食亦可消矣。"

《医学入门·瘿瘤》:"瘿……原因忧恚所生,故又曰瘿气,今之所谓影囊是也……总皆气血凝结成。惟忧恚耗伤心肺,故瘿多著颈项。"

《杂病源流犀烛·颈项病源流·瘿瘤》:"瘿瘤者,气血凝滞,年数深远,渐长渐大之症。何谓瘿,其皮宽,有似樱桃,故名瘿,亦名瘿气,又名影袋。"

【现代文献推介】

[1]　张晓梅.姜良铎教授治疗甲亢经验[J].北京中医药大学学报,2000,23(6):66-67.

[2]　杨柳.海藻玉壶汤治疗甲状腺结节的疗效及安全性评价[J].光明中医,2016,31(21):3157.

[3]　郭磊,徐蓉娟,葛芳芳,等.桥本甲状腺炎的中西医治疗进展[J].现代中西医结合杂志,2016,25(3):333.

[4] 何晶,肖洋,杨明丽.从病案探讨中医治疗亚急性甲状腺炎之优势[J].浙江中医药大学学报,2016,40(8):608.

[5] 王涵,逄冰,仝小林.论"态-靶-因-果"辨治策略在甲状腺相关疾病中的应用[J].北京中医药,2016,35(6):579.

[6] 郭永一,吴敏.甲状腺功能亢进症中医证治规律研究[J].中国中医基础医学杂志,2016,22(3):422.

第六节 疟 疾

疟疾是感受疟邪后,以寒战、壮热、头痛、汗出、休作有时为临床特征,并有传染性,且主要由按蚊传播的一类疾病。

远在殷墟时期的甲骨文就有"疟"的记载,而疟疾之名最早见于《黄帝内经》,并对"疟"的病因、病机、证候、治法作了详细讨论。如《素问·疟论》直接指出病因是"疟气","夫疟气者,并于阳则阳胜,并于阴则阴胜,阴胜则寒,阳胜则热"。该篇还描述了疟疾发作时的典型症状:"疟之始发也,先起于毫毛,伸欠乃作,寒栗鼓颔,腰脊俱痛,寒去则内外皆热,头痛如破,渴欲冷饮""夫疟者之寒,汤火不能温也,及其热,冰水不能寒也。"关于疟疾的治疗在《神农本草经》中有常山与蜀漆治疗疟疾的记载,《金匮要略·疟病脉证并治》篇阐述了瘅疟、温疟、牝疟等不同类型的辨证论治,并指出疟久不愈,可形成痞块,称为"疟母"其治疗疟母的鳖甲煎丸,至今仍为临床习用。东晋葛洪《肘后备急方·治寒热诸疟方》认为疟疾的病因是感受山岚瘴毒之气所发病,并记载青蒿是治疟要药及其用法:青蒿一握,以水二升渍,绞汁尽用之,其认为青蒿不应久煎,宜绞汁服用,并首先提出了瘴疟的名称。隋代巢元方《诸病源候论·劳疟候》提出了间日疟和劳疟病名。南宋陈无择《三因极一病证方论·疟病不内外因证治》对"疫疟"临床特点进一步加以阐述:"一岁之间,长幼相若,或染时行,变成寒热,名曰疫疟。"明代王肯堂《证治准绳·杂病》"疟"中记载了疟疾的易感性、免疫力及南北地域的差异。明代张景岳《景岳全书·杂证谟》"疟疾"篇中进一步肯定疟疾因感受疟邪所致,而非痰食引起,指出:"疟邪随人身之卫气出入,故有迟早、一日、间日之发,而非痰之可以为疟也。"明代秦景明《症因脉治·疟疾总论》对瘴疟的症状及病机作了较全面的论述。

1967 年我国召开"全国疟疾防治研究协作会议",开始研究防治疟疾新药,经过 200 多种中药的 380 多个提取物筛选,最后将焦点锁定在青蒿上,中国科学家屠呦呦创造性地研制出抗疟新药青蒿素和双氢青蒿素。青蒿素对疟原虫有 100% 的抑制率,被世界卫生组织推荐为世界上最有效的治疗疟疾的理想药物,屠呦呦也于 2011 年 9 月获拉斯克临床医学奖、2015 年 10 月获得诺贝尔生理学或医学奖,以表彰她在青蒿素的发现及其应用于治疗疟疾方面所作出的杰出贡献。

西学中的疟疾可参照本篇辨证论治。

【病因病机】

本病的病因是疟邪,主要是人体被疟蚊叮吮后而得。疟邪入侵人体后,舍于营卫,伏藏于半表半里,内搏五脏,横连幕原。由于疟邪与正气相争,虚实更作,阴阳相移,而发生疟疾的一系列症状。

疟邪与卫气相集,入与阴争,阴实阳虚,以致恶寒战栗;出与阳争,阳盛阴虚,内外皆热,以致壮热汗出,头痛,口渴。

疟邪与卫气相离,不与营卫相搏,热退身凉,发作停止。

当疟邪与卫气再次相搏邪正交争时,则再一次引起疟疾发作。

因疟邪具有盛虚更替的特性,疟气之浅深,其行之迟速,决定着与卫气相搏的周期,从而表现病以时作的特点。疟疾以间日一作最为多见,若疟气深而行更迟者,则间二日而发,形成三阴疟,或称三日疟。

根据疟疾阴阳偏盛、寒热程度的不同,把通常情况下所形成的疟疾称为正疟;素体阳盛及疟邪引起的病机变化以阳热偏盛为主,临床表现寒少热多者,则形成温疟;素体阳虚及疟邪引起的病机变化以阳虚寒盛为主,临床表现寒多热少者,则形成寒疟。南方地域,由瘴毒疟邪引起,以致阴阳极度偏盛,寒热偏颇,心神蒙蔽,神昏谵语,则形成瘴疟。若因疟邪传染流行,病及一方,同期内多人发病,则形成疫疟。疟病日久,疟邪留滞,耗伤人体气血,正气不足,每遇劳累,疟邪复与卫气相集而发病者,则形成劳疟。疟病日久,气机郁滞,血脉瘀滞,津凝成痰,气滞血瘀痰凝,结于胁下,则形成疟母。

总而言之,疟疾是由于感受疟邪,邪正相交所致的疾病,伏于半表半里,舍于营卫,集于卫气邪正相交则发病,离于卫气则病休。临床有正疟、温疟、寒疟、瘴疟、劳疟、疫疟、疟母之分。

【诊断】

(1) 典型症状:周期性发作的寒战、发热、出汗,在间歇期症状消失,与常人无异,是诊断的重要依据。

(2) 传染及流行病史:居住或近期到过疟疾流行地区或有输血史,或流行地区见相似病例,是重要参考依据。

(3) 实验室血涂片检查到疟原虫是确诊依据。

(4) 用抗疟药作假定性治疗,3 日内症状得到控制者。

【相关检查】

(1) 血涂片查疟原虫:典型疟疾发作时,在寒战期及发作 6 小时内,血液涂厚血片或骨髓片查找疟原虫阳性率较高,必要时可多次重复检查。

(2) 间接荧光抗体试验或酶联免疫吸附试验抗体阳性。

(3) 肝、脾 B 超检查:肝脏、脾脏或可肿大。

【鉴别诊断】

疟疾需与其他有寒热往来的疾病相鉴别。感冒、伤寒、风温、下焦湿热、肝胆湿热、痨瘵等病证,均可出现寒热往来,但这些疾病发热发作的时间规律、兼见症状、未发时的表现等与疟疾都有不同,血检也无疟原虫阳性发现,均可供鉴别。

【辨证论治】

辨证要点

1. **辨轻重** 一般疟疾发作症状较为典型。发作时先寒战后高热,随大汗出而症状暂可缓解,休止之时,可如常人,定时而作,周期明显,多神识清楚,其病较轻;瘴疟则症状多样,虽有寒战、发热、汗出之症,而表现不典型,未发作时也有症状存在,周期不如一般疟疾明显,发作多不定时,多有神昏谵语,其病较重。

2. **辨寒热偏盛** 对于一般的疟疾,典型发作者属于正疟,与正疟相比较,阳热偏盛,寒少热多者,则为温疟;阴寒偏盛,寒多热少者,则为寒疟;在瘴疟之中,热甚寒微,甚至壮热不寒者为热瘴,寒甚热微,甚至但寒不热者为冷瘴。

3. 辨正气之虚实　一般疟疾,病初及病程短者,正气未虚,多属实证;疟疾每发,必耗人体气血,病程越长,则气血伤耗日甚,正气亏虚,易于形成劳疟而反复发作;或疟疾虽缓解,而脾胃虚弱、气血不足等证已现;病瘴疟者,瘴毒入脏腑而耗营血,其病程虽不长,正气已伤。

治疗原则

祛邪截疟是疟疾的基本治疗原则。在祛邪截疟的基础上,根据疟疾证候的不同,分别施治。邪在少阳者,宜和解少阳,以达疟邪于外;偏热者,宜清热以解表;偏寒者,宜辛温以散邪;感受瘴气者,治当辟秽解瘴;夹痰夹食者,宜祛痰消滞;病久证虚者,给予调补脾胃或补养气血。证属虚实夹杂、寒热交错者,则应攻补兼施,寒温并用。

分证论治

1. 正疟

[主症]　寒战壮热,休作有时。先有呵欠乏力,继则寒战鼓颌,寒罢则内外皆热,终则遍身汗出,热退身凉,每日或间一二日发作一次。

[兼次症]　头痛面赤,口渴引饮。

[舌脉]　舌质红,苔薄白或黄腻;脉弦。

[分析]　疟邪伏于半表半里,出入于营卫之间,病发之初,疟邪从阴分而入,阻遏阳气,营卫不和,故见呵欠乏力,寒战鼓颌;疟邪出而与阳争,阳盛阴虚,故见壮热,头痛面赤,舌质红,口渴引饮;邪热迫津外出,则遍身汗出;邪气伏藏,疟暂休止,则见热退身凉,每日或间一二日发作一次。舌质红为热象,初病舌苔多薄白,邪伏半表半里为少阳之属,故其脉弦。

[治法]　祛邪截疟,和解表里。

[方药]　柴胡截疟饮加减。方中柴胡、黄芩、人参、甘草、半夏、生姜、大枣即小柴胡汤,和解表里,导邪外出;常山祛邪截疟;槟榔、乌梅理气和胃,并减轻常山致吐的副作用。可加青蒿汁增强祛邪截疟之功。

若津液损伤,口渴甚者,加葛根、石斛生津止渴;胸脘痞闷,苔白腻者,去滞气碍湿参、枣两药,加苍术、厚朴、青皮理气化湿;烦渴、苔黄、脉弦数数热盛伤津者,去参、姜、枣之辛温药,加石膏、天花粉清热生津。

2. 温疟

[主症]　热多寒少,汗出不畅。

[兼次症]　头痛,骨节疼痛,口渴引饮,尿赤便秘。

[舌脉]　舌质红,苔黄;脉弦数。

[分析]　邪正交争,阳热偏盛于里,则热多寒少;热邪郁闭肌表,腠理不通,故汗出不畅,头痛,骨节疼痛;口渴引饮,尿赤便秘,舌质红,苔黄,弦数均为热盛之故。

[治法]　清热解表,和解祛邪。

[方药]　白虎加桂枝汤加减。方中石膏、知母清泄里热;粳米、甘草益胃护津;桂枝疏风解肌。可加青蒿、柴胡祛邪截疟。

若口渴引饮,酌加生地、麦冬、石斛养阴生津止渴。

3. 寒疟

[主症]　寒多热少。

[兼次症] 口不渴,胸脘痞闷,神疲体倦。

[舌脉] 舌苔白腻;脉弦。

[分析] 邪正交争,阳虚阴寒偏盛,故寒多热少,口不渴;阳气郁遏,气机不畅,寒湿内盛则见胸脘痞闷,神疲体倦;舌苔白腻,脉弦为寒湿征。

[治法] 和解表里,温阳达邪。

[方药] 柴胡桂枝干姜汤加减。方中以柴胡、黄芩和解表里,桂枝、干姜、甘草温通阳气,达邪于外,天花粉、牡蛎散结软坚。可加青蒿、常山祛邪截疟。

若脘腹痞闷,舌苔白腻者,为寒湿内盛,宜酌加草果、厚朴、陈皮、苍术等理气化湿,温运脾胃。

4. 热瘴

[主症] 寒微热甚,或壮热不寒。

[兼次症] 头痛,肢体烦疼,面红目赤,胸闷呕吐,烦渴饮冷,大便秘结,小便热而短赤,甚至神昏谵语。

[舌脉] 舌质红绛,苔黄腻或垢黑;脉洪数或弦数。

[分析] 瘴疟之一,由于瘴毒入侵人体,阴阳相移,阳热偏盛,故见寒微热甚,或壮热不寒;热毒熏灼,邪热上扰,则头痛,肢体烦疼,面红目赤;热蕴中焦,胃气上逆,则胸闷呕吐;邪热内盛,津液亏耗,则烦渴饮冷,大便秘结,小便热而短赤;热毒入于心包,蒙蔽心神,则见神昏谵语;舌质红绛,苔黄腻或垢黑。脉洪数或弦数为热毒内盛之象。

[治法] 除瘴解毒,清热保津。

[方药] 清瘴汤加减。该方为治疟之验方,方中青蒿、常山清热截疟除瘴;黄连、黄芩、柴胡、知母清热解毒;竹茹、半夏、茯苓、陈皮、枳实清肝利胆和胃;滑石、甘草、朱砂清热解暑,利湿除烦。

若壮热不解者,可加生石膏清热泻火;口渴心烦,津伤明显者,加生地、玄参、沙参、石斛、玉竹等清热养阴生津;肠腑不通者,可予大承气汤;热入心包,见神昏谵妄者,急用安宫牛黄丸、紫雪丹或至宝丹清心开窍。

5. 冷瘴

[主症] 寒甚热微,或但寒不热。

[兼次症] 或呕吐,腹泻,甚则神昏谵语。

[舌脉] 苔白厚腻;脉弦。

[分析] 瘴疟之一。由于瘴毒入侵人体,阴阳相移,阴寒内盛,故见寒甚热微,或但寒不热;寒湿内阻,升降失司,故呕吐,腹泻;若瘴毒湿浊之邪蒙蔽心窍,则见神昏谵语;苔白厚腻,脉弦为寒湿内阻之征。

[治法] 解毒除瘴,芳化湿浊。

[方药] 不换金正气散加减。方中以苍术、厚朴、陈皮、甘草燥湿运脾;藿香、半夏、佩兰、荷叶芳香化浊,辟秽祛湿,和胃降逆止呕;槟榔、草果理气温脾除湿;石菖蒲豁痰宣窍。宜加青蒿或常山截疟。

若见神昏谵语,合用苏合香丸芳香开窍辟秽;如见但寒不热,四肢厥冷,脉弱无力,为阳虚气脱,加人参、附子、干姜益气温阳固脱。

6. 劳疟

[主症] 疟疾迁延日久不愈,每遇劳累易发,寒热时作。

[兼次症] 倦怠乏力,短气懒言,面色萎黄,形体消瘦。

[舌脉]　舌质淡;脉细无力。

[分析]　疟疾日久,疟邪未除,邪正相争,正气耗损,故每遇劳累疟疾易发,寒热时作,迁延日久不愈而成劳疟;久病伤及脾胃,气血亏虚,故见倦怠乏力,短气懒言,面色萎黄,形体消瘦;舌质淡,脉细无力为气血虚之象。

[治法]　益气养血,扶正祛邪。

[方药]　何人饮加减。方中以人参益气扶正,制何首乌当归补益精血,陈皮、生姜理气和中,加青蒿或常山祛邪截疟。

若气虚较甚,倦怠乏力自汗者,加黄芪、浮小麦。

以阴虚为主的,可用小营煎,该方药用熟地、当归、白芍、枸杞子、山药、炙甘草,以滋阴益精;阴虚潮热者,可酌加青蒿、常山、柴胡、鳖甲、生地等清退虚热。

7. 疟母

[主症]　久疟不愈,胁下结块,触之有形,按之疼痛,或胁肋胀痛。

[兼次症]　面色萎黄,神疲乏力,形体消瘦。

[舌脉]　舌质紫黯,或有瘀斑;脉细涩。

[分析]　疟病迁延日久不愈,反复发作,致正气渐衰,疟邪假血依痰,结成痞块居于胁下,故见胁下结块,触之有形,按之疼痛,或胁肋胀痛,此乃《金匮要略》所称之“疟母”。久病伤及脾胃,气血亏损,故见面色萎黄,神疲乏力,形体消瘦;舌质紫黯,或有瘀斑,脉细涩,为瘀血、痰浊阻络之征。

[治法]　软坚散结,祛瘀化痰。

[方药]　鳖甲煎丸加减。本方由23味药物组成,自《金匮要略》即定为治疟母的主方。方中重用鳖甲以软坚散结,配大黄、桃仁、䗪虫、蜣螂等活血化瘀,以人参、阿胶、桂枝、芍药等调和营卫,增强正气,使邪去而不伤正。本方寒热并用,攻补兼施,具有扶正祛邪、软坚散结消积之功,由于药力较峻,且重在驱邪,故久病体弱气血偏虚者,久服有伤正之弊,当与益气养血等补益剂配合使用。

【转归预后】

疟疾的转归预后,除瘴疟外,经过及时治疗,大多能较快痊愈,预后一般良好。但疟病日久,正虚邪恋,可形成劳疟者,则易反复发作,使病情缠绵。若胁下结块,形成疟母者,则需要积极治疗,以期消退。瘴疟者,预后较差,因阴阳极度偏盛,心神蒙蔽,病死率较高,需采取综合措施及时进行救治。

【临证要点】

1. **注重防蚊措施**　本病具有传染性,主要由按蚊叮咬后传播,分布广泛,除青藏高原外,几乎全国均有流行,南方地区多见,以夏秋季节发病为主,因此,注意防蚊、灭蚊,尤其是夏秋季节疫区的防蚊措施极为重要。

2. **及时诊断及治疗**　对疑为疟疾的患者应尽快诊断,及时治疗。

3. **选择应用青蒿类制剂**　现代实验研究及临床应用证明,中药青蒿有确切的抗疟作用。目前研制开发的制剂有:青蒿素、复方双氢青蒿素、复方青蒿等,对疟疾尤其是恶性疟有很好的疗效,且毒副作用低,临证时可以选择运用。

4. **瘴疟证治**　为感受瘴毒发病,其来势凶猛,病情险恶,对神昏谵语,痉厥抽风病重者必要时应中西医结合方法抢救治疗。

【古代文献摘录】

《素问·疟论》："夫风之与疟也,相似同类,而风独常在,疟得有时而休者,何也? 岐伯曰:风气独留其处,故常在;疟气随经络沉以内薄。故卫气应乃作。"

《素问·疟论》："其间日发者,由于邪气内搏于五脏,横连幕原也。其道远,其气深,其行迟,不能与卫气俱行,不得皆出,故间日乃作也。"

《金匮要略·疟病脉证并治》："温疟者,其脉如平,身无寒但热,骨节疼烦,时呕,白虎加桂枝汤主之","疟多寒者,名曰牝疟,蜀漆散主之。"

《普济方·诸疟门》："劳疟者,以久疟不瘥,气血俱虚,故虽间歇,劳动则发,故谓之劳疟。邪气日深,真气愈耗,表里既虚,故食减肌瘦,色悴力劣,而寒热如故也。"

《证治准绳·寒热门·疟》："常山治疟,是其本性,虽善吐人,亦有蒸制得法而不吐者,疟更易愈。其功不在吐痰明矣。亦非吐水之剂。但能败胃耳。"

《景岳全书·瘴气》："人谓岭南水泉草木地气之毒,故凡往来岭南之人及宦而至者,无不病瘴而至危殆者也。又谓土人生长其间,与水土之气相习;外人入南必一病,但有轻重之异。若久而与之俱化,则免矣。"

《症因脉治·疟疾总论》："瘴疟之症,疟发之时,神识昏迷,狂妄多言,或声音哑瘖。"

《杂病源流犀烛·疟疾》："疫疟者,一方长幼相似,因染时行不正之气,变成寒热,须参气运用药。"

《张氏医通·寒热门》："疫疟夏秋之间,沿门阖境皆是也,其证壮热多汗而渴,宜达原饮。"

【现代文献推介】

[1] 屠呦呦.青蒿及青蒿素类药物[M].北京:化学工业出版社,2009.

[2] 黄芳,周晓农.青蒿素在全球疟疾控制中的地位与作用[J].科学通报,2016,61(15):1623-1625.

[3] 苏新专,李剑.青蒿素与疟疾:药物激活、作用机理及抗药性的研究进展[J].科学通报,2017,62(18):1928-1937.

[4] 刘春燕,唐尚锋,李梦雪,等.基于文本挖掘技术探索青蒿素的作用规律[J].中国中医药杂志,2016,41(16):3072-3077.

第五章　肾膀胱系病证

导学

肾膀胱系病证包括水肿、淋证、癃闭、关格、阳痿等病证。

学习重点：水肿的概念,病因病机,水肿与鼓胀、阳水与阴水的鉴别,辨证要点和治疗原则,分证论治;淋证的概念,病因病机,分证论治;尿浊的分证论治;癃闭的概念,病因病机,癃闭与淋证、水肿、关格的鉴别,分证论治;关格的概念,病因病机,分证论治;阳痿的概念,病因病机,分证论治;遗精的分证论治。

学习要求：

(1) 掌握肾系病证水肿、淋证、尿浊、癃闭、关格、阳痿、遗精等的概念、发病特点、病因病机、诊断及鉴别诊断和辨证论治。

(2) 了解相关病证的经典理论及各家学说。

肾为先天之本,藏真阴而寓元阳,肾主藏精,是人体生长、生殖、发育之源;生命活动之根。肾主骨生髓;肾开窍于耳,其经脉络膀胱,互为表里。

肾的蒸腾气化功能对体内津液的输布、排泄以维持体内水液代谢的平衡具有重要的调节作用,肺之通调水道、脾之运化传输水液以及膀胱的气化都依赖于肾的气化功能。

肾的病理表现主要是藏精、气化、水液代谢和纳气功能的异常。若肾的气化功能失司,水液运化异常,可以出现水肿和癃闭;肾与膀胱气化失调,水道不利,则可导致淋证;肾气耗伤,精关不固,则可遗精、早泄;肾精不足,而影响人体生殖能力,导致阳痿、不育。若肾精虚衰,髓海失养,耳窍不荣,则现耳鸣、耳聋。根据肾的生理功能和病机变化特点,水肿、淋证、尿浊、癃闭、关格、阳痿、遗精等归属于肾系病证。此外,肾与其他脏腑关系密切,在临证时应注意脏腑之间的关系。

第一节　水　肿

水肿是以头面、眼睑、四肢、腹背甚至全身浮肿为特征的一类病证,严重者还可伴有胸水、腹水等。

本病《黄帝内经》称为"水"。《灵枢·水胀》对其症状作了详细的描述,如"水始起也,目窠上微肿,如新卧起之状,其颈脉动,时咳,阴股间寒,足胫肿,腹乃大,其水已成矣。以手按其腹,随手而起,如裹水之状,此其候也。"其发病原因,指出为外感风邪,病本于肾,如《素问·水热穴论》曰:"……勇而劳甚,则肾汗出,肾汗出,逢于风,内不得入于脏腑,外不得越于皮肤,客于玄府,行于皮里,传为胕肿,本之于肾,名曰风水。"《素问·至真要大论》又指出"诸湿肿满,皆属于脾"。可见《黄帝内经》对水肿病已有了明确的认识。汉代张仲景《金匮要略》称水肿为"水气",将水气分为风水、皮水、正水、石水等,又按五脏发病的机制及其证候,分为心水、肝水、肺水、脾水、肾水。自隋代巢元方《诸病源候论·水肿候》始将"水肿"作为各种水病的总称,并重视脾胃虚弱在发病中的作用,如:"肾者主水,脾胃俱主土,土性克水,脾与胃合,相为表里,胃为水谷之海,今胃虚不能传化水气,使水气渗溢经络,浸渍府脏……故水气溢与皮肤而令肿也。"元代朱丹溪《丹溪心法·水肿》将本病分为阴水、阳水两大类,指出:"若遍身肿,烦渴,小便赤涩,大便闭,此属阳水""若遍身肿,不烦渴,大便溏,小便少,不赤涩,此属阴水。"明代张景岳与李士材都认为水肿是肺、脾、肾三脏相干之病,但各有独特见解。《景岳全书》根据水气互化的理论,提出了水肿与气肿的相互区别与联系;《医宗必读·水肿胀满》中以虚实为纲,分辨水肿,提出:"阳证必热,热者多实;阴证必寒,寒者多虚。"明代李梴《医学入门》从阴水、阳水之说,指出外感邪气者多为阳证,内伤正气者多为阴证。清代唐宗海《血证论》提出:"瘀血化水,亦发水肿,是血病而兼水也。"有关本病治法,《素问·汤液醪醴论》指出"平治于权衡,去菀陈莝……开鬼门,洁净府"的原则。《金匮要略·水气病脉证并治》谓:"诸有水者,腰以下肿,当利小便;腰以上肿,当发汗乃愈。"这些基本原则和方法,一直指导历代医家对水肿治疗。

西医学的急慢性肾小球肾炎、肾病综合征、IgA 肾病、糖尿病肾病、高血压肾病以及充血性心力衰竭、营养障碍等病证所出现的水肿,均可参考本篇辨证论治。

【病因病机】

水不自行,赖气以动,故水肿一证,是全身气化功能障碍的一种表现,涉及的脏腑较多,但其病本在肾。若外邪侵袭,饮食起居失常,或劳倦内伤,均可导致肺失通调,脾失转输,肾失开阖,终致膀胱气化无权,水液停聚,泛滥肌肤,而成水肿。

1. **风邪外袭**　风邪外袭,内舍于肺,肺失宣降,水道不通,以致风遏水阻,风水相搏,泛滥肌肤,发为水肿。

2. **湿毒浸淫**　肌肤因痈疡疮毒,未能清解消透,疮毒内归脾肺,导致水液代谢受阻,溢于肌肤,亦成水肿。

3. **水湿浸渍**　久居湿地,或冒雨涉水,水湿之气内侵,或平素饮食不节,过食生冷,均可使脾为湿困,而失其健运之职,致水湿不得下行,泛于肌肤,而成水肿。

4. **湿热内盛**　湿热久羁,或湿郁化热,中焦脾胃失其升清降浊之能,三焦为之壅滞,水道不通,而成水肿。

5. **饮食劳倦**　饮食不节,或劳倦过甚,脾气受损,运化失司,水湿停聚不行,泛滥肌肤,而成水肿。

6. **劳伤过度**　生育不节,房劳过度,肾精亏耗,肾气内伐,不能化气行水,遂使膀胱气化失常,开合不利,水湿内停,形成水肿。

以上各种病因,有单一原因发病者,亦有兼杂而致病者,从而使病情趋于复杂。

本病在发病机制上,肺、脾、肾三脏是相互联系、相互影响的。在肺与肾的关系上是母子相传,若肾虚水泛,上逆于肺,则肺气不降,而失其通调水道的功能,可促使肾气更虚而加重水肿;反之,肺受邪而传入肾时,亦能引起同样的结果。在脾与肾的关系上是相制相助,如脾虚不能制水,水湿壅盛,必损其阳,故脾虚的进一步发展,必然导致肾阳亦衰;反之,如果肾阳衰微,不能温养脾土,脾肾俱虚,亦可使水肿更加严重。因此,肺、脾、肾三脏与水肿之发病,是以肾为本,以肺为标,而以脾为制水之脏,诚如《景岳全书·肿胀》指出:"凡水肿等症,乃肺、脾、肾三脏相干之病,盖水为至阴,故其本在肾;水化于气,故其标在肺;水唯畏土,故其制在脾。今肺虚则气不化精而化水,脾虚则土不制水而反克,肾虚则水无所主而妄行。"此外,瘀血阻滞,三焦水道不利,往往可使水肿顽固难愈。

【诊断】

(1) 水肿先从眼睑或下肢开始,继及四肢和全身。轻者仅眼睑或足胫浮肿,重者全身皆肿。

(2) 可有上呼吸道感染、疮毒、紫癜以及久病体虚病史。

【相关检查】

(1) 血常规、尿常规、肾功能、肝功能(包括血浆蛋白)、心电图、肝肾 B 超。

(2) 如怀疑心性水肿可行心脏超声、X 线胸片检查,判断心功能级别。

(3) 肾性水肿可再检查 24 小时尿蛋白总量、蛋白电泳、血脂、补体 C3、补体 C4 及免疫球蛋白。肾穿刺活检有助于明确病理类型、鉴别原发性或继发性肾脏疾病。

(4) 女性患者要排除狼疮性肾炎所致水肿。

此外可行 T3、T4 及 FT3、FT4 检查以排除黏液性水肿。

【鉴别诊断】

1. **鼓胀**　参见"鼓胀"篇。

2. **肾病水肿与心病水肿、肝性水肿**　肾病水肿多先从眼睑、颜面开始,继则延及四肢、周身,可伴见腰部酸重,面色白等症;心病水肿多从下肢足跗开始,继而遍及全身,可伴见心悸,胸闷气促,面青唇紫,脉结代等;肝性水肿,常常表现为鼓胀病。

3. **肥胖**　参见"肥胖"篇。

【辨证论治】

辨证要点

1. **辨别阳水和阴水**　阳水多因风邪外袭,水湿浸渍,致肺不宣降,脾不健运而成。发病较急,每成于数日之间,肿多由上而下,继及全身,肿处皮肤绷急光亮,按之凹陷即起,兼见烦热、口渴、小便赤涩、大便秘结等表、热、实证,一般病程较短,《金匮要略》中的风水、皮水多属此类。阴水多因脾肾亏虚,气化不利所致,病多逐渐发生,日积月累,或由阳水转化而来,肿多由下而上,继及全身,肿处皮肤松弛,按之凹陷不易恢复,甚则按之如泥,兼见不烦渴,小便少但不赤涩,大便稀薄,神疲气怯等里、虚、寒证,病程较长,《金匮要略》中的正水、石水多属此类。

阴水与阳水虽有区别,但在一定程度上又可互相转化。如阳水久延不退,正气日渐耗伤,水邪日盛,可转为阴水;若阴水复感外邪,水肿增剧,也可急则治其标,先按阳水论治。

2. **辨别外感和内伤**　外感常有恶寒、发热、头疼、身痛、脉浮等表证。内伤多由内脏亏虚,正气不足,或反复感邪,损伤正气所致。外感多实,内伤多虚,但外感日久不愈,也可由实转虚;内伤正气不足,表卫虚弱,又易招致外感。

治疗原则

水肿的治疗,《黄帝内经》提出"开鬼门""洁净府""去菀陈莝"三条基本原则,对后世影响深远,一直沿用至今,但又有所补充和发展,兹归纳如下。

(1) 上下异治:上半身肿甚,以发汗为主;下半身肿甚,以利小便为主。

(2) 阴阳分治:阳水表现为表、热、实证,可发汗、利小便或攻逐,以祛邪为主。阴水表现为里、虚、寒证,治以健脾、温肾,以扶正为主。

(3) 如经一般方法治疗不应,或有瘀血征象者,可参合应用活血化瘀法。

分证论治

(一)阳水

1. 风水泛滥

[主症] 眼睑浮肿,继则四肢及全身皆肿,来势急骤,往往伴有外感风热证或风寒证。

[兼次症] 多有恶寒,发热,肢节酸重,小便不利等症。偏于风热者,伴咽喉红肿疼痛;偏于风寒者,兼恶寒,咳喘。

[舌脉] 偏于风寒者,苔薄白;偏于风热者,舌质红。偏于风寒者,脉浮滑或浮紧;偏于风热者,脉浮滑数。如水肿较甚,亦可见沉脉。

[分析] 风邪外袭,肺气失宣,不能通调水道,下输膀胱,所以小便不利,全身浮肿;风属阳邪,其性轻扬,善行数变,风邪与水液相搏,风助水势,所以水肿起于面目,很快遍及肢体;邪在肌表,卫外的阳气受到遏制,故可恶寒,发热,肢节酸重;水气侵犯肺脏,宣降功能失职,所以咳嗽而喘;苔薄白,脉浮滑或浮紧,是风水偏寒的现象;咽喉红肿疼痛,舌质红,脉浮滑数,是风水偏热之征;若肿势严重,阳气被遏,可见沉脉。

[治法] 疏风解表,宣肺行水。

[方药] 越婢加术汤加减。方中麻黄散风宣肺,生石膏清肺泄热,白术健脾利水,使肺气宣通,水湿下行,则风水自退;甘草、生姜、大枣调和营卫。可加车前子、石韦、白茅根、泽泻以增强利尿的力量。

如咽喉红肿疼痛,可去生姜、大枣,加板蓝根、蒲公英、连翘以清热解毒;如热重伤阴,口干、舌质红,可加生地、玄参以养阴清热;若风寒偏盛,可去石膏,加苏叶、防风以疏风散寒解表;若见有血尿,可加小蓟、荠菜花、白茅根等以清热止血;若见咳喘,可加杏仁、前胡,甚者则加桑白皮、葶苈子以泻肺平喘行水;若见汗出恶风,卫阳已虚,则用防己黄芪汤加味,以助卫行水;若表证渐解,身重而水肿不退者,可按水湿浸渍论治。

2. 湿毒浸淫

[主症] 眼睑浮肿,延及周身,小便不利,身发疮痍,甚者溃烂。

[兼次症] 恶风发热。

[舌脉] 舌质红,苔薄黄;脉浮数或滑数。

[分析] 肺主皮毛,脾主肌肉,肌肤疮痍湿毒未能及时消散,内归肺脾,致肺不能通调水道,脾不能运化水湿而小便不利;风为百病之长,故病之初起,多兼风邪,是以肿起眼睑,延及周身,有恶风发热之象;其舌质红,苔薄黄,脉浮数或滑数,是风邪夹湿毒所致。

[治法] 宣肺解毒,利湿消肿。

[方药] 麻黄连翘赤小豆汤合五味消毒饮加减。前方中麻黄、杏仁、桑白皮等宣肺行水,连翘清热散结,赤小豆利水消肿;后方中以金银花、野菊花、蒲公英、紫花地丁、紫背天葵加强清解湿毒之力。

若脓毒甚者当重用蒲公英、紫花地丁;若湿盛而糜烂者,加苦参、土茯苓;若风盛而瘙痒者,加白鲜皮、地肤子;若血热盛而红肿者,加丹皮、赤芍;若大便不通,加大黄、芒硝。

3. 水湿浸渍

[主症]　全身水肿,按之没指,小便短少,起病缓慢,病程较长。

[兼次症]　身体困重,胸闷,纳呆,泛恶。

[舌脉]　苔白腻;脉沉缓。

[分析]　水湿之邪,浸渍肌肤,壅滞不行,以致肢体浮肿不退;水湿内聚,三焦决渎失司,膀胱气化失常,所以小便短少;水湿日增而无出路,横溢肌肤,所以肿势日甚,按之没指;脾为湿困,阳气不得舒展,故见身重神疲、胸闷、纳呆、泛恶等症;苔白腻,脉沉缓,亦为湿盛脾弱之象;湿为黏腻之邪,不易骤化,故病程较长。

[治法]　健脾化湿,通阳利水。

[方药]　五皮散合胃苓汤加减。前方中以桑白皮、陈皮、大腹皮、茯苓皮、生姜皮化湿利水;后方中以白术、茯苓健脾化湿,苍术、厚朴燥湿健脾,猪苓、泽泻利尿消肿,肉桂温阳化气行水。

若肿甚而喘,可加麻黄、杏仁、葶苈子宣肺泻水而平喘。

4. 湿热壅盛

[主症]　遍体浮肿,皮肤绷紧光亮。

[兼次症]　胸脘痞闷,烦热口渴,小便短赤,或大便干结。

[舌脉]　苔黄腻;脉沉数或濡数。

[分析]　水湿之邪,郁而化热,或湿热之邪壅滞于肌肤经隧之间,故遍身浮肿而皮肤绷紧光亮;由于湿热壅滞三焦,气机通降失常,故见胸脘痞闷;若热邪偏重者,津液被耗,故见烦渴,小便短赤,大便干结;苔黄腻,脉沉数或濡数,均为湿热之征。

[治法]　分利湿热。

[方药]　疏凿饮子加减。方中用商陆通利二便,佐槟榔、大腹皮以行气导水;茯苓皮、泽泻、木通、椒目、赤小豆利水,使在里之水从二便下行;羌活、秦艽疏风透表,使在表之水从汗外泄。

若腹满不减,大便不通者,可合己椒苈黄丸,以助攻泻之力,使水从大便而泄;若肿势严重,兼气粗喘满,倚息不得卧,脉弦有力者,为水在胸中,上迫于肺,肺气不降,宜泻肺行水,可用五苓散、五皮散等方合葶苈大枣泻肺汤,以泻胸中之水。

若湿热久羁,亦可化燥伤阴,故有水肿与伤阴并见之象,形成阴虚水肿证。治宜育阴利水,可选猪苓汤,可加山药、白茅根、黄精、熟地。若湿热之邪,下注膀胱,伤及血络,可见尿痛、尿血等症,酌加凉血止血药,如大小蓟、白茅根等。

至于攻逐一法,为历来治阳水肿甚之法。用之得当,有立竿见影之效,但需视病情需要而定。一般来说,病起不久,肿势较甚,正气尚旺,此时抓紧时机,以祛水为急务,适当选用攻下逐水药,使水邪从大小便而去,俟水退后,再议调补,以善其后。病在后期,脾肾两亏而水肿尤甚,若强攻之,虽水退可暂安一时,但攻逐之药,多易伤正,究属病根未除,待水邪复来,势必更为凶猛,病情反而加重,正如《丹溪心法·水肿》中所指出:"不可过用芫花、甘遂、大戟猛烈之剂,一发不收,吾恐峻决者易,固闭者难,水气复来而无以治之也。"所以逐水峻药应慎用。

(二) 阴水

1. 脾阳虚衰

[主症]　身肿,腰以下为甚,按之凹陷不易恢复,劳累后加重,小便短少。

[兼次症] 面色萎黄,纳减便溏,神倦肢冷,脘腹胀闷。

[舌脉] 舌质淡,苔白腻或白滑;脉沉缓或沉弱。

[分析] 中阳不振,健运失司,气不化水,以致下焦水邪泛滥,故身肿,腰以下尤甚,按之凹陷不起;脾虚运化无力,故脘闷纳减,腹胀便溏;脾虚气血生化乏源,阳不温煦,故面色萎黄,神疲肢冷;阳不化气,则水湿不行而小便短少;舌质淡,苔白腻或白滑,脉沉缓或沉弱是脾阳虚衰,水湿内聚之征。

[治法] 温运脾阳,以利水湿。

[方药] 实脾饮加减。方中干姜、附子、草果温阳散寒,白术、茯苓、炙甘草、姜枣健脾补气,大腹皮、茯苓、木瓜利水去湿,木香、厚朴理气,气行则水行。如气短声弱,气虚甚者,可加人参、黄芪健脾补气;若小便短少,可加桂枝、泽泻,以助膀胱化气行水。

本证与水湿浸渍的区别,彼是水邪盛导致中阳不运的水肿,此是脾阳不振导致水湿不运的水肿,治当区别邪正的主次轻重。

尚有一浮肿,由于较长时期的饮食失调,脾胃虚弱,精微不化,而见面色萎黄,遍体轻度浮肿,晨起头面肿甚,久则下肢肿胀,能食而疲乏无力,大便如常或溏,小便反多,苔薄腻,脉软弱。与上述脾阳不振、水溢莫制的水肿不同,此乃脾气虚弱,气失舒展,不能运化所致。治宜益气健脾,行气运湿,可选用参苓白术散,或加桂枝、黄芪益气通阳,或加补骨脂、附子温肾助阳,以加强气化。并适当注意营养,可用黄豆、花生佐餐,作为辅助治疗,多可调治而愈。

2. 肾阳衰微

[主症] 面浮身肿,腰以下尤甚,按之凹陷不起,尿量减少或增多。

[兼次症] 心悸,气促,腰部冷痛酸重,四肢厥冷,怯寒神疲,面色㿠白或晦滞。

[舌脉] 舌质淡,体胖,苔白;脉沉细或沉迟无力。

[分析] 腰膝以下,肾气主之,肾气虚衰,阳不化气,水湿下聚,故见腰以下肿甚,按之凹陷不起;水气上凌心肺,故见心悸、气促;腰为肾之府,肾虚而水气内盛,故腰痛酸重;肾与膀胱相表里,肾阳不足,膀胱气化不行,故尿量减少,或因下元不固而多尿,故有浮肿与多尿并见;肾阳亏虚,命门火衰,不能温养四末,故四肢厥冷,怯寒神疲;阳气不能温煦上荣,故面色晦滞或㿠白;舌质胖淡,苔白,脉沉细或沉迟无力,均为阳气虚衰,水湿内盛之候。

[治法] 温肾助阳,化气行水。

[方药] 济生肾气丸合真武汤加减。方中用六味地黄丸滋补肾阴,用桂枝、附子温补肾阳,两相配合,则能补水中之火,温肾中之阳气,用白术、茯苓、泽泻、车前子通利小便,生姜温散水寒之气,白芍调和营阴,牛膝引药下行,直趋下焦,强壮腰膝。

若小便清长量多,去泽泻、车前子,加菟丝子、补骨脂以温固下元;若心悸、唇干,脉虚数或结代,乃水邪上逆,心阳被遏,瘀血内阻,宜重用附子,再加桂枝、炙甘草、丹参以温阳化瘀;若见喘促、汗出,脉虚浮而数,是水邪凌肺,肾不纳气,宜重用人参、蛤蚧、五味子、山茱萸、牡蛎、龙骨,以防喘脱之变。

本证常与脾阳虚衰证同时出现,而表现为脾肾阳虚,水湿泛滥。因此健脾与温肾两法同时并进,但需区别脾肾的轻重主次,施治当有所侧重。

如病程缠绵,反复不愈,正气日衰,复感外邪,症见发热恶寒,肿势增剧,小便短少,此时可按风水论治,但应顾及正气虚衰一面,不可过用表药,以越婢汤和(或)玉屏风散为主,酌加党参、菟丝子等补气温肾之药,扶正与祛邪并用。

病及后期,因肾阳久衰,阳损及阴,可导致肾阴亏虚,又可出现肾阴虚为主的病证。如水肿反复发作,精神疲惫,腰酸遗精,口咽干燥,舌红,脉细弱等。治宜滋补肾阴为主,兼利水湿,但滋阴不宜过于凉腻,以防匡助水邪,伤害阳气。方用左归丸加泽泻、茯苓等。

若肾阴久亏,水不涵木,出现肝肾阴虚,肝阳上亢,上盛下虚者,症见面色潮红,头晕头痛,心悸失眠,腰酸遗精,步履漂浮无力,或肢体微颤等,治当育阴潜阳,也可用左归丸加介类重镇潜阳之品,如珍珠母、龙骨、牡蛎、鳖甲等。若肾气虚极,中阳衰败,浊阴不降而见神倦欲睡,泛恶,甚至口有尿味,病情严重,宜附子合制大黄、黄连、半夏以解毒降浊。

此外,对于水肿日久,瘀血阻滞,可试用活血化瘀法,取血行水亦行之意。如《医门法律·胀病诸方》载用当归、大黄、桂心、赤芍等药。

【转归预后】

凡水肿初起不久,或由于摄养不足引起的浮肿,只要及时治疗,合理调养,预后一般较好。若病程较长,反复发作,正虚邪恋,则缠绵难愈。若肿势较甚,症见唇黑,缺盆平,脐突,足下平,背平或见心悸、唇绀,气急喘促不能平卧,甚至尿闭,下血,均属病情危重。如久病正气衰竭,浊邪上泛,肝风内动,预后多不良,每易出现脱证,应密切观察病情变化,及时处理。

【临证要点】

1. 治疗水肿必须辨阳水阴水,在表在里,属实属虚,或虚实兼有　阳水宜发汗利小便。壅结于内,则用逐水行气法。但补先后之天尤为重要,所谓"有气则生,无气则死"。但应注意病机的复杂情况,可参考有关章节的治疗方法,综合运用。

2. 阴虚水肿证的辨证要点　① 水肿时间长久,缠绵难消。② 口干舌燥,或者大便干燥。③ 膝以下水肿,水肿局部皮肤黑干。④ 舌红少苔,或者无苔。当此之时,滋阴有助水邪之弊,利水又虑伤阴,治疗上颇感棘手,治当兼顾。

3. 慎用肾毒性中药　近年研究发现,含有马兜铃酸的中药,如马兜铃、关木通、木防己、益母草等有一定肾毒性,对水肿患者应谨慎使用。

4. 饮食调摄　水肿患者应低盐饮食,肿势重者应予无盐饮食。肿退之后,亦应注意饮食不可过咸。若因营养障碍而致水肿者,不必过于忌盐,饮食应富含蛋白质、清淡易消化,忌食辛辣肥甘之品。大量蛋白尿水肿者,若配合鲫鱼冬瓜皮汤,补蛋白利尿,效果更佳。

【古代文献摘录】

《素问·汤液醪醴论》:"平治于权衡,去菀陈莝,微动四极,温衣,缪刺其处,以复其形,开鬼门,洁净府,精以时服,五阳已布,疏涤五脏,故精自生,形自盛,骨肉相保,巨气乃平。"

《金匮要略·水气病脉证并治》:"风水,其脉自浮,外证骨节疼痛恶风。皮水,其脉自浮,外证胕肿,按之没指,不恶风,其腹如鼓,不渴,当发其汗。正水,其脉沉迟,外证自喘。石水,其脉自沉,外证腹满不喘。"

《丹溪心法·水肿》:"水肿因脾虚不能制水,水渍妄行,当以参术补脾,使脾气得实,则自健运,自能升降运动其枢机,则水自行。"

《景岳全书·杂证谟》:"温补即所以化气,气化而全愈者,愈出自然;消伐所以逐邪,逐邪而暂愈者,愈出勉强。此其一为真愈,一为假愈,亦岂有假愈而果愈者哉!"

《医门法律·水肿门》:"《经》谓二阳结谓之消,三阴结谓之水……三阴者,手足太阴脾肺二脏也。胃为水谷之海,水病莫不本之于胃,经乃以属之脾肺者,何耶? 使足太阴脾,足以转输水精于上,手太阴肺足以通调水道于下,海不扬波矣。唯脾肺二脏之气,结而不行,后乃胃中之水日畜,浸灌表里,无所不到也;是则肺脾之权,可不伸床? 然其权尤重于肾,肾者,胃之关也,肾司开阖,肾气从阳则开,阳太盛,则关门大开,水直下而为消。肾气从阴则阖,阴太盛则关门常阖,水不通为肿。《经》

又以肾本肺标,相输俱受为言,然则水病,以脾肺肾为三纲矣。"

【现代文献推介】

[1] 夏嘉,何立群.IgA肾病中医药治疗现状[J].中国中西医结合肾病杂志,2016,17(5):453-454.

[2] 苏中昊,封舟,叶进.健脾益肾通络蠲湿法治疗慢性肾小球肾炎[J].中国中医药信息杂志,2014,21(2):108-109.

[3] 贾秀琴,张晓丽,杨继红,等.基于现代文献的慢性肾脏病肾络研究[J].中国中西医结合肾病杂志,2016,17(8):751-752.

[4] 闫军堂,刘晓倩,王雪茜,等.刘渡舟教授经方辨治水肿八法[J].辽宁中医药大学学报,2016,(4):104-107.

[5] 焦剑.国医大师张大宁教授治疗慢性肾炎的经验[J].天津中医药,2016(06):321-324.

[6] 魏玲,王亿平.韩明向教授治疗慢性肾炎经验[J].中医药临床杂志,2016(04):489-491.

第二节 淋 证

淋证是指以小便频急,淋沥不尽,尿道涩痛,小腹拘急,或痛引腰腹为主要临床表现的一种病证。

淋之名称始见于《黄帝内经》,在《素问·六元正纪大论》中称之为"淋"。《金匮要略·五脏风寒积聚病脉证并治》篇称其为"淋秘",并在《金匮要略·消渴小便不利淋病脉证并治》篇描述其症状:"淋之为病,小便如粟状,小腹弦急,痛引脐中。"说明淋证是以小便淋沥不爽,尿道刺痛为主症。东汉华佗《中藏经·论诸淋及小便不利》根据淋证临床表现的不同,提出了淋有冷、热、气、劳、膏、砂、虚、实八种,此乃淋证临床分类的雏形。隋代巢元方《诸病源候论·淋病诸候》分为石、劳、气、血、膏、寒、热七种,而以"诸淋"统之。唐宋时期,淋证的分类更趋完善。唐代孙思邈《备急千金要方》、王焘《外台秘要·卷第二十七》"五淋方三首"将其归纳为石、气、膏、劳、热五淋,南宋严用和《济生方·小便门》又分为气、石、血、膏、劳淋五种。上述两医家的五淋之分,其差异在于血淋热淋的有无。根据临床实际,六种淋证均属常见,故目前大多分为热淋、血淋、气淋、膏淋、石淋、劳淋六种。

淋证的病因,《金匮要略·五脏风寒积聚病脉证并治》认为"热在下焦"。元代朱丹溪《丹溪心法·淋》亦云"淋有五,皆属乎热"。隋代巢元方《诸病源候论·淋病诸候》将淋证的病机高度概括为"诸淋者,由肾虚膀胱热故也……肾虚则小便数,膀胱热则水下涩,数而且涩,则淋沥不易,故谓之淋。"巢氏以肾虚为本,膀胱热为标的病机论,经典精辟,为后世医家所宗。明代张景岳《景岳全书·淋浊》中言"淋之初,病则无不由乎热剧,无容辨矣"的同时,认为"久服寒凉","淋久不止"者"此惟中气下陷及命门不固之证也",提出了"凡热者宜清,涩者宜利,不陷者宜升提,虚者宜补,阳气不固者宜温补命门"的施治原则。清代尤在泾在《金匮翼·诸淋》中提出:"初则热淋、血淋,久则煎熬水液,稠浊如膏、如沙、如石也。"说明各种淋证可相互转化,或同时存在。同时他强调的"开郁行气,破血滋阴"治疗石淋的原则,对临床确有重要的指导意义。近年来运用中医药治疗淋证,应用辨证分型、专法专方、辨证辨病结合等方法,均取得了较为满意的疗效,并降低了尿路感染等病证的复发率,凸显出中医药治疗的特色与优势。

西医学的泌尿系感染、泌尿系结石、泌尿系结核、泌尿系肿瘤、急慢性前列腺炎、尿道综合征以及乳糜尿等,凡表现为淋证证候者,均可参考本篇辨证论治。

【病因病机】

本病的发生多因外感湿热,饮食不节,情志失调,脾肾亏虚所致。其病机主要为湿热蕴结下焦,肾与膀胱气化不利。

1. **膀胱湿热** 湿热多受自于外,亦可由内而生。感于外者,或因下阴不洁,秽浊之邪上犯膀胱,酿成湿热;或外感风寒湿邪入里化热,下注膀胱。生于内者,多因过食辛热肥甘,或嗜酒太过,酿湿生热,湿热蕴结下焦,膀胱气化不利,发为淋证。

若湿热客于下焦,小便灼热刺痛者为热淋;若热盛伤络,迫血妄行,小便涩痛有血者为血淋;若湿热久蕴,煎熬尿液结为砂石,遂致石淋;若湿热蕴结于下,阻滞脉络,脂液渗于膀胱,随小便而出,小便如脂如膏,则为膏淋。总之,热淋、血淋、膏淋、石淋初起多因膀胱湿热而发。

2. **情志失调** 郁怒伤肝,气滞不宣,或气郁化火,气火郁于下焦,膀胱气化不利,水道通调受阻,则少腹作胀,小便涩滞,余沥不尽,发为气淋。如清代《冯氏锦囊秘录·杂证大小合参》曰:"《内经》言淋,无非湿与热而已;然有因忿怒,气动生火者。"

3. **脾肾亏虚** 久淋不愈,耗伤正气,或年老、久病,或妊娠、产后脾肾亏虚,或素禀不足,肾与膀胱先天畸形,以及劳累过度、房室不节等,均可致脾肾亏虚。脾虚中气不足,气虚下陷,则成气淋;肾虚下元不固,脂液无以约束,下泄膀胱,则为膏淋;肾阴亏虚,虚火扰络,尿中夹血,则为血淋;久淋不愈,湿热留恋,脾肾受损,正虚邪恋,小便淋沥不已,遇劳即发,则为劳淋。

综上所述,淋证病在膀胱与肾,且与肝脾有关。病因以湿热与肾虚为主,病机主要为湿热蕴结下焦,导致肾与膀胱气化不利。湿热久蕴,必然伤肾,肾虚之体,湿热秽浊之邪极易乘客而致本病反复发作,两者互为因果。初起多属实证,病延日久,热伤阴,湿伤阳,或阴伤及气,导致脾肾两虚,膀胱气化无权,则可由实转虚,虚实夹杂。

【诊断】

(1) 小便频急,淋沥涩痛,小腹拘急引痛为各种淋证的主症,是诊断淋证的主要依据,但还需根据各种淋证不同的临床特征,以确定淋证的类别。

(2) 病久或反复发作者,常伴有低热、腰酸痛、小腹坠胀、疲倦乏力等症。

(3) 多见于已婚女性,每因劳累、情志变化、感受外邪、不洁房事而诱发。

【相关检查】

(1) 尿常规、尿细菌培养、前列腺液检查、X线腹部摄片及泌尿系 B 超,以助明确诊断。

(2) 必要时行静脉肾盂造影、逆行肾盂造影、膀胱镜检查,可进一步明确病变部位、性质。

【鉴别诊断】

1. **癃闭** 两者均有小便量少,排尿困难之症状。但淋证尿频急而疼痛,且每日排尿总量多为正常;癃闭则无尿痛,每日排尿量少于正常,甚至无尿排出。但癃闭易复感湿热,常可并发淋证,而淋证日久不愈,亦可发展成癃闭。癃闭一般较淋证为重,预后也差。

2. **尿血** 尿血与血淋均有小便时尿色红赤,甚至溺出纯血的症状。其鉴别要点是尿痛的有无。尿血多无疼痛之感,或有轻微胀痛或热痛,但终不若血淋的小便滴沥而疼痛难忍,故一般以痛者为血淋,不痛者为尿血。

3. 尿浊　尿浊与膏淋在小便浑浊症状上相似,但前者尿出自如,无疼痛滞涩感,与淋证不同,即如《临证指南医案·淋浊》所言:"大凡痛则为淋,不痛为浊。"

4. 血淋、石淋与肾癌、膀胱癌　参见"癌病"篇。

5. 腰痛　参见"腰痛"篇。

【辨证论治】

辨证要点

1. 辨淋证类别　各种淋证具有不同的病机和临床表现,其演变规律和治法也不尽相同,因此辨别六淋之不同实为本病辨证之要领。起病急,小便灼热刺痛,或伴有发热、腰痛者为热淋;小便排出砂石或腰腹绞痛难忍或排尿时突然中断,尿道窘迫疼痛者为石淋;小腹胀满较明显,小便艰涩疼痛,尿后余沥不尽者为气淋;溺血而痛者为血淋;淋证而见小便浑浊如米泔水或滑腻如脂膏者为膏淋;久淋,小便淋沥不已,遇劳即发者为劳淋。

2. 辨证候虚实　一般而言,初起或在急性发作阶段属实证,因膀胱湿热、砂石结聚、气滞不利所致;淋证反复发作,迁延日久多属虚证,以脾虚、肾虚、气阴两虚为主;若虚证感邪呈急性发作,或实证日久湿热未尽,正气已伤,致正虚邪恋,均可表现为虚实夹杂之证;热淋多属实,劳淋多属虚实夹杂,气淋、血淋、石淋、膏淋皆有虚、有实及虚实并见之证,临证当详辨虚实主次。

3. 辨病势缓急　各种淋证之间可以相互转化,也可同时并存,临证应区别标本缓急。如劳淋感邪后出现热淋的表现,劳淋正虚是本,热淋邪实为标;而石淋并发热淋时,则新病热淋为标,旧病石淋为本。

治疗原则

实则清利,虚则补益,为淋证的基本治则。实证当清热利湿通淋,根据六淋之不同,佐以凉血止血、通淋排石、分清泄浊、行气疏导等法。虚证以脾虚为主者,治宜健脾益气;以肾虚为主者,治宜补虚益肾;若虚实夹杂者,当通补兼施,分清标本缓急,兼顾治疗。

淋证的治法,古有忌汗、忌补之说。如《金匮要略·消渴小便不利淋病脉证并治》曰:"淋家不可发汗。"元代朱丹溪《丹溪心法·淋》则谓:"最不可用补气之药,气得补而愈胀,血得补而愈涩,热得补而愈盛。"按之临床实际,未必尽然。淋证有湿热熏蒸,邪正相搏,或因湿热侵犯少阳,发为寒热者,但并非外邪袭表,发汗解表,自非所宜。因淋证多属膀胱有热,阴液常感不足,而辛散发表用之不当,不仅不能退热,反而有劫伤营阴之弊。若淋证确由外感诱发,或淋家新感外邪,症见恶寒发热、咳嗽、咽痛等典型肺卫表证者,方可解表治标,适当施以辛凉解表发汗之剂。至于淋证忌补之说则是指实热之证而言,补则犯实实之戒。诸凡肾虚脾弱、气阴两虚等虚证,决非禁忌。故清代名医徐灵胎对《临证指南医案·淋浊》中的评语言:"治淋之法,有通有塞,要当分别。"

分证论治

1. 热淋

[主症]　小便频急短涩,尿道灼热刺痛,尿色黄赤,少腹拘急胀痛。

[兼次症]　腰痛拒按,或寒热起伏,口苦,呕恶,或大便秘结。

[舌脉]　苔黄或黄腻;脉滑数。

[分析]　湿热蕴结下焦,膀胱气化不利,故见小便频急,灼热刺痛,溺色黄赤;湿热壅遏,气机失宣,则小便短涩,少腹拘急胀痛;腰为肾之府,湿热阻滞肾络,则腰痛拒按;若湿热侵犯少阳,少阳枢机不利,可见寒热起伏,口苦,呕恶;热甚波及阳明,则大便干结;苔黄或黄腻,脉滑数为湿热或热盛

之征。

[治法] 清热利湿通淋。

[方药] 八正散加减。本方清热解毒,利尿通淋,适用于湿热下注之淋证。方中川木通、瞿麦、萹蓄、车前子、滑石清热利湿,利尿通淋,伍以栀子清泄三焦湿热,大黄清热泻火,甘草梢引药直达茎中,又能调和诸药,灯心草导热下行,并增通淋之力。

热毒甚者,加金银花、连翘、蒲公英、苦参、白花蛇舌草清热解毒;伴尿血者,加生地榆、茜草、小蓟、白茅根凉血止血;小腹坠胀疼痛者,加川楝子、乌药以理气疏导;若伴见寒热、口苦、呕恶者,可合小柴胡汤以和解少阳;大便秘结,腹胀者,重用生大黄、枳实以通腑泄热;若湿热伤阴或阴虚感邪者,去大黄,加生地、知母、白茅根、女贞子养阴清热或用猪苓汤利水清热养阴。

2. 石淋

[主症] 尿中夹有砂石,小便艰涩,或突发一侧腰腹绞痛难忍,尿中带血,或突然排尿中断,尿道窘迫疼痛,少腹拘急。

[兼次症] 痛甚者可见面色苍白,冷汗淋漓,或伴恶心呕吐;病久砂石不去或见面色少华,精神委靡,少气懒言,或腰腹隐痛,手足心热。

[舌脉] 舌红苔薄黄,或舌淡边有齿印,苔薄腻,或舌红少苔;脉弦或弦数,或细弱,或细数。

[分析] 湿热蕴结下焦,煎熬尿液,日久结为砂石,小者为砂可随尿而出,大者为石难以排出,滞留于内,阻滞气机或损伤血络,则突发腰腹绞痛伴血尿;或见小便艰涩,甚则排尿突然中断,尿道窘迫疼痛,甚者肢冷汗出而现痛厥之状;石淋初起湿热偏盛属实证者,舌红苔薄黄,脉弦或数;砂石留于体内,久则伤及气阴,表现为虚实夹杂之候;阴虚者,腰酸隐痛,手足心热,舌红少苔,脉细数;气虚者,面色少华,少气乏力,舌淡边有齿印,苔白腻,脉细弱。

[治法] 清热利湿,排石通淋。

[方药] 石韦散加减。方中石韦清热利湿,通淋排石;冬葵子滑利通窍;瞿麦、滑石、车前子利尿通淋清热,使湿热从小便而出。该方清热之力不及八正散,故在应用时可加金钱草、海金沙、鸡内金、穿山甲、王不留行、川牛膝等以加强排石消坚之功。

若腰腹绞痛者,重用芍药,配甘草以缓急止痛,玄胡索行气活血止痛;尿中带血,可加小蓟、生地榆、仙鹤草、三七粉以凉血活血止血。石淋日久,证见虚实夹杂,当标本兼顾。脾虚者,合补中益气汤益气通淋;肾气虚者,加杜仲、续断、狗脊、菟丝子温肾益气;若肾阴亏耗,配生熟地黄、女贞子、鳖甲滋养肾阴;伴小便频急,滞涩不畅,尿时作痛,苔腻,脉濡数等膀胱湿热证者,急则治标,参照热淋治疗,待湿热渐清,转治石淋为主;若结石过大,当改用其他疗法,如行体外震波碎石、手术取石等,再续以中药排石通淋,注意免伤正气。

3. 血淋

[主症] 实证者小便热涩刺痛,尿色深红或夹血块,疼痛满急加剧;虚证者尿色淡红,尿痛涩滞不著,腰酸膝软。

[兼次症] 发热心烦,手足心热,神疲乏力。

[舌脉] 舌尖红苔黄,或舌红少苔;脉滑数,或细数。

[分析] 湿热下注,热伤阴络,迫血妄行,以致小便涩痛有血;热甚煎熬,血结成瘀,则溲血成块,阻塞尿道,则刺痛难忍;发热心烦,苔黄,脉滑数为实热之象。病延日久,湿热伤阴,或凤患痨瘵、消渴,或素体阴虚患淋,肾阴不足,虚火灼络,而见尿色淡红,涩痛不著之血淋虚证;腰为肾之府,肾阴不足,精气亏虚,则腰酸膝软,手足心热,神疲乏力;舌红少苔、脉细数为阴虚有热之象。

　　[治法]　实证宜清热通淋,凉血止血;虚证宜滋阴清热,凉血止血。

　　[方药]　实证用小蓟饮子加减;虚证用知柏地黄丸加减。小蓟饮子方中生地凉血止血,养阴清热;小蓟、藕节、蒲黄凉血止血,兼能化瘀,使血止而无留瘀之患;川木通、淡竹叶、滑石、栀子清热利尿通淋;当归养血和血;甘草缓急止痛,调和诸药。可加金银花、金钱草、败酱草、苦参,以加强清热化湿解毒之功;血多色暗有块乃瘀血征象,加三七粉、琥珀粉、川牛膝以化瘀止血。可加知柏地黄丸滋阴清热,亦可加旱莲草、女贞子、白茅根、小蓟、龟甲等以滋阴凉血止血;若湿热未尽,尿痛明显者,加石韦、蒲公英、黄柏、马鞭草等以清热利湿。

　　4. 气淋

　　[主症]　实证者小便涩滞,淋沥不畅;虚证者尿频,尿有余沥。

　　[兼次症]　少腹胀满,或少腹坠胀,神疲乏力。

　　[舌脉]　舌质淡,苔薄白;脉沉弦,或虚细无力。

　　[分析]　少腹乃足厥阴肝经循行之处,情志怫郁,肝失疏泄,肝郁气滞,膀胱气化不利,故见小便涩滞,淋沥不畅,少腹满胀,脉沉弦。如病久不愈,肝郁乘脾或过用苦寒疏利之品,耗伤中气,气虚下陷,膀胱气化无权,则见少腹坠胀,尿频而有余沥,神疲乏力;舌质淡,脉虚细皆为脾虚气弱之象。

　　[治法]　实证宜利气疏导;虚证宜补中益气。

　　[方药]　实证用沉香散加减;虚证用补中益气汤加减。沉香散方中沉香行气降气,橘皮调畅气机,当归、白芍养血柔肝,白芍配甘草又可缓急止痛,石韦、冬葵子、滑石、王不留行利尿通淋。气滞严重,小腹胀满疼痛者,加青皮、乌药、川楝子开郁理气;日久气滞血瘀者,加红花、丹参、川牛膝活血行瘀利尿。补中益气汤方中重用黄芪补气升阳,伍人参、白术健脾益气,陈皮调畅中焦气机升降,当归补血活血,升麻、柴胡加强黄芪升阳举陷之功,甘草和中。

　　若兼肾亏者,加杜仲、狗脊、菟丝子以脾肾双补;若兼见小便涩痛,苔腻,服补益药后反增小腹胀满者,此为兼夹湿热,可加冬葵子、土茯苓、滑石、黄柏等清热利湿,佐以祛邪。

　　5. 膏淋

　　[主症]　实证者小便浑浊如米泔水,置之沉淀如絮状,上有浮油如脂,尿道热涩疼痛;虚证者病久不已,反复发作,淋出如脂,涩痛不甚,腰酸膝软。

　　[兼次症]　或夹有凝块,或混有血液;病久日渐消瘦,头昏乏力。

　　[舌脉]　舌质红,苔黄腻,或舌质淡,苔腻;脉濡数或虚弱。

　　[分析]　湿热注于下焦,气化不利,无以分清泌浊,故见小便浑浊如米泔水,尿道热涩疼痛,苔黄腻,脉濡数等实证。病久肾气受损,下元不固,不能制约脂液,则淋出如脂;湿热已减,肾虚精亏,故见尿痛不著,形瘦腰酸,头昏乏力;舌质淡苔腻,脉虚弱为虚中夹实证。

　　[治法]　实证宜清热利湿,分清泄浊;虚证宜补肾固涩。

　　[方药]　实证用萆薢分清饮加减;虚证用膏淋汤加减。萆薢分清饮方中萆薢、菖蒲利湿而分清泌浊;黄柏、车前子清下焦湿热;白术、茯苓健脾除湿;莲子心、丹参清心活血通络。诸药合用使清浊分,湿热去,络脉通,脂液重归其道。可加土茯苓、白花蛇舌草、苦参以加强清热利湿,分清泄浊之力;若小腹胀痛,尿涩不畅者,加乌药、青皮、川楝子;小便夹血者,加小蓟、仙鹤草、白茅根。膏淋汤方中党参、山药健脾益肾,补气固摄;地黄、白芍滋肾养阴;芡实、煅龙骨、煅牡蛎固涩脂液。可加薏苡仁、土茯苓、苍术清利湿浊,兼顾祛邪。偏于脾虚中气下陷者,配用补中益气汤;偏于肾虚,当分别阴阳,阴虚者配用左归丸,阳虚者配用右归丸。因湿邪黏腻重浊,故本证多久病缠绵。肾虚湿浊留恋,入络夹瘀,症见腰痛尿频,舌胖大紫暗,或有瘀斑,苔厚腻者,加土茯苓、苦参、白花蛇舌草、穿山

甲、王不留行、赤芍、泽兰等以清热利湿,活血通络。

6. 劳淋

[主症] 小便不甚赤涩,但淋沥不已,时作时止,遇劳即发。

[兼次症] 病程缠绵,腰酸膝软,神疲乏力;或手足心热,低热。

[舌脉] 舌质淡或红,少苔;脉弱或细数。

[分析] 诸淋日久,或病情反复,邪气伤正;或过用苦寒清利之品,或久病体虚感邪,以致脾肾两虚,湿浊留恋。肾虚则膀胱气化无权,故小便不甚赤涩,但淋沥不已,遇劳即发,病程缠绵;肾气亏虚,则腰酸膝软,神疲乏力,舌质淡,脉虚弱;若肾阴不足,则手足心热,低热,舌质红少苔,脉细数。

[治法] 补肾固涩。

[方药] 无比山药丸加减。方中熟地黄、山茱萸、山药滋肾养阴;肉苁蓉、巴戟天、菟丝子、杜仲助阳以化气,故为治病之主药;辅以牛膝益肾活血,茯苓淡渗脾湿,泽泻宣泄肾浊,三药配之,补而不滞;五味子、赤石脂收敛固涩为佐药。

若脾虚气陷,小腹坠胀者,可合补中益气汤;肾阴亏虚者,去巴戟天,合用知柏地黄丸;肾阳虚者,加狗脊、肉桂、鹿角胶;伴有水湿,面部或下肢轻度浮肿,去五味子、赤石脂等固涩之品,加泽泻、猪苓、木瓜渗湿分利;湿热未净,溲黄热痛者,加石韦、黄柏、滑石、土茯苓等兼顾祛邪。

【转归预后】

淋证的转归预后取决于患者体质的强弱、感邪之轻重、治疗是否恰当与彻底。

各种淋证之间在转归上存在着一定的关系。首先是虚实之间的相互转化。如热淋、气淋、血淋、膏淋、石淋等实证,若久治不愈,或反复发作,可转化为虚证的劳淋。反之劳淋若复感外邪可兼见实证的热淋、血淋、气淋。而当湿热未尽,正气已伤,处于实证向虚证的移行阶段,则表现为虚实夹杂的证候。同时气淋、血淋、膏淋、石淋等本身也存在着这种虚实的转化,以致虚实夹杂,病情复杂。其次是淋证之间的转化或并见。如热淋可转化为血淋,也可诱发石淋;在石淋的基础上,再发生热淋、血淋;或膏淋并发热淋、血淋等。认识淋证的各种转化关系及虚实主次,对临床灵活准确的辨证论治,具有重要的指导意义。

淋证的预后,往往与淋证的类别和病情轻重有关。一般初起治疗及时得当,多易治愈。但少数热淋、血淋,若热毒过盛,侵入营血,也可出现高热神昏等危重证候。若久淋不愈,或反复发作者,可转为劳淋,日久甚则导致脾肾衰败,尿浊壅塞,转为水肿、癃闭、关格重病,或肾亏肝旺,肝风内动危象,预后不佳。石淋者若结石过大,久不排出,堵塞尿路,以致浊阴内聚,伤及肾气,气化无权,亦可出现水肿、癃闭、关格等恶变,后果堪虞。至于血淋日久,尿血缠绵,患者体衰形瘦,或腰腹有肿块扪及,此乃气滞血瘀,进而可导致癥积。

【临证要点】

1. **对复杂病证注意辨标本虚实,急则治标,缓则治本** 临床常见情况有:一是膏淋、血淋、气淋虚实夹杂者,或热淋反复湿热未尽,正气渐伤,或石淋日久伤正,表现为正虚邪实者,应该抓住主要矛盾,标本兼顾是治疗成败的关键。二是同一患者可发生数种淋证,虚实夹杂。如劳淋兼夹热淋,劳淋正虚为本,热淋湿热为标;石淋并发热淋,则热淋为标,石淋为本,诊疗时应急则治其标。以治热淋为急务,待湿热已清,转以扶正或治石淋为主。三是凡患其他疾病患者患淋证,病机复杂。如消渴患者又患淋证,消渴阴虚燥热为本而淋证膀胱湿热为标,应以治疗淋证标实为急,待淋证好转,再转以治疗消渴。

2. **扶正治本以健脾补肾为主** 淋证的后期治疗重在健脾益肾扶正,佐以清热利湿祛邪,以巩固疗效,减少复发,尤其是久淋反复发作者至关重要。

3. **淋证其主要病理因素是湿热** 治疗时在辨证治疗基础上可加入经现代药理药效证实具有抗菌作用的中药,如黄芩、黄柏、蒲公英、金银花、石韦、败酱草、苦参、白花蛇舌草、土茯苓等。石淋的治疗,除选用利水通淋、排石消坚的中药外,当加入行气活血、化瘀软坚类中药,以提高疗效。实验研究表明:穿山甲、王不留行、石韦、鸡内金、桃仁等中药具有溶石的药理作用;大黄、川芎、川牛膝、枳壳、金钱草、海金沙可增强输尿管蠕动,促进结石排出。

4. **慎用肾毒性药物** 近年研究表明,含有马兜铃酸成分的中药,如马兜铃、关木通、青木香、益母草、广防己、天仙藤等药物,若大剂量或长期使用可产生明显肾毒性,导致急、慢性肾功能衰竭,因此临床应慎用或禁用。可参见"癃闭"篇内容。

【附】尿浊

尿浊是以小便浑浊,白如泔浆,排尿时并无疼痛为主症的一类病证。西医学中的乳糜尿多属本病范围。

【病因病机】

本病的发生,多由过食饮食肥甘,以致脾失健运,酿湿生热,或病后湿热余邪未清,蕴结下焦,清浊不分而成。若热盛灼络,络损血溢,则尿浊夹血。如久延不愈,或屡经反复,脾肾两伤,脾虚中气下陷,肾虚固摄无权,则精微脂液下泄,病情缠绵不愈。若脾失统血,或肾阴亏损,虚火扰络,也可致尿浊夹血。本病初起多为湿热下注,清浊不分,属实证;病久脾肾亏虚,固摄失职,属虚证或虚中夹实。本病常因恣食肥厚,或劳欲过度而加重或复发。

【辨证论治】

本病初起湿热多见,属实证,治宜清热利湿;病久脾肾虚亏,治宜培补脾肾,固摄下元。虚实夹杂者,应予兼顾。兹分述如下。

1. **湿热内蕴** 小便浑浊或夹凝块,上有浮油,或带血色,或尿道有灼热感,口渴,苔黄腻,脉濡数。治以清热化湿,分清泄浊。方用萆薢分清饮加减。

2. **脾虚气陷** 尿浊反复发作,日久不愈,浑浊如白浆,小腹坠胀,神疲乏力,劳累或进食油腻则发作或加重,舌质淡,脉虚弱。治以健脾益气,升清固摄。方用补中益气汤加减,可加乌梅、煅牡蛎、覆盆子以固涩。若脾病及肾,肢冷便溏,加制附片、炮姜温补阳气;小便浑黄,苔薄黄腻属兼有湿热,酌加黄柏、萆薢、生薏米、菖蒲分利湿热。

3. **肾元亏虚** 尿浊迁延日久,小便乳白如脂膏,腰酸膝软,精神委顿,消瘦无力,头晕耳鸣,或形寒肢冷,舌质淡,脉沉细,或有烦热,口干,舌质红,脉细数。偏肾阴虚者,宜滋阴益肾,用左归丸;偏肾阳虚者,宜温肾固涩,用右归丸。可加益智仁、金樱子、五味子、芡实补肾固精;兼夹湿热,加土茯苓、黄柏、车前子清热利湿;兼有脾气不足者,加黄芪、党参、白术补脾益气。

【古代文献摘录】

《丹溪心法·淋》:"血淋一证,须看血色分冷热,色鲜者,心、小肠实热;色瘀者,肾、膀胱虚冷……若热极成淋,服药不效者,宜减桂五苓散加木通、滑石、灯心、瞿麦各少许,蜜水调下……痛者为血淋,不痛者为尿血。"

《景岳全书·淋浊》:"淋之初病,则无不由乎热剧,无容辨矣。但有久服寒凉而不愈者,又有淋久不止及痛涩皆去,而膏液不已,淋如白浊者,此惟中气下陷及命门不固之证也。故必以脉以证,而察其为寒为热为虚,庶乎治不致误。"

《证治准绳·淋》:"五脏六腑,十二经脉,气皆相通移……初起之热邪不一,其因皆得传于膀胱而成淋。若不先治其所起之本,止从末流胞中之热施治,未为善也。"

《医宗粹言》:"殊不知邪气蕴结膀胱者,固不可补,若气虚则渗泄之气不行,必须参芪补气,血虚则不得滋润疏通,必须归、地补血。大抵肾虚宜补肾,以四物汤加知柏,或煎下滋肾丸,若气虚于下而不通者,宜补而升之。虽云升补不可独用,而渗利亦不可独行。"

《证治汇补·淋病》:"劳淋,遇劳即发,痛引气街,又名气淋。"

《金匮翼·诸淋》:"夫散热利小便,只能治热淋、血淋而已,其膏、石、沙淋,必须开郁行气,破血滋阴方可也。古方用郁金、琥珀,开郁也。青皮、木香,行气也。蒲黄、牛膝,破血也。黄柏、生地黄,滋阴也。东垣治小腹痛,用青皮、黄柏,夫青皮疏肝,黄柏滋肾,盖小腹乃肝肾部位也。"

《辨证录·淋证门》:"肾虚而感湿热乎……治法急宜逐膀胱之湿热,以清其化源。然而膀胱之湿热去,而肾气仍弱,何能通其气于膀胱。淋证即愈,吾恐有变病之生矣,故于利湿、利热之中,更须益肾中之气也。"

《医碥·淋》:"膏淋,湿热伤气分,水液浑浊,如膏如涕如米泔。"

【现代文献推介】

[1] 裴明,杨洪涛.张锡纯学术经验拾珠之治肾病思想探要[J].中华中医药杂志,2017,32(6):2533-2535.

[2] 杨宇峰,侯泽东,胡长军,等.历代医家论淋证学术思想浅析[J].辽宁中医杂志,2015,42(2):287-288.

[3] 邹晓玲,刘朝圣,李点,等.熊继柏教授辨治淋证经验[J].中华中医药杂志,2015,30(4):1151-1153.

[4] 储成志,李艳,邓沂,等.国医大师李济仁教授诊治淋证经验[J].甘肃中医学院学报,2014,31(1):7-9.

[5] 于国泳,田哲菁,孙玥,等.中医药防治泌尿道感染优势与证据研究综述[J].中国中药杂志,2017,42(8):1439-1448.

[6] 王耀献,陈耀龙,刘峘.中医药单用/联合抗生素治疗单纯性下尿路感染临床实践指南[C]//2017中国科协年会,2017.

第三节 | 癃 闭

癃闭是以尿量减少,排尿困难,甚则小便闭塞不通为主要临床表现的一类病证。其中,小便不利,点滴而短少,病势较缓者为"癃";小便闭塞,点滴不通,病势较急者为"闭"。癃和闭虽有区别,但都是指排尿困难,只有程度上的不同,因此多合称为癃闭。

《黄帝内经》首载癃闭之名,阐明了本病的病位在膀胱,膀胱和三焦的气化不利,可导致本病的发生。东汉殇帝姓刘名隆,由于避讳起见,将"癃"改为"淋",或改为"闭",所以在《伤寒论》和《金匮要略》都没有癃闭的名称,只有淋病和小便不利的记载。这一避讳影响极为深远,直至宋元,仍淋、癃不分。明代始才将淋、癃分开进行辨证施治。

《黄帝内经》对癃闭的病因、病机、病位都作了较为详细的论述。《素问·五常政大论》曰:"其病癃闭,邪伤肾也。"《灵枢·五味》曰:"酸走筋,多食之,令人癃。"明确指出癃闭的病因在于外邪伤肾和饮食不节。对其病机,《素问·宣明五气》篇谓:"膀胱不利为癃,不约为遗溺。"隋唐时期巢元方《诸病源候论·小便诸候》中提出小便不通和小便难的病因都是由于肾和膀胱有热,"热气大盛"则令"小便不通""热势极微"故"但小便难也",说明由于热的程度不同,而导致小便不通和小便难的区别。元代朱丹溪《丹溪心法·小便不通》中认为小便不通者有"气虚""血虚""有痰""风闭""实热"等多种不同的原因,较巢元方又有了进一步的认识。而张仲景在《伤寒论》和《金匮要略》中对小便不利的辨证治疗,弥补了《黄帝内经》之不足。他提出小便不利若由于气化不行者,用五苓散;由于水热互结者,用猪苓汤;由于瘀血挟热者,用蒲灰散或滑石白鱼散;由于脾肾两虚而挟湿者,用茯苓戎盐汤。同为小便不利,病因不同,治法各异,为癃闭的辨证施治奠定了基础。孙思邈《备急千金要方·膀胱腑》曰:"胞囊者,肾膀胱候也,贮津液并尿,若脏中热病者,胞涩,小便不通……为胞屈僻,津液不通,以葱叶除尖头,纳阴茎孔中深三寸,微用口吹之,胞胀,津液大通便愈。"这是最早用导尿术治疗小便不通的记载。元代朱丹溪《丹溪心法·小便不通》运用探吐法来治疗小便不通,并将此法譬之滴水之器,闭其上窍,则下窍不通,开其上窍,则下窍必利。明代张景岳《景岳全书·癃闭》中把癃闭与淋证分别叙述。提出癃闭有气实而闭和气虚不化而闭之不同,并详细论述了气虚而闭的病机机转。强调治气虚而闭,必须要"得其化",常用左归、右归、六味、八味等汤丸,或壮水以分清,或益火以化气。清代对本病的认识已渐臻完备,如清代李用粹在《证治汇补·癃闭》中将本病的病因总结为:"有热结下焦,壅塞胞内,而气道涩滞者;有肺中伏热,不能生水,而气化不施者……有久病多汗,津液枯耗者;有肝经忿怒,气闭不通者;有脾虚气弱者,通调失宜者。"书中还详细阐述了癃闭的治法,很有临床价值。关于治疗本病的重要性,清代陈梦雷《医部全录·大小便》有云:"人有因时疾,瘥后得闭塞不通,遂致夭命。大不可轻之。"说明癃闭也可引起死亡,告诫我们不可忽视。

西医学中各种原因引起的尿潴留及无尿症,如神经性尿闭、膀胱括约肌痉挛、尿路结石、尿路肿瘤、尿路损伤、尿道狭窄、老年前列腺增生症、脊髓炎等所出现的尿潴留及急、慢性肾衰竭引起的少尿、无尿症等,均可参照本篇辨证论治。

【病因病机】

小便的通畅,有赖于肾和膀胱的气化作用,还和肺、脾、三焦的功能密切相关。若肺失肃降,不能通调水道;脾失转输,不能升清降浊;肾失蒸化,膀胱开阖不利;肝郁气滞,瘀血阻塞影响三焦的气化,均可导致癃闭的发生。

1. **湿热蕴结**　过食辛辣厚味,酿湿生热,湿热下注膀胱,或湿热素盛,肾热下移膀胱,膀胱气化不利,发为癃闭。

2. **肺热气壅**　肺为水之上源,热壅于肺,肺气不能肃降,津液输布失常,水道通调不利,不能下输膀胱;又因热气过盛,下移膀胱,以致上下焦均为热气闭阻,而成癃闭。

3. **脾气不升**　劳倦伤脾,饮食不节,或久病体弱,导致脾虚而清气不升,浊气不降,小便因而不利。

4. **肾元亏虚**　年老体弱或久病体虚,肾阳不足,命门火衰,气不化水,是以"无阳则阴无以化",而致尿不得出;或因下焦积热,日久不愈,耗损津液,以致肾阴亏耗,水府枯竭而无尿。

5. **肝郁气滞**　七情所伤,引起肝气郁结,疏泄不及,从而影响三焦水液的运行及气化功能,致使水道的通调受阻,形成癃闭。且从经脉的分布来看,肝经绕阴器,抵少腹,这也是肝经有病,导致癃闭的原因。

6. **尿路阻塞**　瘀血败精,或肿块结石,阻塞尿路,小便难以排出,因而形成癃闭。

综上所述,本病的病位虽在膀胱,但与三焦肺脾肾密切相关。上焦之气不化,当责之于肺,肺失其职,则不能通调水道,下输膀胱;中焦之气不化,当责之于脾,脾气虚弱,则不能清升浊降;下焦之气不化,当责之于肾,肾阳亏虚,气不化水,肾阴不足,水府枯竭,均可导致癃闭。肝郁气滞,使三焦气化不利,也会发生癃闭。此外,各种原因引起的尿路阻塞,均可引起癃闭。

【诊断】

(1) 小便不利,点滴不畅,或小便闭塞不通,尿道无涩痛,小腹胀满。

(2) 多见于老年男性,或产后妇女及手术后的患者。

(3) 凡小腹胀满,小便欲解不出,触叩小腹部膀胱区明显胀满者,是为尿潴留;若小便量少或不通,无排尿感觉和小腹胀满,触叩小腹部膀胱区也无明显充盈征象,多属肾衰竭引起的少尿或无尿。

(4) 详细询问病史,了解发病经过,以及伴随症状,再结合体检和有关检查,以确定是肾、膀胱、尿道,还是前列腺等疾病引起的癃闭。

【相关检查】

(1) 癃闭病证首先应通过体格检查与膀胱 B 超判断有否尿潴留。有尿潴留者,可进一步行尿流动力学检查,以明确有否机械性尿路阻塞。

(2) 有尿路阻塞者,再通过肛指检查、前列腺 B 超、尿道及膀胱造影 X 线摄片、前列腺癌特异性抗原等检查以明确尿路阻塞的病因,如前列腺肥大、前列腺癌、尿道结石、尿道外伤性狭窄等。

(3) 无尿路阻塞的尿潴留者考虑脊髓炎、神经性尿闭,可行相应的神经系统检查。

(4) 对无尿潴留的癃闭证应考虑是否存在肾功能衰竭,可查肾功能、电解质,并通过泌尿系超声、X 线摄片检查双肾大小、血流情况,以资鉴别急性或慢性肾衰竭。如属急性肾衰竭,需进一步明确是肾前性、肾后性或肾性肾衰竭,慢性肾衰者同样应明确其病因,而行相关检查。

【鉴别诊断】

1. 淋证　参见“淋证”篇。

2. 关格　癃闭以尿量减少,排尿困难,甚至小便闭塞不通为主症,一般无呕吐症状。关格是小便不通和呕吐并见的一种病证。但癃闭可发展为关格,而关格并非都由癃闭发展而来,亦可由水肿、淋证等发展而成。

【辨证论治】

辨证要点

1. 细辨主因　若尿热赤短涩,舌质红,苔黄,脉数者属热;若口渴欲饮,咽干,气促者,为热壅于肺;若口渴不欲饮,小腹胀满者,为热积膀胱;若时欲小便而不得出,神疲乏力者,属虚;若年老排尿无力,腰膝酸冷,为肾虚命门火衰;若小便不利兼有少腹坠胀,肛门下坠者,为脾虚中气不足;若尿线变细或排尿中断,腰腹疼痛,舌质紫黯者,属浊瘀阻滞。

2. 详辨虚实　癃闭有虚实的不同,尤当详辨。因湿热蕴结,浊瘀阻滞,肺热气壅所致者,多属实证;因脾气不升,肾阳亏虚,命门火衰,气化不及州都者,多属虚证。即使同一中焦病变,也有虚实之异。中焦湿热不解,下注膀胱,气化不利者属实证;而中气不足,脾气不升,浊阴不降导致小便不利者属虚证。辨别虚实的主要依据:若起病较急,病程较短,体质较好,尿流窘迫,赤热或短涩,苔黄腻或薄黄,脉弦涩或数,属于实证;若起病较缓,病程较长,体质较差,尿流无力,精神疲乏,舌质淡,脉沉细弱,属于虚证。

治疗原则

癃闭的治疗应根据“腑以通为用”的原则,着眼于通。但通之法,又因证候的虚实而各异。

　　实证治宜清湿热、散瘀结、利气机而通水道;虚证治宜补脾肾、助气化,使气化得行,小便自通。同时,还要根据病因,审因论治。根据病变在肺、在脾、在肾的不同,进行辨证施治,不可滥用通利小便之品。此外,根据"上窍开则下窍自通"的理论,尚可应用开宣肺气、升提中气的治法,开上以通下,即所谓"提壶揭盖"之法治疗。若小腹胀急,小便点滴不下,内服药物缓不济急,应配合针灸、导尿、取嚏、探吐、热敷等法以急通小便。

分证论治

(一) 实证

1. 膀胱湿热

[主症]　小便点滴不通,或量少而短赤灼热,小腹胀满。

[兼次症]　口苦口黏,或口渴不欲饮,或大便不畅。

[舌脉]　舌质红,苔根黄腻;濡数或滑数。

[分析]　湿热壅积于膀胱,故小便不利而热赤,甚则闭而不通;湿热互结,膀胱气化不利,故小腹胀满;湿热内盛,故口苦口黏;但口渴不欲饮为津液不布之象;舌质红,苔根黄腻,脉濡数、滑数或大便不畅,均属下焦湿热所致。

[治法]　清热利湿,通利小便。

[方药]　八正散加减。方中萹蓄、瞿麦、川木通、车前子通闭利小便;山栀清化三焦湿热;滑石、甘草清利下焦之湿热;大黄通便泻火。

　　若苔厚黄腻者,可加苍术、黄柏,以加强清化湿热之力;若兼心烦,口舌生疮糜烂者,可合导赤散,以清心火、利湿热;若湿热久恋下焦,又可导致肾阴灼伤而出现口干咽燥,潮热盗汗,手足心热,舌光红,可改用滋肾通关丸加生地、车前子、牛膝、赤芍等,以滋肾阴、清湿热而助气化;若因湿热蕴结日久,三焦气化不利,小便量极少或无尿,面色晦滞,胸闷烦躁,恶心呕吐,口中尿臭,甚则神昏谵语,舌质暗红,有瘀点、瘀斑等,治宜降浊和胃,清热化湿,方用黄连温胆汤加大黄、生槐花、蒲公英、丹参、车前子、白茅根、六月雪等。

2. 肺热壅盛

[主症]　小便不畅或点滴不通,呼吸急促或咳嗽。

[兼次症]　咽干,烦热欲饮。

[舌脉]　苔薄黄;脉滑数。

[分析]　肺热壅盛,失于肃降,不能通调水道,下输膀胱,故小便涓滴不通;肺热上壅,气逆不降,故呼吸短促或咳嗽;咽干,烦渴,苔黄,脉滑数,均为里热内郁之征。

[治法]　清肺热,利水道。

[方药]　清肺饮加减。本方适用于热在上焦肺经气分而导致的渴而小便闭涩不利。肺为水之上源,源清而流自洁,故方中以黄芩、桑白皮清泄肺热,麦冬滋养肺阴,车前子、川木通、山栀、茯苓清热而通利小便。

　　若患者出现心烦,舌尖红或口舌生疮等症,乃为心火旺盛之征象,可加黄连、竹叶等以清心火;若大便不通,可加杏仁、大黄以宣肺通便;若兼表证而见头痛,鼻塞,脉浮者,可加薄荷、桔梗以解表宣肺。

3. 肝郁气滞

[主症]　小便不通或通而不爽,胁腹胀满。

[兼次症]　多烦善怒。

[舌脉]　舌质红,苔薄黄;脉弦。

[分析]　七情内伤,气机郁滞,肝气失于疏泄,水液排出受阻,故小便不通或通而不畅;肝郁气滞则胁腹胀满;多烦善怒,脉弦,为肝旺之征;舌质红,苔薄黄,是肝气郁结化火之象。

[治法]　疏调气机,通利小便。

[方药]　沉香散加减。方中沉香、橘皮疏调肝气;配合当归、王不留行以行下焦之气血;石韦、冬葵子、滑石通利水道。本方理气之力尚嫌不足,可合六磨汤加减。

若气郁化火,可加龙胆草、山栀、丹皮等以清肝泻火。

4. 尿道阻塞

[主症]　小便点滴而下,或尿如细线,甚则阻塞不通。

[兼次症]　小腹胀满疼痛。

[舌脉]　舌质紫暗,有瘀点、瘀斑;脉细涩。

[分析]　瘀血败精阻塞于内,或瘀结成块,阻塞于膀胱尿道之间,故小便点滴而下,或尿如细线,甚则阻塞不通;小腹胀满疼痛,舌质紫暗,或有瘀点、脉涩,均为瘀阻气滞之征象。

[治法]　行瘀散结,通利水道。

[方药]　代抵当丸加减。方中当归尾、穿山甲片、桃仁、大黄、芒硝通瘀散结;生地凉血滋阴;肉桂可助膀胱气化以通尿闭,用量宜少,以免助热伤阴。

若瘀血较重,可加红花、川牛膝以增强其活血化瘀的作用;若病久气血两虚,面色不华,治宜益气养血行瘀,可加黄芪、丹参、当归之类;若尿路有结,可加用金钱草、鸡内金、海金沙、冬葵子、瞿麦、萹蓄以通淋排石利尿,或参考“淋证”篇治疗。

(二) 虚证

1. 脾气不升

[主症]　时欲小便而不得出,或尿量少而不爽利,小腹坠胀。

[兼次症]　气短,语声低微,精神疲乏,食欲不振。

[舌脉]　舌质淡,边有齿印;脉细弱。

[分析]　清气不升则浊阴不降,故小便不利;中气不足,故气短语低;中气下陷,升提无力,故小腹坠胀;脾气虚弱,运化无力,故精神疲乏,食欲不振;舌质淡,脉细弱,均为气虚之征。

[治法]　升清降浊,化气利尿。

[方药]　补中益气汤合春泽汤加减。方中人参、黄芪益气;白术健脾运湿;桂枝通阳,以助膀胱之气化;升麻、柴胡升提中气而降浊阴;猪苓、泽泻、茯苓利水渗湿,诸药配合,共奏化气利尿之功。

若气虚及阴,气阴两虚,症见舌质红者,可改用补阴益气煎;若脾虚及肾,而见肾虚证候者,可加用济生肾气丸,以温补脾肾,化气行水。

2. 肾阳衰惫

[主症]　小便不通或点滴不爽,排出无力,畏寒肢冷,腰膝冷而酸软无力。

[兼次症]　面色㿠白,神气怯弱。

[舌脉]　舌质淡,苔白;脉沉细尺弱。

[分析]　命门火衰,气化不及州都,故小便不通或点滴不爽,排出无力;面色㿠白,肾气怯弱,是元气衰惫之征;畏寒,腰膝冷而酸软无力,舌淡苔白,脉沉细尺弱等,均为肾阳不足之象。

[治法]　温补肾阳,化气利尿。

[方药]　济生肾气丸加减。方中桂枝、附子补下焦之阳,以鼓动肾气;六味地黄丸补肾滋阴;车前子利水,故本方可温补肾阳,化气行水,使小便得以通利。

若兼有脾虚者,合补中益气汤或春泽汤同用;若老人精血俱亏,病及督脉,而见形神委顿,腰脊酸痛,治宜香茸丸,以补养精血,助阳通窍;若因肾阳衰惫,命火式微,致三焦气化无权,浊阴内蕴,症见小便量少,甚至无尿、呕吐、烦躁、神昏者,治宜温脾汤合吴茱萸汤,以温补脾肾,和胃降浊。

【转归预后】

癃闭若得到及时而有效的治疗,初起病"闭",后转为"癃",尿量逐渐增加,是病情好转的标志,通过治疗完全可以获得痊愈。如果失治或治疗不当,或初起病"癃"而后转为"闭"者,为病势由轻转重,此时临床出现头晕、目糊、胸闷、喘促、恶心、呕吐、水肿,甚至烦躁、神昏、抽筋等症,是由癃闭转为关格,若不及时抢救,可致死亡。

【临证要点】

1. **急则治标,缓则治本**　癃闭是临床最为急重的病证之一,必须急则治标。治标之法有二:其一,对水蓄膀胱之证,可急用导尿、针灸、少腹及会阴部热敷等法,急通小便。必要留置导尿管的患者,应规范操作,切忌外邪入侵,积极寻因治疗,并尽快拔出尿管;其二,对膀胱无尿之危证,给予中药灌肠,以促使水毒从大便中排出。

2. **下病上治,欲降先升**　当急性尿潴留,小便涓滴不下时,常可在原方基础上稍加开宣肺气、升提中气之桔梗、荆芥、升麻、柴胡等,此为下病上治,提壶揭盖,升清降浊之法。除了内服药外,应用取嚏法、探吐法均是取此旨意。

3. **谨防个别中药的肾毒性**　关木通、广防己、青木香、马兜铃等作为治疗肾病的常用中药,在癃闭病证的治疗中,亦经常使用。对于含有马兜铃酸成分的上述药物等应谨慎使用,尤其是应避免大剂量、长时间使用,在临床上要严格掌握用药的适应证及剂量与疗程,慎用、少用、尽量不用含马兜铃酸的药材。此外,对癃闭伴血钾高的患者,应慎用含钾高的中药,如牛膝、杏仁、桃仁等。

【古代文献摘录】

《素问·六元正纪大论》:"阳明司天之政……民病癃闭。"

《本草纲目》:"小便不通,蜗牛,捣贴脐下,以手摩之,加麝香少许更妙。"

《备急千金要方·膀胱腑》:"胞囊者,肾膀胱候也,贮津液并尿。若脏中热病者,胞涩,小便不通……为胞屈僻,津液不通。以葱叶除尖头,内阴茎孔中深三寸,微用口吹之,胞胀,津液大通,即愈。"

《丹溪心法·小便不通》:"气虚,用参、芪、升麻等,先服后吐,或参芪药中探吐之;血虚,四物汤,先服后吐,或芎归汤中探吐亦可;痰多,二陈汤,先服后吐,若痰气闭塞,二陈汤加木香、香附探吐之。"

《类证治裁·闭癃遗溺》:"闭者,小便不通;癃者,小便不利……闭为暴病,癃为久病。闭则点滴难通……癃则滴沥不爽。"

《谢映庐医案·癃闭门》:"小便之通与不通,全在气之化与不化,然而化气二字难言之矣,有因湿热郁闭而其不化者,用五苓、八正、禹功、舟车之剂,清热导湿而化之;有因上窍吸而下窍之气不化者,用搐鼻、探吐法,是求北风开南牖之义,通其上窍而化之;有因无阳而阴不生者,用八味丸、肾气汤,引入肾命,熏蒸而化之;有因无阴而阳无以化者,用六味丸、滋肾丸,壮水制阳光而化之;有因中气下陷而气虚不化,补中益气,升举而化之;有因冷结关元而气凝不化,真武汤、苓姜术桂之类,开冰解冻,通阳泄浊而化之……有因脾虚而九窍不和者,理中汤、七味白术散之类,扶土利水而化之。古法森立,难以枚举。总之,治病必求其本。"

【现代文献推介】

[1]　王明林,马玉侠.癃闭脐疗的古代临床应用[J].中国针灸,2017,37(2):185-187.

[2] 赵世新,焦静,杨美霞,等.张锡纯治疗癃闭的学术思想探讨[J].中国中医急症,2014,23(7):1299-1300.

[3] 张大伟,徐英敏,高希言,等.针灸中药并用治疗产后尿潴留临床观察[J].中国中医基础医学杂志,2011,17(11):1146-1149.

[4] 罗友民,李江山,范洪桥,等.王行宽教授从肝肺并治癃闭经验撷萃[J].中国中医急症,2013,22(11):1897-1898.

第四节 | 关　　格

关格是由于脾肾衰惫,气化不利,浊毒内蕴,导致小便不通与呕吐并见为主要临床特征的一种危重病证。分而言之,小便不通谓之关,呕吐时作称之格。

关格一词,最早见于《黄帝内经》,但其所论述者,一是指脉象,一是指病机,均非指关格病。汉代张仲景《伤寒论》正式提出了关格病名,认为"关则不得小便,格则吐逆"。隋代巢元方则认为"二便俱不通为关格",这种观点一直沿用到北宋,并传至日本。南宋时期,多把仲景之论和巢元方变义之"关格"合而为一,如宋代张锐《鸡峰普济方·关格》提出了关格病上有吐逆,下有大小便不通。关格一证虽有多种含义,但以崇仲景学说者为多。唐代孙思邈《备急千金要方》提出了通便利窍开关的方法,倡导应用大黄、芒硝、乌梅、桑白皮、芍药、杏仁、麻仁等治疗关格。宋代王怀隐《太平圣惠方》提出了关格温补与泻下法同用,并创立了吴茱萸丸。金代李杲《兰室秘藏·小便淋闭门》指出关格的病机为邪热所致,并以渴与不渴来辨识病之在气、在血。明代王肯堂《证治准绳》提出了著名的"治主当缓,治客当急"的治疗原则,具有现实指导意义。明代徐彦纯《玉机微义》提出关格"但治下焦可愈",并用滋肾通关丸进行治疗。明代李梴《医学入门·关格证治》则提出了关格的一些具体治法,如"中虚者,补中益气汤加槟榔以升降之。中虚痰盛者,六君子汤去术,加柏子仁及麝少许。虚甚吐利不得者,既济丸"。清代李用粹《证治汇补·癃闭》提出关格病机为"浊邪壅塞三焦,正气不得升降……阴阳闭绝"。清代喻嘉言《医门法律·关格门》提出了治中焦为主的原则,力倡逐毒外出,标本并治,攻补兼施,指出:"凡治关格病,不知批郤导窍,但冀止呕利溲,亟治其标,伎穷力竭,无益反损,医之罪也。"对指导临床辨证治疗有重要价值。清代何廉臣《重订广温热论·第二卷温热验方》首次提出关格"溺毒入血,血毒上脑""急宜通窍开闭,利溺逐毒"的原则,对现代关格的治疗具有指导意义。现代名医岳美中在《岳美中医话》中明确指出关格的病机关键为肾阳衰惫,气化失司,"肾为胃关,职司开合,肾气从阳则开,从阴则合……肾关因阳微而不能开,遂成尿闭,病在少阴"。近年来中医对关格病因病机的认识不断深入,在辨证论治基础上,扶正祛邪兼顾,采用内治与外治结合,口服、灌肠、药浴及静脉用药等综合措施,在改善临床症状、防治并发症、提高生存质量、降低死亡率等方面取得了一些成效,受到国内外医学界的关注。本篇所论关格即以《伤寒论》所言为依据加以论述。

西医学的慢性肾小球肾炎、糖尿病肾病、高血压性肾病、狼疮性肾炎等以及各种中毒性肾损害所致的急、慢性肾功能衰竭,具有本病临床特征者,均可参照本篇辨证论治。

【病因病机】

关格多是水肿、淋证、癃闭、虚劳等在反复感受外邪、饮食不节、劳倦太过等因素作用下,或失治误治,使其反复发作,迁延不愈,导致脾肾衰惫,气化不利,湿浊毒邪内蕴而产生。故脾肾虚衰为本,湿浊毒邪为标,病机表现为本虚标实。

　　初起病在脾肾,病至后期可损及五脏,正虚邪实,寒热错杂,变证多端。若阳损及阴,肝肾阴亏,肝阳上亢,阳化风动,则继发眩晕、中风、痉证;阳虚水泛,凌心射肺,可致喘咳气促、胸闷心悸;肾病及心,心阳不振,心脉不畅,或邪陷心包,久则转为心悸,或胸痹,或神昏,甚则肾阳衰竭,浊毒蒙蔽心神清窍,导致内闭外脱。

　　综上所述,久病肾虚是关格发病的基础。反复感邪,或饮食劳倦,或情志内伤,可诱使本病发作或加重。关格的基本病机是脾肾衰惫,气化失司,湿浊毒邪内蕴,病机表现为本虚标实,寒热错杂,病位以肾为主,可累及五脏。由于阴阳互根,五脏相关,邪实与正虚之间互相影响,使病情不断恶化,最终因正不胜邪,发生内闭外脱,阴竭阳亡的危急之候。

【诊断】
　　(1) 临床以小便不通与恶心、呕吐为主症。
　　(2) 一般起病缓慢或隐匿,多有水肿、消渴、眩晕等病史或有服肾毒性药物史。可有外感、饮食、劳倦、情志等诱因。

【相关检查】
　　(1) 血常规、尿常规、肾功能、B超等检查可明确诊断。临床常以肌酐清除率,来判断疾病的严重程度。
　　(2) 结合病史针对肾衰竭的病因做相关性检查,对确定原发病甚有帮助。

【鉴别诊断】
　　1. 癃闭　参见"癃闭"篇。
　　2. 呕吐　参见"呕吐"篇。

【辨证论治】
辨证要点
　　1. 辨标本缓急　关格临床表现多样且复杂,关键要辨清本虚标实的急缓与主次。以本虚为主者,应辨是脾肾阳虚还是肝肾阴虚;以浊毒标实为主者,应区分寒湿与湿热之不同。
　　2. 辨病位　关格一证,早期以脾肾为主,后期可五脏俱伤,正虚邪实。症见小便短少,甚或无尿,腰酸肢肿者,属肾气衰惫,气化无能,其病在肾;症见恶心呕吐,纳呆腹胀者,属脾胃虚衰,升降失常,病在脾胃;症见眩晕头痛,手足搐搦,属肝肾阴虚,肝风内动,其病在肝;症见心悸烦躁,神识昏蒙,属肾病及心,邪陷心包,其病在心;症见气短喘促,肢肿尿少,为阳虚水泛,凌心射肺,其病在肺。

治疗原则
　　关格的治疗宜攻补兼施,标本兼顾。遵循《证治准绳·关格》"治主当缓,治客当急"的原则,主指关格之本,即脾肾衰惫,应长期调理,缓缓补之;客指关格之标,即湿浊邪毒,蕴积为害,伤阴损阳,上泛外溢,呈现诸多险候,须尽快祛除。治本以温补脾肾或滋养肝肾为主;治标祛浊可采用芳香化浊,或辛开苦泄,或淡渗利湿,或通腑泻浊等不同的方法使浊毒排出体外。治疗应补中有泻,或泻后即补,或长期补泻同用。

分证论治
　　1. 脾肾阳虚
　　[主症]　小便短少,甚或不通,恶心呕吐,腰酸膝软,四肢困重,肢冷便溏。

[兼次症] 面色晦滞,倦怠乏力,纳差腹胀,或浮肿腰以下为主,或便秘,心烦不寐。

[舌脉] 舌质淡胖,苔白腻,或黄腻;脉沉细无力,或濡细,或细数,或滑数。

[分析] 肾阳衰惫,气化失职,则小便短少;湿浊毒邪内蕴,上逆犯胃,则恶心呕吐,上泛于面,则面色晦滞;肾阳亏虚,不能温养腰府,气不化水,泛溢肌肤,则腰酸膝软,浮肿下肢肿甚;肾阳不足,脾失温煦,或湿浊困脾日久,致脾阳虚衰,健运失职,则纳差腹胀,肢重便溏;阳失温煦,则畏寒肢冷;舌质淡胖,苔白腻,脉沉细无力或濡细,为脾肾阳虚,湿浊内蕴之象。若湿浊毒邪内蕴化热,则见便秘,心烦不寐,苔黄腻,脉细数或滑数。

[治法] 温肾健脾,化湿降浊。

[方药] 温脾汤合香砂六君子汤加减。前方温阳散寒,通腑泄浊,为温下之剂。方中附子温阳散寒,大黄反佐,通腑泄浊,与辛热之附子相配具有温下之功,共为君药;干姜温中助阳散寒为臣药;人参、甘草益气健脾,是取助阳须先益气之意,为佐药。后方四君子汤配伍半夏、陈皮、木香、砂仁,功在益气行气,和胃降逆,补气而不滞气,两方合用共奏温肾健脾,降浊和胃之功。可佐加淫羊藿、何首乌、黄芪等温肾益气填精之品。

若呕吐频频,加吴茱萸、藿香、佩兰芳香化浊,醒胃降逆;水湿停留,水肿较重者,加桂枝、猪苓、泽泻;面唇爪甲苍白无华,气虚血亏者,用当归补血汤益气生血,加淫羊藿、何首乌、桑椹子补肾填精生血。若湿浊毒邪内蕴化热者,治宜健脾益肾,清热化浊,无比山药丸合黄连温胆汤加减,其中前方赤石脂、五味子酸涩收敛可去之,加大黄、土茯苓、白花蛇舌草清热化湿降浊。

2. 肝肾阴虚

[主症] 小便不通或量少黄赤,呕恶频作,头晕头痛,手足抽搐,腰酸膝软。

[兼次症] 面部烘热,烦躁不安,牙宣鼻衄,或突发中风。

[舌脉] 舌质暗红有裂纹,苔黄腻;脉弦细数。

[分析] 肝肾阴虚,肝风内动,故尿闭,呕吐,伴抽搐;阴不潜阳,肝阳上亢,故见头晕头痛,面部烘热,甚则血菀于上,而致薄厥之证;风阳夹浊毒上扰神明,则烦躁不安;热迫血行,则牙宣鼻衄;舌质暗红有裂纹,苔黄腻,弦细数,为肝肾阴虚,浊毒内蕴之征。

[治法] 滋补肝肾,息风降浊。

[方药] 杞菊地黄丸合天麻钩藤饮加减。本证肝肾阴虚,风阳妄动,浊毒内蕴,本虚标实,故滋养肝肾治其本,降浊息风治其标。前方以滋养肝肾治本为主,用熟地黄、山茱萸、山药、枸杞子滋补肝肾;茯苓、泽泻渗湿降浊,丹皮引血中之浊下行,菊花清肝明目。后方平肝息风偏治标,天麻、钩藤平肝息风为君药;石决明平肝潜阳,牛膝引血下行共为臣药;栀子、黄芩清热泻火,益母草活血利水,杜仲、桑寄生补益肝肾,夜交藤、茯神宁心安神,均为佐药。两方合用,共成滋补肝肾、平肝息风、清热活血之剂。

可加大黄、土茯苓、车前草清利湿热,通腑降浊,且滋补用药不宜滋腻太过,以免滞邪。呕吐甚者,加竹茹、半夏、藿香;有出血者,加茜草、生地榆、蒲黄炭;若风阳内动,导致中风者,则按中风论治。

3. 邪陷心包

[主症] 小便短少,甚则无尿,恶心呕吐,心悸胸闷,精神抑郁或亢奋,甚则神昏谵语。

[兼次症] 左前胸疼痛,面色晦滞,四肢欠温,口中尿臭,全身浮肿,或喘促难卧,面青唇紫。

[舌脉] 舌淡胖,苔白厚腻;脉沉缓,或结代,或弦滑。

[分析] 脾肾衰惫,气化无能,则小便短少甚则无尿;湿浊邪毒上逆犯胃,纳降失常,则恶心呕

吐；肾病及心，心阳不振，心脉不畅，则心悸胸闷，甚则心痛；邪毒内陷心包，蒙蔽或扰乱神明，可致精神抑郁或亢奋，甚则浊毒上蒙清窍，而见神昏谵语；心肾阳衰，阳失温煦，气不化水，则四肢欠温，全身浮肿；水饮凌心射肺，则喘促难卧，面青唇紫；尿毒上泛，故面色晦滞，口中尿臭；舌质淡胖，苔白厚腻，或灰黑，脉沉缓，或结代，或弦滑，皆为心肾阳衰，浊毒、瘀血、水饮内聚之象。

　　[治法]　豁痰降浊，芳香开窍。

　　[方药]　急用醒脑静注射液合肾康注射液静脉滴注。醒脑静注射液开窍醒神，肾康注射液降逆泻浊、益气活血、通腑利湿，继用涤痰汤豁痰化浊。方中二陈汤加南星、菖蒲、枳实、竹茹、人参以涤痰开窍，行气扶正。

　　可加附子、肉桂、黄芪、桂枝、丹参、赤芍、大黄等以温阳益气，化瘀降浊。若水肿，喘促气急难卧，心悸胸闷，面青唇紫，脉弦滑者，为水凌心肺，用葶苈大枣泻肺汤合五苓散泻肺行水。

　　若病情极重，可及时进行肾脏替代治疗，如血液透析、腹膜透析。

　　4. **肾阳衰竭**

　　[主症]　无尿或少尿，呼吸微弱不续，神识昏蒙，大汗淋漓，四肢厥冷。

　　[兼次症]　全身浮肿，面色苍白，口中尿味。

　　[舌脉]　舌淡，苔腻或灰黑；脉微细欲绝。

　　[分析]　关格末期，邪盛正衰，命门衰竭，水道不通，故见无尿或少尿，全身浮肿；肾藏元阳，为五脏阳气之根，肾阳衰竭，五脏皆衰，亡阳欲脱，故见呼吸微弱，四肢厥冷，面色苍白，大汗淋漓；心肾阳衰，浊毒蒙窍，故见神识昏蒙；舌淡，苔腻或灰黑，脉微细欲绝为浊毒壅盛，肾阳衰竭之象。

　　[治法]　回阳固脱。

　　[方药]　急用参附注射液合肾康注射液静脉滴注。参附注射液以益气回阳醒神，肾康注射液降逆泻浊、益气活血、通腑利湿，继用四味回阳饮合生脉散以阴阳两固。药用人参大补元气，附子、炮姜温里回阳，麦冬、五味子养阴敛汗，甘草调中缓急。

　　若病情极重，可及时进行肾脏替代治疗，如血液透析、腹膜透析。

【转归预后】

　　本病的转归预后，与感邪的轻重、正气的强弱、病程的长短及治疗是否恰当、及时有密切的关系。关格早期及时有效的治疗，预后尚可；若阳损及阴，浊毒弥漫，脾肾衰竭，或肝风内动，或邪陷心包，正衰邪实，病情进入晚期阶段，甚则内闭外脱，则病势险恶，生命垂危，预后极差。

【临证要点】

　　1. **护胃气以填生机**　关格肾虚不复，脾气必衰，临床往往出现较为突出的脾胃症状，且脾胃一虚，诸脏皆无生气。叶桂指出"上下交损，当治其中"，即五脏皆损，重在调理脾胃，一则改善脾胃症状，增进饮食营养摄入及药物的吸收；另则健脾益气，助肾生血。临证慎用苦寒败胃，滋补碍脾之品，在清热化湿泄浊中尤当注意。临床常用的健脾和胃之品有茯苓、薏苡仁、白术、芡实、山药、玉米须、太子参等。

　　2. **泄浊化瘀以防恶化**　本病浊毒弥漫，久滞为害，险候诸多，因此"治客当急"，必须注重使用泄浊法，如通腑泄浊、渗利泄浊、化湿泄浊、和络泄浊。常用药有大黄、土茯苓、藿香、泽兰、丹参等，其中大黄不仅通腑降浊，且有解毒泄热、活血止血等多种作用，临床与实验研究已充分肯定大黄具有延缓肾功能减退的功效，但对脾胃虚寒者，大黄的败胃作用却不可忽视，否则易致虚虚之变。关格多由他病迁延日久发展而来,"久病入络",故治疗上强调"久病必治络"的重要性,尤其是由消渴病发展而来者,活血化瘀法尤为重要。常用的活血化瘀药有丹参、川芎、当归、赤芍等。

3. **益气固表以防外邪** 关格患者正虚易感外邪,以致并发感冒、淋证等,而外邪是诱发和加重病情,加速关格病机进程的重要因素之一。因此使用玉屏风散等益气固表扶正之剂,预防外邪甚为重要。

4. **重视综合整体疗法** 关格病变可损及五脏,浊毒弥漫三焦,治疗上仅靠一方一法难以奏效,因此有必要采用攻补兼施的中药综合治疗,内治与外治结合,口服、灌肠及静脉用药结合,从多环节、多层次、多途径施治达到治疗目的。

中药保留灌肠是中医治疗关格的重要方法,其中大黄为必用之药,大黄为苦寒泻下之品,其荡涤肠胃,峻下力猛,走而不守,有斩关夺门之力,应用大黄通腑泄浊,使邪有出路,对于缓解病情是十分重要和必要的。中药保留灌肠分温下法与凉下法两种,凉下多大黄配牡蛎、地榆、蒲公英等;温下多大黄配附子、细辛。

【古代文献摘录】

《伤寒论·平脉法第二》:"寸口脉浮而大,浮为虚,大为实。在尺为关,在寸为格,关则不得小便,格则吐逆……趺阳脉伏而涩,伏则吐逆,水谷不化,涩则食不得入,名曰关格。"

《沈氏尊生书·关格》:"关格,即《黄帝内经》三焦约病也。约者不行之谓,谓三焦之气不得通行也。惟三焦之气不行,故上而吐逆曰格,下而不得大小便曰关。"

《重订广温热论》:"溺毒入血,血毒上脑之候,头痛而晕,视物蒙眬,耳鸣耳聋,恶心呕吐,呼气带有溺臭,间或猝发癫痫状,甚或神昏痉厥,不省人事,循衣摸床撮空,舌苔起腐,间有黑点。"

《医门法律·关格》:"治吐逆之格,由中而渐透于上;治不溲之关,由中而渐透于下;治格而且关,由中而渐透于上下。"

《景岳全书·关格》:"关格一证,在《黄帝内经》本言脉体,以明阴阳离绝之危证也……又仲景曰在尺为关,在寸为格,关则不得小便,格则吐逆,故后世自叔和、东垣以来,无不以此相传……关格证所伤根本已甚,虽药饵必不可废,如精虚者,当助其精;气虚者,当助其气,其有言难尽悉者,宜于古今补阵诸方中择宜用之,斯固治之之法,然必须远居别室,养静澄心假以岁月,斯可全愈。若不避绝人事,加意调理,而但靠药饵,则恐一曝十寒,得失相半,终无济于事也,凡患此者不可不知。"

【现代文献推介】

[1] 韩海燕,路建饶,王新华,等.叶氏肾衰甲方对3、4期慢性肾脏病患者肾功能及肾纤维化影响的临床研究[J].上海中医药杂志,2016,3:52-55.

[2] 毕礼明,陈英兰,奉典旭."和法"治疗慢性肾衰竭探讨[J].中国中西医结合肾病杂志,2016,17(9):834.

[3] 马源,朱承松,陈玉.从"肾络瘀阻"辨治慢性肾功能衰竭[J].中国中医药信息杂志,2016,23(12):111.

[4] 杨波,乔延恒,赵岩茹.从十年文献分析探寻中医药诊治慢性肾衰竭病因病机[J].辽宁中医杂志,2016,43(1):58.

[5] 中华中医药学会.慢性肾衰竭诊疗指南[J].中国中医药现代远程教育,2011,113(9):132.

[6] 孙伟毅,潘丽歆.张琪教授诊治慢性肾衰竭学术思想初探[J].中医药学报,2011,39(2):71.

第五节 | 阳 痿

阳痿是指成年男子性交时,由于阴茎萎软不举,或举而不坚,或坚而不久,无法进行正常性生活的一种病证。但对发热、过度劳累、情绪反常等因素造成的一时性阴茎勃起障碍,不能视为病态。

阳痿病名最早见于《黄帝内经》,《素问·阴阳应象大论》和《灵枢·邪气藏府病形》称阳痿为"阴痿",《灵枢·经筋》称为"阴器不用",在《素问·痿论》中又称为"筋痿"。《黄帝内经》把阳痿的病因归之于"气大衰而不起不用""热则纵挺不收""思想无穷,所愿不得"和"入房太甚",认识到气衰、邪热、情志和房劳可引起本病。隋唐宋时代的医家对阳痿的发生,多认为由劳伤、肾虚所致。如隋代巢元方《诸病源候论·虚劳阴萎候》认为:"劳伤于肾,肾虚不能荣于阴器,故萎弱也。"认为本病由劳伤及肾虚引起。再如南宋严用和《重订济生方·虚损论治》又说:"五劳七伤,真阳衰惫……阳事不举。"因此,在治疗上亦以温肾壮阳为主。明代周之干在其著作《慎斋遗书·阳痿》中,首次以"阳痿"命名该病。明代对阳痿成因的认识更加深入,提出郁火、湿热、情志所伤亦可致阳痿。如王纶《明医杂著·卷三》所言:"男子阳痿不起,古方多云命门火衰,精气虚冷,固有之矣。然亦有郁火甚而致痿者。"再如张景岳《景岳全书·阳痿》认为:"亦有湿热炽盛,以至宗筋弛纵。"在治疗方面,张景岳提出对命门火衰所致阳痿者用右归丸、赞育丸、石刻安肾丸;血气薄弱者宜左归丸、斑龙丸、全鹿丸;思虑、惊恐导致脾肾亏损者必须培养心脾,充养胃气;湿热者须清火以坚肾。清代医家更强调在阳痿诊治中的情志因素,如沈金鳌《杂病源流犀烛·前阴后阴源流》中称:"有失志之人,抑郁伤肝,肝木不能疏达,亦致阴痿不起。"在治疗上针对肝郁所致者提出运用达郁汤,心火抑郁而不开者运用启阳娱心丹。

根据本病的临床特点,西医学中各种男性性功能障碍和某些慢性疾病表现以阳痿为主者可参照本病辨证论治。

【病因病机】

阳痿多因劳伤久病,七情失调,饮食不节,外邪侵袭而引起,造成脏腑受损,气血阴阳亏虚,阴络失荣;或肝郁湿阻,经络失畅导致宗筋失养不用,弛纵而发为阳痿。

1. **劳伤久病** 先天不足或恣情纵欲,房事过度,或过度手淫,或早婚多育,均可造成精气虚损,肾阳虚衰而致阳事不举。此外久病劳损,损及脾胃,气血化源不足,致宗筋失养而成阳痿。诚如《类证治裁·阳痿》所言:"阳之痿多由色欲竭精,或思虑劳神,或恐惧伤肾,或先天禀弱,或后天食少……而致阳痿者。"

2. **情志失调** 情志不遂,思欲过度,忧思郁怒,则肝失疏泄,宗筋所聚无能,乃成阳痿。或过思多虑,损伤心脾,气血不足,宗筋失养;或大惊卒恐,伤于心肾,气机逆乱,气血不达宗筋,作强不能,则阳事不举。此即《景岳全书·阳痿》所云:"凡思虑焦劳,忧郁太过者,多致阳痿""凡惊恐不释者,亦致阳痿。"

3. **饮食不节** 过食醇酒厚味,脾胃运化失常,聚湿生热,湿热下注,经络阻滞,脾虚精微无以敷布,气血不荣宗筋,乃成阳痿。

4. **外邪侵袭** 久居湿地或湿热外侵,蕴结肝经,下注宗筋,或寒湿伤阳,阳为阴遏,亦可发为阳痿。

综上所述,阳痿的病因虽然众多,病位主要在肾,并与肝、心、脾密切相关,其基本病机为肾、肝、心、脾受损,气血阴阳亏虚,阴络失荣;或肝郁湿阻,经络失畅导致宗筋不用而成。阳痿的病理性质,有虚实之分,且多虚实相兼。肝郁不舒,湿热下注属实,多责之于肝;肾阳虚衰,心脾两虚,惊恐伤肾属虚,多与肾、心、脾有关。若久病不愈,常可因实致虚。如湿热下注,日久不愈,湿阻阳气,可致脾肾阳虚之证;湿热灼伤阴精,或肝郁化火伤及肝肾,而成肝肾阴虚之证。此外,虚损之脏腑因功能失调,各种病理产物产生,可因虚致实。如脾虚痰湿内生,或久病入络夹瘀,可致脾虚夹湿夹痰、肾虚夹痰夹瘀之证。此外,心、脾、肾虚损之阳痿,常因欲求不遂,抑郁不欢,久之大多兼夹肝郁不疏之实证,以致病情更加错综复杂。

【诊断】

(1) 成年男子性交时,由于阴茎不能有效地勃起,无法进行正常的性生活,即可诊为本病。

(2) 常有神疲乏力,腰酸膝软,畏寒肢冷,夜寐不安,精神苦闷,胆怯多疑,或小便不畅,滴沥不尽等症。

(3) 多因房事太过,久病体虚,或青少年过度手淫所致,或有消渴、郁证等病史。

(4) 除外阴茎发育不良引起的性交不能。

【相关检查】

(1) 尿常规、前列腺液常规、血脂。

(2) 夜间阴茎勃起试验,可以鉴别精神性与器质性疾病。如属后者还应查血糖、睾酮、促性腺激素等;必要时还可作多普勒超声、阴茎动脉测压等,确定有否阴茎血流障碍。

(3) 酌情查肌电图、脑电图以了解是否属神经性疾患。

【鉴别诊断】

1. 早泄 本病与早泄均属于男子性功能障碍,阳痿是指欲性交时阴茎不能勃起,或举而不坚,或坚而不久,不能进行正常性生活的病证,而早泄是同房时,阴茎能勃起,但因过早射精,射精后阴茎萎软的病证,两者在临床表现上有明显差别,但在病因病机上有相同之处,若早泄日久不愈,可进一步导致阳痿。

2. 勃起不坚 勃起不坚通常指成年男子在过性生活时,阴茎勃起不坚或射精之前坚而不久,但能完成性交;而阳痿患者阴茎根本不能勃起,或举而不坚,或坚而不久,以致无法插入阴道进行正常性交。

【辨证论治】

辨证要点

1. 辨别有火无火 阳痿而兼见面色白,畏寒肢冷,阴囊阴茎冷缩,或局部冷湿,精液清稀冰冷,舌淡,苔薄白,脉沉细者,为无火;阳痿而兼见烦躁易怒,口苦咽干,小便黄赤,舌质红,苔黄腻,脉濡数或弦数者,为有火。其中以脉象和舌苔为辨证的主要依据。

2. 分清脏腑虚实 阳痿由于恣情纵欲,思虑抑郁,惊恐所伤者,多为心脾两虚,肾阳虚衰,属脏腑虚证;由于肝郁化火,湿热下注,而致宗筋弛纵者,属脏腑实证。

3. 明辨病位寒热 阳痿因郁怒而致,病位多在肝;湿热外袭,病位在肝经;内蕴湿热,往往病先犯脾,而后侮肝;房室劳伤,肾阳虚衰,病位在肾;阳痿虚寒证,多为命门火衰;阳痿虚热证,多为肾阴亏虚,阴虚火旺。

治疗原则

阳痿的治疗主要从病因病机入手,属虚者宜补,属实者宜泻,有火者宜清,无火者宜温。肾阳虚衰者,真阳既虚,真阴多损,应温肾壮阳,滋肾填精,忌纯用刚热燥涩之剂,宜选用血肉有情温润之品;心脾受损者,补益心脾;恐惧伤肾者,益肾宁神;肝郁不舒者,疏肝解郁;湿热下注者,苦寒坚阴,清热利湿,即《素问·藏气法时论》所谓"肾欲坚,急食苦以坚之"的原则。虚实夹杂者则需标本兼顾。

分证论治

1. 肾阳虚衰

[主症]　阳事不举，或举而不坚，精薄清冷。

[兼次症]　神疲倦怠，畏寒肢冷，面色㿠白，头晕耳鸣，腰膝酸软，夜尿清长。

[舌脉]　舌淡胖，苔薄白；脉沉细。

[分析]　恣情纵欲，房劳太过，精气亏虚，肾阳虚衰，故见阳事不举，精薄清冷；肾精亏耗，髓海空虚，故见头晕耳鸣；五脏精气不能上荣与面，故见面色㿠白；腰为肾之府，精气亏乏，故见腰膝酸软，畏寒肢冷，神疲倦怠；舌淡苔白，脉沉细均为肾阳虚衰之象。

[治法]　温肾壮阳。

[方药]　右归丸合赞育丹加减。两方合用功效温补肾阳，兼以滋养肾阴，适用于真火不足，阳虚之证。方中鹿角胶、菟丝子、淫羊藿、肉苁蓉、韭菜子、蛇床子、杜仲、附子、肉桂、仙茅、巴戟天、鹿茸温肾壮阳，熟地、当归、枸杞子、山茱萸滋补肾阴，山药、白术健运脾胃。诸药阴阳相济，可达到"阳得阴助而生化无穷"的目的。尚可加狗肾、锁阳、阳起石等以增补肾壮阳之力；加龟胶，与方中鹿角胶同用以补肾填精。

若滑精频繁，精薄精冷，加覆盆子、金樱子、益智仁补肾固精；兼有纳食不馨者，可加砂仁、陈皮以防诸药碍脾。

2. 心脾亏虚

[主症]　阳痿不举，心悸怔忡，神疲乏力。

[兼次症]　失眠多梦，面色萎黄，食少纳呆，腹胀便溏。

[舌脉]　舌淡，苔薄白；脉细弱。

[分析]　饮食不节，饥饱不调，损伤脾胃之气，脾气虚弱，不能运化水谷精微，则血的化源匮乏，致心血不足；若劳倦内伤，思虑过度，则会劳伤心脾，耗血伤神，即使心血亏耗，心神失养，又影响脾胃生化气血，加重心脾两虚证；心血不足，则心失所养，心神不宁，头目失养，肌肤失荣；脾气虚弱，运化失健，故脘腹胀满，饮食减少，大便溏薄，神倦乏力；舌淡苔白，脉细弱乃心脾两虚，气血乏源之象。

[治法]　补益心脾。

[方药]　归脾汤加减。方中党参、黄芪、白术、茯苓补气助运；当归、熟地黄、酸枣仁、远志养血安神。可加淫羊藿、补骨脂、阳起石温补肾阳，木香、香附理气解郁。

若夜寐不酣，可加夜交藤、合欢皮、柏子仁养心安神；若胸脘胀满，泛恶纳呆，属痰湿内盛者，加用半夏、川朴、竹茹以燥湿化痰。

3. 抑郁伤肝

[主症]　阳事不起，或起而不坚，心情抑郁。

[兼次症]　胸胁胀痛，脘闷不适，食少便溏。

[舌脉]　苔薄白；脉弦。

[分析]　肝气抑郁，血行不畅，宗筋所聚无能可致阳痿。肝主疏泄，疏泄不及，则肝气郁结，心情抑郁不畅；肝为刚脏，其性躁烈，肝气郁结，气机紊乱则胸胁胀痛，脘闷不适；肝木犯土，故见食少便溏；苔薄，脉弦均为肝郁之象。

[治法]　疏肝解郁。

[方药] 逍遥散合四逆散加减。方中柴胡、枳壳疏肝解郁，当归、白芍养血柔肝；白术、茯苓健脾去湿；炙甘草益气补中，缓肝之急；生姜温胃和中，薄荷少许，助柴胡疏肝郁而生之热。

若见口干口苦，急躁易怒，目赤尿黄，为气郁化火，可加丹皮、山栀、龙胆草以泻肝火；郁滞日久，兼有血瘀之证，可加川芎、丹参、赤芍药以活血化瘀。

4. 心肾两虚

[主症] 阳痿不振，心悸易惊，胆怯多疑。

[兼次症] 心悸失眠，夜多噩梦，常有被惊吓史。

[舌脉] 舌质淡，苔薄白，脉弦细。

[分析] 心藏神，主血脉，肾藏精，卒受惊恐，突遭不测，心伤则神不守舍，出现心神不定，心悸易惊，手足无措；过度惊恐可使肾气不固，气泄于下，而致胆怯多疑，夜多噩梦。惊恐伤肾，肾精破散，心气逆乱，气血不达宗筋，故阳痿不振；苔薄白，脉弦细乃心肾不足之象。

[治法] 益肾宁心。

[方药] 大补元煎加减。方中人参大补元气，安神定魄；熟地、当归滋阴补血；人参与熟地相配，即是景岳之两仪膏，善治精气大亏之证；枸杞子、山茱萸补肝肾；杜仲温肾阳；甘草助补益而和诸药。诸药配合，功能大补真元，益气养血，故张景岳曾称此方为"救本培元第一要方"。可加酸枣仁、远志养心安神；因恐则气下，还可加升麻、柴胡以升阳。

若惊悸不安，梦中惊叫者，可加龙齿、灵磁石以重镇安神；久病入络，经络瘀阻者，可加蜈蚣、露蜂房、丹参、川芎通络化瘀；如元阳不足多寒者，加附子、肉桂、炮姜；如气虚显著者，加黄芪、白术。

5. 湿热下注

[主症] 阴茎萎软，囊湿腥痒，睾丸坠痛。

[兼次症] 溺赤涩痛，胁胀腹闷，肢体困倦，泛恶口苦。

[舌脉] 舌红苔黄腻，脉滑数。

[分析] 膀胱系津液之府，湿热蕴结于下焦，下注膀胱，湿热阻于肾与膀胱，导致肾与膀胱气化失常，则小便赤涩灼痛，胁胀腹闷，肢体困倦，泛恶口苦。湿热下注肝经，宗筋经络失畅，故阴茎萎软，阴囊潮湿，瘙痒腥臭，睾丸坠胀作痛。舌红苔黄腻，脉滑数乃湿热下注之象。

[治法] 清利湿热。

[方药] 四妙丸加减。方中苍术燥湿健脾；黄柏清热燥湿；牛膝补肝肾，强筋骨；薏苡仁祛湿热，利筋络。

若阴部瘙痒，潮湿重者，可加地肤子、苦参、蛇床子以燥湿止痒；若湿盛，困遏脾肾阳气者，可用右归丸合平胃散；若湿热久恋，灼伤肾阴，阴虚火旺者，可合用知柏地黄丸以滋阴降火。若肝经湿热，可用龙胆泻肝汤，清利湿热。

【转归预后】

阳痿大多数属功能性病变，经过适当的治疗调养，大多可以得到治愈，预后良好。阳痿由房劳过度引起者，应节制性欲，切忌恣情纵欲，房事过频，手淫过度，以防精气虚损；因全身衰弱、营养不良或身心过劳引起者，应适当增加营养或注意劳逸结合，适当慎欲；情绪低落，焦虑惊恐是阳痿的重要诱因，精神抑郁是阳痿患者难以治愈的主要因素，因此在调护方面应调畅情志，怡悦心情；湿热下注引起的则不应过食醇酒肥甘，避免湿热内生，壅塞经络。同时为巩固疗效，阳痿好转时，应停止一段时间性生活，以免症状反复。

【临证要点】

1. **重视从肝郁调治阳痿**　肝具有调畅气机与情志的作用。当肝的疏泄功能正常,则气机调畅,气血和调,经络通利,精神愉快,有利于性的兴奋,阴茎正常勃起。反之,当思虑抑郁太过,情志不舒,肝气郁结,宗筋失荣,遂致阳痿。因肝肾同源,精血互生。当肝血充足,肾精得其所养、滋润,肾的精气充足,阴茎就能勃起有力,反之,则可致肾精亏虚,性欲淡漠,阴茎难以勃起而致阳痿。肝之经脉,属肝络胆,其经筋结于阴器,为宗筋所聚之处。气血充盛,经脉调畅,宗筋得以滋养,阴茎就能勃起正常而且坚硬,反之,宗筋失养,阴茎不能勃起。因此阳痿防治应注意调畅情致,怡悦心情,在治疗中注意应用当归、芍药、郁金、白蒺藜等调肝、养肝之品。另肝郁日久,气滞血瘀,往往导致阳痿久治不愈,可选用蜈蚣、九香虫、露蜂房、川芎等通瘀兴阳之品。

2. **用药不应过于温补**　阳痿治疗不少医家多从温肾壮阳论治,滥用温肾壮阳之品的现象严重,结果非但疗效不佳,因此而造成肾阴耗伤,湿热内生的状况频频出现。殊不知,肾为水火之脏,水为肾之体,火为肾之用,所以用药应水中补火或补中有清,寓清于补,乃可使火水得其养,而不失其常。具体而言,在温肾药的使用上应选用温而不燥,或燥性较小的血肉有情之品,如巴戟天、肉苁蓉、菟丝子、鹿角胶、楮实子,并加用黄精、熟地、女贞子等从阴引阳,另可适当选用牛膝、砂仁、小茴香、茯苓、泽泻、丹皮等灵动下行之药以引药归肾,并防补益太过。

3. **提倡多种疗法的综合应用**　在阳痿的治疗中,许多其他的疗法,如:心理疗法、外敷法、针灸法、推拿按摩法等等,对阳痿都有不同程度的疗效,可资参考。

【附】遗精

遗精是指精液不因性生活而自行遗泄的一种病证。其中因梦而遗精的称"梦遗",无梦而遗精,甚至清醒时精液流出的谓"滑精"。

一般说来,凡成年未婚男子,或婚后长期分居,而无性生活者,每月遗精1或2次属正常生理现象。如非性交时发生精液外泄,一夜2或3次或每星期2次以上,或在清醒时精自滑出,伴心悸神靡,头晕耳鸣,失眠多梦,神疲乏力,腰膝酸软,记忆力减退等,则属于病态。

《黄帝内经》称遗精为"精时自下",《灵枢·本神》指出:"心怵惕思虑则伤神,神伤则恐惧,流淫而不止。恐惧而不解则伤精,精伤骨酸痿厥,精时自下。"明确指出遗精与情志内伤有密切关系;汉代张仲景《金匮要略》认为遗精因虚劳而致;隋代巢元方《诸病源候论》认为遗精是由于肾气虚弱所致;唐代孙思邈《备急千金要方》载有治遗精方14首;唐代王涛《外台秘要》收录治虚劳失精方5首,虚劳梦泻精方10首;宋代许叔微《普济本事方》载有治遗精方4首,如茴香丸、清心丸、茯苓散等,具备了遗精辨证论治的雏形,并正式提出遗精和梦遗的名称。元代朱丹溪《丹溪心法》认为"精滑专主湿热",遗精有虚实之不同;明代张景岳《景岳全书》比较全面的对其证治进行归纳,认为"凡心火盛者,当清心降火;相火盛者,当壮水滋阴;气陷者当升举;滑泄者当固涩;湿热相乘者,当分利;虚寒冷利者,当温补下元;元阳不足,精气两虚者,当专培根本";清代程国彭《医学心悟》、林珮琴《类证治裁》强调"有梦为心病,无梦为肾病"之说,而认为"有梦治心,无梦治肾"。

西医学的神经衰弱、前列腺炎、精囊炎或包皮过长,包茎等引起的遗精,均可参考本篇辨证论治。

遗精多由房劳过度、思虑伤心、饮食不节等因素而致,其病机为肾失封藏、精关不固。

1. **心肾不交**　因心火内动,神不守舍。症见少寐多梦,梦中遗精,心中烦热,小便短赤。头晕耳鸣,精神不振,体倦乏力,心悸怔忡,善恐健忘。舌红,苔薄黄;脉细数。治宜清心安神,交通心肾。用黄连清心饮,或大补阴丸加减,以滋阴泻火。

2. **湿热下注**　因湿热下注,扰动精室。症见遗精频作,有灼热感,口苦或渴,小溲热赤浑浊,心烦少寐,口舌生疮,大便溏臭,脘腹痞闷。舌红,苔黄腻;脉濡数。治宜清热利湿。用萆薢分清饮,甚者用龙胆泻肝汤加减以清热利湿。

3. **劳伤心脾**　因思虑过度,则神不安定。症见劳则遗精,心悸怔忡,面色萎黄,食少便溏,失眠健忘,四肢困倦。舌淡,苔薄;脉细弱。治宜调补心脾,益气摄精。用妙香散。若中气不升,可改用补中益气汤加减以升提中气。

4. **肾虚不固**　因先天不足或手淫、房劳过度、遗精日久等均可导致损伤肾精,肾虚不藏。症见梦遗频作,甚至滑精,腰膝酸软,头晕耳鸣。咽干心烦,失眠健忘,低热颧红,形瘦盗汗,发落齿摇,或形寒肢冷,阳痿早泄,夜尿频多或余沥不尽,面色白。舌红少苔或舌淡胖有齿印,苔白滑;脉细数或沉细。治宜补益肾精,固涩止遗。肾阴不足者用六味地黄丸加减以滋补肾阴。肾虚及阳,肾中阴阳两虚者,用右归丸加减。肾虚不藏,精关不固,可合用金锁固精丸、水陆二仙丹加减。

遗精在某些情况下并非有器质性疾病存在,更多与神经衰弱、心因性疾病有关,所以安之于心,既体现在治疗用药上,更体现在心理调适上。如何正确帮助患者认识遗精的本质,正确对待遗精的发生关系到治疗的成败。用药方面可配合使用补心之气血阴阳的药物、潜镇安神之品、血肉有情之品及调和营卫之品等,可获良效。

【古代文献摘录】

《素问·痿论》:"思想无穷,所愿不得,意淫于外,入房太甚,宗筋弛纵,发为筋痿。"

《灵枢·经筋》:"足厥阴之筋……其病……阴器不用,伤于内则不起,伤于寒则阴缩,伤于热则纵挺不收。"

《诸病源候论·虚劳阴萎候》:"肾开窍于阴,若劳伤于肾,肾虚不能荣于阴器,故萎弱也。"

《重订济生方·虚损论治》:"五劳七伤,真阳衰惫……阳事不举。"

《明医杂著·男子阴痿》:"男子阴痿不起,古方多云命门火衰,精气虚冷,固有之矣。然亦有郁火甚而致痿者,经云壮火食气。"

《景岳全书·阳痿》:"命门火衰、精气虚寒而阳痿者宜右归丸,赞育丸,石刻安肾丸之类主之;若火不甚衰而只因血气薄弱者宜左归丸,斑龙丸、全鹿丸主之。"

《临证指南医案·阳痿》:"有因思虑烦劳而成者,则心、脾、肾兼治。有郁损生阳者,必从胆治。盖经云:几十一脏皆取决于胆。又云:少阳为枢。若得胆气舒展,何郁之有?"

【现代文献推介】

[1] 吴宏东.王琦教授"阳痿从心肝肾同治"的思路与经验[J].北京中医药大学学报,2007,30(10):717-718.

[2] 吴东明,林基伟,王萍,等.基于数据挖掘的阳痿方剂组方规律分析[J].中成药,2016,38(4):755-759.

[3] 周宝宽,周探.中医治疗痰、湿、瘀等病因所致阳痿的个案分析[J].中国性科学,2012,21(3):32.

[4] 韦焕恒.中医药改善阳痿患者生活质量的疗效观察与分析[J].中国实用医药,2011,6(32):168.

[5] 樊千,薛建国.阳痿中医分型证候标准量化研究[J].江苏中医药,2010,3(10):28.

第六章　气血津液病证

导学

气血津液病证包括郁证、血证、痰饮、消渴、汗证、内伤发热、厥证、虚劳、肥胖、癌病等病证。

学习重点：郁证的概念，病因病机，治疗原则，分证论治；血证的概念，病因病机，分证论治；痰饮的概念，病性，分证论治；消渴的概念，病因病机，分证论治，后期变证；汗证的概念，病因病机，分证论治；内伤发热的概念，病因病机，内伤发热与外感发热的鉴别，辨证要点和治疗原则，分证论治；厥证的概念，病因病机，鉴别诊断，分证论治；虚劳的概念，病因病机，治疗原则，分证论治；肥胖的概念，病因病机，分证论治；癌病的概念，病因病机，治疗原则，分证论治。

学习要求：

（1）掌握气血津液病证郁证、血证、痰饮、消渴、汗证、内伤发热、厥证、虚劳、肥胖、癌病等的概念、发病特点、病因病机、诊断及鉴别诊断和辨证论治。

（2）了解相关病证的经典理论及各家学说。

气和血，是人体生命活动的动力和源泉，又是脏腑活动的产物。脏腑的生理功能和病理变化，均以气血为主要的物质基础。津液是人体正常水液的总称，也是维持人体生理活动的重要物质。津液代谢失常多继发于脏腑病变，而它反过来又会加重脏腑病变，使病情进一步发展。

气血津液病证的病理表现主要是气、血、津液的运行失常，输布失度，生成不足，亏损过度。如气机郁滞，引起郁证；血溢脉外，引起血证；水液停聚，引起痰饮；阴虚燥热，发为消渴；津液外泄失度，出现汗证；气血津液亏损或气血水湿郁遏，导致内伤发热；气血阴阳亏损，日久不复，导致虚劳；气虚痰湿偏盛，导致肥胖；正虚邪结，气血痰湿毒蕴引起癌病。根据气、血、津液的生理功能及病机变化特点，将郁证、血证、痰饮、消渴、汗证、内伤发热、厥证、虚劳、肥胖、癌病等归属于气血津液病证。临证应根据气血津液病变与脏腑之间的关系进行辨证。

第一节　郁　　证

郁证以心情抑郁，情绪不宁，胸部满闷，胸胁胀痛，或易怒喜哭，或咽中有异物梗阻等症为主要临床表现的一类病证。

《黄帝内经》无郁证病名,但早已将"郁"的概念引入了医学,有关郁之论述颇多。如《灵枢·本神》曰:"愁忧者,气闭塞而不行。"《素问·本病论》:"人或恚怒,气逆上而不下即伤肝也。"指出了情志致郁的病因病机。郁证之病证名首见于明代虞抟《医学正传·郁证》,其谓:"或七情之抑遏,或寒热之交侵,故为九气悱郁之候。"汉代张仲景《金匮要略·妇人杂病脉证治》记载了属于郁证的脏躁、梅核气这两种病证,指出本病多发生于女性,分别用甘麦大枣汤及半夏厚朴汤治疗。金元时代明确地把郁证作为一种独立病证论述,元代朱丹溪《丹溪心法·六郁》中述及颇详,提出了"气血冲和,万病不生,一有怫郁,诸病生焉。故人身诸病,多生于郁"的著名论点,首倡气、血、火、食、湿、痰六郁,故有"六郁"之说,并创立六郁汤、越鞠丸等有效方剂。明代张景岳提出"因郁而病"和"因病而郁"以及"郁由于心"等观点。

对于治疗,《素问·六元正纪大论》曰:"郁之甚者,治之奈何?""木郁达之,火郁发之,土郁夺之,金郁泄之,水郁折之。"明代赵献可重视木郁,"以一法代五法",用逍遥散一方治其木郁,俾肝脏之气舒展诸症自解,一直为后世习用。明代之后,已逐渐把情志之郁作为郁证的主要内容,如清代张璐《张氏医通·郁》提出:"治法总不离乎逍遥、归脾、左金、降气、乌沉七气等方,但当参究新久虚实选用。"清代叶桂《临证指南医案·郁》中载有大量情志之郁的医案,治法涉及疏肝理气、苦辛通降、平肝息风、清心泻火、健脾和胃、活血通络、化痰涤饮、益气养阴等,用药清新灵活,效果颇佳,并进一步认识了精神治疗的重要作用,认为"郁症全在病者能移情易性"。清代王清任对郁证中血行郁滞的病机作了必要的强调,突出活血化瘀法在郁证治疗中的应用。

西医学中的抑郁症、围绝经期综合征、癔病、焦虑症等,可参考本篇辨证论治。

【病因病机】

郁证多因忧思、郁怒、恐惧等七情,伤及于肝、脾、心,致使肝失疏泄、脾失健运、心失所养,脏腑阴阳气血失调而成。

1. 忧愤伤肝　忧思郁虑,愤懑恼怒等情志刺激,均可使肝失条达,气机不畅,以致肝气郁结,而成气郁,此为郁证的主要病机。因气为血帅,气行则血行,气滞则血行不畅,故气郁日久可成血郁;若气郁日久,热不疏泄,日久化火,则致肝火上炎而成火郁;气郁则津行不畅,停于脏腑经络,聚而成痰,痰气互结,而成痰郁。故气郁为血郁、火郁、痰郁等诸郁的前提和病变基础。

2. 忧思伤脾　忧愁思虑,精神紧张,或长期伏案思虑,思虑过度则伤脾,以致脾气郁结;或肝气郁结,木不达土,也使脾失健运,消磨谷食和运化水湿功能受到影响。脾不消磨谷食,必致食积不消,而成食郁;若脾不能运化水湿,水湿内停则成湿郁;若水湿内聚,凝而为痰浊,则成痰郁。久郁伤脾,气血生化乏源,则可致心脾两虚。

3. 火扰心神　由于所愿不遂,精神紧张,家庭不睦,遭遇不幸,忧愁悲哀等精神因素,长期刺激,可致心之气血不足,或心阴亏虚、心火亢盛,出现心失所养或火扰心神等一系列病变。心的病变又可进一步影响到其他脏腑,《灵枢·口问》曰:"悲哀愁忧则心动,心动则五脏六腑皆摇。"

4. 脏气易郁　郁证的发生,除了与精神刺激的强度及持续时间的长短有关外,亦与体质因素有极为密切的关系。如心怀开阔,承受能力强,即使受到一定的精神刺激,也能化解,并不形成郁证;反之则易病矣。古代将这种脏气易郁情况称为"脏气弱",《杂病源流犀烛·诸郁源流》曰:"诸郁,脏气病也。其源本于思虑过深,更兼脏气弱,故六郁之病生。六郁者,气、血、湿、热、食、痰也。"明确提出了郁证的内因。

综上所述,郁证的发生有内外两方面,外因为情志所伤,内因为脏气易郁。病位主要在肝,涉及心、脾、肾。其病机主要为气机郁滞,脏腑功能失调。郁证初起以气滞为主,气郁日久,则可引起血瘀、化火、痰结、食滞、湿停等病机变化,病机属实;日久则易由实转虚,随其影响的脏腑及损伤气血阴阳的不同,而形成心、肝、脾、肾亏虚的不同病变。

【诊断】

(1) 以抑郁不畅,精神不宁,胸胁胀满,或易怒善哭,或失眠多梦,或咽中如有异物吞之不下、咯之不出等为主症。多发于青中年女性。

(2) 有忧愁、多虑、悲伤、郁怒等情志内伤的病史,且郁证病情的反复常与情志因素密切相关。

【相关检查】

(1) 采用抑郁、焦虑等量表,有助于郁证的诊断及鉴别诊断;甲状腺功能、脑电图检查以排除甲状腺及癫痫疾病。

(2) 表现以咽梗、吞咽异常为主者,需做咽部检查;食管的 X 线或内窥镜检查以排除器质性疾病。

【鉴别诊断】

1. **喉痹**　郁证中的梅核气应与喉痹鉴别。梅核气多见于青中年女性,因情志抑郁而起病,自觉咽中异物感,咽之不下,咯之不出,但无咽痛及吞咽困难,其症状轻重与情绪波动有关,当心情抑郁或注意力集中于咽部时,则梗塞感觉加重。虚火喉痹则以中青年男性发病较多,多因感冒、长期吸烟饮酒及嗜食辛辣食物而引发,咽部除有异物感外,尚觉咽干、灼热、咽痒,咽部症状与情绪无明显关系,但过度辛劳或感受外邪则易加剧。

2. **噎膈**　郁证中的梅核气一证应与噎膈相鉴别。梅核气有咽部异物感,但进食无阻塞,不影响吞咽;噎膈多见于中老年男性,以吞咽困难为主,吞咽困难的程度日渐加重,且梗塞感觉主要在胸骨后部位而不在咽部,做食管相关检查常有异常发现。

3. **癫病**　郁证中的脏躁一证需与癫病鉴别。脏躁多发于中青年女性或绝经期,缓慢起病,在精神因素的刺激下呈间歇性发作,不发作时可如常人,主要表现有情绪不稳定,烦躁不宁,易激惹,易怒善哭,时作欠伸等,但具有自知自控能力。癫病发病无性别差异,主要表现为表情淡漠,沉默痴呆,出言无序或喃喃自语,静而多喜,患者缺乏自知自控能力,病程迁延,心神失常的症状极少自行缓解。

4. **痴呆**　参见"痴呆"篇。

【辨证论治】

辨证要点

1. **辨所郁脏腑**　郁证的发生主要为肝失疏泄,但病变影响的脏腑有所侧重,应结合六郁,辨明脏腑。一般而言,气郁、血郁、火郁主要关系于肝;食郁、湿郁、痰郁主要关系于脾;郁证虚证证候与心关系密切,如心神失养、心血不足、心阴亏虚等,其次是脾、肝、肾的亏虚。

2. **辨证候虚实**　气郁、血瘀、化火、食滞、湿停、痰结六郁证变均属实证,实证病程较短,表现为精神抑郁,胸胁胀痛,咽中梗塞,时欲太息,脉弦或滑等。心、脾、肝、肾等脏腑气血或阴精亏虚所导致的证候均属虚证,虚证病已久延,症见精神不振,心神不宁,心慌,虚烦不寐,悲忧善哭等。

治疗原则

理气解郁、调畅气机、怡情易性是治疗郁证的基本原则。实证应理气开郁,并根据是否兼有血瘀、火郁、湿滞、食积、痰结等而分别采用或兼用化瘀、降火、化湿、消食、祛痰等法;虚证则根据辨证情况而补之,或养心安神,或补益心脾,或滋补肝肾;虚实夹杂者,则补虚泻实,兼而治之。除药物治疗外,精神调养有极为重要的作用。

分证论治

1. 肝气郁结

[主症]　精神抑郁,情绪不宁,胁肋胀痛。

[兼次症]　胸部满闷,善太息,痛无定处,脘闷嗳气,不思饮食,大便不调,女子月事不行。

[舌脉]　舌质淡红,苔薄腻;脉弦。

[分析]　肝主疏泄,性喜条达,其经脉布胁肋。肝气郁结,疏泄功能失常,经脉气机不畅,故见精神不畅,情绪不宁,善太息,胸部满闷,胁肋胀痛,痛无定处等症;肝气郁结,乘脾犯胃,则见脘闷嗳气,不思饮食,大便失调等症;气滞血行不畅,则女子月事不行;肝气郁结故见脉弦。

[治法]　疏肝解郁,理气畅中。

[方药]　柴胡疏肝散加减。本方由四逆散加川芎、香附、陈皮而成。方中柴胡、香附、枳壳、陈皮疏肝解郁,理气畅中;川芎、芍药、甘草活血定痛,柔肝缓急。

胁肋胀痛较甚者,可加郁金、青皮、佛手疏肝理气;若肝气乘脾见腹胀腹泻,则加苍术、茯苓、厚朴、乌药健脾化湿、理气止痛;肝气犯胃,胃失和降而见嗳气频作,脘闷不舒者,可加旋覆花、代赭石、苏梗、法半夏等平肝和胃降逆;兼食滞腹胀者,可加神曲、鸡内金、麦芽消食化滞;肝郁血瘀则加当归、丹参、郁金、桃仁、红花等。五郁为病,先起于肝气郁结,在服汤药的同时,可以常服越鞠丸,以行气解郁。

2. 气郁化火

[主症]　急躁易怒,胸胁胀痛。

[兼次症]　口苦口干,头痛、目赤、耳鸣,或见嘈杂吞酸,大便秘结。

[舌脉]　舌质红,苔黄;脉弦数。

[分析]　肝气郁结,疏泄不利,故见胸胁胀满疼痛;肝郁日久化火,故性情急躁易怒,口苦而干;肝火上炎,扰乱清空,则见头痛、目赤、耳鸣;肝火犯胃则见嘈杂吞酸;热势伤阴,则大便秘结;舌质红,苔黄,脉弦数均为气郁化火之象。

[治法]　疏肝解郁,清肝泻火。

[方药]　丹栀逍遥散加减。本方由逍遥散加丹皮、栀子组成。以逍遥散疏肝理脾,加入丹皮、栀子清泻肝火。

热势较甚、口苦便秘者,加龙胆草、大黄泻热通腑;肝火上炎而见头痛、目赤者,加菊花、钩藤、白蒺藜清热平肝;若伤阴,而见舌质红,少苔,脉细数者,则去当归、白术、生姜之温燥品,并加生地、麦冬、怀山药等滋养阴液;肝火犯胃而见胁肋疼痛、口苦、嘈杂吞酸、嗳气呕吐者可加黄连、吴茱萸(即左金丸)清肝泻火、降逆止呕。

3. 痰气郁结

[主症]　精神抑郁,咽中如物梗塞。

[兼次症]　胸部闷塞,胁肋胀痛,咽中之物咽之不下,咯之不出,或见咳嗽有痰,或吐痰而不咳嗽,或兼胸胁刺痛。

[舌脉]　舌质淡红,苔白腻;脉弦滑。

[分析]　由于肝郁脾虚,聚湿生痰,气滞痰郁,故胸部闷塞,胁肋胀痛,咽中如物梗塞,吞之不

下,吐之不出;阻碍肺气,则咳嗽有痰,或吐痰而不咳嗽;气滞则血瘀,故可见胸胁刺痛;苔腻、脉弦滑为痰气郁结之候。

[治法] 行气开郁,化痰散结。

[方药] 半夏厚朴汤加减。本方用厚朴、紫苏理气宽胸,开郁畅中;法半夏、生姜、茯苓化痰散结,和胃降逆。

气郁甚者,可合逍遥丸加香附、佛手、枳壳等增强理气开郁作用;若痰郁化热而见呕恶、口苦、苔黄而腻,可去生姜,加浙贝母、黄芩、瓜蒌仁、海浮石、连翘、桔梗、竹茹等或用温胆汤以清热化痰;兼有瘀血者,可加丹参、姜黄、茜草等活血化瘀。

4. 心神失养

[主症] 精神恍惚,心神不宁。

[兼次症] 多疑易惊,悲忧善哭,喜怒无常,或时时欠伸,或手舞足蹈,或骂詈喊叫等。虽临床表现多种多样,但同一患者每次发作多为数种症状的重复。

[舌脉] 舌质淡,脉弦细。

[分析] 五志过极,心气耗伤,营血不足,以致心神失养,故见精神恍惚,心神不宁,多疑易惊,时时欠伸;心神惑乱,不能自主,则见悲忧善哭,喜怒无常,手舞足蹈或骂詈喊叫等脏躁之症。

[治法] 甘润缓急,养心安神。

[方药] 甘麦大枣汤加味。方中炙甘草甘润缓急,小麦味甘微寒,补益心气,大枣益脾养血。可加柏子仁、酸枣仁、茯神、合欢花、夜交藤等以加强药力,开郁安神。

若兼舌干咽燥,五心烦热,舌红,脉细数等,属心阴不足,心火偏旺,可加朱砂安神丸以清心安神;血虚生风而见手足蠕动者,可加入当归、生地、珍珠母、钩藤等养血息风。

5. 心脾两虚

[主症] 多思善虑,纳差神疲。

[兼次症] 头晕健忘,心悸失眠,夜寐多梦,或心悸胆怯;或面色无华,少气懒言,自汗,或食后腹胀。

[舌脉] 舌质淡,舌苔薄白;脉细弱。

[分析] 忧愁思虑,久则损伤心脾,并使气血生化不足。心主血脉,其华在面,气血不足,心失所养,则心悸;神明失主,则多思善虑,健忘失眠;气血亏虚,故面色无华;不能上荣于脑,故头晕;脾失健运,故见纳差,食后腹胀等症;舌质淡,脉细,均为心脾两虚,气血不足之象。

[治法] 健脾养心,补益气血。

[方药] 归脾汤加减。本方用党参、白术、甘草、黄芪、当归、龙眼肉益气健脾,补气生血;酸枣仁、远志、茯苓养心安神;木香理气醒脾,使众药补而不滞。

若心胸郁闷,情志不舒,加郁金、佛手、合欢花理气开郁;头痛加川芎、白芷、白蒺藜活血祛风止痛。

6. 肝肾阴虚

[主症] 情绪不宁,目干畏光,腰酸肢软。

[兼次症] 急躁易怒,视物昏花,头痛且胀,眩晕耳鸣,烘热自汗阵作,或遗精,妇女则月经不调。

[舌脉] 舌质红,少津;脉弦细,或弦细数。

[分析] 肝体阴而用阳,肝阴亏虚,不能藏魂则情绪不宁,急躁易怒;肝阴不足,阴精不能上承

于目,故目干畏光、视物昏花;肝阴不足还致肝阳上亢,甚至肝火上炎,上扰清空,则头痛且胀;肾阴不足,腰府失养则腰酸;肝肾阴虚,则眩晕耳鸣,烘热自汗阵作;肝肾失养,冲任不调,故月经不调;阴虚火旺,扰动精室,精关不固则遗精;舌质红,少津,脉弦细数为肝肾阴虚有火之象。

[治法]　滋养阴精,补益肝肾。

[方药]　滋水清肝饮加减。本方由六味地黄丸合丹栀逍遥散加减而成。方以六味地黄丸滋阴补肾,壮水制火;以丹栀逍遥散去白术,疏肝解郁,清热泻火。

腰酸遗精、乏力者,可加龟甲、知母、杜仲、牡蛎等以益肾固精;月经不调者,可加香附、泽兰、益母草理气开郁、活血调经;若虚火较甚,症见低热,可加银柴胡、白薇、麦冬、地骨皮以清虚热;若兼肢体麻木、筋惕肉瞤者,加木瓜、桑椹子、草决明、全蝎、白蒺藜等柔肝息风;若易汗出,可加党参、太子参、百合、淮小麦以益气清心敛汗;阴阳两虚者,可用二仙汤、菟丝子、锁阳、鹿角等。

【转归预后】

针对具体情况解除情志致病的原因,郁证愈后通常良好。但由于郁证各证候之间关系较密切,实证可兼见虚证,虚实中又相互转化,如经久不愈,由实转虚可形成五脏亏虚之证。患者若受到精神刺激,常使病情反复或波动;疾病迁延难愈,久可致虚劳;妇女气郁血滞,冲任失养,久则发为闭经、癥积;精神刺激不能解除,病情可进行性加重,进而可演化成癫狂。

【临证要点】

1. 证情多变,虚实互见　郁证所表现的胸胁胀满疼痛,范围比较弥散,不易指明确切部位,一般以胁肋部为主,以满闷发胀为多见,即或有疼痛也较轻,胀满的感觉持续存在,其程度与情绪密切有关。郁证病初多实,以六郁见证为主,其中气郁为病变的基础,精神抑郁、情绪不宁、胸胁胀满疼痛等气郁症状,为郁证各种证候所共有,在气郁的基础上继发其他郁滞,如血郁、火郁、食郁、湿郁、痰郁、脏躁、梅核气等;病久则由实转虚,引起肝、脾、心、肾、气血阴精的亏损,形成虚证类;临床上虚实互见较多见。

2. 用药不宜峻猛,否则欲速不达　在郁证实证治疗中,应注意理气而不耗气,活血而不破血,清热而不败胃,祛痰而不伤正,燥湿而不伤阴,消食而不伤脾。郁证的虚证治疗,应注意补益心脾而不过燥,滋养肝肾而不过腻。《临证指南医案·郁》华岫云按语指出:“不重在攻补,而在乎用苦泄热而不损胃,用辛理气而不破气,用滑润濡燥涩而不滋腻气机,用宣通而不揠苗助长。”如香橼、佛手等理气药,其性平和,无论新恙久病均可选用。

3. 不失心理调摄　郁证可由不寐、心悸、眩晕等证日久不愈转化而来,郁证若专恃药物,常事倍功半;若能结合病史,解除致病因素,并结合心理疏导,采取支持鼓励及怡情易性等精神治疗,则会事半功倍。正如《类证治裁·郁症》所言:“然以情疗者,当以理遣而命安,若不能怡情放怀,至积郁成劳,草木无能为挽矣。”

4. 修身养性是防治郁证的关键　正确对待各种事物,避免忧思郁虑,防止情志内伤;积极参加集体活动,适当进行体力劳动和锻炼,增强体质,均是预防郁证发生,防止其复发的重要措施。

【古代文献摘录】

《金匮要略·妇人杂病脉证治》:“妇人脏躁,喜悲伤欲哭,象如神灵所作,数欠伸,甘麦大枣汤主之”,“妇人咽中如有炙脔,半夏厚朴汤主之。”

《医经溯回集·五郁论》:“凡病之起也,多由乎郁,郁者,滞而不通之义。”

《古今医统大全·郁证》:"郁为七情不舒,遂成郁结,即郁之久,变病多端。"

《医方论》:"凡郁病必先气病,气得疏通,郁于何有?"

《证治汇补·郁证》:"郁病虽多,皆因气不周流,法当顺气为先,开提为次,至于降火、化痰、消积,犹当分多少治之。"

《类证治裁·郁症》:"七情内起之郁,始而伤气,继必及血,终乃成劳。主治宜苦辛凉润宣通。"

【现代文献推介】

[1] 樊志明,连暐暐,连建伟,等.连建伟教授辨治郁证六法[J].湖南中医药大学学报,2017,37(8):861-862.

[2] 顾成娟,赵林华,沈仕伟,等.温阳散郁法治疗郁证经验[J].中医杂志,2017,58(8):702-703.

[3] 邢风举,颜新.论因病致郁对病势和病情转归影响的重要性[J].中华中医药杂志,2017,32(1):34-36.

[4] 何玉梅,杨东东.郁证的近代各家经验概述[J].中医药临床杂志,2016,28(2):256-258.

[5] 蒋健.郁证发微(一)——郁证形态论[J].上海中医药杂志,2015(8):4-7.

第二节　血　证

血证是以口鼻诸窍、前后二阴出血,或肌肤紫斑为主要临床特征的一类病证。血证根据出血部位的不同而有相应的名称:血从齿龈、舌、鼻、眼、耳、肌肤而出者分别称齿衄、舌衄、鼻衄、眼衄、耳衄、肌衄(或紫斑、葡萄疫),统称为衄血;血从肺或气管而来,随咳嗽从口而出者为咳血;血从胃或食管而来,从口中吐出者为吐血或呕血;血从肛门而下者为便血或圊血、清血;血从尿道出者为尿血或溲血、溺血;如口、鼻、眼、耳、皮肤出血和咳血、呕血、便血、尿血并现者为大衄。

早在《黄帝内经》即对血溢、血泄、衄血、咳血、呕血、溺血、溲血、便血等出血病证有了记载,对引起出血的原因及部分出血病证的预后也有所论述。如《灵枢·百病始生》曰:"卒然多食饮,则肠满,起居不节,用力过度则络脉伤。阳络伤则血外溢,血外溢则衄血,阴络伤则血内溢,血内溢则后血。"《素问·大奇论》曰:"脉至而搏,血衄身热者死。"汉代张仲景《金匮要略·惊悸吐衄下血胸满瘀血病证治》记载了泻心汤、柏叶汤、黄土汤等治疗吐血、便血的方剂,至今仍在沿用。隋代巢元方《诸病源候论·血病诸候》对各种血证的病因病机有较详细的论述,唐代孙思邈《备急千金要方》则收载了一些较好的治疗血证的方剂,如犀角地黄汤至今仍被广泛应用。宋代严用和《济生方·失血论治》认为血证的病因有"大虚损,或饮酒过度,或强食过饱,或饮啖辛热,或忧思恚怒"等,病机上强调"血之妄行也,未有不因热之所发"。金代刘完素《素问玄机原病式·热类》也认为失血主要由热盛所致。金元时期朱丹溪在《平治荟萃·血虚阴难成易亏论》中强调阴虚火旺是导致出血的重要原因。明代虞抟《医学正传·血证》率先将各种出血归纳为"血证"。明代缪希雍《先醒斋医学广笔记·吐血》则提出了治吐血"三要法",即"宜行血不宜止血""宜补肝不宜伐肝""宜降气不宜降火",一直为后代医家所推崇。明代张景岳《景岳全书·血证》对血证进行了较系统的归纳,提纲挈领地将出血的病机概括为"火盛"及"气伤"两个方面,对临证辨别血证的病因病机有一定的指导意义。清代唐容川《血证论·吐血》在论及血证的治疗时则提出"惟以止血为第一要法;血止之后,其离经而未吐出者,是为瘀血……故以消瘀为第二法;止吐消瘀之后,又恐血再潮动,则需用药安之,故以宁血为第三法……去血既多,阴无有不虚者矣……故又以补虚为收功之法。四者乃通治血证之大纲。"止血、祛瘀、宁血、补虚四法,目前仍对血证的论治具有指导意义。

西医学中呼吸系统疾病如支气管扩张症、肺结核等引起的咳血；消化系统疾病如胃及十二指肠溃疡、肝硬化门脉高压、溃疡性结肠炎等病引起的吐血、便血；泌尿系统疾病如肾小球肾炎、肾结核、肾肿瘤引起的尿血；血液系统疾病如原发性血小板减少性紫癜、过敏性紫癜、白血病及其他出血性疾病引起的皮肤、黏膜和内脏的出血等均可按血证辨证论治。

【病因病机】

外感六淫、酒食不节、情志过极、劳倦过度以及热病或久病之后等均可引起血液不循经脉运行，溢于脉外而导致血证的发生。

1. **外感六淫**　外感风热燥邪，热伤肺络，迫血上溢而致咳血、鼻衄；湿热之邪，侵及肠道，络伤血溢，从下而泻可致便血；热邪留滞下焦，损伤尿道，络脉受损，导致尿血。正如《临证指南医案·吐血》中指出："若夫外因起见，阳邪为多，盖犯是证者，阴分先虚，易受天之风热燥火也。"

2. **酒食不节**　饮酒过多或过食辛辣，一则湿热蕴积，损伤胃肠，熏灼血络，化火动血，则衄血、吐血、便血。所以《临证指南医案·吐血》曰："酒热戕胃之类，皆能助火动血。"二则酒食不节，损伤脾胃，脾虚失摄，统血无权，血溢脉外。

3. **情志过极**　七情所伤，五志化火，火热内燔，迫血妄行而致出血。如肝气郁滞，日久化火，木火刑金，损伤肺窍及肺之络脉可致鼻衄和咳血。郁怒伤肝，肝火偏亢，横逆犯胃，胃络受伤，以致吐血。

4. **劳倦过度**　心主神明，神劳伤心；脾主肌肉，身劳伤脾；肾主藏精，房劳伤肾。劳倦过度，可致心、脾、肾之气阴损伤。气虚失摄，或阴虚火旺，迫血妄行均可致血溢脉外而致衄血、吐血、便血、尿血、紫斑。

5. **久病热病**　久病或热病之后，一则可使阴津耗伤，阴虚火旺，火迫血行而致出血；二则由于正气损伤，气虚失摄，血溢脉外而致出血；三则久病入络，瘀血阻滞，血不循经，因而出血。

血证的基本病机可以归纳为热伤血络、气不摄血、瘀血阻络三个方面。如《景岳全书·血证》就强调了火热与气虚在本证发病的重要性："血本阴精，不宜动也，而动则为病；血主营气，不宜损也，而损则为病。盖动者多由于火，火盛则逼血妄行；损者多由于气，气伤则血无以存。"火热之邪又有虚实之分，由外感风热燥邪、湿热蕴积和肝郁化火等而成者属实火；而阴虚导致的火旺则为虚火。气虚又有单纯气虚和气虚及阳而阳气虚衰的不同。瘀血阻络多因久病而致，可因正气虚弱或邪气深入致瘀。在证候上，由火热亢盛、瘀血阻络所致者属实证，而由阴虚火旺及气虚不摄所致者属虚证。在病机变化上，常发生实证向虚证转化。如火热偏亢致出血者，反复发作，阴分必伤，虚火内生；出血既多，气亦不足，气虚阳衰，更难摄血，甚至有气随血脱，亡阳虚脱之虞。因此，在一定情况下，属实的火热之邪引起反复不止的出血，可以导致阴虚和气虚的病机变化；而阴虚和气虚又是导致出血日久不愈和反复发作的病因。如此循环不已，则是造成某些血证缠绵难愈的原因。

【诊断】

（1）鼻衄：血从鼻腔溢出，需排除外伤、倒经。

（2）齿衄：血自牙龈、齿缝间溢出，需排除外伤。

（3）咳血：血由肺或气管而来，经咳嗽而出，或纯红鲜血，间夹泡沫，或痰中带血丝，或痰血相兼，痰中带血。多有慢性咳嗽、喘证或肺痨等肺系疾患病史。

（4）吐血：血从胃或食管而来，随呕吐而出，常夹有食物残渣等胃内容物，血多呈紫红、紫暗色，也可呈鲜红色，大便常色黑如漆或呈暗红色，吐血前多有恶心、胃脘不适、头晕等先兆症状。多有胃痛、嗳气、吞酸、胁痛、黄疸、癥积等宿疾。

（5）便血：大便下血可发生在便前或便后，色鲜红、暗红或紫暗，甚至色黑如柏油。多有胃痛、胁痛、积聚、泄泻、痢疾等宿疾。先血后便者，病位在肛门及大肠，为近血；先便后血者，病位在胃及小肠，为远血。由风热客于肠胃引起，症见便血，血清而鲜者，病属实热，为肠风；湿热瘀毒留滞肠中，伤于血分，症见便血，血浊而暗者，病属湿热偏盛，为脏毒。

（6）尿血：小便中混有血液或夹血丝、血块，但尿道不痛。

（7）紫斑：四肢及躯干部出现瘀点或青紫瘀斑，甚至融合成片，压之不褪色，常反复发作。

【相关检查】

（1）胸部 X 线、CT、支气管镜或造影检查，血沉、痰细菌培养、痰抗酸杆菌检查和脱落细胞检查等均有助于咳血的诊断。

（2）呕吐物、大便潜血试验、上消化道钡餐造影、纤维胃镜和 B 超检查等有助于吐血、便血的诊断。

（3）尿常规、尿隐血、膀胱镜等检查有助于尿血的诊断。

（4）血液分析、血小板计数、出凝血时间、血块退缩时间、凝血酶原时间、束臂试验、骨髓细胞学检查等有助于血液病所致血证的诊断。

【鉴别诊断】

（一）鼻衄

1. **外伤鼻衄**　有明确的外伤史，如碰撞或挖鼻等原因而导致鼻衄者，其血多来自外伤一侧的鼻孔，经治疗后一般不再复发，也无全身症状。

2. **经行衄血**　其发生与月经周期密切相关，一般在经前或经期内出现，也称逆经或倒经。

（二）齿衄

舌衄　出血来自舌面、舌边、舌根或舌系带处，有时在舌面上可见针尖样出血点。

（三）咳血

1. **吐血**　咳血与吐血均为血液经口而出的病证，但两者区别明显。咳血的病位在肺与气道，血色鲜红，常伴有泡沫痰液，咳血之前多伴有喉痒、胸闷之兆，血常随咳嗽而出，一般大便不黑，常有咳嗽、肺痨、喘证或心悸等旧疾。吐血病位在胃与食管，血色多紫暗，常混有食物残渣，常伴胃脘不适、恶心等症状，血随呕吐而出，大便常呈黑色，往往有胃痛、胁痛、黄疸、鼓胀等旧疾。

2. **肺痈**　肺痈初期常可见风热袭于卫表之症状，当病情进展到成痈期和溃脓期时则常有壮热、烦渴、咳嗽、胸痛、咳吐腥臭浊痰，甚至脓血相兼，舌质红、苔黄腻、脉洪数或滑数等症状，而咳血是以痰血相兼，唾液与血液同出的病证，与肺痈截然不同。

（四）吐血

1. **咳血**　见"咳血"。

2. **口腔、鼻咽部出血**　口腔及鼻咽部出血常为鲜红色或随唾液吐出，血量较少，不夹杂食物残渣。此类出血多因相应的口腔、鼻咽部疾病引起。

（五）便血

1. **痔疮出血**　在便中或便后，色鲜红，常伴肛门疼痛或异物感。肛门或直肠检查可发现内痔或外痔。

2. **痢疾下血** 为脓血相兼,常伴腹痛、里急后重和肛门灼热感等症状。病初常有发热恶寒等外感表现。

（六）尿血

1. **血淋** 尿血与血淋均为血随尿出,血淋伴尿道疼痛,而尿血不伴尿道疼痛。

2. **石淋** 石淋者可先有小便排出不畅,小便时断,腰腹绞痛,痛后排出砂石并出现血尿;尿血不伴腰腹绞痛、小便艰涩,亦无砂石排出。

（七）紫斑

1. **出疹** 紫斑与出疹均为出现在肌肤的病变,而紫斑中有点状出血者须与出疹相鉴别。一般说来,紫斑隐于皮内,压之不褪色,触之不碍手;而出疹点则高于皮肤,压之褪色,触之碍手。

2. **温病发斑** 紫斑与温病发斑在肌肤上的改变很难区别。但临证上温病发斑发病急骤,常伴高热烦躁、头痛如劈、昏狂谵语、有时抽搐,同时可有鼻衄、齿衄、便血、尿血、舌质红绛等,其传变迅速、病情险恶;而紫斑常有反复发作的慢性病史,但一般无舌质红绛,也无温病传变迅速的特点。

【辨证论治】

辨证要点

1. **辨病位** 同为一种血证,可由不同病变脏腑引起,其病位是不同的。如咳血有在肺、在肝的不同;鼻衄有在肺、在胃和在肝的不同;齿衄则有在胃、在肾的不同;尿血则有在肾、在脾和在膀胱的不同。应仔细辨识其病位,以正确施治。

2. **辨虚实** 血证中的实证,多由火热亢盛,迫血妄行所致,也可由瘀血阻络而成。火热之证,有实火与虚火之不同,其实火为火热亢盛,虚火一般由阴虚导致,而后者属虚中夹实证。血证中的虚证,一般由气虚失摄,血不归经所致。此外,初病多实,久病多虚,而久病入络者,又为虚中夹实。辨证候的虚实,有利于指导临证施治。

3. **辨出血量** 血为气之母,如出血过多,可致气随血脱,甚至亡阳虚脱,病至危殆。因而,辨别出血量的多少对判断预后、制定治疗方案具有重要意义。临证当根据头晕、乏力、面色唇甲苍白、心慌、出汗等症的程度,结合舌、脉,综合判断出血程度,分清标本缓急。

治疗原则

血证病机基础不外火热伤络、气不摄血、瘀血阻络三端,其治疗也不外在火、气、血三个方面。如《景岳全书·血证》所说:“凡治血证,须知其要。而血动之由,惟火惟气耳。故察火者但察其有火无火,察气者但察其气虚气实,知此四者而得其所以,则治血之法无余义矣。”故血证以治火、治气、治血为治则。

1. **治火** 实火当清热泻火,虚火当滋阴降火。

2. **治气** 实证当清气降气,虚证当补气益气。当出血严重,气随血脱而有亡阳虚脱之虞者,当以益气固脱,回阳救逆为急。

3. **治血** 火热亢盛,扰动血脉者当凉血止血;气虚失摄,出血不止者当收敛止血;瘀血阻络,血难归经者当祛瘀止血。离经之血不去为瘀血,当活血消瘀。出血之后,血虚明显者又当适当补血生血。

分证论治

（一）鼻衄

鼻衄以火热偏盛,迫血妄行为多。其中以肺热、肝火、胃火最为常见,有时也与正气不足,气不摄血有关。

1. 热邪犯肺

[主症]　鼻燥流血,血色鲜红。

[兼次症]　身热不适,口干咽燥,咳嗽痰黄,或恶风发热。

[舌脉]　舌质红,苔黄燥或薄黄;脉数或浮数。

[分析]　鼻为肺窍,热邪犯肺,迫血妄行,上循其窍,故鼻燥流血;火为阳邪,故其血色鲜红;热耗肺津,不能上承,故口干咽燥;发热为热邪犯肺所致;热邪亢盛,灼津为痰,肃降失司故咳嗽痰黄;舌质红,苔黄燥,脉数为热邪偏盛之象。如热邪尚在卫表,则可见恶风发热,苔薄黄,脉浮数。

[治法]　清肺泻热,凉血止血。

[方药]　桑菊饮加减。方中桑叶、菊花、薄荷、连翘辛凉透表,宣散风热;杏仁、桔梗、甘草降肺气,利咽止咳;芦根清热生津。可酌加栀子炭、白茅根、丹皮、侧柏叶加强凉血止血之力。

肺热盛而无表证者可去薄荷、桔梗,加黄芩、桑白皮以清泻肺热;咽喉痛者加玄参、马勃以清咽利喉;咽干口燥者加麦冬、玉竹、沙参、天花粉以养阴生津;咳甚者加象贝母、枇杷叶以润肺止咳。

2. 肝火上炎

[主症]　鼻衄,血色鲜红,目赤,烦躁易怒。

[兼次症]　头痛眩晕,口苦耳鸣,或胸胁胀痛,或寐少多梦,或便秘。

[舌脉]　舌质红,苔黄而干;脉弦数。

[分析]　肝郁化火,木火刑金,肝火循肺经上出其窍而为鼻衄;肝开窍于目,肝火偏盛故两目红赤;肝在志为怒,肝火盛则烦躁易怒;肝火上炎则头痛、口苦、耳鸣;清窍为肝火所扰故眩晕;肝经过胸胁,肝经火盛而胸胁胀痛;肝火扰心则寐少多梦;肝热移胃,腑气不通则便秘;舌质红,苔黄而干,脉弦数皆为肝火偏亢之征象。

[治法]　清肝泻火,凉血止血。

[方药]　龙胆泻肝汤加减。方中龙胆草、柴胡、栀子、黄芩清肝泻火;木通、泽泻、车前子清利湿热;生地、当归滋阴养血;甘草调和诸药。可酌加侧柏叶、藕节、白茅根以凉血止血。

寐少梦多者可加磁石、龙齿、珍珠母、远志等清肝安神;便秘者可加大黄通腑泻热;阴液亏耗者可加麦冬、玄参、旱莲草以养阴清热。

3. 胃热炽盛

[主症]　鼻血鲜红,胃痛口臭。

[兼次症]　鼻燥口渴,烦躁便秘,或兼齿衄。

[舌脉]　舌质红,苔黄;脉数。

[分析]　胃热亢盛,上炎犯肺,迫血外溢,上出肺窍则鼻衄且血色鲜红;阳明经上交鼻,胃火上熏则鼻燥口臭;胃热伤阴则口渴引饮;热居胃中,气机不利则胃脘疼痛;热扰心神则烦躁不安;胃热腑气不通,且热伤津液,肠道失润则便秘;舌质红,苔黄,脉数皆为胃中有热之象。

[治法]　清胃养阴,凉血止血。

[方药]　玉女煎加减。方中石膏清泻胃热,麦冬养阴清热,生地凉血止血,川牛膝引血下行。

可酌加山栀子、丹皮、侧柏叶、藕节、白茅根等加强清热凉血止血之力。

大便秘者加大黄、瓜蒌通腑泻热;阴津被伤而见口渴,舌质红,少苔者,加沙参、天花粉、石斛等益胃生津。

4. 气血亏虚

[主症] 鼻衄,血色淡红。

[兼次症] 心悸气短,神疲乏力,面白头晕,夜难成寐,或兼肌衄、齿衄。

[舌脉] 舌质淡,苔白;脉细或弱。

[分析] 气为血帅,气虚失摄,血溢脉外故见鼻衄、齿衄血色淡红,也可见肌衄;气血不足,心神失养故见心悸、夜难成寐;正气亏虚则神疲乏力、气短;气血虚弱,不能上荣头面而面白头晕;舌质淡,苔白,脉细或弱均为气血不足之征。

[治法] 益气摄血。

[方药] 归脾汤加减。方中以人参、白术、甘草健脾益气;黄芪、当归益气生血;茯神、酸枣仁、远志、龙眼肉补气养血,安神定志;木香理气醒脾,使本方补而不滞。可酌加仙鹤草、茜草、阿胶以增强止血之效。

以上各种鼻衄之证,除内服汤剂以外,尚可在鼻衄发生时,采用局部外用药物治疗,以期尽快止血。可选用云南白药或三七粉局部给药以止血或用湿棉条蘸塞鼻散(百草霜15克、龙骨1克、枯矾60克共研极细末)塞鼻治疗。

(二) 齿衄

手足阳明经分别入于上下齿龈,而肾主骨,齿为骨余,即所谓"齿为肾之余,龈为胃之络",所以牙龈出血一般与胃、肾二经有关。

1. 胃火内炽

[主症] 齿衄血色鲜红,齿龈红肿疼痛。

[兼次症] 口渴欲饮,口臭便秘,头痛不适,或齿龈红肿溃烂,或唇舌颊腮肿痛。

[舌脉] 舌质红,苔黄或黄燥;脉洪数或滑数。

[分析] 上下齿龈分属手阳明大肠经与足阳明胃经。胃肠火盛,循经上扰,以致齿衄出血鲜红,齿龈红肿疼痛;胃火上熏,故口臭头痛,甚则齿龈红肿溃烂,或唇舌颊腮肿痛;火热伤津,故口渴欲饮;热结阳明则便秘;舌质红,苔黄,脉洪数为阳明热盛之表现。

[治法] 清胃泻火,凉血止血。

[方药] 加味清胃散加减。方中以生地黄、丹皮、犀角(水牛角代)清热凉血;黄连、连翘清胃泻火;当归、甘草养血和中。临证可酌加黄芩、黄柏、栀子、石膏等增强清热泻火之力,加藕节、白茅根、侧柏叶等增强凉血止血之力。

烦渴者加知母、天花粉、石斛以清热养阴除烦;便秘者可加大黄、芒硝以通腑泻热。

2. 阴虚火旺

[主症] 齿衄血色淡红,齿摇龈浮微痛。

[兼次症] 常因烦劳而发,头晕目眩,腰膝酸软,耳鸣,或遗精,或盗汗,或潮热,或手足心热。

[舌脉] 舌质红,苔少;脉细数。

[分析] 肾主骨,齿为骨余,肾虚则龈浮齿摇而不坚固;阴虚火旺,虚火上炎,血随火动,故血从齿缝渗出,血色淡红;烦劳则更伤肾阴,而易诱发齿龈出血;肾阴不足,水不涵木,相火扰动,清窍不

利则头晕目眩;腰为肾之外府,耳为肾窍,肾阴不足,故腰膝酸软,耳鸣;肾阴虚相火妄动则遗精;阴虚生内热,则潮热,手足心热,盗汗;舌质红,苔少,脉细数为阴虚火旺之征。

[治法]　滋阴降火,凉血止血。

[方药]　知柏地黄丸合茜根散加减。知柏地黄丸中的六味地黄丸重在滋补肾阴,知母、黄柏重在降虚火。茜根散中的生地黄、阿胶珠滋阴止血;茜草根、柏叶凉血止血;黄芩清热;甘草和中。两方合用,共奏滋阴补肾,降火止血之效。临证可酌加旱莲草、侧柏叶等加强滋阴凉血止血之力。

如阴虚潮热,手足心热者可加银柴胡、胡黄连、地骨皮等清虚热;盗汗明显,或酌加五味子、浮小麦等敛汗。

(三) 咳血

咳血由肺络受损所致,燥热、阴虚、肝火是导致肺络损伤,引起咳血的主要原因。

1. 燥热犯肺

[主症]　咳痰不爽,痰中带血。

[兼次症]　发热喉痒,鼻燥口干,或干咳痰少;或身热恶风,头痛,咽痛。

[舌脉]　舌质红,少津,苔薄黄;脉数或浮数。

[分析]　肺为娇脏,喜润恶燥,燥邪犯肺,肺失清肃,则发热喉痒,咳嗽;肺络受伤故咳血;燥伤津液故咳痰不爽或干咳痰少,口干鼻燥;舌质红,少津,苔薄黄,脉数为燥热伤肺之征;如感受风热而肺卫失宣,则见身热恶风,头痛,咽痛,脉浮数。

[治法]　清热润肺,宁络止血。

[方药]　桑杏汤加减。方中桑叶轻宣润燥;杏仁、象贝母宣肺润肺止咳;栀子、淡豆豉清宣肺热;沙参、梨皮养阴润肺。临证酌的加藕节、仙鹤草、白茅根等凉血止血。

出血量多而不止者,可再加用云南白药或三七粉吞服。若兼见发热、头痛、咳嗽、喉痒、咽痛等外感风热者,可加金银花、连翘、牛蒡子以辛凉解表,清热利咽;燥伤津液较甚,症见口干鼻燥,咳痰不爽,舌质红,少津,苔干者,可加麦冬、天冬、石斛、玉竹等生津润燥。若痰热壅盛,热迫血行,症见咳血,咳嗽发热,面红,咳痰黄稠,舌质红,苔黄腻,脉滑数者,可用清金化痰汤加大小蓟、侧柏炭、茜草根等以清肺化痰,凉血止血;热甚咳血较重者,可重用黄芩、知母、栀子、海蛤壳、枇杷叶等清热宁络。

2. 肝火犯肺

[主症]　咳嗽阵作,痰中带血,胸胁牵痛。

[兼次症]　烦躁易怒,目赤口苦,便秘溲赤,或眠少多梦。

[舌脉]　舌质红,苔薄黄;脉弦数。

[分析]　肝火亢盛,木火刑金,肺失清肃,肺络受伤,故咳嗽阵作且痰中带血;肝经布胸胁,肝火犯肺,故胸胁牵引作痛;肝在志为怒,肝火旺则烦躁易怒;肝火盛则目赤口苦,便秘溲赤;肝火扰心则眠少多梦;舌质红,苔薄黄,脉数等肝火偏亢之征。

[治法]　清肝泻肺,凉血止血。

[方药]　黛蛤散合泻白散加减。两方合用后,青黛清肝泻火;桑白皮、地骨皮清泻肺热;海蛤壳、甘草化痰止咳。临证可酌加大小蓟、白茅根、茜草根、侧柏叶以凉血止血。

肝火较甚,烦躁易怒,目赤口苦者可加丹皮、栀子、黄芩、龙胆草等加强清泻肝火;若咳血较多,血色鲜红,可加用犀角地黄汤(方中犀角用水牛角代)冲服云南白药或三七粉以清热泻火,凉血止血;便秘者,可加大黄、芒硝通腑泻热。

3. 阴虚肺热

[主症]　咳嗽少痰,痰中带血,经久不愈。

[兼次症]　血色鲜红,口干咽燥,两颧红赤,潮热盗汗。

[舌脉]　舌质红,苔少;脉细数。

[分析]　肺阴不足,肺失清润,阴虚火旺,损伤肺络则咳嗽少痰,痰中带血;肺阴亏虚,难以速愈,故反复咳血,经久不愈;肺阴不足津液亏少,故口干咽燥;阴虚火旺则潮热盗汗,两颧红赤;舌质红,苔少,脉细数均为阴虚火旺之征。

[治法]　滋阴润肺,降火止血。

[方药]　百合固金汤加减。方中百合、麦冬、生地黄、熟地黄、玄参养阴清热凉血,润肺生津;当归、白芍柔润补血;贝母、甘草肃肺化痰止咳。方中桔梗性提升,不利治疗咳血,不宜用。临证可酌加白及、白茅根、侧柏叶、十灰散等凉血止血。

反复咳血及咳血不止者,宜加阿胶、三七养血止血;潮热颧红者可加青蒿、银柴胡、胡黄连、地骨皮、鳖甲、白薇等清退虚热;盗汗宜加五味子、煅龙骨、煅牡蛎、浮小麦、稽豆衣、糯稻根等以收涩敛汗。

以上咳血诸证当注意保持气道通畅,防止血液或血块阻塞气道引起窒息。

(四) 吐血

《丹溪心法·吐血》曰:"呕吐血出于胃也。"胃自身病变及他脏病变影响胃,使胃络受伤而吐血。临证常见胃热壅盛、肝火犯胃、瘀阻胃络和气虚血溢等证。

1. 胃热壅盛

[主症]　胃脘灼热作痛,吐血色红或紫暗,夹食物残渣。

[兼次症]　恶心呕吐,口臭口干,便秘,或大便色黑。

[舌脉]　舌质红,苔黄干;脉数。

[分析]　嗜食辛辣酒热之品,热积胃中,热伤胃络,胃失和降而逆于上,血随气逆,从口而出,故恶心呕吐,吐血色红或紫暗,夹食物残渣;热结中焦,和降失司,气机不利则胃脘灼热作痛;溢于胃络之血如未尽吐而下走大肠故大便色黑;胃热上熏则口臭;热伤大肠津液则便秘;舌质红,苔黄干,脉数皆为胃中积热之象。

[治法]　清胃泻热,凉血止血。

[方药]　泻心汤合十灰散加减。泻心汤中之大黄、黄芩、黄连苦寒泻胃中之火,故《血证论·吐血》曰:"方名泻心,实则泻胃。"十灰散中栀子泻火止血;大黄导热下行;大小蓟、侧柏叶、荷叶、白茅根、丹皮凉血止血;配以棕榈炭收涩止血。两方中的大黄,为治胃中实热吐血之要药,泻火下行而活血化瘀,与凉血止血诸药相配,使止血而无留瘀之弊。

若胃热伤阴,口干而渴,舌红而干,脉细数者,可加玉竹、沙参、麦冬、天冬、石斛等滋养胃阴;胃气上逆,恶心呕吐者,可酌加旋覆花、代赭石、竹茹等和胃降逆。

2. 肝火犯胃

[主症]　吐血色红或紫暗。

[兼次症]　脘胀胁痛,烦躁易怒,目赤口干,或寐少多梦,或恶心呕吐。

[舌脉]　舌质红,苔黄;脉弦数。

[分析]　肝郁化火，横逆犯胃，络伤血溢，故吐血色红或紫暗；肝胃失和，气机不利，故脘胀胁痛；胃气上逆则恶心呕吐；肝火旺盛，扰动心神，故烦躁易怒，寐少多梦；肝火上炎，灼伤津液，故目赤口干；舌质红，苔黄，脉弦数为肝火亢盛之象。

[治法]　清肝泻火，凉血止血。

[方药]　龙胆泻肝汤加减。本方清泻肝火效佳，但凉血止血之力弱，可酌加侧柏叶、藕节、白茅根、旱莲草、丹皮等加强凉血止血之力。

寐少梦多者可加磁石、龙齿、珍珠母、远志等清肝安神；便秘者可加大黄通腑泻热；阴液亏耗者可加麦冬、玄参、沙参等养阴清热；如吐血不止，口渴不欲饮而胃脘刺痛者，为瘀血阻络，血不归经所致，应合用十灰散、三七粉，增强化瘀止血之力；胁痛明显者，可加延胡索、香附等疏肝理气，活血止痛。

3. 瘀阻胃络

[主症]　吐血紫暗或带血块。

[兼次症]　胃脘刺痛或如刀割，痛处固定而拒按；病程较久，胃脘痛与吐血反复发作；面唇晦暗无华，口渴不欲饮，大便色黑；或妇人月经愆期，色黯有块。

[舌脉]　舌质紫黯，或有瘀点、瘀斑，或舌质淡黯；苔薄白；脉涩或细涩。

[分析]　久病入胃络，瘀血阻滞，血不循经而出血，故吐血紫暗或带血块；瘀血阻于胃络，不通则痛，故胃脘刺痛或如刀割，痛处固定而拒按；久病已入络，病难速愈，故常胃痛与吐血反复发作；面唇晦暗无华，口渴不欲饮，大便色黑，或妇人月经愆期，色黯有块等均为瘀血内阻之象；舌质紫黯，或有瘀点、瘀斑，或舌质黯，脉涩等皆血瘀之征；出血既久，可致血虚不荣，故可面色晦而无华，舌质淡黯，脉细。

[治法]　化瘀止血。

[方药]　失笑散加减。方中蒲黄活血止血；五灵脂通利血脉，散瘀止痛，两药均入血分，相须为用，活血止血而散瘀止痛；酽醋可利血脉，化瘀血。临证可加入三七加强化瘀止血之力，加桃红四物汤加强活血化瘀之功而兼养血，使攻中有养，尤其适合于瘀血阻络兼血虚者。

如胃脘痛甚，可合用丹参饮理气活血止痛；如兼脾胃虚弱者，可加黄芪、太子参、白术、茯苓等补益脾胃，益气行血。

4. 气虚血溢

[主症]　吐血缠绵不止，血色暗淡。

[兼次症]　吐血时轻时重，神疲乏力，心悸气短，语声低微，面色苍白；或畏寒肢冷，自汗便溏。

[舌脉]　舌质淡，苔薄白；脉弱或沉迟。

[分析]　气虚不足，摄血无力，血液外溢，故吐血缠绵不止，血色暗淡，时轻时重；正气不足则神疲乏力，气短声低；气血虚弱，心失所养则心悸；血虚不能上荣于面则面色苍白；气虚及阳，中阳不足，则畏寒肢冷，自汗便溏；脉沉迟，舌质淡，脉弱为气虚不足之象。

[治法]　益气摄血。

[方药]　归脾汤加减。本方能益气健脾，摄血养血，但止血之力稍弱，临证可酌加仙鹤草、茜草、阿胶等增强止血之效；也可加炮姜炭温阳止血，乌贼骨收敛止血。

若气损及阳，脾胃虚寒，兼见肢冷畏寒，自汗便溏，脉沉迟者，治宜温经摄血，可用柏叶汤和理中汤，前方以艾叶、炮姜温经止血，侧柏叶宁络止血，童便化瘀止血，理中汤温中健脾以摄血，合方共奏温经止血之效。

以上吐血诸证，如出血过多导致气随血脱，表现为面色苍白、四肢厥冷、冷汗出、脉微等，亟当益气固脱，可服用独参汤或静脉滴注参麦针等积极救治。

（五）便血

便血为胃肠脉络受伤所致,临床主要有肠道湿热与脾胃虚寒两类。

1. 肠道湿热

[主症]　便血鲜红。

[兼次症]　腹痛不适,大便不畅或便溏,口黏而苦,纳谷不香。

[舌脉]　舌质红,苔黄腻;脉滑数。

[分析]　恣食肥甘厚味,湿热下移大肠,热伤大肠络脉,血随便下,故见便血;湿性黏滞,肠道传化失常故大便不畅或便溏;湿为阴邪,易阻气机,气机不利故腹痛;湿热困于肠胃,运化失调,则口黏而苦,纳谷不香;舌质红,苔黄腻,脉滑数为肠道有湿热之象。

[治法]　清热化湿,凉血止血。

[方药]　地榆散加减。方中以地榆、茜草凉血止血;黄芩、黄连、栀子苦寒泻火燥湿;茯苓淡渗利湿。可加槐角以增强凉血止血的作用。

口黏苔腻甚者,宜加苍术、砂仁以健运脾胃。若便血日久,湿热未尽去而营阴已伤者,应清利湿热与养阴补血兼而治之,可用脏连丸。方中以黄连、黄芩清热燥湿;当归、地黄、赤芍、猪大肠养血补脏;槐花、槐角、地榆凉血止血;阿胶养血止血。可酌加茯苓、白术、泽泻等燥湿利湿之品。若为肠风,则见下血鲜红,血下如溅,舌质红,脉数,应清热止血,方用槐花散或唐氏槐角丸。前方以荆芥炭疏散风邪,炒枳壳宽中理气,槐花、侧柏叶清热凉血止血;槐角丸中以防风、荆芥疏散风邪,黄连、黄芩、黄柏苦寒泻火,槐角、地榆、侧柏叶、生地凉血止血,当归、川芎养血归经,乌梅收敛止血,枳壳宽中。两方相比,后者清热疏风的作用较强。若为脏毒,症见下血浊而暗,应使用地榆散加苍术、草薢、黄柏治之。方中黄连、黄芩、黄柏、栀子苦寒泻火中,地榆、茜根凉血止血,茯苓、苍术、草薢健脾利湿。

2. 脾胃虚寒

[主症]　便血紫暗或黑色。

[兼次症]　脘腹隐隐作痛,喜温喜按,怯寒肢冷,纳差便溏,神疲懒言。

[舌脉]　舌质淡,苔薄白;脉弱。

[分析]　脾胃虚寒,中气不足,脾失统摄,血溢肠中,故便血紫暗或呈黑色;脾胃阳气不足,运化乏力,故脘腹隐痛,喜温喜按;脾主四肢肌肉,阳气不能温煦肢体,故怯寒肢冷;脾胃阳虚,生化无权,则纳差便溏;阳气不足则神疲懒言;舌质淡,苔薄白,脉弱皆为脾胃虚寒之象。

[治法]　温阳健脾,养血止血。

[方药]　黄土汤加减。方中灶心黄土(伏龙肝)温中摄血;附子、白术温阳健脾;地黄、阿胶养阴止血;甘草和中;黄芩苦寒坚阴,用量宜少,以反佐附子辛燥偏性。临证可加炮姜炭、艾叶、鹿角霜、补骨脂以温阳止血,加白及、乌贼骨收敛止血。

有瘀血见证者加花蕊石、三七活血化瘀止血。如脾胃虚弱而阳虚不明显,见便血,气短声低,面色苍白,食少乏力等表现者,当补脾摄血,用归脾汤;如下血日久不止,肛门下坠,舌质淡,脉细弱无力者,为气虚下陷之象,可合用补中益气汤以益气升阳。

便血诸证出血量大时可致气随血脱而致脱证,临证要仔细观察病情变化,及时救治。

（六）尿血

尿血多因热邪蓄于下焦或阴虚火旺损伤络脉,致使血液妄行引起,也有因脾虚失摄、肾虚失固而致者。

1. **下焦热盛**

[主症]　尿血鲜红。

[兼次症]　小便黄赤灼热,心烦口渴,面赤口疮,夜寐不安。

[舌脉]　舌质红,苔黄;脉数。

[分析]　下焦热盛,灼伤膀胱之络脉,故尿血鲜红;膀胱热盛,煎灼尿液,故小便黄赤灼热;热扰神明则心烦、夜寐不安;火热上炎则面赤口疮;热伤津液则口渴;舌质红,苔黄,脉数为热盛之象。

[治法]　清热泻火,凉血止血。

[方药]　小蓟饮子加减。竹叶、木通清热泻火利小便;滑石清热利湿;小蓟、生地黄、蒲黄、藕节凉血止血;栀子泻三焦之火,引热下行;当归引血归经;甘草调和诸药。

如心烦少寐,可加黄连、夜交藤清心安神;火盛伤阴而口渴者,加黄芩、知母、石斛、天花粉以清热生津;如尿血甚者,可加白茅根、侧柏叶、琥珀末以凉血止血。

2. **阴虚火旺**

[主症]　小便短赤带血。

[兼次症]　头晕目眩,颧红潮热,腰酸耳鸣。

[舌脉]　舌质红,少苔;脉细数。

[分析]　肾阴亏虚,虚火内动,灼伤脉络,故小便短赤带血;阴虚阳亢,故头晕目眩,颧红潮热;腰为肾府,耳为肾窍,肾阴不足,则外府失养,肾窍不充,故腰酸耳鸣;舌质红,少苔,脉细数均为阴虚火旺之象。

[治法]　滋阴降火,凉血止血。

[方药]　知柏地黄丸加减。此方以六味地黄丸滋补肾之阴水,以知母、黄柏滋阴降火,旨在"壮水之主,以制阳光"。可酌加旱莲草、大蓟、小蓟、茜草根、蒲黄炭等加强凉血止血之力。

颧红潮热者加地骨皮、胡黄连、银柴胡、白薇等清热退虚火之药。

3. **脾不统血**

[主症]　久病尿血,色淡红。

[兼次症]　气短声低,面色苍白,食少乏力,或兼见皮肤紫斑、齿衄。

[舌脉]　舌质淡,苔薄白;脉细弱。

[分析]　脾气亏虚,统血无力,血不归经,渗于膀胱,则尿血日久不愈,溢于肌肤,可兼见紫斑、肌衄;脾胃运化无权,气血生化不足,故食少乏力,气短声低;气血不能上荣头面则面色苍白无华;舌质淡,脉细弱皆为气血亏虚,血脉不充之象。

[治法]　补脾摄血。

[方药]　归脾汤加减。临证可加用阿胶、仙鹤草、熟地黄、槐花、三七等养血生血之品。

若气虚下陷,小腹坠胀者,可加升麻、柴胡等以提升中阳,亦可合用补中益气汤。

4. **肾气不固**

[主症]　尿血日久不愈,血色淡红。

[兼次症]　神疲乏力,头晕目眩,腰酸耳鸣。

[舌脉]　舌质淡,苔薄白;脉弱。

[分析]　劳倦日久或久病伤肾,肾气不足,封藏不固,血随尿出,此为久病但无火邪,故尿血日久不愈,血色淡红;肾虚则腰膝酸痛兼见耳鸣;髓海不充则头晕目眩,神疲乏力;舌质淡,脉弱皆为肾气不足之象。

[治法]　补益肾气,固摄止血。

[方药]　无比山药丸加减。方中熟地黄、山药、山茱萸、怀牛膝补益肾精;菟丝子、肉苁蓉、巴戟天、杜仲温肾助阳且固肾气;五味子、赤石脂固摄止血;茯苓、泽泻健脾利水。可酌加仙鹤草、蒲黄炭、大小蓟、槐花等加强止血之力;也可酌加煅龙骨、煅牡蛎、补骨脂、金樱子等加强固摄肾气之力。

若见畏寒神怯者,可酌加肉桂、鹿角片、狗脊以温补肾阳。

(七) 紫斑

紫斑常因热盛迫血、阴虚火旺和气不摄血而血溢肌肤所致,清热解毒、滋阴降火和益气摄血为主要治疗方法。

1. 热盛迫血

[主症]　感受风热或火热燥邪后,肌肤突发紫红或青紫之斑点或斑块。

[兼次症]　发热口渴,烦躁不安,溲赤便秘,常伴有鼻衄、齿衄、尿血或便血。

[舌脉]　舌质红,苔薄黄;脉数有力。

[分析]　感受风热或火热燥邪,火热偏盛,迫血妄行,血溢于肌肤脉络之外,故皮肤出现青紫之斑点或斑块;若热邪炽盛,损伤鼻、龈、肠胃和膀胱等处之脉络,则可见鼻衄、齿衄、便血和尿血;热扰心神则烦躁不安;火热伤津则不仅可见发热,也可见口渴、溲赤、便秘之症;舌质红,脉数有力皆为火热之邪偏盛之象。

[治法]　清热解毒,凉血止血。

[方药]　清营汤加减。方中犀角(水牛角代)、玄参、生地、麦冬滋阴清热凉血;金银花、连翘、黄连、竹叶清热解毒;丹参散瘀止血。可酌加紫草、茜草凉血止血,化斑消瘀。

若发热口渴,烦躁不安,紫斑密集成片者,可加用生石膏、龙胆草,并冲服紫雪以增强清热泻火解毒之效;还可合用十灰散以增强凉血止血、活血化瘀之效;若热壅肠胃兼见气滞血瘀,症见腹痛者,可酌加白芍、甘草缓急,五灵脂、香附理气活血,以期缓解腹痛;若热伤肠络而见便血者,可加槐实、槐花、地榆炭以凉血止血;若热夹湿邪,阻滞肢体经络,而见关节肿痛者,可加秦艽、木瓜、桑枝、川牛膝等清热祛湿、舒经活络。

2. 阴虚火旺

[主症]　肌肤出现红紫或青紫斑点或斑块,时作时止。

[兼次症]　手足心热,潮热盗汗,两颧红赤,心烦口干,常伴齿衄,鼻衄,月经过多等症。

[舌脉]　舌质红,少苔;脉细数。

[分析]　阴虚火旺,虚火灼伤肌肤络脉,故可见红紫或青紫斑点、斑块,亦可见齿衄、鼻衄或月经过多之表现;阴虚火旺,则可见手足心热,潮热盗汗;肾水不足,不能上济心火,心火被扰则心烦;虚火逼心液外出则盗汗;阴液不足则口渴;舌质红,少苔,脉细数为阴虚火旺之象。

[治法]　滋阴降火,宁络止血。

[方药]　茜根散加减。方中生地、阿胶滋阴养血;茜草根、侧柏叶、黄芩清热凉血止血;甘草调中解毒。可酌加丹皮、紫草等加强化斑消瘀止血之力。

阴虚较甚者,可加玄参、龟甲、女贞子、旱莲草等育阴清热之品;潮热者,可加地骨皮、鳖甲、秦艽、白薇等清退虚热之药;盗汗者,加五味子、煅龙骨、煅牡蛎等以收敛止汗。

3. 气不摄血

[主症]　紫斑反复出现,经久不愈。

[兼次症]　神疲乏力,食欲不振,面色苍白或萎黄,头晕目眩。

[舌脉]　舌质淡,苔白;脉弱。

[分析]　气虚不能摄血,脾虚不能统血,以致血溢于肌肤脉络之外而为紫斑;气虚日久,难以速复,故紫斑反复出现且经久不愈;脾虚运化无权则食欲不振;生化气血不足则神疲乏力,面色苍白或萎黄;气血不足,不能上承濡养清窍,故头晕目眩;舌质淡,苔白,脉弱为气虚不足之象。

[治法]　补脾摄血。

[方药]　归脾汤加减。临证可酌加仙鹤草、棕榈炭、血余炭、蒲黄炭、紫草等以增强止血消斑之力。

若脾虚及肾,兼见肾气不足,出现腰膝酸冷,大便不实,小便频数清长者,可酌加菟丝子、补骨脂、川续断以补益肾气。

【转归预后】

血证的转归与病因有一定关系,而病因又非一成不变。如外感风热燥邪、酒食不节、情志过极所引起的血证均属实证。但日久不愈,正气暗耗可转化为脾虚失摄、肾气不固等虚证;而阴虚不足,又容易引起虚火偏亢之证。所以在临证时,应根据病情转归变化的情况施以灵活治疗。

血证的预后,主要取决于以下因素。一是与血证的病因有关:一般外感易治,内伤难调,新病易治,久病难医;二是与出血量的多少有关:出血量少且易止者病轻,出血量多而不易止者病重,而出血量特别多,甚至出现气随血脱的危重证候,多预后不良;三是与出血部位有关:一般咳血、吐血、便血较之鼻衄、齿衄病情危急,如病程中兼见脑络出血则病情危殆;四是与伴随症状有关:出血同时发热、咳喘、脉数大有力者,病情较重。《景岳全书·血证》曰:"凡失血等证,身热脉大者难治,身凉脉静者易治。若喘咳急而上气逆,脉见弦紧细数,有热不得卧者死。"

【临证要点】

1. 明察病机,随证立法　止血法是治疗血证的主要方法,但在血证的病机基础有热伤血络、气不摄血、瘀血阻络的不同,热伤血络又有实热与虚热的不同,因而止血的具体方法就不同。因此,血证在临证时必须仔细辨析,抓住病机,方能采取有效的治疗方法。

2. 重视化瘀法的运用　久病之后的血证,常有瘀血所致出血,此类出血当用化瘀止血法施治。此外,离经之血即为瘀血,血证反复日久不愈,也致入络而瘀,因而血证久治不愈者,适当配合使用活血化瘀法可能会收到更好的疗效。

3. 估计出血量,预防虚脱　气为血帅,血为气母,各种血证如出血过多,可致气随血脱,导致亡阳虚脱之危候。临证必须根据头晕、乏力、面色唇甲苍白、心慌、出汗、舌、脉,综合判断出血程度,一旦有亡阳虚脱之征兆,当以益气固脱为先。

4. 保持气道通畅,防止咳血致窒息　咳血患者如出血量大,若不注意血液引流,可能导致血液或血块阻塞气道,导致患者窒息死亡。因此,临证必须保持气道通畅。

5. 谨防脑络出血　各种致病因素如损伤及脑络,可致脑络出血,病情凶险,必须积极救治,尤其西医学的某些出血性疾病、恶性血液病时有脑络出血的发生。临证要根据神志变化、头痛、肢体运动及感觉等临床表现做出及时的判断,早期救治。

【古代文献摘录】

《三因极一病证方论·失血叙论》:"夫血犹水也,水由地中行,百川皆理,则无壅决之虞。血之周流于人身荣、经、府、俞,外不为四气所伤,内不为七情所郁,自然顺适,方一微爽节宣,必至壅闭,故血不得循经流注,荣养百脉,或泣,或散,或下而亡反,或逆而上溢,乃有吐、衄、便、利、汗、痰诸证生焉。"

《症因脉治·内伤牙衄》:"凡治血症,要明血去火亦去……若血去火存,但可补血凉血,切不可用温燥。"

《明医指掌·溺血》:"尿血者,小便血也。盖心主血,通行经络,循环脏腑,若得寒则凝涩,得热则妄行,失其常道,则溢渗于胲,小便出血也。"

《杂病源流犀烛·诸血源流》:"肠风者,肠胃间湿热郁积,甚至胀满而下血也。"

《古今医统大全·下血》:"仁斋云:肠胃不虚,邪气无从而入,人惟醉饱房劳,坐卧风湿,恣食生冷,酒面积热,以致荣血失道,渗入大肠,此肠风脏毒之所由行也。"

《寿世保元·衄血》:"衄血者,鼻中出血也。阳热怫郁,干于足阳明而上热故衄也,治宜凉血行血为主。"

《血证论·吐血》:"凡人吐痰吐食,皆胃之咎。血虽非胃所主,然同是吐证,安得不责之于胃?况血之归宿,在于血海。冲为血海,其脉丽于阳明,未有冲气不逆上,而血逆上者也……阳明之气,下行为顺,今乃逆吐,失其下行之令,急调其胃,使气顺吐止,则血不致奔脱矣。"

【现代文献推介】

[1] 胡红林,杨桢,鲁赛,等.试论"风药"止血作用及其机理[J].北京中医药大学学报,2015,38(7):444-446.

[2] 刘建新,吴雪梅.张仲景出血证治探要[J].江苏中医药,2017,49(3):16-19.

[3] 张娜,姚璇,孔煜荣,等.从"四时五脏阴阳"整体观思想探讨四物汤治疗血证的机理[J].北京中医药大学学报,2016,39(5):360-363.

[4] 赵伟,秦克力,郝晶.止血、消瘀、宁血、补虚法对 CITP 患者调节性 T 细胞影响的研究[J].中医药信息,2016,33(4):78-81.

第三节 痰 饮

痰饮是指三焦气化失司,水液在体内运化输布失常,停积于某些部位的一类病证。痰饮有广义和狭义之分,广义的痰饮是诸饮的总称,根据水饮停积的部位不同,而分为痰饮、悬饮、溢饮、支饮四类。狭义的痰饮即指水饮停积于胃肠,是四饮之一。

《黄帝内经》中有"积饮"之名,而无"痰饮"之名,如《素问·六元正纪大论》曰:"太阴所至,为积饮否隔。"《素问·气交变大论》载:"岁土太过,雨湿流行……饮发中满食减,四肢不举。"《素问·五常政大论》云:"土郁之发,民病饮发注下。"指出水湿过盛、土郁失运为积饮的主要病机,奠定了积饮的理论基础。汉代张仲景《金匮要略·痰饮咳嗽病脉证并治》篇首见"痰饮"之名,并根据水饮停积的部位不同,而分为痰饮、悬饮、溢饮、支饮四类。张仲景对痰饮病的证候、论治作了比较系统的论述,并提出"病痰饮者,当以温药和之"的治疗原则,被后世奉为准绳。由于《金匮要略》对痰饮脉证治疗阐发甚详,成为痰饮辨证论治的主要依据。隋代巢元方《诸病源候论》将痰与饮分开而论,曰:"……脉偏弦者为痰,浮而滑为饮。"立诸痰候与诸饮候,并在《金匮要略》四饮基础上另有流饮和癖饮的论述,如"流饮者,由饮水多,水流走于肠胃之间,辘辘有声,谓之流饮""此由饮水多,水气停积两胁之间,遇寒气相搏,则结聚成块,谓之癖饮"。金代张子和《儒门事亲·饮当去水温补转剧论》则指出饮之成因:"其来有五,有愤郁而得之者,有困乏而得之者,有思虑而得之者,有痛饮而得之者,有热时伤冷而得之者,饮证虽多,无出于此。"又云:"夫治病有先后,不可妄投,邪未去时,愤不可补也。大邪新去,恐反增其气,转甚于未治之时也。"指出治疗饮证不可妄用补法。清代喻嘉言则指出对痰饮之体虚、积劳、失血等虚证患者不可妄用吐法或峻攻。这些论述都对饮证治疗有指导意义。从隋唐至金元，在痰饮病的基础上，又逐渐发展了痰的病机学说，元代朱丹溪《丹溪心法·痰病》曰："百病中多有兼痰者，世所不知也。"明代张景岳《景岳全书·痰饮》载："痰之与饮，虽曰同类，而实有不同也。"一般而言，黏稠者为痰，清稀者为饮，故应加以区别。本篇论述的范围以《金匮要略》中之痰饮病为主。

西医学的慢性支气管炎、支气管哮喘、胸腔积液、胃肠功能紊乱、不完全性肠梗阻、慢性心功能不全、肾炎水肿等疾病的某些阶段，可参照本篇辨证论治。

【病因病机】

痰饮的病因为寒湿浸渍、饮食不节、劳欲所伤，以致肺脾肾气化功能失调，三焦水道不利，水液失于正常运化、输布，停积而为痰饮。

1. **寒湿浸渍**　久居气候寒冷潮湿之处，或冒雨涉水，或经常坐卧湿地等，导致寒湿浸渍。寒湿之邪，易伤阳气，由表及里，中阳受困，运化无力，水湿停聚而为痰饮。正如《素问·至真要大论》曰："太阴之胜……独胜则湿气内郁……饮发于中。"

2. **饮食不节**　恣食生冷，或暴饮暴食，均可阻遏脾阳，使中州失运，水湿聚而为饮。《金匮要略·痰饮咳嗽病脉证并治》曰："夫患者饮水多，必暴喘满""食少饮多，水停心下""流饮者，由饮水多，水流走于肠胃之间，辘辘有声……"

3. **劳欲久病**　水液属阴，全赖阳气之温煦蒸化输转。若因思虑、劳倦、纵欲太过，伤及脾肾，或年高久病，或素体阳虚，脾肾阳气不足，水液失于气化转输，停聚为饮。

人体在生理状态下，水液的吸收、输布和排泄，主要依赖肺、脾、肾三脏的气化功能。《素问·经脉别论》曰："饮入于胃，游溢精气，上输于脾，脾气散精，上归于肺，通调水道，下输膀胱，水精四布，五经并行。"由此可知，体内水液的代谢包括脾之转输上行、肺之通调下降和肾之蒸化开合三个不可分割的重要环节。水谷精气是在脾之健运，肺之通调，肾之蒸化开合作用下，化为津液，输布全身，发挥多种生理作用之后，变为汗液、尿液排出体外。如果三脏功能失调，肺之通调失司、脾之转输无权、肾之蒸化失职，水谷不得运化输布而成浊液，聚而为水为饮，遇火气则煎熬成痰。三脏之中，脾运失司首当其要，因脾阳一虚，水谷精气不能正化，则上不能输精以养肺，下不能助肾以制水，必然导致水液停滞中焦，流溢四末，波及五脏。水液的输布排泄，还与三焦的作用密切相关。三焦主司一身之气化，为运行水液之道路。若三焦气化失司，水道不通，则水液停积为饮。故《素问·灵兰秘典论》曰："三焦者，决渎之官，水道出焉。"《圣济总录·痰饮统论》曰："三焦者，水谷之道路，气之所终始也，三焦调适，气脉平匀，则能宣通水液，行入于经，化而为血，灌溉周身；若三焦气塞，脉道壅闭，则水饮停积，得宜行，聚成痰饮。"

总之，痰饮之病机性质总属阳虚阴盛，为本虚标实之证。肺、脾、肾气化失调，阳气不足为痰饮发生的病机基础。间有因时邪与内饮相搏，或饮邪久郁化热，表现为饮热错杂之证。

【诊断】

痰饮病证的诊断，应根据临床特征，痰饮停积的部位来确定。

(1) 饮留胃肠者为痰饮，主要表现为心下痞满，胃中有振水声，肠间辘辘有声，呕吐清水痰涎。

(2) 饮留胸胁者为悬饮，主要表现为咳嗽，气急，胁肋胀痛。

(3) 饮浸肺者为支饮，主要表现为咳逆喘息，痰白量多。

（4）饮溢四肢者为溢饮，主要表现为身痛困重，肢体浮肿。

【相关检查】

痰饮病证涉及的疾病较多，临证应注意结合相关检查以帮助诊断，如胸部 X 线摄片、胃肠钡餐造影、内窥镜、胸腹部 B 超、痰培养、胸水检查、胸腹部 CT 等。

【鉴别诊断】

1. 痰、饮、水、湿　四者同出于一源，均为水液不归正化停积而成，然而在病机、形质特点、临床表现等方面各有特点。分别言之，痰多因热煎熬而成，分成有形、无形之痰。有形者，形质厚浊，咳咯可见；无形者，无处不到，病变多端。饮多因寒积聚而成，形质清稀，多停于体内局部。水为清液，有阴水、阳水之分，可泛滥肌表或四末。湿性黏滞，但无定体，可随五气从化相兼为病。合而言之，痰、饮、水、湿在一定条件下又可相互转化。

2. 溢饮与风水　两者虽均可见肢体浮肿，但风水可见汗出恶风，小便不利，浮肿从眼睑开始，迅速漫于四肢全身。而溢饮则见恶寒无汗、身体疼痛、小便自利，肿以四肢明显，甚或偏于一侧肢体。

3. 痰饮与咳嗽、哮病、喘证、肺胀　饮邪停积胸肺，以致肺气失于宣降，可致咳嗽、哮病、喘证、肺胀等证，此时饮是上述肺系疾病发生、发展的病因或病理因素，在临床辨证施治时，可以按痰饮予以施治。若咳喘肺虚日久，肺气虚弱，宣降失司，水液失于输布，又可积而为饮，加重病情或致肺疾反复发作。

4. 悬饮与胸痹心痛　参见"胸痹心痛"篇。

5. 悬饮与胁痛　参见"胁痛"篇。

【辨证论治】

辨证要点

1. 辨部位　饮停胃肠者为痰饮，饮流胁下者为悬饮，饮溢四肢者为溢饮，饮停胸肺者为支饮。

2. 辨寒热　一般而言，痰饮总属阳虚寒凝，水饮停聚。如《症因脉治·痰症论》曰："饮主于水，寒多热少。"若饮邪郁久化热、饮热互结者，则表现饮渐黏稠、身热、口苦、苔黄、脉数等热象。临床寒热相兼之候也常有之。

3. 辨虚实　痰饮病虽以实证居多，但总属阳虚阴盛、本虚标实证，其本属脾肾阳气亏虚，不能运化水湿，其标则为水饮停聚或停饮郁久化热，但在病程的不同阶段，或表现以本虚为主，或表现为标实为主。应从起病之新久、饮邪之盛衰、禀赋之强弱来权衡虚实，如新病饮盛为实，久病正虚饮微为虚。

治疗原则

饮为阴邪，遇寒则凝，得温则行，故其治疗当遵《金匮要略·痰饮咳嗽病脉证并治》"病痰饮者，当以温药和之"之宗旨，以温阳化饮为基本治疗原则，以振奋阳气，开发腠理，通行水道。同时还应当分别标本缓急、表里虚实之不同，采取相应的治疗措施。若饮邪壅盛，其证属实，当祛邪治标，可根据其饮停部位，分别采用发汗、攻逐和分利等法；阳微气虚而饮邪不盛者，则温补脾肾阳气以治本；邪实而正虚者，治当攻补兼施；饮热相杂者，又当温清并用。即使实证，当饮邪已基本消除，也须继用健脾温肾以固其本，始能以巩固疗效。

分证论治

(一) 痰饮

1. 脾阳虚弱

[主症]　心下痞满,胃中有振水声,肠间辘辘有声,呕吐清水痰涎。

[兼次症]　背冷如掌大,或下利清水,而利后少腹续坚满,口不渴或口渴不欲饮,食少,头晕目眩,小便不利。

[舌脉]　舌苔白滑,脉弦细而滑。

[分析]　脾阳虚弱,运化失职,饮停于胃,则心下坚满,胃脘胀满或疼痛,胃中有振水声;胃中停饮,其气上逆,则恶心、呕吐清水痰涎,或饮入即吐;水谷之精微不化生津液而旁留成饮,停结胃中,则口渴不欲饮;阳气为饮邪所阻,不得宣达于外,则背冷如掌大;清阳不得上达则头晕目眩;饮邪中阻,膀胱气化失司则小便不利;苔白滑,脉沉弦细滑,均为脾阳虚弱,水饮内结之征。

[治法]　温脾化饮。

[方药]　苓桂术甘汤合小半夏加茯苓汤加减。方中桂枝、生姜通阳化饮,以祛饮邪;白术、茯苓、甘草补气健脾,淡渗利水;半夏、生姜辛开和胃降逆,化饮止吐。

水饮内阻,清气不升致冒眩、小便不利者加泽泻、车前子、茯苓皮以利水渗湿;若饮困脾阳,症见纳呆泛酸者,加吴茱萸、川椒以温中散寒化饮;心下坚满疼痛甚者,加枳实以行气开结;纳呆食少者加焦三仙、砂仁以和胃消食。

2. 饮留胃肠

[主症]　心下坚满,脘腹灼痛,胃脘及肠间沥沥有声。

[兼次证]　烦躁,口干舌燥,大便秘结,小便赤涩;或自利,利后反快。

[舌脉]　舌质红,苔黄腻;脉弦滑而数。

[分析]　胃肠停饮,日久不除,郁而化热而成。饮热互结,留居胃肠,故心下坚满,脘腹灼痛;热扰心神则烦躁;饮热互结,腑气不通,浊气上逆则口干口苦、舌燥、大便秘结;饮热下注于膀胱,膀胱气化不利则小便赤涩;水走胃肠间,则沥沥有声;水性趋下则自利,利则饮邪暂去则利后反快;舌质红,苔黄腻,脉弦滑而数,均为饮热互结胃肠之征。

[治法]　攻下逐饮。

[方药]　甘遂半夏汤或己椒苈黄丸加减。前方逐水祛痰,和中除湿,治疗饮热互结胃肠之证。方中甘遂、半夏降逆逐饮,白芍、蜂蜜酸甘和中,以防伤正,并借甘遂、甘草相反之性来增强其攻逐之力。后方攻逐水饮,治疗水饮内滞,壅滞不通之实证,大黄、葶苈子泻下逐水,防己、椒目导水利尿。然上两方为权宜攻邪之剂,邪除则停,不可过用久用。

若见利后少腹续坚满者,加厚朴、木香以理气散结;若饮热相互胶结,升降失司,腑气不通甚者,加芒硝以加强攻逐之力;若饮邪上凌,阻滞清阳,症见头晕目眩者,加泽泻、白术以健脾利水;纳呆食少者,属脾胃健运失司,水谷不化精微,加党参、砂仁以健脾和胃。

(二) 悬饮

1. 邪犯胸肺

[主症]　寒热往来,身热起伏,咳嗽气急,胸胁疼痛,呼吸、转侧时疼痛加重。

[兼次症]　汗少,或发热不恶寒,有汗而热不解,少痰,心下痞硬,干呕,口苦,咽干。

[舌脉]　苔薄白或薄黄;脉弦数。

[分析] 肺居胸中,两胁为少阳经脉分布循行之处,若时邪外袭,邪犯胸胁,少阳枢机不和,则寒热往来,身热起伏,胸胁疼痛;肺热壅盛,肺失宣降,则身热有汗,不恶寒,咳而气急少痰;少阳热邪郁滞则心下痞硬、口苦、干呕、咽干;苔薄白或黄,脉弦数,均为邪侵胸胁、肺卫同病、邪在上焦之征。

[治法] 和解少阳,宣利枢机。

[方药] 柴枳半夏汤加减。本方和解少阳,化痰通络,治疗邪犯少阳,痰热内阻之证。柴胡、黄芩和解清热;半夏、瓜蒌化痰散结;枳壳、桔梗、赤芍理气和络。

胸胁疼痛加丝瓜络、旋覆花通络;心下痞硬、口苦、干呕加黄连以与半夏、瓜蒌相伍以清热化痰、开郁散结;热盛汗出、咳嗽气急者,去柴胡,加石膏、桑白皮、杏仁,以清热宣肺化痰。

2. 饮停胸胁

[主症] 胸胁胀满疼痛,病侧肋间饱满,甚则偏侧胸部隆起。

[兼次症] 气短息促不能平卧,或仅能侧卧于停饮的一侧,呼吸困难,咳嗽,转侧时胸痛加重。

[舌脉] 舌质淡,苔白或滑腻;脉沉弦或弦滑。

[分析] 胸胁为气机升降之道,肺气郁滞,气不布津,停而为饮,故胸胁胀满,病侧肋间饱满,甚则偏侧胸部隆起;饮停胸肋,脉络受阻,气机不利,故胸胁胀满疼痛,咳嗽、呼吸、转侧时均牵引胸胁,故可使疼痛加重;水饮上迫于肺,肺气出入受阻,故气息短促;苔白或滑腻,脉沉弦或弦滑,均为水饮内结于里之候。

[治法] 攻逐水饮。

[方药] 十枣汤,或葶苈大枣泻肺汤加减。十枣汤攻逐水饮,用于水饮内停,正盛邪实之证。方中甘遂、大戟、芫花均为峻下逐饮之品,恐伤胃气,故共研细末,以大枣煎汤送服,可根据服药后吐泻轻重,酌情掌握用量。若体质虚弱,不任峻下者,可改服葶苈大枣泻肺汤,本方泻肺行水,治疗痰涎壅盛之证。方中葶苈子苦辛沉降,开泄肺气,通利膀胱,加大枣甘缓补虚,以制约葶苈子峻泻逐饮之功。此外,控涎丹亦可酌用,本方无十枣汤之峻泻,适用于痰饮伏于胸膈上下,胁肋疼痛,形气俱实者。

若痰浊偏盛,胸部满闷,苔浊腻者,加瓜蒌、薤白、杏仁、椒目以宣痹泄浊化饮;若水饮久停,胸胁支满,体弱食少者,加桂枝、甘草、茯苓等健脾通阳化饮。

3. 络气不和

[主症] 胸胁疼痛,如灼如刺,呼吸不畅。

[兼次症] 或咳嗽,甚则迁延日久不已,入夜、天阴时更为明显。

[舌脉] 舌质淡暗红,苔薄白;脉弦。

[分析] 饮邪久郁之后,气机不利,络脉痹阻,故胸胁疼痛;气郁不解,久郁化火,则痛势如灼;气滞及血,血脉不利,则刺痛;饮邪久留,气机郁滞,肺失宣降,则胸闷,呼吸不畅;饮邪属阴邪,入夜加重邪势,天阴时湿气停留,也助长饮邪之势,故疼痛在入夜或天阴时加重;舌质淡暗红,苔薄白,脉弦均为气机不利,络脉痹阻之候。

[治法] 理气和络。

[方药] 香附旋覆花汤加减。本方疏肝理气,降逆化痰。方中香附、旋覆花理气解郁;苏子、杏仁降气化痰;陈皮、半夏、茯苓、薏苡仁理气化痰。

若痰气郁结,胸闷苔腻者,加瓜蒌、枳壳以理气化痰开郁;久痛入络,痛势如刺者,加当归、桃仁、红花、乳香、没药化瘀止痛;若饮邪未净者加通草、路路通、冬瓜皮。

4. 阴虚内热

[主症] 胸胁灼痛,咳呛时作。

［兼次症］　口干咽燥,痰黏量少,午后潮热,颧红,心烦,盗汗,手足心热,形体消瘦。

［舌脉］　舌质红,少苔;脉细数。

［分析］　饮阻日久,气郁化热伤阴,肺络不和,则胸胁灼痛;阴虚肺燥,故咳呛时作,痰黏量少,口干咽燥;阴虚火旺则潮热、颧红、盗汗、心烦、手足心热;脉络不和,气机不利则胸胁闷痛;病久正虚而致形体消瘦;舌质红,少苔,脉细数,乃系阴虚内热之证。

［治法］　滋阴清热。

［方药］　泻白散合沙参麦冬汤加减。泻白散清泻肺热,方中桑白皮清肺热,地骨皮泻肺中伏火,甘草、粳米养胃和中,四药合用,清热而不伤阴,泻肺而不伤正,使肺气清肃,则咳喘自平。沙参麦冬汤清热生津润燥,方中沙参、麦冬、玉竹、天花粉养阴生津,生扁豆、甘草健脾和中,桑叶祛风达邪。

潮热者加鳖甲、功劳叶;咳嗽者加百部、川贝母;胸胁痛加瓜蒌皮、枳壳、郁金、丝瓜络、苏木;饮邪未尽者,加猪苓、泽泻、葶苈子;兼气虚、神疲、气短、自汗者,加党参、黄芪、黄精、五味子。

（三）支饮

1. 寒饮伏肺

［主症］　咳逆胸满不得卧,痰清稀,白沫量多。

［兼次症］　面浮跗肿,或经久不愈,平素伏而不作,遇寒即发,兼见寒热,背痛,身痛等。

［舌脉］　舌质淡,舌体胖有齿痕,苔白滑或白腻;脉弦紧。

［分析］　多由受寒饮冷,久咳致喘,迁延日久伤肺,肺不布津,饮邪留肺,支撑胸膈。饮邪犯肺,肺失宣降,故咳喘胸满,呼吸困难,不能平卧;水谷津液不归正化,停蓄成饮,则痰量多,质清稀或白沫状;饮邪伏肺则久病不愈;饮为阴邪故受寒易发或加重;水饮泛滥则面浮肢肿;伏饮遇外感诱发则恶寒、背痛、身痛;舌质淡体胖有齿痕,苔白滑或白腻,脉弦紧为寒饮内盛之象。

［治法］　温肺化饮。

［方药］　小青龙汤加减。本方有温里发表之功,用于支饮遇寒触发,表寒里饮之证。方中麻黄、桂枝、干姜、细辛温肺散寒,半夏降气化痰,佐以白芍、五味子散中有收,甘草和中。

若表证已解,可改用苓甘五味姜辛汤温肺化饮;若饮邪壅滞,外无表证,喘咳痰盛不得卧,可用葶苈大枣泻肺汤泻肺逐饮;若痰多黏腻、胸闷气逆、苔浊者加三子养亲汤以降气化痰;若饮郁化热,喘满胸闷,心下痞坚,烦渴,苔黄而腻,脉沉紧,用木防己汤加减清热化饮;若喘息、痰壅、便秘,加葶苈子、大黄、芒硝以豁痰降气通腑。

2. 脾肾阳虚

［主症］　喘促动则为甚,心悸,气短。

［兼次证］　或咳而气怯,痰多,食少,胸闷,怯寒肢冷,神疲,少腹拘急不仁,脐下动悸,小便不利,足跗浮肿;或吐涎沫而头目昏眩。

［舌脉］　舌胖大,质淡,苔白润或腻;脉沉细而滑。

［分析］　支饮日久,脾肾阳虚,饮凌心肺,故喘促动则为甚,怯寒肢冷;肾阳虚不能上暖心阳,则心悸,胸闷;阳虚肺气不足则气短,气怯;痰涎壅盛则食少,痰多;水湿内停则小便不利,足跗浮肿;饮邪上干,则吐涎沫,头目昏眩,饮邪下注,则少腹拘急不仁,脐下动悸;舌胖大,质淡,苔白润或腻,脉沉细而滑均为阳虚饮停之象。

［治法］　温补肾阳,以化水饮。

[方药]　金匮肾气丸合苓桂术甘汤加减。两方都能温阳化饮，前方重在温肾，方中桂枝、附子温阳，地黄、山萸肉、山药补肾益精，茯苓、泽泻、牡丹皮利水祛邪；后方重在温脾，桂枝通阳化饮，白术、茯苓健脾行水，甘草和中。

若痰多，食少加陈皮、半夏；若脐下动悸，吐涎沫，头目昏眩合五苓散。

（四）溢饮

[主症]　四肢沉重疼痛浮肿。

[兼次症]　恶寒，无汗，口不渴，或有咳喘，痰多白沫，胸闷，干呕。

[舌脉]　舌质淡胖，苔白；脉弦紧。

[分析]　多因外感风寒，玄府闭塞，肺脾输布失职，水饮流溢四肢肌肤，故四肢沉重疼痛浮肿，并兼见恶寒、无汗等风寒表证；若饮迫于肺，则咳喘痰多白沫、胸闷、干呕；口不渴、舌质淡胖、苔白、脉弦紧为饮邪内伏之象。

[治法]　解表化饮。

[方药]　小青龙汤加减。本方发表散寒，温肺化饮，用于表寒里饮所致的恶寒发热，无汗，四肢沉重，甚则肢体微肿者。方中麻黄、桂枝、干姜、细辛温肺散寒，半夏降气化痰，佐以白芍、五味子散中有收，甘草和中。

若水饮内聚而见肢体浮肿明显，尿少者，可配茯苓、猪苓、泽泻、车前子以利水祛饮；若表寒外束，内有郁热，伴有发热、烦躁，苔白而兼黄，改用大青龙汤以发表清里。

【预后转归】

痰饮可由外感或内伤致病。如由外感风寒湿邪所致，只要治疗及时，一般预后较好。若饮邪留伏胸肺，则可变成窠臼，常因遇感引动伏饮，反复难愈。由内伤而致病者多见肺、脾、肾功能失调，不能化气行水，聚津而生痰饮，诸证乃成。饮邪内伏，复感外邪，极易诱发而使病情加重，或为寒热虚实夹杂，若用药得当，能控制证情，预后较好；若饮邪较盛，凌心射肺，则病趋复杂，缠绵难愈，预后较差。若因癥瘕所致者，则病属重笃，预后险恶。

【临证要点】

1. 辨明标本主次及兼夹证　痰饮停积，气机不利，久郁又可化热，络脉痹阻，有夹气滞、化热和伤阴等不同变化，故在治疗时应辨明标本主次及病邪的兼夹，邪实正虚，则当消补兼施，饮热相杂，又当温清并用。

2. 正确应用峻下逐水方药　用十枣汤或控涎丹峻下逐水，只能用于形体壮实、积饮量多者，剂量应从小量递增，一般连服3～5日，必要时停2～3日再服。必须注意固护胃气，中病即止。如药后出现呕吐、腹痛、腹泻过剧，应减量或停服。

【古代文献摘录】

《金匮要略·痰饮咳嗽病脉证并治》："其人素盛今瘦，水走肠间，沥沥有声，谓之痰饮；饮后水流在胁下，咳唾引痛，谓之悬饮；饮水流行，归于四肢，当汗出而不汗出，身体疼重，谓之溢饮；咳逆倚息，短气不得卧，其形如肿，谓之支饮。"

《医门法律·痰饮门》："《金匮》即从水精不四布，五经不并行之处，以言其患……浅者在于躯壳之内，藏府之外……一由胃而下流于肠，一由胃而旁流于胁，一由胃而外出于四肢，一由胃而上入于胸膈。始先不觉，日积月累，水之精华，转为浑浊，于是遂成痰饮。必先团聚于呼吸大气难到之处，故由肠而胁，而四肢，至渐渍于胸膈，其势愈逆也。痰饮之患，未有不从胃起者矣。"

《济生方·痰饮论治》："人之气道贵乎顺,顺则津液流通,绝无痰饮之患,调摄失宜,气道闭塞,水饮停于胸府结而结成痰。"

《四圣心源·痰饮根源》："痰饮者,肺肾之病也,而源于土湿。肺肾为痰饮之标,脾胃为痰饮之本。盖肺主藏气,肺气清降则化水;肾主藏水,水温升则化气;阳衰土湿则肺气壅滞不能化水;肾气凝瘀不能化气,气不化水则郁蒸于上而为痰,水不化气则停积于下而为饮。"

《临证指南医案·痰饮》邹滋九按语："总之痰饮之作,必由元气亏乏,及阴盛阳衰而起,以致津液凝滞,不能输布,留于胸中。水之清者,悉变为浊,水积阴则为饮,饮凝阳则为痰……阳衰阴盛则水气溢而为饮。"

【现代文献推介】

[1] 许金泉,陈锦汝,陈烨文.唐以前辨治痰饮的源流和发展[J].上海中医药杂志,2017(10):31-34.

[2] 朱文翔,王庆国,王雪茜,等.基于"治未病"理论的《金匮要略》湿病、痰饮病、水气病治则解析[J].北京中医药大学学报,2017(7):533-536.

[3] 赵鼎,吕翠霞.浅议"病痰饮者,当以温药和之"[J].中华中医药杂志,2017(5):2229-2232.

[4] 杨淑慧,丁吉善,郅琳.基于现代医案探讨小青龙汤的应用规律[J].北京中医药大学学报,2017,40(1):83-88.

[5] 赵庭楷,李彬.苓桂术甘汤合泽泻汤治疗眩晕痰饮证中西医机理研究[J].国医论坛,2017(3):6-8.

[6] 曾启宇,张毅,李金田,等.论张仲景攻邪法治痰饮[J].中医研究,2017,30(2):3-5.

第四节　消　渴

消渴是以多饮、多食、多尿、形体消瘦,或尿有甜味为特征的一种疾病。

消渴病名,始于《黄帝内经》。根据病机及症状的不同,《黄帝内经》还有消瘅、肺消、膈消、消中等名称的记载,认为五脏虚弱,过食肥甘,情志失调是引起消渴的原因,而内热是其主要病机。《素问·腹中论》强调"热中消中,不可服膏粱、芳草、石药",指出本病应禁食燥热伤津之品。汉代张仲景《金匮要略》专列消渴篇,对本病之口渴,小便频数予以重视,其中述及"渴欲饮水""其人苦渴""小便利数"多处,突破了《黄帝内经》重"消"轻"渴"的论点,并认识了肾在病机中的地位,提出的白虎加人参汤、文蛤散等方药,常为后人引用,尤其以肾气丸治消渴,开创了补肾治消渴之先河。隋代巢元方《诸病源候论·消渴候》中明确指出本病易发痈疽和水肿。唐代孙思邈《备急千金要方》强调生活调摄对消渴的治疗意义,首次提出节制饮食劳欲者,"虽不服药而自可无他"。唐代王焘《外台秘要·消中消方渴肾消》最先记载了消渴病尿甜,并作为判断本病是否治愈的标准。至宋代开始,已明确了"三消"分证施治,在病机上突出肾虚内热,如宋代赵佶《圣济总录·久渴》云:"消渴之病,本于肾气不足,下焦虚热。"金元时期刘完素、张子和等发展了"三消"理论,刘完素所著《三消论》是阐述"三消"燥热学说的专著,主张治当以清热泻火,养阴生津为要。元代朱震亨《丹溪心法·消渴》则指出,治以"养肺、降火、生血为主"。至明清,进一步深化了脾肾在消渴证中的地位,强调命门火衰不能蒸腾水气而致口渴溲多,故治多注重健脾益气以复阴生津,补益命门以蒸液润燥,如明代张景岳《景岳全书·消渴》"凡治消之法,若由真水不足,则悉属阴虚,无论上中下,急宜治肾"。在临床分类方面,明代戴思恭《证治要诀》明确提出上、中、下之分类。明代王肯堂《证治准绳·消瘅》对三消的临床分类作了规范:"渴而多饮为上消(经谓膈消),消谷善饥为中消(经谓消中),渴而便数有膏为下消(经谓肾消)。"明清至现代,中医学对消渴的治疗原则及方药,有了更多和更广泛、更深入的研究。

消渴主要与西医学的糖尿病相关。此外,尿崩症与本病证的临床表现相近,精神性多饮多尿症与本病也有相似之处,均可参照本篇辨证论治。

【病因病机】

消渴病的病因比较复杂,禀赋不足、饮食不节、情志失调、劳欲过度等原因均可导致消渴。消渴病变的脏腑主要在肺、脾(胃)、肾。其病机主要在于阴津亏损,燥热偏胜,而以阴虚为本,燥热为标,两者互为因果。

1. **饮食、情志失调** 饮食不节,积热于胃,胃热熏灼于肺,或长期过度的精神刺激,如郁怒伤肝,肝气郁结,或劳心竭虑,营谋强思等,以致郁久化火,火热内燔,消灼肺胃阴津而发为消渴。邪热上蒸于肺,肺热津伤,故见烦渴引饮;肺为燥热所伤,则无力敷布津液,津液直趋于下,故溲多而频;胃热内盛,脾运不利,不能化生精微,故消谷善饥,而形体日渐消瘦。日久耗气伤阴,致气阴两虚之候。

2. **过度劳倦** 劳倦过度,伤及脾胃,以致脾胃虚弱,既不能消谷,又不能运化,症见神疲,纳差,便溏;饮食中水谷精微直趋于下,随小便而出,故尿甘而浊;全身肌肉失于水谷精微之濡养,以致日渐消瘦;脾胃气虚,不能为胃行其津液,则口渴多饮。

3. **肾元虚衰** 先天禀赋不足,或房劳过度,肾阴亏损,则虚火内生,上燔心肺则烦渴多饮,中灼脾胃则胃热消谷,阴虚阳盛,肾之开阖失司,固摄无权,则水谷精微直趋下泄,随小便而排出体外,故尿多味甜,或混浊如脂膏。若肾阳虚则无以化气上蒸,津液不布,则口渴多饮;下焦不摄,多尿随之而起,故肾与消渴的发生甚为密切。

本病病机涉及多脏,以肾为本。消渴虽有在肺、脾(胃)、肾之不同,但常常互相影响,如肺燥津伤,津液失于输布,则脾胃不得濡养,肾精不得滋助;脾胃燥热偏盛,上可灼伤肺津,下可耗损肾阴;肾阴不足则阴虚火旺,亦可上灼肺胃,终至肺燥胃热,脾虚肾亏,常可同时发生,而多饮、多食、多尿之症常相互并见。但肺、脾(胃)、肾三脏中,尤以肾最为重要。因为肾为先天之本,主藏精,寓元阴元阳,他脏虚弱日久,最终无不损及肾之阴阳。

当久病失治,不知调摄,即可变证百出。消渴者不知调护,不节饮食,失治误治,而致变证丛生,或未知得病,失于调治,以变证作为首诊者,临床也屡见不鲜。

1. **痈疽** 燥热内结,营阴被灼,络脉瘀阻,蕴毒成脓,发为痈疽。由于本病以阴虚为本,燥热为标,燥热即使去除,然营阴难复,故消渴并发痈疽者,常久溃不收口。由此,在外科痈疽证中,久治难愈者,应考虑是否有本病的可能。

2. **白内障、雀目、耳聋** 消渴日久,伤精耗血,以致肝肾两亏。肝开窍于目,肾开窍于耳,精血不能上承,以致耳目失养而成白内障、雀目、耳聋。

3. **肺痨** 本病患者燥热素盛,熏灼于肺,耗伤气阴,正气衰弱,易感痨虫,而成肺痨。

4. **水肿** 消渴后期,脾肾虚衰,水失输布及蒸化失常,以致水饮内停,泛溢肌肤,而成水肿,并可见小便混浊如脂膏、尿甘。

5. **血瘀证** 消渴久病入络,瘀血阻滞;或阴虚燥热,耗津灼液,血运不畅而成血瘀;或燥热日久,耗伤气阴,气虚则血行无力,瘀血随之而生;或阴损及阳,阳虚寒凝,血液为之凝滞而成瘀。由于瘀血产生、停留的部位各异,临床所表现的血瘀证候也千变万化,常见的有胸痹、心悸、眩晕、中风、肢体麻木等。

6. **厥脱** 若阴津极度耗损,虚阳浮越,而见面红,头痛,烦躁,恶心呕吐,目眶内陷,唇舌干红,息深而长等症,最终因阴竭阳亡而见昏迷,四肢厥冷,脉微细数欲绝等厥脱危象。

总之,本病的病理因素主要为虚火、浊瘀,病理性质为本虚标实。阴虚为本,燥热为标,两者互为因果,阴愈虚,则燥热愈盛,反之,燥热愈盛,则阴愈虚。其病位主要在肺、脾(胃)、肾三脏,尤以肾为主。

【诊断】

(1) 多饮、多食、多尿、形体消瘦,或尿有甜味等临床症状,是诊断消渴的主要依据。

(2) 有的患者"三多"症状不显著,但若中年之后发病,且嗜食膏粱厚味,形体肥胖,以及病久伴发肺痨、水肿、眩晕、胸痹、中风、雀目、痈疽等病证,应考虑患消渴的可能。

(3) 本病的发生与先天禀赋不足密切相关,故消渴的家族史可供诊断参考。

【相关检查】

(1) 查空腹、餐后 2 小时血糖,以及尿常规、葡萄糖耐量试验、糖化血红蛋白、胰岛素释放实验、C 肽实验等,有助于明确本病诊断及分型。

(2) 查 T3、T4、TSH 有助于与瘿病的鉴别诊断。

(3) 检查微量白蛋白、眼底、心脏彩超、大血管彩超等了解心、脑、肾受损情况;查尿酮、血酮、血浆渗透压等以判断是否存在酮症酸中毒、高渗性昏迷等;查二氧化碳结合力以及血钾、血钠、血氯、血钙等,以了解酸碱平衡情况及是否存在电解质紊乱。

【鉴别诊断】

1. **口渴症** 口渴症是指口渴饮水的临床症状,可出现于多种疾病过程中,尤以外感热病为多见,但这类口渴各随其所患病证的不同而出现相应的临床表现,不伴多食、多尿、尿甜、消瘦等消渴的特点。

2. **瘿病** 参见"瘿病"篇。

【辨证论治】

辨证要点

1. **辨病位** 消渴病的"三多"症状,往往同时存在,但根据程度的轻重不同,而有上、中、下三消之分,及肺燥、胃热、肾虚之别。通常以肺燥为主,多饮症状较突出者,称为上消;以胃热为主,多食症状突出者,称为中消;以肾虚为主,多尿症状较突出者,称为下消。但临床上单纯之上、中、下三消较少,往往相互并见。

2. **辨标本** 本病以阴虚为本,燥热为标,两者互为因果。常因病程长短及病情轻重的不同,而阴虚和燥热之表现各有侧重。一般初病多以燥热为主,病程较长者则阴虚与燥热互见,日久则以阴虚为主,进而导致气阴两虚或阴损及阳,导致阴阳俱虚。

3. **辨本症与并发症** 多饮、多食、多尿和消瘦为本症,而易发生诸多并发症为本病的一大特点。本病与并发症的关系,一般以本症为主,并发症为次。多数患者,先见本症,随病情的发展而出现并发症,但亦有少数患者与此相反,如少数中老年患者,"三多"及消瘦的本症不明显,常因痈疽、眼疾、心脑肾病证等为就诊线索,最后确定为本病。

治疗原则

本病的基本病机是阴虚为本,燥热为标,故清热润燥、养阴生津为本病的治疗大法。《医学心悟·三消》说:"治上消者,宜润其肺,兼清其胃""治中消者,宜清其胃,兼滋其肾""治下消者,宜滋其肾,兼补其肺。"可谓深得治疗消渴之要旨。

由于本病常发生血脉瘀滞及阴损及阳的病变,以及易并发痈疽、眼疾、肺痨等证,故还应针对具体情况,及时合理地选用活血化瘀、清热解毒、健脾益气、滋补肾阴、温补肾阳等治法。

分证论治

1. 肺胃燥热

[主症]　烦渴引饮,消谷善饥,小便频数量多。

[兼次症]　尿混而黄,形体消瘦,大便干结。

[舌脉]　舌红,苔黄;脉滑数。

[分析]　本证以肺胃燥热,阴液耗伤为基本病机。肺胃热盛,耗伤津液,欲饮水自救,故烦渴引饮,口干舌燥;饮水虽多,但燥热伤肺,肺失治节,不能统摄水液以敷布全身,水液直趋于下,故尿频量多;胃火炽盛,腐熟水谷力强,时欲水谷以资充填,但所食之物随火而化,故虽能食而善饥;水谷精微损耗过多,肌肉得不到充养,则形体日瘦;热蒸津液外泄,则烦热多汗;热灼肠液,津液不足,则大便干燥或便秘;舌红苔黄,脉滑数,皆是内热炽盛伤阴之象。

[治法]　清热生津止渴。

[方药]　消渴方合白虎加人参汤加减。在两方中,消渴方中除重用天花粉、生地等养阴增液润燥之品外,贵在配伍黄连,以清热降火,而白虎加人参汤专用清泻肺胃燥热,其中人参、粳米、甘草也具益胃护津之功,使大寒之石膏、知母无损脾胃之虑。

若见心烦口渴,咽燥鼻干,或潮热盗汗,颧红,微咳少痰,气短,呼吸不畅,胸胁不舒,舌质略红少津,苔燥,脉细数,此为热伤肺阴,拟清热养肺,可取二冬汤或琼玉膏;肺胃燥热不除,津燥阴伤及气,兼见气短、神倦乏力、自汗畏寒,舌淡嫩,脉虚,拟益气养阴,可选生脉散,或生津甘露饮;肺胃火燥,耗及肾水,兼见腰膝酸软,梦遗滑精,潮热盗汗,劳则气短,夜半咽干,苔少津干,脉细数,宜双补肺肾,兼清肺胃,方用加减一阴煎、黄芪汤,或百合固金汤;若肺胃燥热,伤津劫液,致使肠燥津枯,而见多食易饥,口渴引饮,大便燥结,或便秘不通,舌红少津,苔黄燥,脉实有力,可予滋阴养液,润肠通腑,可用增液承气汤。

2. 气阴两虚

[主症]　多饮,多食,神疲气短,多汗,多尿。

[兼次症]　形体消瘦,大便不实。

[舌脉]　舌红少津,苔薄黄;脉细数无力。

[分析]　本证以阴伤及气,气阴两伤为基本病机。病久燥热渐减,肺、胃、肾之阴津亏虚,故"三多"症状虽存,而内热渐轻。阴伤及气,脾气虚弱则倦怠气短多汗。阴精气血耗伤,不能充养肌肉,形体日渐消瘦。苔薄黄,舌质红,脉细数无力,皆为气阴双亏之征。

[治法]　益气养阴,润燥生津。

[方药]　玉液汤合生脉散加减。玉液汤与生脉散皆是气阴双补之方,方中生黄芪、生山药补中益气;人参补肺益气生津为主药,用量宜重;配葛根、天花粉、麦冬养阴生津;知母清胃热,滋肾水;五味子补肺气、涩精气,与黄芪、人参相配敛阴生津、固表止汗;生鸡内金健脾胃,布津液,与人参、黄芪相配则补而不滞,且能入膀胱,秘精缩泉治小便频数。

多饮较著者,加北沙参以生津止渴;多食较著者,加生石膏、熟地以清胃滋阴;多尿较著者,加山茱萸、枸杞子以滋肾敛精;气虚较著者,除重用黄芪、人参外,再加白术、茯苓以健脾益气;大便不实者,加莲子肉、芡实、薏苡仁以健脾固涩。

肺肾气阴亏虚,口渴不止,小便频数,脉洪数无力,可选用二冬汤;脾阴不足,时食时饥,疲乏无力,消瘦,舌红少苔,可选用琼玉膏;脾气虚,口渴,能食与便溏并见,或善饥而不能食,疲乏神倦消瘦,舌苔薄白而干,脉细缓无力,可选用七味白术散。

3. 肾阴亏虚

[主症]　小便频数量多,混浊如脂膏,腰酸乏力。

[兼次症]　口干唇燥,口渴引饮,形体虚弱。

[舌脉]　舌红少苔;脉沉细数。

[分析]　本证以肾阴亏虚,肾失固摄为基本病机,多由上、中消证日久不愈,传及于下,发展而来,或由酒色劳倦过度,真阴耗伤,肾阴大亏,肾失固摄,而致尿频量多,混浊如膏。水谷精微下注,多随小便而去,故尿有甜味,身体虚弱;津液不能上承口咽则口干咽燥,但中上焦热不甚,故饮水不多;腰为肾之府,腰酸说明本病病位在肾;舌红少苔,脉沉细数,是肾阴亏虚,虚热内生之象。

[治法]　滋阴固肾。

[方药]　六味地黄丸加减。方中熟地滋肾水,填精补髓为主药;山药能养脾阴而摄精微,山茱萸能滋补肝肾而收敛精气,不使水谷精微下注,药用量宜大;肾阴不足,虚热易生,故配泽泻制肾火,丹皮清肝火,茯苓健脾渗湿。各药合用,使滋补而不留邪,降泄而不伤正,适合消渴患者长期服用。上方加人参、枸杞子、麦冬,则补肾之力更强,且有益肺之功,又寓金水相生之意。

尿多混浊甚者,加益智仁、桑螵蛸、牡蛎固肾摄精;阴虚火旺,烦躁、失眠、遗精者,加知母、黄柏、龙骨、牡蛎,以泄热坚阴、潜阳固精。

无内热者,可选用左归丸加减滋肾填精。

4. 阴阳两亏

[主症]　尿量频多,混浊如膏,面色黧黑,腰膝酸软,形寒肢冷。

[兼次症]　尿色清白,口渴少饮,耳轮焦干,阳事不举。

[舌脉]　舌淡苔白;脉沉细无力。

[分析]　本证以阴损及阳,肾阳衰微为基本病机。下消日久,肾阴日损,肾阳亦衰,肾失固藏,故小便量多,浑浊如膏,甚则命火式微,约摄无权,致小溲无度,饮一溲一;肾失气化,津不上承,故口渴饮少;水谷精微随尿下注,无以充养周身肌肤,故身体消瘦;肾开窍于耳,腰为肾之府,黑色属肾,肾虚则精气失充,不能濡养,故面色黧黑,耳轮焦干,腰膝酸软;命门火衰,宗筋弛缓,故形寒肢冷,阳痿不举;苔脉所示皆系肾阴阳俱虚,尤以肾阳虚为甚。

[治法]　温阳益肾固摄。

[方药]　金匮肾气丸加减。方中以六味地黄丸滋阴补肾,用附子、肉桂温阳暖肾,意在微微生火,以鼓舞肾气,取"少火生气"之义。

小便混浊如膏,加桑螵蛸、覆盆子、金樱子固肾收摄;气虚明显者,加黄芪、党参以补肾益气;大便溏薄,去熟地、丹皮,加补骨脂、煨肉豆蔻以补肾收涩;若阴阳俱衰又出现浮肿者,可选用济生肾气丸加减;如神志昏迷,四肢厥冷,脉微细者,为阴竭阳亡的危险证候,急用生脉散合参附汤加龙骨牡蛎益气敛阴,回阳救逆。

消渴多伴有瘀血的病变,故对于上述各种证候,尤其是对于舌质紫暗,或有瘀点、瘀斑、脉涩或结或代,及其他瘀血证候者,均可酌加活血化瘀的方药,如丹参、川芎、郁金、红花、泽兰等。

消渴容易发生多种并发症,应治疗本病的同时,积极治疗其并发症,白内障、雀目、耳聋主要病机为肝肾精血不足,不能上承耳目所致,宜滋补肝肾,益精补血,可用杞菊地黄丸或明目地黄丸。对并发疮毒痈疽者,则治宜清热解毒,消散痈肿,用五味消毒饮加减。在痈疽的恢复阶段,则治疗上要重视托毒生肌。并发肺痨、水肿、中风者,则可参考有关篇章辨证论治。

对于因饮食不节、劳倦太过,或复感外邪等因素诱发厥脱重证,当采取中西抢救措施。

【转归预后】

综观消渴的自然发病过程,常以阴虚燥热为始,病程日久,可导致阴损及阳,而形成阴阳两虚,或以阳虚为主的重证,病变累及多个脏腑,且常出现如上所述的各种严重的并发症。

消渴病发病率较高,尤以中老年发病为多。"三多"和消瘦的程度,是判断病情轻重的重要标志。消渴早期,或病情较轻者,若能节制饮食或配合药物治疗,疾病可控制,但不能掉以轻心,仍需坚持饮食控制,切忌恣食甘肥酒浆,否则易致病变复发。

若为先天禀赋薄弱,或劳欲过度,饮食不节,或消渴日久,耗伤肾阳,导致五脏虚损者,由于阴精已被消灼,难以自复,在节制饮食,避免过劳的同时,配合药物治疗,冀其阴精自守,不再损耗,则可带病延年。并发症是影响病情,致残和危及患者生命的重要因素,故伴并发症者,往往预后欠佳。

【临证要点】

1. **常用清热润燥、养阴生津,慎用攻伐苦寒之品** 此法对改善消渴病早期阶段临床症状有明显的作用,尤其对烦渴、多尿、大便干结等症状改善较为突出。

2. **益气养阴,扶正固本** 消渴之本在于阴虚,病久耗气,阴损及阳,而致气阴两虚或阴阳两虚,而气阴两虚是病机变化的关键,临证使用广泛。

3. **从脾论治,分清泌浊** 脾虚兼有肺胃蕴热者治宜健脾清热;脾气虚弱则治宜健脾益气,脾肾两虚型治宜健脾补肾。在健脾之时,适当加入分清泌浊之品,以助脾运。

4. **活血化瘀,贯穿始终** 消渴病久,络脉滞涩,多表现为舌质紫暗,或有瘀斑,或有舌下络脉曲张,或心胸憋闷、刺痛,或肢体疼痛、麻木,因而久病消渴者,应重视活血化瘀与其他疗法配合相兼而用,可达到疏通气血、标本同治的目的。

【古代文献摘录】

《灵枢·五变》:"五脏皆柔弱者,善病消瘅""怒则气上逆,胸中蓄积,血气逆流……转而为热,热则消肌肤,故为消瘅。"

《素问·奇病论》:"此肥美之所发也,此人必数食甘美而多肥也,肥者令人内热,甘者令人中满,故其气上溢,转为消渴。"

《备急千金要方·消渴》:"治之愈否,属在病者,若能如方节慎,旬月而廖,不自爱惜,死不旋踵……其所慎有三,一饮酒,二房室,三咸食及面。"

《圣济总录·消渴门》:"消渴者……久不治,则经络壅涩,留于肌肉,变为痈疽。"

《景岳全书·三消干渴》:"凡治消之法,最当先辨虚实。若察其脉证,果为实火致耗津液者,但去其火,则津液自生而消渴自止。若由真水不足,则悉属阴虚,无论上中下,急宜治肾,必使阴气渐充,精血渐复,则病必自愈。若但知清火,则阴无以生,而日见消败,益以困矣。"

《血证论·发渴》:"瘀血发渴者,以津液之生,其根出于肾水……有瘀血,则气为血阻,不得上升。水津因不能随气上布。"

《临证指南医案·三消》邹滋九按语:"如病在中上者,膈膜之地而成燎原之场,即用景岳之玉女煎,六味之加二冬、龟甲、旱莲,一以清阳明之热,一以滋少阴,一以救心肺之阴,而下顾真液。如元阳变动而为消烁者,即用河间之甘露饮,生津清热,润燥养阴,甘缓和阳是也。至于壮水之主以制阳光,则有六味之补三阴,而加车前、牛膝导引肝肾。斟酌变通,斯诚善矣。"

【现代文献推介】

[1] 中华医学会糖尿病学分会.中国2型糖尿病防治指南(2013年版)[J].中华内分泌代谢杂志,2014,30(10):26-89.

[2] 仝小林,刘喜明,魏军平,等.糖尿病中医防治指南[J].中国中医药现代远程教育,2011,9(4):148-151.

[3] 张丹,谢春光.从"辨病论治"谈糖尿病前期胰岛素抵抗的核心病机[J].中国中医药现代远程教育,2016,14(2):144.

[4] 白煜,白宇宁,刘文科,等.从糖尿病络病论治血管并发症探讨[J].北京中医药,2016,35(6):570.

[5] 薛玲,石岩.活血化瘀论治糖尿病[J].实用中医内科杂志,2016,30(4):46.

[6] 冯兴中.基于"气虚生毒"学说论糖尿病的防治[J].中医杂志,2016,57(12):1023.

第五节 汗 证

汗证是汗液排泄失常的一类病证。根据汗出的临床表现,可分为自汗、盗汗、脱汗、战汗、黄汗五种。时时汗出,动则益甚者为自汗;寐则汗出,醒来则止者为盗汗;在病情危重时全身大汗淋漓,或汗出如油者为脱汗;外感热病中,全身战栗而汗者为战汗;汗出色黄,染衣着色者为黄汗。

早在《黄帝内经》中就有针对生理和病理汗出的论述。《素问·宣明五气》曰"心为汗",明确指出汗为心液,为心所主;《素问·阴阳别论》曰"阳加于阴谓之汗",认为汗是由阳气蒸化阴液而形成,《灵枢·五癃津液别》曰:"天暑衣厚则腠理开,故汗出……天寒则腠理闭,气涩不行,水下留于膀胱,则为溺与气。"阐明了生理性出汗与外界环境的关系。在异常汗出方面,提出了多汗、寝汗和绝汗。《素问·经脉别论》中"故饮食饱甚,汗出于胃;惊而夺精,汗出于心;持重远行,汗出于肾;疾走恐惧,汗出于肝;摇体劳苦,汗出于脾",则阐述了汗证与脏腑的关系。《灵枢·经脉》之"六阳气绝,则阴与阳相离,离则腠理发泄,绝汗乃出",指出绝汗是阴阳离绝的表现。这些论述为后世认识和治疗汗证奠定了理论基础。汉代张仲景将外感病汗出的症状分为汗出、自汗出、大汗出、手足濈然汗出、头汗出、额汗出、汗出而喘、盗汗和黄汗等,并根据汗出的性质、程度、部位来推断疾病的病机,判别表、里、寒、热、虚、实的差异,制定了桂枝汤、白虎汤、承气汤、茵陈蒿汤等不同的治疗方药,奠定了汗证的治疗基础。元代朱丹溪《丹溪心法·自汗》曰:"自汗属气虚、血虚、湿、阳虚、痰""盗汗属血虚、气虚。"对自汗、盗汗的病理属性进行了概括。明代张景岳《景岳全书·汗证》曰:"自汗、盗汗亦各有阴阳之证,不得谓自汗必属阳虚,盗汗必属阴虚也""凡伤寒欲解,将汗之时,若是正气内盛,邪不能与之争,汗出自不作战,所谓不战,应知体不虚也。若其人本虚,邪与之争,微者为振,甚者为战,正胜邪则战而汗解也。"详论了汗证的病机。明代吴又可《温疫论》对战汗的发生机制,以及病情转归的关系都有一定见解,认为战汗在临床上常作为观察病情变化和预后的一个重要标志。清代王清任《医林改错·血腑逐瘀汤所治之症目》曰:"竟有用补气、固表、滋阴、降火,服之不效,而反加重者,不知血瘀亦令人自汗、盗汗,用血府逐瘀汤。"对血瘀导致自汗、盗汗的治疗作了补充。

西医学多种疾病如甲状腺功能亢进、自主神经功能紊乱、围绝经期综合征、风湿热、结核病、低血糖、虚脱、休克,及肝病等某些传染病以汗出为主要症状者,均可参考本篇辨证论治。

【病因病机】

本病病因病机复杂,多由邪客表虚,营卫不和;肺气亏虚、卫表不固;阳气虚衰、津液失摄;阴虚火旺、虚火烁津;热邪郁蒸、迫津外泄等所致。

1. 营卫不和　阴阳偏盛、偏衰之体,或表虚之人,卒感风邪,可使营卫不和,卫强营弱,卫外失司,营阴不能内守而汗出。

2. 肺气亏虚　素体虚弱,病后体虚,或久患咳喘之人,肺气不足,肌表疏松,腠理不固而汗自出。如明代王肯堂《证治准绳·自汗》曰:"或肺气微弱,不能宣行荣卫而津脱者。"

3. 阳气虚衰　《素问·生气通天论》曰:"阳者卫外而为固也。"久病重病,脏气不足,阳气过耗,不能敛阴,卫外不固而汗液外泄,甚则发生大汗亡阳之变。

4. 虚火扰津　烦劳过度,精神过用,伤血失精,致血虚精亏,或邪热伤阴,阴液不足,虚火内生,心液被扰,不能自藏而外泄作汗。如《素问·评热病论》曰:"阴虚者,阳必凑之,故少气时热而汗出也。"

5. 心血不足　劳心过度,或久病血虚,致心血不足,心失所养,心液不藏而外泄则盗汗。

6. 热邪郁蒸　风寒入里化热或感受风热、暑热之邪,热淫于内,迫津外泄则大汗出,如《素问·举痛论》曰:"炅则腠理开,荣卫通,汗大泄。"或因饮食不节,湿热蕴结,熏蒸肝胆,胆汁随汗液外泄,见汗出色黄等。

综上所述,汗证的病位在卫表肌腠,其发生与肺、心、肾密切相关。病理性质有虚、实两端。由热邪郁蒸,迫津外泄者属实;由肺气亏虚、阳气虚衰、阴虚火旺所致者属虚,因气属阳,血属阴,故总由阴阳失衡所导致,或为阴血不足,虚火内生,津液被扰而汗出,或为阳气不足,固摄无权,心液外泄而汗出;至于邪客表虚,营卫不和则为本虚标实之证。古有自汗多阳气虚,盗汗多阴血虚之说,此为常理,但临证每见兼夹错杂,需详加鉴别。

【诊断】

(1) 不因外界环境影响,出现头面、颈胸、四肢或全身出汗超出正常者为诊断的主要依据。

(2) 昼日汗出溱溱,动则益甚者为自汗;寐中汗出津津,醒后自止者为盗汗;在外感热病中,全身战栗而汗出为战汗;在病情危重时全身大汗淋漓,汗出如油者为脱汗;汗出色黄,染衣着色者为黄汗。

【相关检查】

血沉、抗"O"、血清甲状腺激素和性激素测定、胸部 X 线摄片、痰培养等,以鉴别风湿热、甲状腺功能亢进、围绝经期综合征、肺结核等不同疾病引起的汗多。

【鉴别诊断】

生理性汗出与病理性汗出　出汗为人体的生理现象,因外界气候、运动、饮食等生活环境等因素影响,稍有出汗,其人并无不适,此属正常现象,应与病理性汗出鉴别。

【辨证论治】

辨证要点

1. 辨虚实　邪气盛者多实,或在表,或在里,或为寒,或为热;正气衰则虚,或气虚,或血虚,或阴虚,或阳虚;正衰邪恋则虚实夹杂。一般来说自汗多属气虚不固,然实证也或有之;盗汗多属阴虚内热,然气虚、阳虚、湿热也间或有之;脱汗多属阳气亏虚,阴不内守,阴竭阳绝。黄汗多属实证,感受外邪,湿热内蕴;战汗多以实证为主,常发于外感热病,为邪正相争之证,若病情重者正不胜邪,则可出现虚实错杂的情况。

2. **辨寒热** 汗证由热邪迫津外泄或阴虚火旺,心液被扰而失常者属热;由表里阳气虚衰,津液不固外泄为汗者属寒。

治疗原则

治疗当以实者泄之,虚者补之,脱者固之,热者清之,寒者热之为原则。虚证当根据证候的不同而治以益气、温阳、滋阴、养血、调和营卫,脱汗亟当益气回阳固脱;实证当清泄里热、清热利湿、化湿和营;虚实夹杂者,则根据证候的虚实主次而适当兼顾。

分证论治

(一) 自汗

1. **营卫不和**

[主症] 汗出恶风,周身酸楚。

[兼次症] 或微发热,头痛,或失眠,多梦,心悸。

[舌脉] 苔薄白;脉浮或缓。

[分析] 营卫失和,腠理不固,故汗出恶风,周身酸楚;风邪在表者,则兼见头痛,发热,脉浮等;营卫不和,心失所养,心神不宁,则失眠,多梦,心悸,苔薄白,脉缓。

[治法] 调和营卫。

[方药] 桂枝汤加减。本方解肌发表,调和营卫,既可用于风寒表虚证,又可用于体虚营卫不和之证。方中桂枝温经解肌,白芍敛阴和营,桂枝、白芍同用,调和营卫以使腠理固密,佐生姜、大枣、炙甘草和中,助其调和营卫之功。

若气虚明显,加黄芪、党参益气固表;失眠多梦、心悸者,加龙骨、牡蛎以安神止汗。

2. **肺气虚弱**

[主症] 汗出恶风,动则益甚。

[兼次症] 久病体虚,平时不耐风寒,易于感冒,体倦乏力。

[舌脉] 苔薄白;脉细弱。

[分析] 肺主皮毛,病久体虚,伤及肺气,皮毛不固而见汗出畏风,平素易于感冒;动则耗气,气不摄津,故汗出益甚,体倦乏力;脉细弱,苔薄白,均为肺气不足之征。

[治法] 益气固表。

[方药] 玉屏风散加减。本方益气固表止汗,用于肺气虚弱、卫气不固的自汗。方中黄芪补气固表,白术健脾补气以实表,佐防风祛风走表而助黄芪固表之力。

汗多者加麻黄根、浮小麦、五味子、煅牡蛎以止汗敛阴;病久脾胃虚弱者合用四君子汤培土生金;兼中气虚者加补中益气汤补中益气。

3. **心肾亏虚**

[主症] 动则心悸汗出,或身寒汗冷。

[兼次症] 胸闷气短,腰酸腿软,面白唇淡,小便频数而色清,夜尿多。

[舌脉] 舌质淡,舌体胖润,有齿痕,苔白;脉沉细。

[分析] 久病重病,耗伤心肾之阳,阳气不足,不能护卫腠理,故见汗出;心失温养则见心悸;肾

阳虚,则身寒,腰酸腿软,面白唇淡,小便频数而色清,夜尿多;舌质淡体胖有齿痕,苔白,脉沉细,均为肾阳亏虚之征。

[治法] 益气温阳。

[方药] 芪附汤加减。本方补气温阳,主治阳气不足,虚汗不已之证。方中黄芪益气固表止汗,附子温肾益阳,以振奋卫气生发之源。

乏力甚加人参、白术、大枣补中益气;四肢厥冷加桂枝、肉桂通阳补肾;汗多者加浮小麦、龙骨、牡蛎以止汗敛阴。

4. 热郁于内

[主症] 蒸蒸汗出,或但头汗出,或手足汗出。

[兼次症] 面赤,发热,气粗口渴,口苦,喜冷饮,胸腹胀闷,烦躁不安,大便干结,或见胁肋胀痛,身目发黄,小便短赤。

[舌脉] 舌质红,苔黄厚;脉洪大或滑数。

[分析] 素体阳盛,感邪日久,郁而化热,热淫于内,迫津外泄,故见蒸蒸汗出,面赤气粗;津液被劫,故口渴饮冷,大便干结;舌质红,苔黄,脉洪大滑数,为内有积热之征。若饮食不节,湿热蕴结肝胆,则见胁肋胀痛,身目发黄,小便短赤。

[治法] 清泄里热。

[方药] 竹叶石膏汤加减。本方清热养阴,生津止汗,适用于热病伤阴。方中生石膏、竹叶清气分热;人参(可改用沙参)、麦冬滋养阴液;白芍敛阴,甘草和中。里热得清,汗出自止。

若宿食在胃,脘腹胀满,苔黄腻者,可用枳实导滞丸消导和胃,佐以泄热。若大便秘结,潮热汗出,脉沉实者,可用增液承气汤。不应者,改大承气汤攻下热结。肝胆湿热,胁胀口苦者,可用龙胆泻肝汤清热利湿。

(二) 盗汗

1. 心血不足

[主症] 睡则汗出,醒则自止,心悸怔忡,失眠多梦。

[兼次症] 眩晕健忘,气短神疲,面色少华或萎黄,口唇色淡。

[舌脉] 舌质淡,苔薄;脉虚或细。

[分析] 劳心过度,心血耗伤,或久病血虚,心血不足,神不守舍,入睡神气外浮则盗汗;血不养心,故心悸怔忡,失眠多梦;气血不足,故面色不华,气短神疲,眩晕健忘,口唇色淡;舌质淡,苔薄,脉虚或细,均为心血亏虚之征。

[治法] 补血养心。

[方药] 归脾汤加减。方中茯神、酸枣仁、龙眼肉、远志养心安神,当归养血补血,人参、黄芪、白术、甘草补脾益气。脾为后天之本,气血生化之源,脾健气旺则血生,化源不绝,心神得养。

若心悸甚者加龙骨、琥珀粉、朱砂以镇惊安神;不寐加柏子仁、合欢皮以养心安神;气虚甚者加生黄芪、浮小麦以固表敛汗。

2. 阴虚火旺

[主症] 寐则汗出,虚烦少寐,五心烦热。

[兼次症] 久咳虚喘,形体消瘦,两颧发红,午后潮热,女子月经不调,男子梦遗。

[舌脉] 舌质红少津,少苔;脉细数。

[分析]　肺痨久咳,或亡血失精,阴血亏虚,虚火内生,寐则阳气入阴,营阴受蒸则外泄,故见夜寐盗汗;阴虚则阳亢,虚火内生,形体消瘦,午后潮热,两颧发红,五心烦热;热扰神明,则虚烦少寐;阴虚火旺,相火妄动,女子月经不调,男子遗精;舌质红少津少苔,脉细数,为阴虚火旺之象。

[治法]　滋阴降火。

[方药]　当归六黄汤加减。方中当归、生地、熟地滋阴养血;黄芩、黄连清心肺之火;黄柏泻相火而坚阴;黄芪益气固表。可加龙骨、牡蛎、糯稻根以敛汗。骨蒸潮热重者,可合青蒿鳖甲汤滋阴退热。阴虚相火妄动者,可合知柏地黄丸加减应用。

(三) 脱汗

[主症]　多在病情危重之时,出现大汗淋漓,汗出如油。

[兼次症]　精神疲惫,四肢厥冷,气短息微。

[舌脉]　舌萎少津;脉微欲绝,或脉大无力。

[分析]　急病或重病耗伤正气,阳气暴脱,阳不敛阴,阴阳离绝,汗液大泄,故见突然大汗淋漓,汗出如油,精神疲惫,四肢厥冷,声短息微;脉微欲绝或散大无力,舌萎少津为阴阳离决之象。

[治法]　益气回阳固脱。

[方药]　参附汤加味加减。方中重用人参大补元气,益气固脱;附子回阳救逆。可加生黄芪益气止汗。

病情危急,用药应功专力宏,积极抢救。亦可静脉滴注黄芪注射液、参麦注射液等急救之品。若在热病中所见,尚可加麦冬、五味子敛阴止汗。汗多时可加煅龙骨、煅牡蛎、麻黄根等敛汗之品。

(四) 战汗

[主症]　多在急性热病中,突然全身恶寒、战栗,而后汗出。

[兼次症]　发热口渴,躁扰不宁。

[舌脉]　舌质红,苔薄黄;脉细数。

[分析]　热邪客于气分,故见发热口渴,躁扰不宁;正气抗邪外出,正邪交争,故恶寒、战栗;若正能胜邪,则汗出病退,脉静身凉,烦渴自除;舌质红,苔薄黄,脉数为邪热在气分之象;脉细示正气已伤。

[治法]　扶正祛邪。

[方药]　主要针对原发病辨证用药。战栗恶寒而汗出顺利者,一般不需特殊治疗,可适当进食热汤、稀粥之品,予以调养;若恶寒战栗而无汗者,此属正气亏虚,用人参、生姜煎汤服之,以扶正祛邪;若汗出过多,见精神疲惫,四肢厥冷者,治宜益气回阳固脱,用参附汤、生脉散煎汤频服;若战汗之后,汗出不解,再战再汗病情反复者,若已无表证,里热内结,可用滋阴增液,通便泄热之法,以增液承气汤加减治之;若表证未尽,腑气热闭,应表里同治,以凉膈散加减治之。

(五) 黄汗

[主症]　汗出色黄,染衣着色。

[兼次症]　或有身目黄染,胁肋胀痛,小便短赤;或有发热,口渴不欲饮,或身体浮肿。

[舌脉]　舌质红,苔黄腻;脉弦滑或滑数。

[分析]　湿热素盛,感受温热之邪,湿热熏蒸肝胆,胆汁不循常道,随汗液外渍肌肤,故汗出色黄,染衣着色,身目黄染,胁肋胀痛;或感受温热之邪,交阻于肌表,故发热,身体浮肿;湿热交阻中

焦,故口渴不欲饮;舌质红,苔黄腻,脉弦滑或滑数,皆为湿热之征。

[治法] 清热化湿。

[方药] 龙胆泻肝汤加减。本方清肝火,清利湿热,主治肝胆实火,湿热内蕴,用于邪热郁蒸所致的黄汗。方中龙胆草、黄芩、山栀、清泄肝热;泽泻、木通、车前子清热利湿;柴胡、当归、生地疏肝滋阴、养血和营;甘草调和诸药,清热解毒。

若热势不甚,小便短赤,身体浮肿,予茵陈五苓散清热利水退黄;若湿热未清而气阴已亏者,可用清暑益气汤清热利湿,益气养阴并举。

【转归与预后】

单纯出现的自汗、盗汗,一般预后良好。若伴见于其他疾病过程中出现出汗,往往病情较重,治疗时应着重针对原发疾病,随着原发疾病的好转,出汗才能减轻或消失。由于引起汗证的疾病较多,如结核、感染性疾病、肝胆病及危重病证等引起的汗证,则该病的发展转归决定其预后。

【临证要点】

1. 鉴别原发病 自汗和盗汗是临床常见的汗证,临床有单独出现的,也有作为其他疾病症状之一而出现的。在其他疾病引起的盗汗中,以肺痨盗汗最为多见,其特点为同时具有咳嗽、咯血、胸痛、潮热及消瘦等症状,要注意鉴别,在治疗要侧重于治疗原发病。

2. 分清各类汗证 在临证时应掌握不同的汗证及主要病机变化,自汗多属气虚不固;盗汗多属阴虚内热;脱汗多属正气耗伤,阳气欲脱;战汗多见虚人外感,正气拒邪外出之时;黄汗多见湿热客于肌表。其病机由热郁、湿热所致者则属实证;病久可见气阴两虚,或虚实错杂之证。

3. 固涩止汗药的应用 各类汗证在治疗时除辨证论治外,可酌加麻黄根、浮小麦、糯稻根、五味子、牡蛎等固涩止汗之品,以增强止汗的作用。

【古代文献摘录】

《金匮要略·水气病脉证并治》:"食已汗出,又身常暮盗汗者,此劳气也""黄汗之为病,身体肿,发热汗出而渴,状如风水,汗沾衣,色正黄如柏汁,脉自沉,何从得之? 师曰:以汗出入水中浴,水从汗孔入得之,宜芪芍桂酒汤主之""若身重,汗出已辄轻者,久久必身,即胸中痛,又从腰以上必汗出,下无汗,腰髋弛痛,如有物在皮中状,剧者不能食,身疼重,烦躁,小便不利。"

《金匮要略·血痹虚劳病脉证治》:"男子平人,脉虚弱细微者,喜盗汗也。"

《伤寒论·辨太阳病脉证治》:"太阳病未解,脉阴阳俱停,必先振慄,汗出而解。"

《济生方·自汗论治》:"人之气血,应乎阴阳,和则平,偏则病。阴虚阳必凑,故发热自汗;阳虚阴必乘,故发厥自汗。又况伤风、中暑、伤湿、喜怒、惊悸、房室、虚劳、历节、肠痈、痰饮、产褥等病,皆能致之。"

《医学正传·汗证》:"各脏皆能令人出汗,独心与脾胃主湿热,乃总司耳……自汗者,无时而戢戢然出,动则为甚,属阳虚,胃气之所司也。盗汗者,寐中而通身如浴,觉来方知,属阴虚,营血之所主也。大抵自汗宜补阳调卫,盗汗宜补阴降火。大法:心虚冷汗自出者,理宜补肝,益火之原以消阴翳也。阴虚火炎者,法当补肾,壮水之主以制阳光也。"

《医林绳墨·汗证》:"汗由血化,血自气生;在内为血,发外为汗也。又汗为心之液,自汗之症,未有不由心肾俱虚而得者,阴虚阳必膝,发热而自汗;阳虚阴必乘,发厥而自汗。此阴阳虚实之所致也。"

《血证论·出汗》:"汗者,气分之水也,血虚则气热,故蒸发其水,而出为汗。但头汗出,身不得汗者,乃阳气内郁,冒于下而为汗,以小柴胡汤解其郁,则通身得汗而愈。"

【现代文献推介】

[1] 郑涵,鲁明源.《内经》论汗[J].山东中医杂志,2017,36(1):9-10.

[2] 陈慧娲,兰汉超.张锡纯治汗证证治研究[J].湖南中医杂志,2016,32(5):160-162.

[3]　董桂芬,李伟.当归六黄汤加减治疗汗证疗效观察[J].实用中医药杂志,2017(9):1028.

[4]　杨笑奇,郭勇.恶性肿瘤相关性汗证的中医药治疗进展[J].浙江中医药大学学报,2017,41(7):635-638.

[5]　段建学.综合疗法治疗盗汗疗效观察[J].实用中医药杂志,2016,32(3):228.

第六节 │ 内 伤 发 热

内伤发热是指脏腑功能失调,气、血、阴、阳失衡,所导致的以发热为主要临床表现的病证。临床表现一般起病缓慢,病程较长,以低热多见,但有时可以为高热,或自觉发热而体温并不升高。

早在《黄帝内经》中已有内伤发热的记载,尤其是对阴虚内热的论述较为详细。如《素问·调经论》曰:"阴虚则内热。"其病机是:"有所劳倦,形气衰少,谷气不盛,上焦不行,下脘不通。胃气热,热气熏胸中,故内热。"在治疗上,《素问·至真要大论》提出"诸寒之而热者取之阴"的治疗原则。汉代张仲景《金匮要略·血痹虚劳脉证并治》用小建中汤治疗因虚劳导致的"手足烦热、咽干口燥",可谓是甘温除热法的先声。隋代巢元方《诸病源候论·虚劳客热候》有"虚劳之人,血气微弱,阴阳俱虚,小劳则生热,热因劳而生,故名客热也",提出劳倦发热的发病特点。金元时期李东垣倡气虚发热,提出脾胃气衰,元气不足,阴火内生而致发热,以甘温的补中益气汤作为治疗气虚发热的主要方剂,使甘温除热的治法具体化。此外,李氏还在《内外伤辨惑论》提出以当归补血汤治疗血虚发热,并对内伤发热与外感发热作了清晰的鉴别。元代朱丹溪《格致余论》重视阴虚发热的论点,强调"阳有余而阴不足"创大补阴丸等治疗阴虚火动之证。明代张景岳补充了内伤发热的病因,在《景岳全书》中认为饮食、劳倦、酒色、七情、药饵、过暖、阴虚等,均可出现"内生之热",并提出阳虚发热的论点,弥补了前人之不足,并以右归饮、理中汤、大补元煎、六味回阳饮等作为治疗阳虚发热的主要方剂。明代秦景明《症因脉治》最早提出"内伤发热"之名,将"内伤发热"分为气虚发热和阳虚发热两大类。清代李用粹《证治汇补》将内伤发热分为阴虚、阳虚、血虚、气虚、郁火、伤食、痰证、瘀血、疮毒等共 11 种,有助于本病的辨治。清代程钟龄《医学心悟》把外感之火称为"贼火",内伤之火称为"子火",并将治"子火"之法概括为达、滋、温、引四法。清代王清任《医林改错》及清代唐容川《血证论》则对瘀血发热的辨证和治疗都有新的认识,如《医林改错》认为瘀血发热具有"身外凉,心里热""晚发一阵热"以及"午后和前半夜发热"的特点,拟血府逐瘀汤治疗。

西医学的功能性发热、肿瘤、血液病、结缔组织病、慢性感染性疾病、内分泌疾病等出现的发热,以及某些原因不明的发热,有内伤发热的临床表现时,可参照本篇辨证论治。

【病因病机】

本病的发病与情志失调、饮食劳倦、外伤出血、久病体虚等因素有关,其病位涉及多个脏腑,病机与脏腑功能失调,气、血、阴、阳失衡有关。

1. **肝经郁热**　情志抑郁,肝失疏泄条达,气郁化火而发热;或恼怒过度,肝火内盛以致发热。如《丹溪心法》"凡气有余便是火",可谓气郁发热病机的概括。因与情志有关,故亦称为"五志之火"。

2. **瘀血阻遏**　由于情志抑郁、劳倦过度、外伤出血等原因导致瘀血内停,阻滞经络,使气血不畅,营卫壅遏,而引起发热。正如《灵枢·痈疽》所说:"营卫稽留于经脉之中,则血泣而不行,不行则卫气从之而不通,壅遏不得行,故热。"说明气血不通,卫气亦因之不行而发热。在《医门法律·虚劳门》云:"血瘀则荣虚,荣虚则发热。"指出瘀血发热还与血虚有关。

3. 湿邪内停　由于饮食失调,或忧思气结,使脾胃受损,健运失职,津液不归正化,湿邪内生,湿邪内停,郁而化热,引起发热。

4. 中气不足　劳倦过度,饮食失调,或久病失于调理,以致中气不足,阴火内生而引起发热。究其病机,或为气虚而虚阳外越,或为气虚而阴火上冲,或为气虚而卫外不固,营卫失和。《脾胃论·饮食劳倦所伤始为热中论》云:"脾胃气虚则下流于肾,阴火得以乘其土位""无阳以护其荣卫,则不任风寒,乃生寒热。"

5. 血虚失养　久病心肝血虚,或脾胃虚弱,不能生血,或患各种血证失血过多,致营血亏虚。血本属阴,阴血不足无以敛阳,阳气偏亢而发热。正如《证治汇补·发热》曰:"一切吐衄便血,产后崩漏,血虚不能配阳,阳亢发热者,治宜养血。"

6. 阴精亏虚　素体阴虚,或患热病日久,或误用、过用温燥药物等,使阴精耗伤,水不制火,则阳亢乘阴,导致阴虚内热。如《景岳全书·火证》云:"阴虚者能发热,此以真阴亏损,水不制火也。"

7. 阳气虚衰　素体阳虚,或寒证日久,耗伤阳气,或误用、过用寒凉药物,均可使肾阳虚衰,火不归原,虚阳外浮而见发热。如《景岳全书·火证》云:"阳虚者,亦能发热,此以元阳败竭,火不归原也。"

综上所述,内伤发热可分为虚实两大类。肝经郁热、瘀血阻遏、湿邪内停所致者属实,因气、血、湿等郁结,壅遏化热而引起。中气不足、血虚失养、阴精亏虚、阳气虚衰所致者属虚,多由气、血、阴、阳亏虚,阴阳失衡所致。内伤发热的病机总属脏腑功能失调,气、血、阴、阳失衡。

内伤发热有单个病因致病者,也有多个病因共同致病者,如气郁血瘀、气阴两虚、气血两虚等。虚实之间可以转化、兼夹,随着病情进展,实证可以转化为虚证,如瘀血病久,伤及气、血、阴、阳,可兼见气虚、血虚、阴虚、阳虚等,而成虚实兼夹之证。因此内伤发热不仅虚实夹杂者多见,多种病理产物并存及几个脏腑虚损的情况亦常有之。此类复杂证候,是造成本病缠绵的重要原因,临证不可不详辨。

【诊断】

(1) 内伤发热起病缓慢,病程较长,多为低热,或自觉发热而体温并不升高,表现为高热者较少。不恶寒,或虽有怯冷,但得衣被则温。

(2) 常兼见头晕、神疲、盗汗、自汗、脉弱无力等症,或有反复发作史。

【相关检查】

(1) 血、尿、大便三项常规检查,血沉测定,心电图,以及 X 线胸部透视或摄片应作为慢性发热时必须进行的检查。

(2) 若怀疑结缔组织疾病时,做相关血清免疫学检查。怀疑肝脏病时,做常规肝功能检查;怀疑甲状腺疾病时,作基础代谢检查。

(3) 有未能解释原因的严重贫血时,须做骨髓象检查。

【鉴别诊断】

内伤发热与外感发热　外感发热是感受外邪所致,一般起病急,病程短,多为实证。发热的程度大多较高,发热的类型随病种的不同而有所差异。发热初期大多伴有恶寒,其恶寒得衣被而不减。初期常伴有鼻塞、流涕、咳嗽、头身疼痛、脉浮等表证的症状。

【辨证论治】

辨证要点

1. **辨虚实**　本病应根据病史、症状、舌脉辨别证候的虚实。实证应辨其气郁、血瘀、湿邪的不同;虚证应辨别其气、血、阴、阳之不足。至于因虚致实及邪实伤正者,既有正虚一面,又有邪实一面,表现为虚实夹杂的证候,应分清其标本主次。

2. **辨轻重**　须结合病程长短,发热状况,舌脉等辨别病情的轻重。一般病程长、热势亢盛、持续发热、久治不愈,或反复发作,致胃气衰败,则病情较重,反之则病情较轻。

治疗原则

应分虚实而治。属实者,因气、血、湿郁滞壅遏化热所致,故治宜行气、活血、化湿为主,适当配伍清热之品;属虚者,由气、血、阴、阳亏虚,阴阳失衡所致,治应益气、养血、滋阴、温阳,除阴虚发热可适当配伍清退虚热的药物外,其余均应以补为主。对虚实夹杂者,则兼顾之,正如《景岳全书·火证》说:"实火宜泻,虚火宜补,固其法也。然虚中有实者,治宜以补为主,而不得不兼乎清……若实中有虚者,治以清为主而酌兼乎补。"

分证论治

1. **气郁发热**

[主症]　低热或潮热,热势常随情绪波动而起伏。

[兼次症]　精神抑郁,烦躁易怒,胸胁胀满,口干而苦,纳食减少;或妇女月经不调,两乳胀痛。

[舌脉]　舌质红,苔黄;脉弦数。

[分析]　肝气郁结,疏泄失常,故精神抑郁,胸胁胀满,两乳胀痛;情志所伤,气郁化火而见发热、烦躁易怒;情绪激动,气火益盛,故热势随情绪波动而起伏;肝疏泄失常,则血行不畅,故见妇女月经不调;肝气横逆侮脾,运化失常,故纳食减少;肝火烁津,而见口苦咽干;舌质红,苔黄,脉弦数,为肝郁化火之征。

[治法]　疏肝理气,清肝泻热。

[方药]　丹栀逍遥散加减。方中丹皮、山栀子清肝泻热;柴胡、薄荷疏肝解热;当归、川芎养血柔肝;白术、茯苓、煨姜、甘草培土健脾。

若气郁较甚,胸胁胀满明显者,可酌加香附、郁金、川楝子等疏肝理气;若妇女兼月经不调,可加泽兰、益母草活血调经;两乳胀痛者,可加橘叶、路路通、穿山甲以行气通络止痛;若肝火内盛,心烦易怒,面红目赤者,加龙胆草、夏枯草、黄芩以清肝泻火,或改用龙胆泻肝汤;若兼有阴伤,症见口干而苦,舌红少津,脉细数者,可用滋水清肝饮以滋阴壮水,疏肝清热。

2. **血瘀发热**

[主症]　午后或夜间发热,或自觉身体某些部位发热,口干咽燥而不欲饮。

[兼次症]　肢体或躯干有固定痛处或肿块,或肌肤甲错,面色萎黄或晦暗。

[舌脉]　舌质紫黯或有瘀点、瘀斑;脉涩。

[分析]　血属阴,瘀在血分,故多在午后或夜间发热;瘀热在内,则口干咽燥;由于热郁于营血中,故又饮水不多;瘀血停着之处,气血运行受阻,则肢体或躯干有固定痛处或肿块;瘀血内阻,新血不生,血气不能濡养头面肌肤,故见面色萎黄或晦暗,肌肤甲错;舌质紫黯或有瘀点、瘀斑,脉涩,均

为瘀血内结之象。

[治法]　活血化瘀。

[方药]　血府逐瘀汤加减。方中生地、当归、川芎、赤芍养血活血;红花、桃仁、牛膝活血化瘀;柴胡、桔梗、枳壳疏肝行气;甘草调和诸药。

若发热甚者,可加白薇、牡丹皮、地骨皮以清热凉血;兼见胸胁胀痛,善太息者,可加香附、川楝子等以行气;瘀血肿痛明显者,可酌加丹参、三七、郁金、延胡索等活血散瘀止痛。

3. 湿阻发热

[主症]　低热,午后较甚,身热不扬,周身重着,胸脘痞闷。

[兼次症]　呕恶不欲饮食,渴不欲饮,大便不爽或稀薄;或见寒热如疟,口苦呕逆。

[舌脉]　舌质红,苔白腻或黄腻;脉濡数。

[分析]　湿邪内生,郁而化热,故见发热,且午后发热较为明显;湿性黏腻,故身热不扬;湿邪阻滞,气机不畅,故见身重而累,胸脘痞闷;湿滞中焦,胃失和降,故呕恶不思饮食;湿停于内,津不上达,故渴不欲饮;湿热下注,停滞肠道,则大便黏滞不爽或稀薄;苔黄腻,脉濡数为湿郁化热之象;若湿邪阻遏,少阳枢机不利,则可见寒热如疟,口苦呕逆。

[治法]　清热利湿。

[方药]　三仁汤加减。方中杏仁宣降肺气,善开上焦;白豆蔻芳香化湿,和畅中焦;薏苡仁益脾渗湿,疏导下焦;配以半夏、厚朴行气散满,除湿消痞;通草、滑石、竹叶清利湿热。诸药相合,宣上畅中渗下,使湿利热清。

若胸闷脘痞者,酌加苍术、佩兰、枳壳等燥湿行气;恶心呕吐者,可加藿香、陈皮、竹茹以和胃降逆;若见寒热如疟,口苦呕逆者,宜加青蒿、黄芩以清少阳之热邪。

4. 气虚发热

[主症]　发热,热势或低或高,常在劳累后发作或加剧。

[兼次症]　头晕乏力,神疲倦怠,气短懒言,自汗,易于感冒,食少便溏。

[舌脉]　舌质淡,边有齿痕,苔薄白;脉细弱。

[分析]　脾胃气虚,中气下陷,阴火内生,故见发热;劳则耗气,故常在劳累后发作或加重。脾胃为后天之本,气血生化之源,脾胃虚衰,化源不足,故见头晕乏力,气短懒言,神疲倦怠;气虚则表卫不固而自汗,易于感冒;中气不足,脾失健运,故食少便溏;舌质淡,苔薄白,边有齿痕,脉细弱为脾胃气虚之象。

[治法]　健脾益气,甘温除热。

[方药]　补中益气汤加减。方中黄芪、党参、白术、甘草益气健脾,以补中气之不足;当归养血活血;陈皮理气和中;升麻、柴胡既能升阳举陷,又可透泄热邪。

若表证之后,营卫不和,时冷时热,汗出恶风者,可加桂枝、芍药以调和营卫;自汗多者,可加浮小麦、牡蛎、糯稻根固表止汗;脾虚夹湿而见胸脘痞闷,舌苔白腻者,加苍术、茯苓、厚朴以健脾燥湿;若兼见手足欠温,大便稀薄为脾阳不振,酌加干姜、肉桂等以振奋脾阳。

5. 血虚发热

[主症]　低热,头晕眼花,面白少华。

[兼次症]　唇甲色淡,心悸不宁,倦怠乏力,或妇女月经量少色淡,甚至闭经。

[舌脉]　舌质淡,苔白;脉细或细弱。

[分析]　血本属阴,血虚则脏腑失于濡养,阴不配阳,故见发热;血虚不能上荣头目,外濡肢体,

则面白少华,唇甲色淡,头晕眼花,倦怠乏力;血不养心,心神不安,则心悸不宁;心肝血虚,冲任空虚,故妇女可见月经量少色淡,甚至闭经;舌质淡,脉细,或细弱均为血虚之征。

[治法]　益气补血。

[方药]　归脾汤加减。方中人参、黄芪、白术、茯苓、甘草益气健脾;当归、龙眼肉补血养血;酸枣仁、远志养心安神;木香理气健脾,使全方补而不滞;生姜、大枣调和脾胃,以资化源。全方共奏益气补血,健脾养心之功。

若发热甚者,可酌加银柴胡、白薇、地骨皮清虚热;血虚甚者,加熟地、制何首乌、白芍、枸杞子以补血养阴;脾虚失运,症见纳差者,去黄芪、龙眼肉,可酌加神曲、陈皮、谷芽以健脾醒胃;若冲任空虚,妇女月经量少色淡或闭经者,合入四物汤;血虚缘于慢性失血,若仍有少量出血者,可酌加仙鹤草、茜草、棕榈皮、三七粉等以止血。

6. 阴虚发热

[主症]　午后或夜间发热,手足心热,或骨蒸潮热。

[兼次症]　心烦,少寐多梦,口干咽燥,颧红,盗汗,或大便干结,尿少色黄。

[舌脉]　舌质红少津,少苔或无苔;脉细数。

[分析]　阴虚阳胜,虚火内炽,故而见发热;阴虚内热,其病在于阴分,故午后或夜间发热,手足心热,骨蒸潮热;虚火上炎,则颧红;虚火上扰心神,则心烦,少寐多梦;内热迫津外泄则盗汗;阴虚内热,津亏失润,则口干咽燥,大便干结,尿少色黄;舌质红少津,少苔或无苔,脉细数均为阴虚火旺之征。

[治法]　滋阴清热。

[方药]　清骨散加减。本方以银柴胡、知母、胡黄连、地骨皮、青蒿、秦艽清虚热,除骨蒸;鳖甲滋养阴液;甘草调和诸药。

若盗汗明显者,宜去青蒿,加煅牡蛎、浮小麦、乌梅、糯稻根固表敛汗;阴虚较甚者,可酌加玄参、生地、制何首乌滋养阴精;如兼气虚,气短乏力,脉虚无力者,可酌加太子参、黄芪以益气;若少寐多梦者,加酸枣仁、夜交藤、柏子仁养心安神。

7. 阳虚发热

[主症]　自觉发热,体温多不高而欲近衣,形寒怯冷,四肢不温。

[兼次症]　面色白或面色浮红,头晕嗜卧,腰膝酸痛,气短懒言,倦怠乏力,食少便溏。

[舌脉]　舌质淡胖,边有齿痕,苔白润;脉沉细无力或浮大无力。

[分析]　肾阳亏虚,命门火衰,火不归原,虚阳外浮,故自觉发热,体温多不高而欲近衣,面色浮红;阳气虚衰,不能温煦形体,则形寒怯冷,四肢不温;脏腑失煦,则面色白,头晕嗜卧,腰膝酸痛,气短懒言;脾阳虚衰,运化无力,食少便溏;舌质淡胖,或有齿痕,苔白润,脉沉细或浮大无力均为阳气虚衰之征。

[治法]　温阳补肾,引火归原。

[方药]　金匮肾气丸加减。方中附子、桂枝温补阳气;山茱萸、熟地补养肝肾;山药、茯苓补肾健脾;牡丹皮、泽泻清泄肝肾以为佐。

若阳虚气弱,气短甚者,加人参、黄芪以补气助阳;大便溏薄者,加干姜、炒白术以温中健脾;五更泄泻者,可合以四神丸;肾阳衰惫,腰膝酸软,阳痿者,可加巴戟天、淫羊藿以温肾助阳。

【转归预后】

内伤发热的预后,与起病的原因、患者的身体状况有密切关系。大部分内伤发热的患者,经过适当的治疗及护理,均可治愈。少数患者病情缠绵,病程较长,需经一定时间的治疗方能获得明显疗效。而兼夹多种病证,病情复杂,以及体质极度亏虚的患者,正虚邪恋,胃气衰败,格阳戴阳者,其疗效及预后均较差。

【临证要点】

1. 避犯"虚虚"之戒　《医学心悟·火字解》将外邪引起的发热称为"贼火",认为"贼可驱而不可留",久病劳倦、情志、饮食等因素引起的内伤发热称为"子火",认为"子可养而不可害"。指出了外感发热、内伤发热的治法不同。所以,治疗内伤发热,切不可见热退热,慎用发散解表、苦寒泻火之品,发散易于耗气伤津,苦寒易伤败脾胃、化燥伤阴,使病情加重或缠绵难愈,犯"虚虚"之戒。内伤发热虽有虚实之分,但以虚证为多,除气郁发热、湿郁发热配合清热除湿外,一般均应针对病情,以补益气血阴阳为主,恢复阴阳平衡。

2. 阴虚分脏腑论治　内伤发热中阴虚发热较为多见,临床用药应与脏腑病位相结合,增强治疗的针对性,以提高疗效。如心阴虚者,可配合加减复脉汤;肝阴虚者,可配合一贯煎;脾胃阴虚者,配合益胃汤;肺阴虚者,配合百合固金汤;肾阴虚者,可配合六味地黄丸。

3. 甘温除热法的应用　甘温除热法源于《黄帝内经》,创于李东垣,为治疗气虚发热的有效治法,适用于发热兼有心悸、气短、乏力、汗多等气血亏虚表现者,常用补中益气汤加减治疗。

【古代文献摘录】

《金匮要略·血痹虚劳病脉证并治》:"虚劳里急,悸、衄、腹中痛,梦失精,四肢酸疼,手足烦热,咽干口燥,小建中汤主之。"

《诸病源候论·虚劳热候》:"虚劳而热者,是阴气不足,阳气有余,故内外生于热,非邪气从外来乘也。"

《医学入门·发热》:"内伤劳役发热,脉虚而弱,倦怠无力,不恶寒,乃胃中真阳下陷,内生虚热,以补中益气汤。"

《景岳全书·寒热》:"阴虚之热者,宜壮水以平之;无根之热者,宜益火以培之。"

《医学心悟·火字解》:"外火,风寒暑湿燥火及伤热饮食,贼火也,贼可驱而不可留。内火,七情色欲,劳役耗神,子火也,子可养而不可害。"

《金匮翼·发热统论》:"劳倦发热者,积劳成倦,阳气下陷,则虚热内生也。"

《医林改错·血府逐瘀汤所治之症目》:"身外凉,心里热,故名灯笼病,内有瘀血。认为虚热,愈补愈瘀;认为实火,愈凉愈凝。""晚发一阵热,每晚内热,兼皮肤热一时。"

【现代文献推介】

[1]　王禄.内伤发热证治五法[J].中国中医基础医学杂志,2012,18(5):534-535.
[2]　何晶,赵红兵,邵铭,等.内伤发热中医用药思路[J].辽宁中医药大学学报,2014,16(1):124-126.
[3]　陈新,陈涤平,李文林.甘温除热法源流与实质探讨[J].安徽中医药大学学报,2014,33(4):3-5.
[4]　姜德友,庞作为.内伤发热源流考[J].天津中医药大学学报,2015,34(2):69-72.
[5]　胡鹏.李东垣从脾胃论治内伤发热的学术思想初探[J].内蒙古中医药,2016,35(8):60.

第七节　厥　证

厥证是以突然昏倒、不省人事、四肢厥冷为主要表现的一种病证。轻者昏厥时间短,清醒后无偏瘫、失语、口眼歪斜等后遗症;重者则可一厥不醒而死亡。

　　有关厥证的记载,始于《黄帝内经》,论述其多。从症状而言可分为两种情况:一种是指突然昏倒,不省人事。如《素问·厥论》指出:"厥……或令人暴不知人,或至半日,远至一日乃知人者……"《素问·大奇论》亦认为:"暴厥者,不知与人言。"一种是指肢体和手足逆冷。如《素问·厥论》:"阳气衰于下,则为寒厥……寒厥之为寒也,必从五指而上于膝……"厥的另一含义包括病机,如明代张景岳《类经·厥逆》指出:"厥者,逆也,气逆则乱,故忽为眩仆脱绝,是名为厥……轻则渐苏,重则即死,最为急候。"汉代张仲景《金匮要略》《伤寒论》论厥,主要以手足逆冷为主。宋代成无己《伤寒明理论·厥》认为:"伤寒厥者,何以明之? 厥者,冷也。甚于四逆也。"元代张子和《儒门事亲》对厥证则立有专篇论述,不仅记载了手足逆冷之厥而且还论证了昏不知人之厥,并将昏厥分为尸厥、痰厥、酒厥、气厥、风厥等,如《儒门事亲·指风痹痿厥近世差玄说》指出:"厥之为状,手足及膝下或寒或热也……厥亦有令人腹暴满不知人者,或一二日稍知人者,或卒然闷乱无觉知者……有涎如拽锯,声在喉咽中为痰厥,手足搐搦者为风厥,因醉而得之为酒厥,暴怒而得之为气厥……"其后明代诸医家如李梴《医学入门·厥》、赵献可《医贯·中风论》、张景岳《景岳全书·厥逆》、王肯堂《证治准绳·诸中门》等书,又在总结前人经验的基础上,结合临床实际对厥证的理论不断充实、完善和系统化,提出了气、血、痰、食、暑、酒、蛔等厥,并以此作为辨证的主要依据,来指导临床实践。

　　厥证是一个证候,可见于多种疾病之中。西医学的休克、中暑、低血糖昏迷、低血压、病态窦房结综合征、癔病等出现厥证表现者,均可参照本篇辨证论治。

【病因病机】

　　厥证是由于外感或内伤引起气机逆乱,升降失常,阴阳之气不相顺接所致。如《证治汇补·厥》曰:"人身气血,灌注经脉,刻刻流行,绵绵不绝,凡一昼夜,当五十营于身,或外因六淫,内因七情,气血痰食,皆能阻遏运行之机,致阴阳二气不相接续,而厥作焉。"

　　1. **七情内伤**　七情内伤,气逆为病,以因怒而厥者多。若所愿不遂,肝气郁结,肝气上逆,或大怒而气血并走于上等,以致阴阳之气不相顺接而发为厥。此外,若其人平素身体虚弱,心虚胆怯,遇外界突然刺激,如见死尸,或闻巨响,或见鲜血喷涌等,以致气机逆乱,上壅心胸,蒙闭窍髓,亦可发为厥证。

　　2. **瘀血阻滞**　血总统于心,化生于脾,藏受于肝,宣布于肺,施泄于肾。五脏功能障碍,气机运行失常,都能导致瘀血内生。瘀血内阻,闭阻经络,瘀塞心窍,使营卫不通,加之情志刺激,阴阳气血不能顺接而形成厥证。《医学入门·厥》所谓:"气逆而不下行,则血积于心胸,《黄帝内经》谓之薄厥,言阴阳相薄气血奔并而成。"即为瘀血致厥而言。

　　3. **痰邪内伏**　多见于形盛气弱之人,嗜食酒酪肥甘,脾胃受伤,运化失常,以致聚湿生痰,痰阻中焦,气机不利。如遇恼怒气逆,痰随气升,清阳被阻则可发为昏厥。

　　4. **亡血伤津**　如因大汗吐下,气随液耗,或因创伤出血,或产后大量失血等,以致气随血脱,阳随阴消,神明无主,均可出现厥证。

　　5. **饮食劳倦**　元气素虚者,如因过度饥饿,或过度疲劳,或睡眠不足,阴阳气血暗耗,以致中气不足,脑海失养;或因暴饮暴食,饮食停于胸膈,上下不通,阴阳升降受阻,均可引起昏厥。

　　6. **外邪侵袭**　感受六淫或秽恶之邪,使气机逆乱,阴阳之气不相顺接,即可发为昏厥。此即《素问·缪刺论》曰:"邪客于手足少阴、太阴、足阳明之络……五络俱竭,令人身脉皆动,而形无知也,其状如尸,或曰尸厥。"六淫致厥,其中以中寒、中暑比较多见。中寒之厥,多发于严寒之时或高寒地区;中暑之厥,多发于酷暑季节;秽恶之厥,多发于深入矿井之内等。

7. **剧烈疼痛**　疼痛伤气,并可导致气机逆乱而卒然昏仆。如《素问·举痛论》曰:"寒气客于五脏,厥逆泄,阴气竭,阳气未入,故卒然痛死不知人,气复反则生矣。"临床上除寒邪疼痛致厥外,创伤、气滞、瘀血疼痛等也可引起气机逆乱而发生昏厥。

厥证病因虽多,但其基本病机为气机逆乱,升降失常,阴阳之气不相顺接。病机性质有虚实之分,病位主要在心肝脾肺肾。其中厥之实证与肝的关系最为密切。周学海《读医随笔》曰:"凡脏腑十二经之气化,皆必借肝胆之气化以鼓舞之,始能调畅而不病。凡病之气结血凝痰饮、跗肿、鼓胀、痉厥……皆肝之不能舒畅所致也。"可见肝郁则全身之气皆郁,肝气逆则全身之气皆逆也,气血并走于上则昏不知人,阳郁不达则四肢逆冷。厥之虚证,与肺脾的关系最为密切。盖肺脾气虚,清阳不升,气陷于下,血不上达,以致神明失主,而发为厥证。此外,心主神明,为精神活动之主,心病则神明失用,而致昏厥。肾为元气之根,肾中真阴真阳不能上注,导致神明失养,可发为厥证。

【诊断】

(1) 发病前常有先兆症状,如头晕心悸、视力模糊、面色苍白、出汗等,而后突然发生昏仆,不知人事,移时苏醒。发病时常伴有恶心、汗出,或伴有四肢逆冷,醒后感头晕、疲乏、口干,但无失语、瘫痪等后遗症,缓解后如常人。

(2) 发病前常有明显的情志刺激史,或有大失血病史,或有暴饮暴食史,或有痰盛宿疾。应了解既往有无类似病证发生,注意询问发作时的体位、持续时间以及厥之前后的表现。

【相关检查】

(1) 血压测定、血液生化和心电图等检查有助于高血压病、休克、低血糖、心肌梗死等病症的诊断。

(2) 脑电图、脑干诱发电位、脑血流图、数字减影血管造影(DSA)、颅脑 CT、MRI 等检查有助于癫痫、脑供血不足、脑血管痉挛等颅脑疾病的诊断。

【鉴别诊断】

1. **痫病**　常有先天因素,或有头部外伤史,以青少年为多见,痫之重者亦为突然昏仆,不知人事,发作时间短暂,发作时常伴有喊叫,抽搐,口吐涎沫,两目上视,小便失禁等,常反复发作,每次症状均相类似,苏醒缓解后如常人;厥证除见突然仆倒,昏不知人主症外,还有面色苍白、四肢厥冷,而无痫病口吐涎沫、两目上视、四肢抽搐,或病作怪叫。此外,还可作脑电图检查以资鉴别。

2. **中风**　以中老年人为多见。素有肝阳亢盛病史,中脏腑者,突然昏仆,并伴有口舌㖞斜、偏瘫失语等症,神昏时间较长,苏醒后有偏瘫、失语等后遗症;厥证昏迷,不省人事的时间一般较短,多伴见面色苍白,四肢厥冷,一般移时苏醒,醒后无半身不遂,口舌㖞斜,失语等后遗症。

3. **昏迷**　为多种疾病发展到一定阶段所出现的危重症候。一般来说发生较为缓慢,常有原发病存在,有昏迷前的临床过程,先轻后重,由烦躁、嗜睡、谵语渐次发展,一旦昏迷后,持续时间较长,恢复较难,苏醒后原发病仍然存在。

4. **眩晕**　参见"眩晕"篇。

5. **痉证**　参见"痉证"篇。

【辨证论治】

辨证要点

1. **辨病因**　厥证的发生,常有明显的病因可寻。如气厥虚证,多平素体质虚弱,厥前有过度疲劳,睡眠不足,饥饿受寒等诱因;血厥虚证,则与失血有关,常继发于大出血之证;气厥、血厥实证,多形体壮实,而发作多与精神刺激密切相关;痰厥好发于恣食肥甘,体丰湿盛之人;食厥发生于暴食之后;酒厥发生于暴饮之后;暑厥多在夏季久暴烈日或高温作业之时出现。故了解病史,察明病因,有助于辨清证候。

2. **辨虚实**　一般实证表现为昏厥而气壅息粗,喉间痰鸣,牙关紧闭,两拳握固,脉多沉实或沉伏;虚证表现为昏厥而气息微弱,面色苍白,张口自汗,肤冷肢凉,小便自遗,脉沉细微。

治疗原则

厥证乃急危之候,当及时救治,醒神回厥为首要治疗原则。具体治法当辨虚实之不同。

实者理气、活血、化痰、辟秽而开窍醒神。开窍法是救治厥证的首要治法,适用于邪实窍闭之神昏证,以辛香走窜的药物为主。主要是通过开泄气郁痰闭,辟秽化浊,通利气机而达到苏醒神志的目的。本法系治标之法,苏醒后应按具体病证辨证治疗。

虚者益气、回阳、救逆固脱。适用于元气亏虚、气随血脱、津竭气脱之神昏证。通过回阳、益气固脱,防止气血津液外泄。对于失血过急过多者,还应配合止血、输血,以挽其危。由于气血亏虚,不可妄投辛香开窍之品,防止津气进一步耗散。

分证论治

(一) 气厥

1. **实证**

[主症]　突然昏倒,人事不知,牙关紧闭,两手握拳,呼吸急促。

[兼次症]　或见四肢厥冷,发作前情绪激动不安,或郁闷不乐,或觉胸前堵闷,四肢麻木。

[舌脉]　苔薄白;脉伏或沉弦。

[分析]　忧思郁怒,情志相激,肝失条达,郁闷不舒。"思则气结""怒则气上",气机逆乱,上壅心胸,故见胸闷;阻塞清窍,心神不明,因而突然昏倒,不省人事,口噤不开,两手握拳;肝气上逆,闭郁胸中,肺气不得宣畅,则呼吸急促;气闭于内,阳气不能外达,则肢体麻木,四肢厥冷;脉伏为阳气闭郁于内,沉弦为肝气郁滞。

[治法]　理气开郁。

[方药]　五磨饮子加减。方中沉香、乌药降气调肝;槟榔、枳实、木香行气开郁。亦可加入白豆蔻、檀香、藿香之类以理气开郁。

若肝阳上亢,症见头晕而痛,心烦易怒,可加入钩藤、菊花、石决明、磁石等药以平肝潜阳;若苏醒后食欲不振,可加茯苓、白术、炒谷麦芽健脾利湿,消食和胃;若醒后悲伤欲哭,或哭笑无常,睡眠不宁者,可加茯神、远志、酸枣仁、生牡蛎等药以安神定志,或加用甘麦大枣汤;如两胁胀满,喜叹息,加郁金、香附疏肝理气,白芍养血柔肝;若痰声辘辘,痰多气壅者,可加胆星、贝母、橘红、竹沥等药以涤痰清热。

精神刺激常可导致本证反复发作,平素可服逍遥散、柴胡疏肝散等以调和肝脾,理气解郁,防止复发。

2. **虚证**

[主症]　头晕目眩,心慌气短,突然昏仆。

[兼次症]　呼吸微弱,面色苍白,汗出肢冷,或见小便自遗。

[舌脉]　舌质淡,苔薄白;脉沉细微。

[分析]　"悲则气消""恐则气下""劳则气耗"。由于素体虚弱,气血不充,复因悲恐或疲劳过度,或站立过久,导致一时中气下陷,清阳不升,气机不相顺接,因而眩晕昏仆;中气不足,则气息低微,心慌气短;气陷于下,血不上达,则面色苍白,小便自遗;阳气虚衰,不能敷布于外,则见肢冷不温;气虚则腠理不固,津液外泄,则汗出不止;舌质淡,脉沉细微均为正气不足的表现。

[治法]　益气回阳。

[方药]　急用生脉注射液、参附注射液,继用四味回阳饮加减。方中以人参大补元气,附子、炮姜回阳救逆,甘草和中。

若表虚自汗,可加黄芪、白术以益气固表;汗出不止者,加煅龙骨、煅牡蛎、浮小麦等以固涩敛汗;若食少纳呆,可加白术、茯苓、陈皮、半夏等以健脾化湿和胃之品;若心慌气短,心悸不宁,加白芍、当归、酸枣仁等养心安神,远志、茯神、生牡蛎以安神定志。

另有在排尿时发生晕厥,亦为气虚所致,如《石室秘录》所云:"人有小解之时,忽然昏眩而倒者,亦阴阳之气脱也。"拟有逢土丹,用人参、附子、白术、菖蒲、半夏、生酸枣仁等药治疗。

本证亦有反复发作者,因此平时必须注意调养,可经常服用香砂六君子丸、参苓白术散、补中益气丸等健脾益气之品,以调理气血,增强体质。勿过劳、调情志亦是防止复发的重要环节。

(二) 血厥

1. 实证

[主症]　突然昏倒,不省人事,牙关紧闭,面赤唇紫。

[兼次症]　醒后头昏头痛。平时急躁易怒,口苦面赤,头晕胀痛。

[舌脉]　舌质红,苔薄黄;脉弦。

[分析]　肝为风木之脏,其性刚,主升主动。暴怒伤肝,怒则气上,气机逆乱,血随气升,并走于上,扰乱神明,闭塞清窍,因而突发昏厥,不省人事;面赤唇紫,头昏头痛,脉弦,皆是气逆上窜,血菀于上的表现;平时急躁易怒,口苦面赤,头晕胀痛,舌质红,苔薄黄,乃肝气失于条达,肝阳上亢的表现。

[治法]　理气降逆祛瘀。

[方药]　通瘀煎加减。方中以当归尾、红花、山楂活血散瘀,乌药、香附、木香、青皮理气开郁,泽泻利湿降浊。

若肝阳亢盛,头晕头痛者,可加钩藤、菊花、珍珠母等平肝潜阳,加白芍、枸杞子、生地以育阴,加牛膝引血下行;若急躁易怒,少寐多梦,可加钩藤、石决明、龙胆草、丹皮等平肝泄热,加郁金、薄荷疏肝理气,酸枣仁、远志等养心安神。

此证若反复发作,以致气血难以平和,也可一厥不醒,终成危候。

另有心痛骤发,四肢逆冷,进而昏厥者,可先用苏合香丸灌服,以开闭塞之窍,缓解后可按心痛辨证治疗。

2. 虚证

[主症]　心悸头晕,或眼前发黑,昏厥无知。

[兼次症]　面色苍白,口唇不华,目陷口张,自汗肤冷,气息低微,或四肢震颤。

[舌脉]　舌质淡,苔薄白;脉芤或细数无力。

[分析]　平素气血亏虚,如因外伤失血,或崩漏不止,或其他疾病引起出血,则阴血更虚。血虚不能上承,则心悸头晕,眼前发黑,致清窍失养,昏厥发作;血脉不充,则面色苍白,口唇无华;阴血内衰,阳气亦虚,正气不固,因而目陷口张,自汗肤冷,气息低微;气血不能达于四肢,筋失所养,血虚生风,故见四肢震颤;舌质淡,脉芤或细数无力是血虚的表现。

[治法]　益气养血。

[方药]　急用独参汤灌服,继用人参养营汤。方中人参、黄芪益气摄血,白术、茯苓、甘草健脾补中,当归、熟地养血,白芍、五味子敛阴,肉桂温阳,远志安神定志,陈皮理中焦气机,使补而不滞,姜枣调和诸药。

若出血不止,当酌加止血药:崩漏者加茜草根、丹皮、侧柏叶,冲任虚寒者加炮姜、艾叶;咯血、吐血者加白及、仙鹤草、白茅根;外伤出血者加三七等。若见自汗身冷,呼吸微弱者,加附子、干姜等温阳之品;心悸不眠者,加龙眼肉、酸枣仁、柏子仁等养心安神;若口干少津,加麦冬、石斛、北沙参等养胃生津;若见血止后,即觉头晕目眩,心慌不宁,站立不稳,肢冷汗出,发生昏厥者,亦为气血两虚,可参照本证进行治疗。

(三) 痰厥

[主症]　眩晕,或咳喘气急,突然昏厥,喉中痰鸣。

[兼次症]　胸闷纳呆,或呕吐涎沫,呼吸气粗。

[舌脉]　舌苔白腻;脉沉滑。

[分析]　由于平素饮食不节或久咳之人脾肺俱伤,湿浊内聚,痰邪内蕴,复因恼怒气逆或外感六淫之邪,引动痰邪,痰随气升,上闭心窍,故突然眩晕昏厥;痰阻气道,痰气相击,故而喉中痰鸣,呼吸气粗;痰邪上犯则呕吐涎沫;痰浊阻滞,气机不利,则胸闷;肺失宣降,则咳喘气急;痰湿困脾,脾失健运则纳呆;痰浊中阻,清阳不升,则眩晕;苔白腻,脉沉滑,均为痰浊内阻的征象。

[治法]　行气豁痰。

[方药]　导痰汤加减。方中半夏、胆南星燥湿化痰;陈皮理气燥湿,和中化痰;茯苓渗湿;枳实下气降逆。

若痰气壅盛咳喘者,加杏仁、白芥子降气化痰;如头晕甚者加天麻平肝潜阳;食欲不振加白术健脾和胃。胸闷加苏梗、桔梗疏理气机;如兼有外感表证,酌加荆芥、薄荷、金银花、连翘等以散风解表;若痰浊内阻,郁而化热,症见口干便秘,苔黄腻,脉滑数者,可加全瓜蒌、黄连、栀子、竹茹等清化痰热之品,或用礞石滚痰丸以豁痰清热降火。

(四) 食厥

[主症]　暴饮暴食,突然昏厥。

[兼次症]　脘腹胀满,呕恶酸腐,头晕。

[舌脉]　苔厚腻;脉滑。

[分析]　由于暴饮暴食,损伤脾胃,食积不化,填塞中脘,脾气不升,胃气不降,复遇恼怒,气逆于上,气与食并,壅塞于上,则清窍不利,故突发昏厥,或见头晕;胃脘浊气上泛,故呕恶酸腐;食滞停积于中焦,则脘腹胀满;苔厚腻,脉滑,均为食滞不消、浊气不降的表现。

[治法]　消食和中。

[方药]　昏厥如发生在食后不久,可先用盐汤探吐,以祛食积。继以神术散合保和丸治疗。方中以山楂、神曲、莱菔子消食化积;以藿香、苍术、厚朴、砂仁、陈皮等理气和胃;半夏、茯苓健脾和胃

化湿;连翘清积滞之热;甘草调和诸药。

若呕恶,加黄芩、竹茹清热止呕;如腹胀而大便不通者,可用小承气汤导滞下行。

本证小儿为多,成人多见于饮食之后,复加恼怒而成。因此,本证重在预防,尤其是脾胃虚弱者,更应注意不要贪食,食后避免情志过极。

(五) 暑厥

[主症] 身热汗出,口渴面赤,继而昏厥,不省人事。

[兼次症] 或有谵妄,头晕头痛,胸闷乏力,四肢抽搐。

[舌脉] 舌质红而干,苔薄黄;脉洪数或细数。

[分析] 由于感受暑邪,暑热内闭,蒙塞清窍,则卒然昏厥;扰动神明,则神识昏乱,狂妄谵语;暑热内袭,热郁气逆,故见头晕头痛;胸闷身热,汗出面赤,为暑热内蒸之象;热蒸汗出,气阴两伤,则口渴乏力;舌质红而干,苔薄黄,脉洪或细数,均为暑热内盛,气阴两伤的表现。

[治法] 开窍醒神,清暑益气。

[方药] 昏厥时应予牛黄清心丸或紫雪,以凉开水调服,清心开窍醒神为主。继用白虎加人参汤或清暑益气汤加减,以祛暑清热,益气生津。方中以生石膏、知母、荷梗、黄连、竹叶、西瓜翠衣清热解暑;以西洋参、人参、麦冬、石斛、粳米、甘草等益气生津。如因暑邪煎迫,热蒸汗出,气随汗脱,多汗乏力,四肢逆冷,面色苍白,心悸口渴,为气阴大伤,宜益气生津,固表止汗,方用参附龙牡汤。方中以人参补气,附子回阳,煅龙骨、煅牡蛎敛汗摄阴。可加麦冬、石斛养阴生津,知母、西瓜皮清暑解热。若暑热内闭,热灼阴伤,肝风内动,昏厥不醒,四肢抽搐者,治宜清热解暑,凉肝息风,方用羚角钩藤汤加减。方中羚羊角、钩藤、桑叶、菊花清热凉肝,息风止痉;生地、白芍、甘草凉血清热,缓解挛急;川贝、茯神、竹茹清热化痰,可加西瓜皮、荷叶、知母等清热解暑之品。

若是暴受秽浊之气,内闭清窍,气机不利,症见突然昏厥,不省人事,口噤不开,手足厥冷,面色晦暗,脘腹胀满,二便闭塞不通,宜用苏合香丸或玉枢丹辟秽开窍。

暑厥一证多发生在炎热夏季,常因露天作业,烈日暴晒,或于闷热之室作业过久所致,年老体弱及病后体虚之人更易于发病,宜加强防护。昏厥发生之后,应迅速将患者移至阴凉通风处,必要时应配合输液、物理降温等西医抢救治疗。

【转归预后】

厥证之转归取决于患者正气之强弱及阴阳失调、气血逆乱之轻重。若阴阳气血相失,进而阴阳离绝,则发展为一厥不复之死证。若阴阳气血失常,或为气血上逆,或为中气下陷,或气血痰瘀等邪气内闭。气机逆乱而阴阳尚未离决,此时若正气来复,治疗得当,则气复返而生,若误治失治,则易变生他证。如气厥和血厥之实证,常转化为气滞血瘀或肝阳上亢之证;血厥虚证,常转化为脱证,等等。

厥证的预后,与患者平素正气的强弱、邪气的盛衰及抢救治疗得当与否密切相关。发病之后,若呼吸比较平稳,脉有根,表示正气尚强,预后良好。反之,若气息微弱,或见昏愦不语,或手冷过肘,足冷过膝,或脉沉伏如一线游丝,或散乱无根,或人迎、寸口、跌阳之脉全无,多属危候,预后不良。

【临证要点】

1. 厥证的治疗,首先要分清虚实,进行急救 对于邪实窍闭之神昏而厥,应以辛香走窜的药物开窍醒神。对于元气亏虚,气随血脱,津竭气脱之神昏而厥,应以益气回阳,救逆固脱的药物救治之,不可妄投辛香走窜之品,以防止津气进一步耗散。若病兼他证,则又当随机应变。汗多者,加黄芪、白术、煅龙骨、煅牡蛎,加强益气功效,更能固涩止汗;心悸不宁者,加远志、柏子仁、酸枣仁养心安神;纳谷不香,食欲不振者,加白术、茯苓、陈皮健脾和胃。

2. **做好预防** 厥证临床上有气、血、痰、食、暑等厥之分,其病因往往与情志刺激有关,或兼有饮食不节,或为劳倦体虚所致,故平素欲调畅情志、健运脾胃、增强体质,可依据辨证的结果服用疏肝解郁、健脾和胃、补养气血之品,以预防其复发。

3. **脱证辨治** 若气血亏虚而发生脱证,不应拘泥于传统的汤剂。对于休克患者应立即输注生脉注射液、参附注射液或参麦注射液等药,同时于配合输液、输血或输升压药等西医抢救治疗;亦可配合针灸疗法,以耳针、电针、灸法通过经络的作用疏通气血,调整阴阳,治疗休克。耳针常用穴是肾上腺、升压点、皮质下、心等。电针取穴常在素髎、内关、人中、中冲、涌泉、足三里等。灸法常用穴有太溪、气海、脐中、百会、关元等。

4. **防范血厥变证** 血厥之实证重者可发展为中风,临证应注意其变化,加强防范。

【**古代文献摘录**】

《灵枢·五乱》:"乱于臂胫,则为四厥;乱于头,则为厥逆,头重眩仆。"

《医学纲目·癫痫》:"凡癫痫及中风、中寒、中暑、中湿、气厥、尸厥,而昏眩倒仆,不省人事者,皆由邪气逆上阳分,而乱于头中也……邪气逆上则头中气乱,头中气乱则脉道闭塞,孔窍不通,故耳不闻声,目不识人,而昏眩无知,仆倒于地也。"

《证治准绳·诸中门》:"中食之证,忽然厥逆昏迷,口不能言,肢不能举,状似中风。皆因饮食过伤,醉饱之后,或感风寒,或着气恼,以致填塞胸中,胃气有所不行,阴阳痞隔,升降不通,此内伤之至重者。"

《景岳全书·杂证谟·厥逆》:"气厥之证有二,以气虚气实皆能厥也。气虚卒倒者,必其形气索然,色清白,身微冷,脉微弱,此气脱证也……气实而厥者,其形气愤然勃然,脉沉弦而滑,胸膈喘满,此气逆证也","血厥之证有二,以血脱血逆皆能厥也。血脱者如大崩大吐或产血尽脱,则气亦随之而脱,故致卒仆暴死……血逆者,即经所云,血之与气并走于上之谓。"

《证治汇补·腰膝门·厥症》:"不因恚怒,忽然气闷痰升,肢冷吐涎,喉中有声,为之痰厥,脉必沉滑,宜导痰顺气。又气实多怒之人,忽大吐发厥者,乃痰闭于上,火起于下,先行探吐,后用导痰。"

《石室秘录·厥症》:"人有忽然厥,口不能言,眼闭手撒,喉中作酣声,痰气甚盛,有一日即死者,有二三日而死者,此厥多犯神明,然亦因素有痰气而发也。"

《张氏医通·厥》:"今人多不知厥证,而皆指为中风也。夫中风者,病多经络之受伤;厥逆者,直因精气之内夺。表里虚实,病情当辨,名义不正,无怪其以风治厥也。"

【**现代文献推介**】

[1] 王少松.基于厥证理论治疗持续性发热2例[J].中医杂志,2014,55(21):1888-1890.

[2] 邱敏.浅谈《伤寒论》治疗厥逆之特色[J].中国中医急症,2014,23(6):1099-1100.

[3] 彭榕华,高驰,段逸山.释"厥"[J].中华中医药杂志,2016,(8):2899-2904.

[4] 彭健.乌梅丸加减治疗阿斯综合征临床探讨[J].中国中医急症,2015,(10):1780-1782.

[5] 蒋健.郁证发微(十五)——郁证厥证论[J].上海中医药杂志,2016,(10):5-11.

第八节 | 虚 劳

虚劳是指脏腑功能虚损、气血阴阳亏损,日久不复,以五脏虚候为主要临床表现的多种慢性虚弱性证候的总称,又称虚损。

古代医籍与虚劳相关的论述很多。《素问·通评虚实论》对本病病机概括为"精气夺则虚"。《素问·调经论》中"阳虚则外寒,阴虚则内热"说明了虚证有阳虚和阴虚。治疗上《黄帝内经》有"形不足者,温之以气;精不足者,补之以味"之论。《难经·十四难》则提出五脏虚损的治疗原则:"损其肺者益其气,损其心者调其营卫,损其脾者调其饮食,适其寒温,损其肝者缓其中,损其肾者益其精。"汉代张仲景《金匮要略·血痹虚劳病脉证并治》首先提出了虚劳的病名,并详述证因脉治,分阳虚、阴虚、阴阳两虚三类。对虚劳治疗重视温补脾肾,并有扶正祛邪,祛瘀生新等法和方传世。对虚劳的称谓在隋代巢元方《诸病源候论》中亦有论述:"夫虚劳者,五劳、六极、七伤是也。""五劳"是指心劳、肝劳、肺劳、脾劳、肾劳;"六极"是指气极、血极、筋极、骨极、肌极、精极;"七伤"是指大饱伤脾,大怒气逆伤肝,强力举重、久坐湿地伤肾,形寒寒饮伤肺,忧愁思虑伤心,风雨寒暑伤形,大恐惧不节伤志。明代张景岳提出了"阴中求阳,阳中求阴"的治则,在治疗肾阴虚、肾阳虚的理论及方药方面均有新的发展。明代汪绮石所著的《理虚元鉴》为治虚劳的第一本专著,书中对虚劳的病因、病机、治疗、预防及护理均有较好的论述,治疗虚劳强调肺、脾、肾。他认为:"肺为五脏之天,脾为百骸之母,肾为性命之根,治肺、治脾、治肾,治虚之道毕矣。"清代沈金鳌提出虚劳当以气血阴阳为辨证纲要。清代吴澄《不居集》中对历代医家有关虚劳的论述资料作了比较系统的汇集整理,是研究虚劳的一部有价值的参考书。

西医学中大凡多种慢性功能衰退性疾病和慢性消耗性疾病,如自身免疫功能低下、造血功能低下、内分泌腺体功能紊乱、营养不良以及一些免疫系统疾病等,临床以功能减退为主要表现时均可参照本篇辨证论治。

【病因病机】

虚劳的成因有很多,《理虚元鉴·虚证有六因》曾概括为:"有先天之因,有后天之因,有痘疹及病后之因,有外感之因,有境遇之因,有医药之因。"因此虚劳是多种因素作用于人体,导致脏腑功能进行性减退,气血阴阳虚衰。

1. **先天不足**　受胎之时,父母体弱、患病或年老精血不旺,或胎中失养,孕育不足,或其他遗传因素等导致体质虚弱,易患各种疾病,且病后不易恢复,以致日久脏腑气化功能减退、气血阴阳亏损而发展成虚劳。宋代窦材在《扁鹊心书·虚劳》中说:"若童男女得此病,乃胎秉怯弱。"

2. **烦劳过度**　烦劳过度,包括心劳、体劳、房劳等,日久均可导致脏腑功能减退,气血阴阳俱损而成虚劳。即《素问·宣明五气》篇所谓:"久视伤血、久卧伤气、久坐伤肉、久立伤骨、久行伤筋。"耗伤气血包括各种致病因素导致肺气亏虚,脾气亏虚,肾气亏虚,日久而成肺劳、脾劳、肾劳。

3. **饮食不节**　暴饮暴食,饥饱不调,食有偏嗜,营养不良,饮酒过度等原因,均可损伤脾胃,导致脾胃运化功能减弱,不能化生水谷精微,气血化生不足,脏腑经络失养,日久则可形成虚劳。《中藏经·老伤论》谓:"饥饱无度则伤脾。"《景岳全书》云:"少年纵酒者,多成劳损。"

4. **病后误治失调**　病后失治误治,可损伤脏腑,耗伤气血;或病后初愈失于调养,气血不复均可使脏腑功能减退,气血阴阳亏损而演变为虚劳。吴澄在《不居集》云:"若体虚之人……妄用汗吐下之法,重者当时受伤,变症甚速,轻者元气暗损。"

5. **外邪内侵**　感受时邪疫毒,或有毒气体、粉尘、射线等外邪内侵,伤及脏腑,耗伤气血。清代江涵暾在《笔花医镜·虚劳论治》中云:"虚劳之症,大症也,固由真阴亏损,虚火烁金而然,而其始大半由于外感。"

虚劳起病大多隐匿、缓慢,但也有迅速急骤者。病变可涉及五脏六腑,而其病理性质则不外乎气、血、阴、阳的亏虚,脏腑功能的失调。病程日久,多脏受累,脏腑之间,气血阴阳病损之间也相互影响,如脾病及肾,阴损及阳等。故《难经》有"上损及下,下损及上"的说法。由于生理上肾为先天之本,脾为后天之本,其损伤对虚劳的发生、发展、预后均起着很重要的作用,所以一般医家认为脾肾两脏在虚劳的病变脏腑中尤为重要。

【诊断】

(1) 本病的临床特征是以两脏或多脏虚损、气血阴阳中两种或多种功能虚损为主要表现,并呈慢性过程,如形神衰败,倦怠乏力,心悸气短,自汗盗汗,身体羸瘦,大肉尽脱,食少便溏,五心烦热,畏寒肢冷,脉虚无力等。

(2) 有长期慢性病史,或存在引起虚劳的其他致病因素,多见于大病、久病之后。

(3) 排除其他内科疾病中的虚证。

【相关检查】

(1) 予血常规、尿常规、大便常规、血生化、心电图、X线摄片等检查做初步筛选。

(2) 免疫功能测定、内分泌功能测定、骨髓检查等协助诊断。

【鉴别诊断】

1. **肺痨**　参见"肺痨"篇。

2. **内科其他虚证**　虚劳与内科其他病证中的虚证虽然有相似之处,但疾病涉及的病位及其属性、病程的长短和病情的轻重方面均有所不同。其主要区别:一是虚劳的各种证候,均以出现两脏或多脏劳伤,气血阴阳中的两种或多种因素虚损为特点,而内科其他病证中的虚证以各自的病证为主要表现。例如:眩晕的气血亏虚证,虽有气血亏虚的症状,但以眩晕为最突出、最基本的表现;水肿的脾阳不振证,虽有脾阳亏虚的症状,但以水肿为最突出、最基本的表现。二是虚劳病程长,病势缠绵。而内科其他病证中的虚证其病程取决于该病证病情及演变结果,既有较长者,也有较短者。

【辨证论治】

辨证要点

1. **辨五脏气血阴阳亏虚**　虚劳病机性质虽为气血阴阳不足,但五脏六腑均有其各自的特点,因此对虚劳的辨证应以气、血、阴、阳为纲,五脏虚候为目。正如《杂病源流犀烛·虚损痨瘵源流》说:"五脏虽分,而五脏所藏无非精气,其所以致损者有四,曰气虚,曰血虚,曰阳虚,曰阴虚""气血阴阳各有专主,认得真确,方可施治。"由于气血同源,阴阳互根,五脏相关。所以各种原因所致的虚劳证,在脏腑气血阴阳损伤方面往往互相影响,由一虚渐致两虚,由一脏而累及他脏,使病情趋于复杂和严重,辨证时应加注意。

2. **辨清虚劳病因**　分清兼次症有无虚劳之证,因病致虚,应分辨引起虚劳的原发疾病是否仍然存在。如因热病、寒病或瘀结虚者,临床上应见到热证、寒证或瘀证的相应表现。久病不复者,常出现较多兼次症,应仔细分辨。此外,虚劳日久不愈,常会导致因虚致实的兼次症。如气虚阳损时,阳气鼓动无力,血行不畅,有常出现瘀血之证;脾肾阳虚时,脾失健运,肾失开阖,水湿停聚,泛滥肌肤而出现肢体浮肿。另外,虚劳之人,正气不足,卫外不固,易感外邪,以致表里同病。故临证时,应分清标本主次、轻重缓急和虚实兼夹之不同,以正确辨证施治。

治疗原则

虚劳的治疗当以补益为基本原则。正如《素问·三部九候论》所云:"虚者补之。"临证治疗时一方面要根据气血阴阳亏损之不同,采取益气、养血、滋阴、温阳之法,另一方面要根据病变脏腑有针对性地进行补益。此外,还应该注意以下两方面:一是重视脾肾。因肾为先天之本,内寓元阴元阳,是生命之根本;脾为后天之本,是气血生化之源。重视脾肾的治疗对虚劳的预后转归都非常重要。二是对于虚中夹实或兼感外邪者,当补中有泻,扶正祛邪。因祛邪可起到固护正气的作用,防止因邪恋而进一步损伤正气。此外,对久病有瘀血之征象者,还应适当予以活血化瘀之法。

分证论治

1. 肺肾气阴亏虚

[主症] 呼吸浅短难续,呼多吸少,动则尤甚,声音低怯,五心烦热,面色潮红,腰膝酸软,小便不利或小便自遗。

[兼次症] 时寒时热,畏风自汗,易遭感冒;形体消瘦,盗汗,干咳少痰,或喘甚,张口抬肩,冷汗淋漓,肢冷唇青。

[舌脉] 舌质嫩红或淡胖,少苔;脉软弱或浮大无根。

[分析] 肺肾气虚,肺不主气,肾不纳气,故见呼吸浅短难续,呼多吸少,动则尤甚,声音低怯或喘甚,张口抬肩;阴虚火旺,则见五心烦热,面色潮红,盗汗,干咳少痰;阴液不足,腰府失养,则见腰膝酸软;肾气虚开阖不利,故小便不利或小便自遗;肺气虚,卫外不固,则短气自汗,易遭感冒;气虚,营卫不和,则时寒时热;肺肾阴虚,肢体失养,故有形体消瘦;气阴虚脱则可见冷汗淋漓,肢冷唇青;舌质嫩红或淡胖,少苔,脉软弱或浮大无根,为肺肾气阴亏虚之征。

[治法] 补肺益肾,培元摄纳。

[方药] 生脉散合大补元煎加减。前方益气养阴敛肺;后方中人参、山药、甘草益气固肾;杜仲、山茱萸温补肾气;熟地、枸杞子、当归补养精血。合用有补肺益肾,培元摄纳的功用。

自汗较多者,加牡蛎、麻黄根固表敛汗;时寒时热加桂枝、白芍调和营卫;五心烦热,面色潮红,盗汗加鳖甲、地骨皮、知母、浮小麦滋阴敛汗退虚火;喘甚加蛤蚧、煅鹅管石加强摄纳的作用。

2. 心脾气血不足

[主症] 心悸怔忡,彻夜难寐,食少腹胀,大便溏薄,肌肤紫斑,齿衄、鼻衄。

[兼次症] 头晕健忘,倦怠乏力,面色萎黄,女子经少色淡或淋漓不断。

[舌脉] 舌质淡嫩;脉细弱。

[分析] 心血不足,心失所养,神不归舍则心悸怔忡,甚则彻夜难寐;脾气虚弱,运化失调,清浊不分,则食少腹胀,大便溏薄;脾气不足,血液失其统摄,故肌肤紫斑,齿衄、鼻衄;气血不足,清阳失养,故头晕健忘;气血不足无以充养肌肤则倦怠乏力,面色萎黄;血虚则女子经少色淡;气不摄血则月经淋漓不断;舌质淡嫩,脉细弱,均为气血不足之象。

[治法] 健脾养心,益气补血。

[方药] 归脾汤加减。方中黄芪、人参、白术补气养脾;当归补血养血,龙眼既补脾气,又养心血;茯神、酸枣仁、远志宁心安神;甘草和中;木香一味理气醒脾,与补气养血之品配伍,使补不碍胃。

若大便溏薄者加山药、薏苡仁、砂仁以健脾益气止泻;肌肤紫斑,齿衄、鼻衄者,加仙鹤草、藕节、参三七以止血；月经漏下不止者,宜益气升阳止血,可加柴胡、升麻、棕榈炭、生蒲黄等。

3. 肝肾精血亏虚

[主症]　头晕目眩,面色不华,胁部隐痛,筋脉拘急,或惊惕肉𥆧,形体羸瘦,发落齿摇,腰酸耳鸣。

[兼次症]　肢体麻木,肌肤枯糙,足痿无力;妇女月经不调甚则闭经;壮年男子精少不育或遗精早泄。

[舌脉]　舌质淡红,苔薄;脉沉细而弱。

[分析]　肝血亏虚,不能上养头目,故致头晕目眩,面色不华;血不养肝,脉络失养,气机不畅故胁部隐痛;血虚筋脉失养,而见筋脉拘急,或惊惕肉𥆧;肾精不足,髓海不足,故见形体羸瘦,发落齿摇,腰酸耳鸣;若血虚生风可见肢体麻木,肌肤枯糙;妇女月经不调甚则闭经、壮年男子精少不育或遗精早泄均为精血不足之征;舌质淡红,苔薄,脉沉细而弱,亦为精血不足之象。

[治法]　补益肝肾,养血填精。

[方药]　河车大造丸加减。方中紫河车大补精髓,人参大补元气,当归、生地、龟甲、杜仲、牛膝、天冬、麦冬、五味子滋肝肾之阴血,黄柏坚阴。

形体羸瘦,发落齿摇,腰酸耳鸣,可加鹿茸、海狗肾、冬虫夏草、淫羊藿加强补肾精的作用;血虚生风,症见肢体麻木,肌肤枯糙,筋脉拘急,加木瓜、白蒺藜养血祛风;男子遗精加芡实、金樱子固肾摄精;伴神疲乏力可酌加黄芪、党参、白术补气;伴胁痛,加丝瓜络、郁金、香附理气通络。

4. 脾肾阳虚

[主症]　畏寒肢冷,腰膝酸软或脘腹冷痛,久泻久痢或五更泄泻,面浮肢肿。

[兼次症]　面色苍白,形神衰惫,饮食少进,小便不利。

[舌脉]　舌质淡胖有齿痕,苔白滑;脉细弱或沉缓无力。

[分析]　脾肾阳气虚衰,不能温煦肢体,则畏寒肢冷,腰膝酸软,脘腹冷痛;寅卯之交,阴气极盛,阳气未复,肠中腐秽未去,故黎明前泄泻,临床上称为"五更泄";泻下清冷,夹杂未消化谷物是脾肾阳气虚衰,不能温化水谷的缘故;脾肾阳虚,制水不利,水湿泛溢肌肤,故面浮肢肿;脾之阳气虚衰,化源不足,气血虚少则面色苍白,形神衰惫;脾阳虚衰,运化失健,则饮食少进;肾之阳气虚衰,膀胱气化失司,则小便不利;舌质淡胖有齿痕,苔白滑,细弱或沉缓无力均为脾肾阳气虚的表现。

[治法]　温补脾肾,化气行水。

[方药]　附子理中汤合金匮肾气丸加减。附子理中汤以人参、白术、甘草益气健脾、燥湿和中;干姜、附子温中祛寒。金匮肾气丸则重用山药、山茱萸、干地黄补肝脾肾而益精血,佐以附子、桂枝温阳化气,取"少火生气"之义;又配泽泻、茯苓利水渗湿;阴虚则火旺,故用丹皮以泻火。

如下肢浮肿,小便短少者,加川牛膝、车前子;五更泄者合四神丸温脾暖肾、固肠止泻;久泻久痢者可加党参、薏苡仁、扁豆、砂仁以及罂粟壳、草豆蔻、乌梅、诃子以健脾渗湿,固肠止泻;如阳虚鼓动无力,以致血行不畅,症见舌质紫暗,加红花、丹参、泽兰。

5. 心肾阳虚

[主症]　心悸怔忡,小便不利,面浮肢肿。

[兼次症]　畏寒肢冷,甚则唇甲青紫,神倦无力,胸闷气喘。

[舌脉]　舌质淡暗或青紫,苔白滑;脉微细或结代。

[分析]　肾阳为阳气之根,心阳可鼓动血脉流通。今心肾阳气衰微,心失温阳,心神不宁故心

悸怔忡;肾阳不足,三焦气化不利,则小便不利;水湿泛滥,停于肌肤,则面浮肢肿;阳气虚弱,则神倦无力;肢体失于温煦,故畏寒肢冷;阳气不足,寒凝血滞则唇甲青紫;舌质淡暗或青紫,苔白滑,脉微细或结代均为阳气衰弱,阴寒内生,气虚血滞的表现。

[治法]　温补心肾,通阳化气。

[方药]　拯阳理劳汤合右归丸加减。方中人参、黄芪补益心气;白术、陈皮、当归、大枣健脾养血;附子、肉桂、生姜温通心肾;熟地、山茱萸、枸杞子、山药滋阴益肾、养肝补脾,填精补髓,取"阴中求阳"之义;杜仲补肾阳,强腰膝;甘草补气,调和诸药。

面浮肢肿,小便不利者,可合用实脾饮,畏寒肢冷者加巴戟天、淫羊藿、鹿茸等温补阳气;气滞血瘀明显者加川芎、郁金、丹参、檀香、桂枝理气温经活血之品;若肾不纳气,可加补骨脂、蛤蚧以补肾纳气。

6. 肾阴阳两虚

[主症]　腰膝酸软或冷痛,两足痿弱,颧红,耳鸣,骨蒸,盗汗或形寒肢冷。

[兼次症]　头晕目眩,午后潮热,毛发枯萎,口干舌燥,唇若涂丹,小便频数,或饮一溲一,男子梦遗或滑精、阳痿,女子经少或闭经。

[舌脉]　舌光红少津,或舌质淡,舌体胖,边有齿痕;脉微细而数,或虚大而迟。

[分析]　肾主骨生髓,肾阴主一身之阴,肾阳主一身之阳,为真阴真阳所居之所。故久病耗阴损阳,阴阳俱虚,肾失所养,骨髓不充,可见腰膝酸软或冷痛,头晕目眩;肾开窍于耳,肾虚则其窍失养,故耳鸣;肾其荣在发,肾虚则毛发不润而枯萎;如偏于阴虚,易生内热则见两颧潮红,虚热迫津外出则盗汗;如偏于阳虚,则难以温煦四肢百骸、皮毛筋骨,故见形寒肢冷;肾虚,精失故藏,肾气独沉故小便频数;下元虚惫,约束无力则饮一溲一;男子阳气衰微,精关不固,则滑精、阳痿;阴虚则虚火易动,内扰精室则遗精;女子阴精不足,胞宫失养则经少、闭经;偏阴虚者,舌光红少津,脉微细而数;偏阳虚者,则舌质淡体胖,边有齿痕,脉虚大而迟。

[治法]　滋阴补阳,培元固本。

[方药]　偏阳虚者以右归丸加减,偏阴虚者以左归丸为主方。右归丸具有温补肾阳,兼养精血的作用,为治疗元阳不足的常用方剂;左归丸以补肝肾,益精血为主,是治疗元阴不足的常用方剂。

潮热盗汗较重者可加以知母、黄柏、地骨皮以滋阴降火;遗精或尿浊如膏者加金樱子、桑螵蛸、莲子须、覆盆子等以补肾固摄,或用金锁固精丸固肾摄精;有面浮肢肿可加茯苓、泽泻、车前子或合五苓散利水消肿。

7. 正虚瘀结

[主症]　面色萎黄或黧黑,肌肤甲错,体瘦形脱,腹部胀满或有积块。

[兼次症]　饮食大减,甚则不能进食,或伴鼻衄、齿衄、便黑、咯血等,唇甲黯淡。

[舌脉]　舌质紫黯或有瘀斑瘀点;脉细涩或弦。

[分析]　正气亏损,气血不足,五脏六腑、四肢百骸失于滋养,则面色萎黄或黧黑,肌肤甲错,体瘦形脱;气血不足,运行不畅,则腹部胀满;瘀血内停,则可有积块;脾胃运化功能衰败,则饮食大减,甚则不能进食;瘀血内阻,血不循经而溢于脉外则见出血之证;唇甲黯淡则为气滞血阻之征;舌质紫黯或有瘀斑瘀点,脉细涩或弦,皆为气血亏虚,内有瘀结之候。

[治法]　补益气血,活血祛瘀。

[方药]　大黄䗪虫丸加减。方中大黄、䗪虫、桃仁、虻虫、水蛭、蛴螬、干漆祛瘀生新;芍药、地黄养血补虚;杏仁理气;黄芩清热;甘草、白蜜益气和中。

气血亏虚明显者,加黄芪、人参、当归;腹内积块者,加三棱、莪术、丹参、石见穿等;有出血症状,加参三七、白茅根、藕节、生蒲黄、阿胶珠。

【转归预后】

虚劳的转归及预后，与体质的强弱，脾肾的盛衰，能否解除致病原因，以及是否得到及时、正确的治疗等因素有密切关系。脾肾未衰，元气未败，形气未脱，饮食尚可，无大热，或虽有热而治之能解，无喘息不续，能受补益等，为虚劳的顺证表现，其预后较好。反之，形神衰惫，肉脱骨痿，不思饮食，泄泻不止，喘急气促，发热难解，声哑息微，或内有实邪而不任攻，或诸虚并集而不受补，舌质淡胖无华或光红如镜，脉急促细弦或浮大无根，为虚劳的逆证表现，其预后不良。

【临证要点】

1. **辨明病因，补虚泻实兼顾**　虚劳既可因病致劳也可因劳致病，前者须辨明原有疾病是否还继续存在，后者宜辨明邪实的性质，是痰瘀还是感冒等。消除及避免再次感受引起虚劳的病因是虚劳治疗的重要措施，必要时可结合临床实际情况，做一些与原发疾病相关的理化检查，以便全面地掌握病情，加强治疗的针对性，提高疗效。对于虚实夹杂者又须权衡主次，或急则治其标，或缓则治其本，或标本同治。

2. **注重脏腑气血阴阳的关系**　处方用药要注意脏腑各自的特性和气血同源，阴阳互根的生理特点。如补脾时要顾及脾的健运、主升、喜温、喜燥等特性；补气血时要注意气为血之帅，血为气之母；补血时适当补气以助其行，补气时适当补血以助其源；补阴阳时则重视阴中求阳，阳中求阴。

3. **重视补益脾肾在治疗虚劳中的作用**　因脾胃为后天之本，为气血生化之源，气血充足，五脏六腑、四肢百骸才能得以滋养。肾为先天之本，寓元阴元阳，为生命的本元。重视补益脾肾，先后天之本不败，则能促进各脏虚损的恢复。

4. **用药平和，顾护胃气**　调补时遣方用药宜求平和，即所用药物、剂量不可偏激，如过凉伤阳，过温伤阴等，根据具体病情因人因时而异。对于虚中夹实及兼感外邪者，在辨明邪之性质、虚之所在的基础上采取扶正祛邪的方法，以免因体虚邪恋而进一步损伤正气。

5. **重视综合治疗**　虚劳病程长，病情复杂，药物治疗往往一时难以获效，因此在治疗过程中宜推行综合调治。如饮食调养，起居有常，调畅情志，进行适当的体育锻炼等，对提高机体的抗病和修复能力，促进虚劳的好转乃至痊愈具有十分重要的意义。

【古代文献摘录】

《素问·至真要大论》："劳者温之……损者温之。"

《诸病源候论·虚劳病诸候》："夫虚劳者，五劳，六极，七伤是也。"

《景岳全书·虚损》："病之虚损，变态不同，因有五劳七伤，证有营卫脏腑。然总之则人赖以生者，惟此精气，而病为虚损者，亦惟此精气。气虚者，即阳虚也；精虚者，即阴虚也。"

《医宗必读·虚劳》："夫人之虚，不属于气，即属于血，五脏六腑，莫能外焉。而独举脾肾者，水为万物之源，土为万物之母，二脏安和，一身皆治，百疾不生。"

《理虚元鉴·治虚有三本》："治虚有三本，肺、脾，肾是也。肺为五脏之天，脾为百骸之母，肾为性命之根，治脾、治肺、治肾，治虚之道毕矣。"

《不居集·上集》："虚劳日久，诸药不效，而所赖以无恐者，胃气也。盖人之一身，以胃气为主，胃气旺则五脏受荫，水精四布，机运流通，饮食渐增，精液渐旺，以至充血生精，而复其真阴之不足。"

【现代文献推介】

[1]　林上助.《金匮要略》虚劳病辨治浅析[J].山西中医，2012，28(3)：61-62.

[2] 焦宁,张登山,徐瑞荣.《理虚元鉴》治疗虚劳的用药规律分析[J].辽宁中医杂志,2012,39(11):2138-2139.

[3] 赵纪峰,王昌华,刘翔,等.论《黄帝内经》及《难经》中"阴虚生内热"及其继发症"虚劳"的发病原因与防治方法[J].光明中医,2015,30(12):2505-2507.

[4] 王国为,夏洁楠,徐雯洁,等.虞抟论治虚劳特色探析[J].中华中医药杂志,2015,30(10):3508-3510.

第九节　肥　胖

肥胖是体内膏脂堆积过多,使体重超过一定范围,或伴有头晕乏力、神疲懒言、少动气短等症状的一种疾病。

本病最早记载见于《黄帝内经》,该书系统记载了肥胖病的病因病机及症状,并对肥胖进行了分类。如《素问·通评虚实论》有"肥贵人"的描述;《灵枢·卫气失常》根据人的皮肉气血的多少对肥胖进行分类,分为"有肥,有膏,有肉"三种类型。在病因方面,《素问·奇病论》记载"喜食甘美而多肥",《素问·异方法宜论》还记载"西方者,其民华食而脂肥",说明肥胖的发生与过食肥甘、地理环境等多种因素有关。除此之外,《黄帝内经》认识到肥胖与其他多种病证有关,认识到肥胖可转化为消渴,还与仆击、偏枯、痿厥、气满发逆等多种疾病有关。后世医家在此基础上对肥胖的病机及治疗有进一步的认识,金元时期李东垣《脾胃论·脾胃盛衰论》指出了脾胃功能与肥胖之间的密切联系,脾胃俱旺,则能食而肥;脾胃虚弱,则少食而肥。元代朱丹溪《丹溪心法》提出了肥胖具有多湿、多痰且气盛于外而歉于内的特点,认为肥胖应从湿热及气虚两方面论治。金代刘完素《素问玄机原病式》认为肥人多血实气虚,腠理多郁滞,气血难以通利,可伴气滞血瘀的特点。明代张景岳《景岳全书·杂证谟》"非风"中记载了肥人多气虚、多痰湿,易致气道不利,故多非风之证。清代陈士铎在《石室秘录·肥治法》认为"肥人多痰,乃气虚也",故治痰须补气兼消痰,并补命火,使气足则痰消。清代吴本立在《女科切要》中记载:"肥白妇人,经闭而不通者,必是痰湿与脂膜壅塞之故也。"指出了肥胖与妇人疾病之间的联系。近代由于人们生活水平的提高,肥胖已成为影响人类健康的重要因素,中医学也对肥胖病的防治有了更深的认识。

西医学中的单纯性(体质性)肥胖、代谢综合征等可参考本病辨证论治;其他具有明确病因的继发性肥胖,应以治疗原发病为主;对于无症状的2型糖尿病,若肥胖者也可参考本节辨证论治。

【病因病机】

肥胖多因年老体弱、过食肥甘、缺乏运动、情志所伤、先天禀赋等导致湿浊痰瘀内聚,留着不行,形成肥胖。

1. **年老体弱**　肥胖的发生与年龄有关,中年以后,人体的生理功能由盛转衰,脾的运化功能减退,又过食肥甘,运化不及,聚湿生痰,痰湿壅结,或肾阳虚衰,不能化气行水,酿生水湿痰浊,故而肥胖。

2. **饮食不节**　暴饮暴食之人,常胃热偏盛,腐化水谷之功能亢旺。大量摄入肥甘厚味,久则致脾之运化功能受损。进一步发展,则导致超量水谷不能化为精微,遂变生膏脂,随郁气之流窜而停于筋膜腔隙,形成肥胖。

3. **劳逸失调**　《素问·宣明五气》有"久卧伤气,久坐伤肉"之说,伤气则气虚,伤肉则脾虚,脾气虚弱,运化失司,水谷精微不能输布,水湿内停,形成肥胖。

4. **先天禀赋**　阳热体质,胃热偏盛,食欲亢进,食量过大,脾运不及,可致膏脂痰湿堆积,形成肥胖。

5. **情志所伤**　七情内伤,脏腑气机失调,水谷运化失司,水湿内停,痰湿聚集,亦成肥胖。

肥胖的基本病机是胃强脾弱,酿生痰湿,导致气郁、血瘀、内热壅塞。阳明热盛,胃强者易于化热,胃热消灼,使水谷腐熟过旺。脾为太阴之土,喜燥恶润,易受湿阻,乃生痰之源。胃纳太过,壅滞脾土,一则酿生湿热,进而化生痰湿;二则损伤脾阳,脾失运化而生痰湿,痰湿阻碍气机而致气郁。痰湿、气郁均可壅郁生热。痰阻、气郁、内热可形成瘀血。

病位主要在脾,与肾虚关系密切,亦与心肺的功能失调及肝失疏泄有关。本病为本虚标实之候。本虚多为脾肾气虚,或兼心肺气虚;标实为胃热、痰湿,痰湿常与气郁、瘀血、水湿相兼为病,故痰瘀互结、痰气交阻、痰饮水肿者常见。

临床病机之间的转化常见于三种情况。一是虚实之间的转化。如肥胖早期阶段,胃强者过食肥甘,水谷精微超过机体的需要而化为痰湿,聚为膏脂,形成肥胖。但如长期饮食太过,加上痰湿郁遏,则可损失脾胃,使脾阳不振、脾虚不运,也可导致胃失受纳,后天失养,正气渐耗,病性逐渐由实转虚,久则脾病及肾,终致脾肾两虚。脾虚失于运化,痰湿内生,停于脏腑,阻于经络,气因湿阻,瘀因痰生,而致痰湿、气郁、瘀血相杂,从而转为以邪实为主之证,或正虚与邪实兼杂。一是病理产物之间的相互转化。如痰湿内停日久,阻滞气血运行,可导致气滞或血瘀。二是气滞、痰湿、瘀血日久,常可化热,转化为郁热、痰热、湿热或瘀热互结。三是肥胖病变日久,常变生他病。《黄帝内经》中已经认识到肥胖与消瘅等病证有关,极度肥胖者,常易合并消渴、头痛、眩晕、胸痹、中风、胆胀、痹证等。

【诊断】

(1) 以形体肥胖为主要表现。

(2) 起病缓慢,病程长。常伴有身体沉重、头晕乏力、行动迟缓,甚或动则喘促等症状。一旦形成肥胖,不易短时间内减轻体重。

(3) 常有嗜食肥甘、缺乏运动的习惯,或有肥胖病的家族史。可因长期过重的精神压力以及不适当地服用药物诱发。

(4) 肥胖病变日久,常变生他病。易合并消渴、眩晕、中风等。

【相关检查】

(1) 测量体重、身高、腰围、腹围、血压,进行血脂、血糖、血清胰岛素、黄体生成素、皮质醇、睾酮等检查。

(2) 计算体重指数可反映身体肥胖程度。以 BMI≥24 千克／米² 为中国成人超重的界限,BMI≥28 千克／米² 为肥胖的界限;腰围或腰臀比可反映脂肪分布。男性腰围≥90 厘米,女性腰围≥85 厘米为腹部肥胖的判断标准。

(3) 必要时行 CT 或 MRI 计算皮下脂肪厚度或内脏脂肪量。也可通过身体密度测量法、生物电阻抗法、双能 X 线吸收法测定体脂总量。

【鉴别诊断】

1. **水肿**　两者均形体肥胖甚则臃肿。肥胖多因饮食不节,缺乏运动,先天禀赋等原因引起,经治疗体重可减轻,但较慢。水肿多因风邪袭表,疮毒内犯,外感水湿,久病劳倦等导致,以颜面、四肢浮肿为主,严重者可见腹部胀满,全身皆肿,经治疗体重可迅速减轻并降至正常。

2. **黄胖** 两者均有面部肥胖。肥胖多由于年老体弱,饮食不节,缺乏运动,情志所伤,先天禀赋等原因引起。黄胖则由于肠道寄生虫与食积所致,以面部黄胖肿大为特征。

【辨证论治】

辨证要点

1. **辨虚实** 本病辨证虽有虚实之不同,但由于实邪停滞是导致体重增加的根本,故总体上是实多而虚少,早期以虚为主,病久可由虚致实,证见虚实夹杂。实主要在于胃热、痰湿、气郁血瘀;虚主要是脾气亏虚,进而可出现脾肾阳气不足。虚实相兼者,当同时有虚、实两类证候,又当细辨其虚与实孰多孰少之不同。

2. **辨标本** 本病之标主要是膏脂堆积,可同时兼有水湿、痰湿壅郁。而导致膏脂堆积的根本,多在于胃热消灼、脾虚失运、脾肾阳气不足等,痰湿、气郁、瘀血久留,也是导致膏脂堆积不化的原因。临床辨证须抓住标本关键,若以脾胃等脏腑功能失调为主,痰湿、瘀血症状不重时,视其标缓可先治其本,后治其标;若痰浊、气滞、血瘀作祟,阻止气机变生急症者,视其标急则先治其标,后治其本;标本并重者,可标本同治。

3. **辨脏腑** 病位以脾、胃为主,涉及五脏。肥胖而多食,或伴口干,大便偏干,病多在胃。肥胖伴乏力,少气懒言,疲倦少动,或伴大便溏薄,四肢欠温,病多在脾。或伴腰酸背痛,或腿膝酸软,尿频清长,畏寒足冷,病多在肾。或伴心悸气短,少气懒言,神疲自汗等,则常病及心肺。或伴胸胁胀闷,烦躁眩晕,口干口苦,大便秘结,脉弦等,则常病及肝胆。

治疗原则

肥胖以补虚泻实为主要治疗原则,注重调理脾胃,同时结合消导通腑、行气利水、行气化痰或痰瘀同治等法,以达到标本兼治。

分证论治

1. **胃热火郁**

[主症] 肥胖多食,消谷善饥。

[兼次症] 大便不爽,甚或干结,尿黄,或有口干口苦,喜饮水。

[舌脉] 舌质红,苔黄;脉平或偏数。

[分析] 素体胃热,或嗜食肥甘,积热内蕴,导致胃热火郁;胃火亢盛,则消谷善饥,多食易胖;内火亢盛,可见大便不爽,甚或干结,尿黄,或有口干口苦,喜饮水;舌质红,苔黄,脉平或偏数是胃热火郁的征象。

[治法] 清胃泻火,佐以消导。

[方药] 白虎汤合小承气汤加减。白虎汤由生石膏、知母、炙甘草、粳米组成;小承气汤由大黄、枳实、厚朴组成。前方清泻阳明胃腑郁热;后方通腑泄热,行气散结。

若消谷善饥较重,口苦,嘈杂,加黄连;若口干多饮较重,加天花粉、葛根;若热盛耗气,症见疲乏、少力,加太子参,甚者可用西洋参。

2. **痰湿内盛**

[主症] 形体肥胖,身体沉重,肢体困倦,脘痞胸满。

[兼次症] 伴头晕,口干而不欲饮,大便少行,嗜食肥甘醇酒,喜卧懒动。

[舌脉]　舌质淡,舌体胖或大,苔白腻或白滑;脉滑。

[分析]　饮食过盛,影响脾胃气机运化,水谷膏粱凝聚成湿,流于肌肤,化为膏脂,故形体肥胖;脾失健运,气机不振,则可见身体沉重,肢体困倦,脘痞胸满;中焦痰浊内蕴,清阳不生,可见头晕;中焦痰浊内蕴,气机不化,可见口干而不欲饮等;舌质淡,舌体胖或大均为痰湿内盛之象。

[治法]　化痰利湿,理气消脂。

[方药]　导痰汤合四苓散加减。导痰汤由半夏、天南星、橘红、枳实、赤茯苓、炙甘草、生姜组成;四苓散由白术、茯苓、猪苓、泽泻组成。前方燥湿化痰和胃,理气开郁消痞;后方利水渗湿。

若湿邪偏盛,加苍术、薏苡仁、赤小豆、防己、车前子;痰湿化热,症见心烦少寐,纳少便秘,舌红苔黄,脉滑数,可酌加竹茹、浙贝母、黄芩、黄连、瓜蒌仁等;痰湿郁久,壅阻气机,以致痰瘀交阻,伴见舌暗或有瘀斑者,可酌加当归、赤芍、川芎、桃仁、红花、丹参、泽兰等。

3. 气郁血瘀

[主症]　肥胖懒动,喜太息,胸闷胁满,面晦唇暗,肢端色泽不鲜,甚或青紫。

[兼次症]　便干,失眠,男子性欲下降甚至阳痿,女性月经不调、量少,甚或闭经,经血色暗或有血块。

[舌脉]　舌质暗或有瘀斑瘀点,舌苔薄;脉或滑或涩。

[分析]　情志不疏,肝气郁结,肝木乘脾土,肝脾失和,脾失健运,水谷精微输布失常,化为膏脂痰浊,瘀积体内而成肥胖;肝气不疏,喜太息,胸闷胁满;气机郁滞,气不行血,血行瘀滞,则见面晦唇暗,肢端色泽不鲜,甚或青紫;舌质暗或有瘀斑瘀点,舌苔薄,脉或滑或涩是气郁血瘀征象。

[治法]　理气解郁,活血化瘀。

[方药]　血府逐瘀汤加减。本方由枳壳、柴胡、白芍、香附、桃仁、当归、红花、川芎、牛膝、赤芍、生地黄组成。

本证易于化热,若舌苔偏黄,可加栀子、知母;兼见大便干燥难排者,加三棱、莪术、大黄;若兼失眠,加夜交藤、合欢皮;阳痿者,加水蛭、淫羊藿;月经稀少,加月季花、泽兰、益母草。

4. 脾虚不运

[主症]　肥胖臃肿,神疲乏力,身体困重,脘腹痞闷。

[兼次症]　有四肢轻度浮肿,晨轻暮重,劳累后更为明显,饮食如常或偏少,既往多有暴饮暴食史,小便不利,大便溏或便秘。

[舌脉]　舌质淡胖,边有齿印,苔薄白或白腻;脉濡细。

[分析]　素体脾虚,或饮食劳倦伤及脾胃,导致脾气亏虚,运化失司,水谷失运,积聚体内,发为肥胖;脾气虚弱,则有神疲乏力,身体困重,脘腹痞闷,大便稀溏等症;舌质淡胖,边有齿印,苔薄白或白腻,脉濡细均为脾虚不运之舌脉象。

[治法]　健脾益气,渗利水湿。

[方药]　参苓白术散合防己黄芪汤加减。参苓白术散由人参、白术、黄芪、山药、茯苓、莲子、扁豆、薏苡仁、陈皮、砂仁、桔梗组成;防己黄芪汤由防己、黄芪、白术、甘草、生姜、大枣组成。前方健脾益气渗湿;后方益气健脾利水。

若身体困重明显,加佩兰、广藿香;若浮肿明显,加泽泻、猪苓;若兼脘腹痞闷,加半夏,或合用平胃散。

5. 脾肾阳虚

[主症]　形体肥胖,易于疲劳。

[兼次症]　四肢不温,甚或四肢厥冷,喜食热饮,小便清长。

[舌脉]　舌淡胖,舌苔薄白,脉沉细。

[分析]　肾为先天之本,脾为后天之本,两者相互影响。若减肥不当,损及肾之先天,或中年以后,肾气由盛转衰,或纵欲过度,加之脾病及肾,均可损及脾肾阳气。阳虚不能化气行水,湿浊内停,泛溢肌肤,发为肥胖。脾肾阳气虚衰,则疲劳,四肢不温,甚或四肢厥冷,喜食热饮,小便清长;舌淡胖,舌苔薄白,脉沉细为脾肾阳虚舌脉之象。

[治法]　补益脾肾,温阳化气。

[方药]　真武汤合苓桂术甘汤加减。真武汤由炮附子、桂枝、白术、茯苓、生姜、白芍、甘草组成;苓桂术甘汤由茯苓、桂枝、白术、甘草组成。前方温阳利水;后方健脾利湿,温阳化饮。

若嗜热食而恶冷饮者,加炮姜;若气虚明显,乏力困倦者,加太子参、黄芪;若兼肢厥者,加干姜。

本病证候多变,早期以脾虚不运为主,久病可由脾病及肾,导致脾肾两虚,疾病过程可见气滞、痰湿、瘀血相杂,导致病情复杂。临床以胃火炽盛、痰湿内生、气郁血瘀、脾虚不运、痰湿内生为主要证候表现,本病应注意早期预防,治疗应配合生活调理,以补虚泻实为主要治疗原则,注重调理脾胃,同时结合消导通腑、行气利水、行气化痰或痰瘀同治等法,以达到标本兼治。

【转归预后】

肥胖对人体健康危害极大,一旦形成本病,治疗一般不易。本病初期时年轻体壮者以实证为主,中年以上肥胖患者以虚证为主。本病需采取终身性的综合防治措施,提倡健康的生活及饮食方式,减少脂肪及热量的摄入,尤其注重减少晚餐进食过多热量,加强锻炼,注重早期预防。治疗上强调以饮食、生活习惯调理为关键,药物治疗为辅的原则,终身治疗,并注意预防与肥胖相关的疾病的发生及发展。

【临证要点】

1. **病至后期可见阴虚阳亢**　肥胖属于痰湿、气郁、血瘀者,常可化热,进而伤阴,胃腑郁热也常伤阴。因此,病至后期可出现阴虚阳亢证,表现为体胖,情绪急躁,心烦易怒,食欲旺盛,头晕胸闷,大便干结,舌质红,苔少,脉弦细,可用平肝潜阳之法,治以镇肝熄风汤。

2. **病证结合有助于提高疗效**　研究表明,具有减肥作用的中药有何首乌、荷叶、茶叶、菟丝子、枸杞子、玉竹、地黄、莱菔子、栀子、防己、泽泻、赤小豆、薏苡仁、猪苓、茯苓、柴胡、菊花、茵陈、大黄、芦荟、女贞子、旱莲草、苍术、夏枯草、三棱、丹参、魔芋、决明子、番泻叶、冬瓜皮、车前子、芒硝、麻仁、昆布、海藻等,临证时在辨证论治的基础上,可酌情选用。

【古代文献摘录】

《素问·奇病论》:"此肥美之所发也,此人必数食甘美而多肥也,肥者令人内热,甘者令人中满,故其气上溢,转为消渴。"

《丹溪心法·中湿》:"凡肥人沉困怠惰,是湿热,宜苍术、茯苓、滑石。凡肥白之人,沉困怠惰,是气虚,宜二术、人参、半夏、草果、厚朴、芍药。"

《石室秘录·肥治法》:"肥人多痰,乃气虚也。虚则气不能运行,故痰生之,则治痰焉。可独治痰哉?必须补其气,而后兼消其痰为得耳。然而气之补法,又不可纯补脾胃之土,而当兼补命门之火,盖火能生土,而土自生气,气足而痰自消,不治痰正所以治痰也。"

【现代文献推介】

[1]　曲伸.2016 美国临床内分泌医师学会肥胖治疗指南的解析和探讨[J].中华内分泌代谢杂志,2017,33(3).

[2] 仝小林,毕桂芝,李敏.肥胖及相关疾病中西医诊疗[M].北京:人民军医出版社,2010:48-51,81-89.

[3] 杨玲玲,倪诚,李英帅,等.王琦治疗肥胖经验[J].中医杂志,2013,54(21):1811-1813.

第十节 癌 病

癌病是多以体内发现肿块,表面高低不平,质地坚硬,时有疼痛,并常伴见纳差、乏力、日渐消瘦等全身症状为临床特征的一类恶性疾病。

"癌"字首见于宋代东轩居士所著的《卫济宝书》,该书将"癌"作为痈疽五发之一。南宋杨士瀛《仁斋直指附遗方论》对癌症的临床特征叙述较为详细:"癌者上高下深,岩穴之状,颗颗累重,热毒深藏。"此后宋代陈自明《妇人良方》、元代朱震亨《格致余论》等提到了"乳癌",明代虞抟《医学正传》有关于乳癌的相当详细的描写,清代高秉钧《疡科心得集》对阴茎发生结节、坚硬疼痛,甚至形成溃疡呈菜花样名之为肾岩翻花疮。体表癌病在古代文献中还可见于一些以形状描写为特点的病证名中,如"茧唇""舌菌""失荣"等。内脏癌病的论述则大多包含在一些内科病证之中,如"积聚""噎膈""石瘿""石瘕""疢癖""脏毒"等。

此外古代文献还有其他一些关于癌病的相关因素、症状、预后、治则的记载。《灵枢·九针论》:"四时八风之客于经络之中,为瘤病者也。"隋代巢元方《诸病源候论·积聚诸病》:"积聚者,乃阴阳不和,脏腑虚弱,受于风邪,搏于脏之气所为也。"从不同角度探讨了引起癌病的有关因素。《素问·玉机真脏论》说:"大骨枯槁,大肉陷下,胸中气满,喘息不便,内痛引肩项,身热,脱肉破,真脏见,十月之内死。"此说与肺癌晚期的临床表现很相近。唐代孙思邈《备急千金要方·胃腑噎塞》中"食噎者,食无多少,惟胸中苦塞常痛,不得喘息"的描写与食管癌症状相似。宋代赵佶《圣济总录·卷第七十二》"积聚门·诸症"有"积气在腹中,久不差,牢固推之不移者……按之其状如杯盘牢结,久不已,令人身瘦而腹大,至死不消",这一描写与晚期肝癌的症状相近。清代祁坤《外科大成·二十四痔》关于"锁肛痔,肛门内外如竹节锁紧,形如海蜇,里急后重,便粪细而带扁,时流臭水,此无治法"的描述与直肠癌基本相符。

癌病的治疗方法、药物也散见于相关的一些病证论述中。《素问·六元正纪大论》关于"大积大聚,其可犯也,衰其大半而止,过者死"的论述可以看作是治疗癌症的重要原则之一。明代张景岳《景岳全书·积聚》说:"凡积聚之治,如《经》之云者,亦既尽矣。然欲总其要,不过四法,曰攻,曰消,曰散,曰补,四者而已。"明代李中梓《医宗必读·积聚》关于积证治疗的"初中末之三法不能不讲也,初者,病邪初起,正气尚强,邪气尚浅,则任受攻。中者,受病渐久,邪气较深,正气较弱,任受且攻且补。末者,病魔经久,邪气侵凌,正气消残,则任收补"及"养正则积自除",对于临床治疗癌症仍有一定的指导意义。

本篇主要介绍肺癌、肝癌、大肠癌、胃癌、肾癌、膀胱癌的证治。

【病因病机】

癌病发生的原因多由于正气内虚,感受外邪,及情志、饮食损伤,使脏腑功能失调,气血津液运行失常,产生气滞、血瘀、痰凝、湿浊、热毒等病理变化,蕴结于脏腑,相互搏结所致,日久则见津血枯耗之证。

1. **六淫邪毒**　外感六淫疫毒等邪毒之气,损伤正气,由表入里,滞留脏腑,而致气血运行不畅,毒瘀互结,引起癌病。

2. **内伤七情**　七情怫郁情志不舒,气机郁滞,脏腑之气升降出入失常,久则导致气滞血瘀,或气不布津,津聚为痰,痰瘀互结,滋生内毒,而气滞血瘀、痰结毒聚则易成本证。《类证治裁·郁证》有"七情内起之郁,久则津凝为痰,血瘀、痰浊互结而伤气,继必及血"之说。

3. **饮食内伤**　饮食不节或不洁,脾胃受伤,运化失调,痰浊内生,痰凝气滞,进而气滞血瘀、痰结毒聚则也可为本病。《卫生宝鉴》也有"凡人脾胃虚弱或饮食过常或生冷过度,不能克化,致成积聚结块"之谓。

4. **正气虚弱**　先天禀赋不足或异常;久病不愈,邪毒不去,正气耗损等均可导致脏腑功能失常,以致气血失调、毒瘀互结形成癌病。此即《灵枢·百病始生》所谓:"壮人无积,虚则有之。"又如《诸病源候论·积聚病诸候》所说:"诸脏受邪,初未能成积聚,留滞不去,乃成积聚。"

癌病按始发脏腑虽然有肺癌、肝癌、胃癌等区别,但究其本质是一类全身性的疾病。病理性质特点是全身表现为正气虚弱、脏腑功能失常;局部则表现为气滞、血瘀、痰凝、湿浊、热毒等邪实之征。临床表现按其自然病程常分为早、中、晚三期。早期,正气尚强、邪气尚浅,全身一般状况良好,癌块限于病变脏腑一部分,可有与周围组织的轻微粘连;中期,正气较弱、邪气较深,全身一般状况较差,癌块已累及病变脏腑附近的其他器官;晚期,正气消残,邪气侵凌,全身状况明显衰弱,癌块侵及范围广泛,或有远处转移。因而可以认为本病的病理性质特点是邪实与正虚并存,且贯穿于疾病始终。

【诊断】

(一) 肺癌
(1) 不明原因的呛咳、干咳持续 2~3 个星期,治疗无效。
(2) 间断性出现痰中带血或咯血、持续性胸痛。
(3) 反复发生气急、局限性哮鸣音,或发热、进行性消瘦、疲乏等。
(4) 年龄在 40 岁以上,有长期吸烟史者,出现上述症状之一需怀疑本病。

(二) 肝癌
(1) 凡有不明原因右胁肋部不适或疼痛,或原有肝病症状明显加重伴进行性消瘦、发热、乏力、食欲不振、营养不良等。
(2) 进行性肝肿大且有触痛,黄疸,脾肿大,腹水。
(3) 肝炎病史 5 年以上,尤其是中年男性患者出现上述症状,须高度警惕本病。

(三) 大肠癌
(1) 大便习惯改变,如便频、便秘、便血或黏液血便。
(2) 近期出现持续性腹部不适、里急后重、隐痛、腹部或直肠触及包块。
(3) 伴有原因不明的消瘦、乏力、面色苍白、唇甲色淡等。
(4) 年龄 40 岁以上,出现上述症状,需引起高度警觉。

(四) 胃癌
(1) 不明原因出现中上腹不适或疼痛,无明显规律性并伴纳呆、进行性消瘦或出现不明原因贫血和粪便隐血持续阳性者。

（2）胃溃疡、慢性萎缩性胃炎伴有肠上皮化生及轻度不典型增生，经规范内科治疗而症状仍无好转者。

（3）X线检查显示胃息肉＞2厘米者。

（4）年龄40岁以上，出现上述症状，需引起高度警觉。

（五）肾癌

（1）肾癌早期常无症状，晚期部分患者可有典型的三联症：血尿、腰部疼痛、上腹或腰部肿块。

（2）伴有原因不明的高血压、贫血、消瘦、发热、肾功能异常等。

（3）年龄40岁以上，出现上述症状，需引起高度警觉。

（六）膀胱癌

（1）无痛性、间歇性血尿，血尿的颜色由浅红色至深褐色不等，常为暗红色。

（2）偶伴有尿频、尿急、尿痛和排尿困难等症状。

（3）年龄40岁以上，出现上述症状，需引起高度警觉。

【相关检查】

（一）肺癌

（1）胸部X线、CT、MRI、PET－CT等影像学检查及病理检查，有助于本病的诊断。

（2）痰中找到癌细胞，纤维支气管镜检查，周围淋巴结病理活检有助于诊断。

（二）肝癌

（1）甲胎蛋白（AFP）测定，对亚临床肝癌病例需做定期检查，如显著增高（定量＞500微克／升）持续4个星期以上，并排除妊娠、肝炎、生殖腺胚胎瘤等可考虑本病。

（2）血清碱性磷酸酶（AKP）、γ谷氨酰转肽酶（γ－GT）、B超、CT、MRI、PET－CT肝血管造影等均具辅助诊断价值。

（三）大肠癌

（1）直肠癌以直肠指检为最实用，或用直肠镜、乙状结肠镜检查。

（2）结肠癌以X线钡剂或气钡灌肠造影及纤维结肠镜检查。

（四）胃癌

（1）纤维内窥镜检查是诊断胃癌最直接准确有效的诊断方法并可取活组织做病理。

（2）X线气钡双重造影可清楚显示胃轮廓、蠕动情况、黏膜形态、排空时间，有无充盈缺损、龛影等。检查准确率近80％。CT、PET－CT检查了解胃肿瘤侵犯情况，与周围脏器关系，有无切除可能。

（3）CA72－4、癌胚抗原（CEA）、CA19－9等具有辅助诊断价值。

（五）肾癌、膀胱癌

（1）尿检查可见肉眼血尿或镜下血尿；尿脱落细胞学检查对诊断早期肾癌、膀胱癌有一定价值。

（2）B超、CT、MRI、PET－CT可确定病变部位、大小及浸润情况等。

（3）膀胱镜检查是确诊膀胱癌的重要方法。

【鉴别诊断】

1. 肺癌与肺痨　参见"肺痨"篇。

2. 肝癌与胁痛　两者均可有胁部疼痛的症状，胁痛则可表现为一侧或两侧，疼痛时作时止或时轻时缓；肝癌则在右胁，且可触及不断增大、坚硬的肿块，常疼痛难忍休作无时。胁痛病机有气滞血瘀和胁络失养，因此常伴有口苦、口干、头晕、目眩等症；肝癌病机则为正气亏虚、痰瘀毒结，故而常伴有形体逐渐消瘦、发热、乏力、纳差等症。

3. 大肠癌与痢疾　两者均有腹部胀痛、大便脓血，痢疾病机特点是邪壅肠道，气滞血瘀，脂络受损，传导失司，症状还可见发热、里急后重、泄后痛减等，且起病急，病程短；大肠癌的局部病机为痰瘀毒互结于直肠或结肠，因此症状还可见大便变形、肠道或腹部可触及肿块等，起病隐匿，病程较长。

4. 胃癌与胃痛　两者均有胃痛的症状，胃痛常伴有食欲不振，痞闷或胀满，恶心呕吐，吞酸嘈杂；发病多与情志不遂，饮食不节，劳累及受寒等因素有关；常反复发作，其痛势相对胃癌疼痛较缓。胃癌疼痛较剧烈，呈进行性加重，常伴消瘦，乏力，贫血等症。

5. 肾癌、膀胱癌与血淋、石淋　均可有血尿，血淋伴尿道疼痛，而肾癌、膀胱癌为无痛性血尿。石淋可先有小便排出不畅，小便时断，腰腹绞痛，痛后排出砂石并出现血尿，肾癌、膀胱癌不伴腰腹绞痛、小便艰涩，亦无砂石排出。B超、CT、MRI、PET-CT有助于鉴别诊断。

【辨证论治】

辨证要点

1. 辨邪正盛衰　癌病一旦确诊，需辨明邪正之盛衰，临床按其自然病程常分为早、中、晚三期。早期，正气尚强，邪气尚浅，或癌块限于病变脏腑一部分；中期，正气较弱，邪气较深，或癌块已累及病变脏腑附近的其他脏腑；晚期，正气消残，邪气侵凌，全身状况明显衰弱，消瘦，乏力，纳减，或癌块侵及范围广泛，或有远处转移。

2. 辨标本性质　癌病邪实的主次有偏于气滞者，症见胁腹胀闷不适、局部胀痛以胀为主，或疼痛程度随情绪波动而增减等；偏于血瘀者，症见局部疼痛以痛为主，部位固定，常伴有面色黧黑，肌肤甲错，肤见有瘀点、瘀斑，舌质紫暗，脉涩等；偏于痰湿者，症见咳嗽痰多，或脘腹痞满，呕吐痰涎，纳差、颈、腋下、腹股沟可扪及痰核，苔白腻等；偏于癌毒甚者，症可见局部肿块增大、浸润、溃烂，疼痛顽固，难以缓解，全身发热或见出血等。正虚常见的有气虚、阴虚、气阴两虚和阴阳两虚。

治疗原则

癌病的发生是在正虚的基础上邪毒痰瘀搏结日久，积渐而成。治疗原则当为攻补兼施。但在癌病发展的不同阶段，治疗又各有侧重。早期，病程短，正气强，邪气浅，以攻邪为主，主要是针对癌块，常用方法有理气活血、化痰散结、清热解毒等，临床往往多法并用，力求尽早控制或消灭癌块；中期，邪气甚，正气已虚，治宜攻补兼施，此时之补，旨在增强机体抗病能力，以助祛邪，常用方法有益气、滋阴、温阳等；晚期，正气消残，邪气侵凌，治疗以扶正为主，力求提高患者生存质量，延长患者生命。

分证论治

（一）肺癌

1. 瘀毒阻肺

[主症]　阵发性呛咳，无痰或少痰，或痰中夹血，胸闷气憋，或不同程度的胸痛，痛有定处，如锥

如刺,甚或颜面青紫,颈胸部青筋暴露,口唇紫暗。

[兼次症] 时有发热,皮肤枯槁,口干舌燥,大便燥结,或口干不欲多饮。

[舌脉] 舌质暗或有瘀点、瘀斑,苔薄;脉细弦或细涩。

[分析] 瘀毒之邪内阻常有化热,瘀、毒、热阻肺,肺失宣肃故见阵发性呛咳,无痰或少痰,胸闷气憋;瘀毒之热灼伤血络,则可见痰中夹血。胸痛,痛有定处,如锥如刺,甚或颜面青紫,颈胸部青筋暴露,口唇紫暗,皆为瘀血内停之象;瘀毒内蕴化热,故时有发热;新血不生,则皮肤枯槁;瘀毒阻肺,肺不布津,肠道失润故大便燥结;病在血分则见口干不欲多饮;舌质暗或有瘀点、瘀斑,苔薄,脉细弦或细涩,均为瘀毒阻肺之征。

[治法] 行气活血,解毒消结。

[方药] 血府逐瘀汤加减。本方有活血化瘀,理气止痛的功效。方中桃仁、红花、川芎、赤芍、牛膝活血化瘀;当归、熟地养血活血;柴胡、枳壳疏肝理气;甘草调和诸药。

若痰中夹血,或咯血者,可去桃仁、红花,加蒲黄、三七粉、藕节、仙鹤草、茜草根祛瘀止血;瘀毒化热,耗伤津血,症见时有发热,皮肤枯槁,口干舌燥、大便燥结,加生地、玄参、麦冬、北沙参、知母、鲜芦根等养阴生津,亦可酌情加些石见穿、石上柏、龙葵、白花蛇舌草等清热解毒。食少、乏力、气短者,加黄芪、党参、白术益气健脾。

2. 痰湿蕴肺

[主症] 咳嗽咯痰,痰色白或黄白相兼,质地稠黏,胸闷气憋或见憋闷而痛。

[兼次症] 纳呆便溏,神疲乏力,面色少华。

[舌脉] 舌质暗淡,苔白腻或黄厚腻;脉弦滑。

[分析] 痰湿蕴肺,肺失宣肃,故有咳嗽咯痰,胸闷气憋或见憋闷而痛;肺失宣肃,津液不布聚而为痰故见咳痰,色白,痰湿有化热之渐则黄白相兼;痰湿困脾,运化无力,升降失常则可见纳呆便溏;脾运化无力,肢体失养故有神疲乏力,面色少华;舌质暗淡,苔白腻或黄厚腻,脉弦滑,为痰湿蕴肺之征。

[治法] 健脾燥湿,行气祛痰。

[方药] 二陈汤合栝蒌薤白半夏汤加减。两方合用有燥湿化痰、宽胸散结的功用。方中陈皮、法半夏、茯苓理气燥湿化痰;瓜蒌、薤白宽胸散结。

咳甚、痰多加百部、象贝、紫菀、款冬花止咳化痰;痰郁化热,痰黄稠而黏,加鱼腥草、野荞麦根、黄芩、蚤休、土茯苓、山慈菇、土贝母清热化痰解毒;胸痛甚,且瘀象明显者,加延胡索、丹参、檀香、砂仁行瘀止痛;神疲乏力、纳呆、便溏者,加党参、干姜、白术、黄芪、焦山楂、鸡内金益气健脾。

3. 阴虚毒热

[主症] 咳嗽无痰或少痰,痰中带血,甚则咯血不止,胸部灼痛,低热甚或壮热,常久久不退。

[兼次症] 盗汗,口渴,大便干结。

[舌脉] 舌质红,苔薄黄;脉细数或数大。

[分析] 癌毒蕴而化热,耗伤肺阴,肺阴不足故见咳嗽无痰或少痰;热毒炽盛,灼伤血络,则痰中带血,甚则咯血不止;癌毒内炽,局部肉腐血败,气血不行而见胸部闷痛;阴虚火旺、癌毒化热,则可见低热甚或壮热,常久久不退;虚火迫津外泄则见盗汗;阴液不足则口渴;肠道失于滋润则有大便干结之症;舌质红,苔薄黄,脉细数或数大,皆为阴虚毒热之征。

[治法] 养阴清热,解毒散结。

[方药] 沙参麦冬汤合五味消毒饮加减。前方养阴清热,后方清热解毒。方中沙参、玉竹、麦

冬、桑叶、天花粉养阴清热;金银花、野菊花、蒲公英、紫花地丁、紫背天葵清热解毒散结,扁豆、甘草健脾生津。可酌情加石上柏、石见穿、延胡索解毒止痛。

大便干结加瓜蒌、杏仁、火麻仁宽胸润肠;咳血加参三七、藕节、白茅根;低热加地骨皮、胡黄连;盗汗加糯稻根、瘪桃干。

4. 气阴两虚

[主症] 咳嗽痰少,咳声低弱,或痰中带血,气短息促,胸闷气憋或有隐痛。

[兼次症] 神疲乏力,面色少华,自汗恶风,或有盗汗,口干,大便燥结。

[舌脉] 舌质红或淡红,苔薄或少苔;细弱。

[分析] 癌病日久,气阴耗伤,气虚则有咳声低弱,气短息促;阴虚则见咳嗽痰少;虚火灼伤血络则可见痰中带血;癌毒内蕴,气机不畅,则胸闷气憋或有隐痛;脾气虚,气血生化无力则见神疲乏力,面色少华;肺卫气虚,卫外不固者有自汗恶风;若阴虚火旺、迫津外泄则可见盗汗;阴液不足故可见口干;肠道失润则大便干结;舌质红或淡红,苔薄或少苔脉细弱,为气阴两虚之象。

[治法] 益气养阴,佐以解毒。

[方药] 生脉散加减。方中人参益肺脾之气,麦冬、五味子养阴生津,三药合用有益气养阴的功效。可加黄芪、茯苓、白术、甘草、百合、沙参、麦冬加强益气养阴的作用。

久病患者治疗以扶正为主,然仍须酌加藤梨根、蛇舌草、干蟾皮等佐以解毒。自汗恶风可取玉屏风散之意与黄芪、白术、防风同用。盗汗加糯稻根、牡蛎。口干、大便燥结加百合、生地、玄参、郁李仁等滋阴润肠。

(二) 肝癌

1. 气滞血瘀

[主症] 右胁持续性的胀痛或刺痛,入夜更甚,或可触及肿块,质硬不平、拒按。

[兼次症] 脘腹胀闷,纳呆,便溏或干结。

[舌脉] 舌质偏暗,或边有瘀斑,苔薄白或薄黄;脉弦细或涩。

[分析] 癌毒之邪蕴结于肝,肝失疏泄,气滞血瘀,络脉阻滞而见右胁持续性的胀痛或刺痛,或可触及肿块,质硬不平、拒按。邪在血分故疼痛入夜更甚。肝失疏泄累及脾胃之升降,脾运化无力,升降失司则可见脘腹胀闷,纳呆,便溏或干结。舌质偏暗,或边有瘀斑,苔薄白或薄黄,脉弦细或涩,为癌毒在肝,气滞血瘀之征。

[治法] 行气活血,解毒散结。

[方药] 逍遥散合大黄䗪虫丸加减。前方疏肝解郁,健脾和营为主,后方有解毒散结的功用。前方中柴胡疏肝解郁,当归、白芍养血柔肝,茯苓、白术、生姜、甘草健脾和胃;后方大黄、黄芩、䗪虫、蛴螬、虻虫、水蛭、生地、白芍、杏仁、桃仁、干漆、甘草解毒破血,消积散结。大黄䗪虫丸可用成药,亦可用汤剂可加三棱、莪术、穿山甲、王不留行、鳖甲、半枝莲、白花蛇舌草、石见穿等药加强解毒散结的作用,并用川楝子、延胡索、乳香、没药等止痛。

纳呆,便溏者加神曲、焦山楂、鸡内金;神倦乏力者加党参、太子参、黄精。

2. 肝胆热毒

[主症] 右胁下积块,按之疼痛,身目俱黄,可有发热。

[兼次症] 心烦易怒,脘痞腹胀,恶心纳差,口苦,大便干结。

[舌脉] 舌质红或红绛,苔黄腻;脉弦或脉滑数。

　　[分析]　湿热毒邪蕴结于肝,肝失疏泄,络脉阻滞而见右胁积块,按之疼痛;湿热毒邪熏蒸肝胆,胆汁不循常道,渗于血液、泛溢肌肤而见身目俱黄;湿热毒邪内蕴故可见发热;肝胆湿热因此有心烦易怒,口苦,大便干结;湿热内蕴,脾胃升降失司故见脘痞腹胀、恶心纳差;舌质红或红绛,苔黄腻,脉弦或脉滑数,为湿热之征。

　　[治法]　清热利湿,解毒退黄。

　　[方药]　茵陈蒿汤加减。方中茵陈、山栀、大黄清热利湿,解毒退黄;金钱草、海金砂、田基黄加强清热利湿退黄的作用。可酌加石见穿、七叶一枝花、半边莲加强解毒。

　　发热加石膏、知母、黄芩;烦躁不安者,冲服紫雪丹或安宫牛黄丸,以免湿热毒邪蒙蔽清窍;脘痞腹胀,恶心纳差加木香、砂仁、茯苓、生姜、半夏理气和胃;大便干燥或闭结加川厚朴、芒硝、枳实导滞通腑。

3. 肝肾阴虚

　　[主症]　右胁持续疼痛,腹部胀大,青筋暴露。

　　[兼次症]　头晕目眩,口干唇燥,烦热或低热盗汗,形体消瘦,腰酸腿软,或鼻衄齿衄,或便血,皮下瘀斑。

　　[舌脉]　舌红少苔或光剥有裂纹;脉细弦数或细涩。

　　[分析]　癌毒蕴结于肝日久,累及于肾,气化失司,以致气血水互结于腹内而右胁持续疼痛,腹部胀大,青筋暴露;肝肾阴虚,肌体失养,则见头晕目眩,口干唇燥,形体消瘦,腰酸腿软;阴虚火旺,则有烦热或低热;迫津外泄则见盗汗;阴虚火旺灼伤血络,则可见鼻衄齿衄,或便血,皮下瘀斑;舌红少苔或光剥有裂纹,脉细弦数或细涩,为肝肾阴虚之征。

　　[治法]　滋养肝肾,化瘀软坚。

　　[方药]　一贯煎加减。方中沙参、麦冬、生地、当归、枸杞子滋养肝肾,川楝子行气调肝。可加鳖甲、龟甲、旱莲草、女贞子,滋阴软坚;加丹皮、赤芍、丹参伍当归有凉血化瘀的功用;加白花蛇舌草、半边莲、半枝莲、猪苓、泽泻解毒利水。

　　烦热或低热盗汗加地骨皮、银柴胡、浮小麦、煅牡蛎;鼻衄齿衄,或便血,皮下瘀斑可加紫草、白茅根、仙鹤草凉血止血。

(三) 大肠癌

1. 湿热郁毒

　　[主症]　时常腹痛、腹胀,里急后重,大便或秘或溏,排便次数增多或减少,便中带血或黏液脓血便,肛门灼热。

　　[兼次症]　发热缠绵或身热不扬,纳呆恶心,脘腹胀闷。

　　[舌脉]　舌质红,苔黄腻;脉滑数。

　　[分析]　湿热毒邪蕴结于肠,气血阻滞,肠道升降失司,症见时常腹痛、腹胀,里急后重,大便干稀不调,排便次数增多或减少,肛门灼热;脂络受损伤,则见便中带血或黏液脓血便;湿热蕴蒸于内,则有发热缠绵或身热不扬;湿热内蕴,气机不畅故脘腹胀闷;脾胃升降失调,则可见纳呆恶心;舌质红,苔黄腻,脉滑数,为湿热毒邪内蕴之征。

　　[治法]　清热燥湿,化瘀解毒。

　　[方药]　白头翁汤加减。方中白头翁清热解毒,黄连、黄柏清热燥湿,泻火解毒,秦皮清肠通络。加木香、槟榔、大腹皮、当归、赤芍调气行血导滞;加藤梨根、水杨梅根、凤尾草、虎杖根加强化瘀

解毒。

大便燥结可用大黄通腑导滞；便中带血或黏液脓血便加红藤、败酱草、马齿苋加强清肠的作用；发热缠绵或身热不扬可加藿香、佩兰、川朴、滑石、甘草化湿退热；纳呆恶心，脘腹胀闷加砂仁、豆蔻仁、姜半夏、茯苓燥湿和胃；出血较多可加槐角、地榆、侧柏叶凉血止血。

2. 瘀毒内阻

[主症]　腹内结块，胀痛拒按，里急后重，大便脓血，或血色紫暗。

[兼次症]　口干不欲多饮，面色晦暗，甚或有肌肤甲错。

[舌脉]　舌质紫暗或有瘀点、瘀斑；脉涩。

[分析]　瘀毒结于肠腑，气机阻滞故见腹内结块，胀痛拒按，里急后重；脂络受损，则见大便脓血，或血色紫暗；病在血分，瘀毒之郁热耗伤津血，故见口干不欲多饮；瘀毒内结，新血不生，肌肤失养，则可见面色晦暗，肌肤甲错；舌质紫暗或有瘀点、瘀斑，脉涩，为瘀毒内阻之征。

[治法]　活血化瘀，清热解毒。

[方药]　膈下逐瘀汤加减。方中桃仁、红花、丹皮、赤芍、当归、川芎、五灵脂、延胡索、甘草活血化瘀止痛；香附、乌药、枳壳调理气机。可加黄连、黄柏、红藤、败酱草、藤梨根、土茯苓清热燥湿解毒。

排便困难加大黄、枳实通腑导滞；因瘀毒而发热者可加山栀、丹参、山慈菇清热凉血散瘀。

3. 脾胃虚寒

[主症]　腹内结块，腹痛喜温，肠鸣而泄，一日数行或数日不行或交替出现。

[兼次症]　面色萎黄，气短懒言，乏力纳减，四肢不温。

[舌脉]　舌质淡，苔薄白；脉沉细无力。

[分析]　久病中焦虚寒，阳气失于温煦故有腹痛喜温，腹内结块；脾失健运，升降失常，清浊不分，则见肠鸣而泄，一日数行或数日不行或交替出现；气血生化之源，肌体失于滋养，则有面色萎黄，气短懒言，乏力纳减；中焦虚寒，阳气不能达于四肢故见四肢不温；舌质淡，苔薄白，脉沉细无力，皆为脾胃虚寒之征。

[治法]　温中散寒，益气健脾。

[方药]　理中汤加减。方中干姜温中祛寒，人参益气健脾，白术健脾燥湿，甘草甘缓和中。加黄芪、桂枝、白芍加强益气温中缓急；加枳实、木香、丹参行气导滞。

如下利清谷、形寒怕冷之症突出，可加附子、补骨脂、肉豆蔻、吴茱萸、五味子以温补脾肾，涩肠止泻；若便血暗红量多也可酌加参三七、茜草、地榆炭化瘀止血。

（四）胃癌

1. 肝胃不和

[主症]　胃脘胀满疼痛，窜及两胁，吞咽困难，呕吐反胃。

[兼次症]　嗳气或呃逆，口苦心烦，食欲不振。

[舌脉]　舌淡红，苔薄白；脉沉或弦。

[分析]　肝气郁结，横逆犯胃，则胃脘胀满，流窜作痛；胃失和降，则嗳气呕逆；肝气乘脾，则食欲不振；肝经郁热则口苦心烦；舌淡苔薄，脉沉或弦，为肝胃不和之象。

[治法]　疏肝理气，和胃止痛。

[方药]　柴胡疏肝散合旋覆代赭汤加减。方中柴胡、香附、枳壳疏肝理气，旋覆花、代赭石和胃

降逆止痛,川芎、白芍、陈皮理气活血柔肝,甘草和中。可加茯苓、白术等健脾益气之品。

若兼腑实便结,加大黄、槟榔行气通腑;兼火热内郁,加黄连、栀子、黄芩清泄郁热。

2. 瘀毒内结

[主症] 胃脘刺痛,痛时拒按,心下痞块。

[兼次症] 呕血便血,肌肤甲错。

[舌脉] 舌紫暗或有瘀点,苔薄白或薄黄,脉细或涩。

[分析] 瘀血凝滞胃脘,日久不散,可见心下痞块;瘀阻气滞,不通则痛,则胃脘刺痛,痛处固定而拒按;瘀血阻塞脉络,气血运行受阻,络伤血溢,可见呕血、便血;瘀血不去,新血不生,肌肤失养,可见肌肤甲错。舌紫暗或有瘀点,脉细涩,为瘀毒内结之象。

[治法] 祛瘀解毒,活血止痛。

[方药] 失笑散合桃红四物汤加减。方中生蒲黄、五灵脂、桃仁、红花、当归、赤芍、生地、川芎活血化瘀止痛。可加白花蛇舌草、半枝莲、露蜂房、仙鹤草解毒祛瘀。

若出血兼见舌质光红,口咽干燥,脉细数者,加沙参、生地、麦冬、女贞子、旱莲草滋阴养血,凉血止血;失血日久,心悸少气,多梦少寐,体倦纳差,唇白舌淡,脉虚弱者,加炙黄芪、茯神、远志、酸枣仁补气养血,宁心安神。

3. 痰湿凝滞

[主症] 膈满胸闷,心下结块,胃脘饱胀或疼痛隐隐,呕吐痰涎。

[兼次症] 面黄虚胖,腹胀便溏。

[舌脉] 舌淡,苔滑腻;脉濡或滑。

[分析] 痰湿凝结,气机阻滞,可见胸闷膈满,心下痞块;脾胃升降失常,则见胃脘饱胀,或隐痛,呕吐痰涎;兼脾气虚,脾失健运,则腹胀、便溏;气血生化乏源,则面黄虚胖;舌淡,苔滑腻,脉濡滑,均为痰湿凝结之象。

[治法] 化痰散结,健脾和胃。

[方药] 开郁二陈汤加减。方中苍术、茯苓、陈皮、青皮健脾和胃,香附、木耳、莪术、槟榔、川芎行气化瘀散结。可加胆南星、贝母、生薏苡仁、法半夏化痰散结。

脾虚中寒而见痛甚、呕吐、肢冷者,加人参、高良姜、干姜、川椒温中散寒止痛。

4. 脾胃虚寒

[主症] 胃脘隐痛,喜温喜按,朝食暮吐,或暮食朝吐,呕吐清水。

[兼次症] 面色㿠白,或四肢发凉,神倦乏力,浮肿便溏。

[舌脉] 舌质淡而胖,有齿痕,苔白滑润,脉沉缓或细弱。

[分析] 中虚有寒,可见胃脘隐痛,喜温喜按,呕吐清水;饮食不化,可见朝食暮吐;脾胃运化失健,气虚生化乏源,故见面色㿠白无华,神倦乏力;脾阳虚者,见四肢发凉,浮肿便溏;舌淡胖,有齿痕,苔白滑润,脉沉细缓等,均为脾胃虚寒之象。

[治法] 温中散寒,健脾和胃。

[方药] 理中汤合六君子汤加减。方中干姜、甘草、党参、白术温中散寒,陈皮、茯苓、法半夏健脾和胃。可酌加吴茱萸、丁香温中止呕。

痛甚者加五灵脂、高良姜、三棱以行气活血止痛。

5. 胃热伤阴

[主症] 胃脘灼热,干呕嘈杂,食后剧痛。

[兼次症]　口干欲饮,喜冷饮,五心烦热,大便干燥或便血。

[舌脉]　舌质红绛,或光红少苔;脉细数。

[分析]　放疗后阴津耗损,或久病阴液亏损,胃失所养,可见胃脘灼热、嘈杂;胃阴不足,胃气上逆,故见干呕;阴虚津液不足,故见口干喜冷饮,大便干燥;阴虚虚热内盛,可见五心烦热;热伤血络可见便血;舌红少苔,脉细数,为阴伤内热之征。

[治法]　养阴清热解毒。

[方药]　益胃汤加减。方中沙参、麦冬、生地、玉竹养阴生津。可加天花粉、白芍、知母、生石膏、竹茹养阴清热,降逆止呕。

胃脘灼热疼痛明显,嘈杂泛酸者,加黄连、吴茱萸苦辛通降。

(五)肾癌、膀胱癌

1. 湿热蕴毒

[主症]　腰痛,腰部坠胀不适,尿血,尿频,尿急,尿痛。

[兼次症]　发热,消瘦,纳差。

[舌脉]　舌红,苔黄腻;脉濡数。

[分析]　湿热壅遏,经气不畅,筋脉失舒,故见腰痛,腰部坠胀不适;下焦湿热蕴结,损伤膀胱之络脉,故见尿血,尿频,尿急,尿痛;湿热内蕴,郁而化热故发热;脾胃运化失常故纳差;热毒内郁,灼伤阴液,则见消瘦;舌红,苔黄腻,脉濡数均为湿热蕴毒之象。

[治法]　清热利湿,解毒通淋。

[方药]　八正散或龙胆泻肝汤加减。方中瞿麦、萹蓄、车前子、泽泻、芒硝清热利尿通淋;连翘、龙胆草、栀子、黄芩清热解毒利湿;当归、生地养血益阴;柴胡疏肝理气;甘草调和诸药。

若尿血,酌加小蓟、白茅根、仙鹤草清热凉血止血;腰痛甚者,酌加郁金、三七活血定痛。

2. 瘀血内阻

[主症]　面色晦暗,腰腹疼痛,甚则腰腹部肿块,尿血。

[兼次症]　发热。

[舌脉]　舌质紫暗,或有瘀点、瘀斑,苔薄白;脉涩。

[分析]　血行瘀滞,气血不能濡养肌肤,故面色晦暗;瘀血内阻,气血运行不畅,不通则痛,故腰腹疼痛,又因瘀积不散,凝结成块,故出现腰腹部肿块;瘀血阻滞,脉络不通,血不循经而外溢,故见尿血;瘀血阻滞,络脉不通,郁而化热,故发热;舌质紫暗,或有瘀点、瘀斑,苔薄白,脉涩均为瘀血内阻之象。

[治法]　活血化瘀,理气散结。

[方药]　桃红四物汤加减。方中桃仁、红花、川芎、当归活血化瘀;白芍、熟地养血生新;香附、木香、枳壳理气散结。

3. 脾肾两虚

[主症]　腰痛,腹胀,尿血,腰腹部肿块,纳差,呕恶。

[兼次症]　消瘦,气短乏力,便溏,畏寒肢冷。

[舌脉]　舌质淡,苔薄白;脉沉细。

[分析]　肾虚不能温煦腰膝,故腰痛;脾虚,运化失常,故腹胀,纳差,呕恶,消瘦;脾虚,不能统血,故尿血;脾肾两虚,阳气失于温煦,痰凝血瘀,故出现腰腹部肿块;肾虚不能纳气,故气短乏力;脾

肾两虚,阴寒凝滞,故便溏;舌质淡,苔薄白,脉沉细均为脾肾两虚之象。

[治法] 健脾益肾,软坚散结。

[方药] 大补元煎加减。方中人参、山药、黄芪健脾益气;熟地,杜仲、枸杞子、山茱萸补肾填精;海藻、昆布软坚散结。

尿血者,酌加仙鹤草、血余炭收敛止血;畏寒肢冷、便溏者,可合附子理中汤温中健脾,药用炮附子、党参、白术、炮姜、炙甘草。

4. 阴虚内热

[主症] 腰痛,腰腹部肿块,五心烦热,口干,小便短赤,大便秘结。

[兼次症] 消瘦乏力。

[舌脉] 舌质红,苔薄黄少津;脉细数。

[分析] 阴虚肾阴不足,腰膝失养,故腰痛;阴虚内热,炼液成痰,故腰腹部肿块;阴不制阳,虚热内生,则见五心烦热;阴虚津液亏少,官窍、机体失于濡养,故口干,消瘦,小便短赤,大便秘结;舌质红,苔薄黄少津,脉细数均为阴虚内热之象。

[治法] 滋阴清热,化瘀止痛。

[方药] 知柏地黄丸加减。方中熟地、山茱萸、山药、泽泻、丹皮、茯苓滋补肝肾;知母、黄柏清泻虚火;延胡索、郁金活血化瘀止痛。

尿血者,加三七、茜草、仙鹤草化瘀止血;心悸失眠者,加酸枣仁、柏子仁、五味子养心安神;月经不调者,加香附、当归益气活血调经。

此外,各证型在辨证论治的基础上,可加用具有抗癌作用的中草药,如半枝莲、白花蛇舌草、石见穿、夏枯草、薏苡仁等。

【转归预后】

癌病的发生和发展有各种不同的阶段,临床表现各异,预后也不同。癌病一般分为早、中、晚三期。早期痰湿瘀毒常限于病变局部,无明显全身症状,此时若及时发现,通过适当的治疗病情可望好转。若病情进一步发展,邪毒向周边或远处的脏腑、组织侵袭、扩散,此时不但体内肿块变大,并出现其他脏腑相关症状和全身症状,如头痛、胸痛、各种积证等。晚期,正气消残,邪气侵凌,全身状况明显衰弱,常表现为进行性消瘦、大肉脱削、大骨枯槁、精神委靡、持续性的疼痛、发热等,预后不良。

【临证要点】

1. **扶正祛癌** 恶性肿瘤的发生、发展主要是由于正气虚损,阴阳失衡,脏腑功能失调,留滞客邪,以致痰凝毒聚相互胶结,蕴郁成肿块,癌瘤生长复伤正气,正不遏邪则助长癌瘤,强调治疗以扶正培本为主,辨证与辨病结合、扶正与祛邪结合、整体与局部三结合。

2. **放疗期中医治法** 中医认为放射线属"火邪""热毒",辨证归属温病范围,在放疗中配合清热解毒、祛瘀通络可减少放疗毒副反应,放疗后予以清热祛邪、滋肾育阴可减轻后遗症、降低复发率和转移率。

3. **早期诊断,早期治疗** 癌病早期症状往往不明显,因此重视平时身体的任何不适,加强普查工作对癌病的早期发现,早期诊断和早期治疗,也是重要的防治手段。中医"治未病"强调预防为主,针对癌病的病因,采取相应的预防,如虚邪贼风,避之有时;起居有节;调畅情志;进食易于消化而富于营养的食物;适当参加体育锻炼有助于本病的治疗。

4. **提倡综合治疗** 癌病应采取包括手术、放、化疗、生物靶向治疗、免疫治疗、中医药治疗等在内的综合治疗,根据患者的具体情况选择不同的方法。中医药能提高综合治疗的疗效,对其他疗法有减毒增效的作用,并可改善症状提高生存质量,延长生存期。同时重视患者的心理治疗和康复治疗。

5. **抗癌中药** 下列经过现代药理及临床研究筛选出的一些具有抗肿瘤作用的中药,可以在辨证论治的基础上配伍使用,以期提高疗效。清热解毒类:白花蛇舌草、半边莲、半枝莲、藤梨根、龙葵、蚤休、蒲公英、野菊花、苦参、青黛等;活血化瘀类:莪术、三棱、丹参、桃仁、穿山甲、鬼箭羽、大黄、紫草、延胡索、郁金、虎杖根等;化痰散结类:瓜蒌、贝母、南星、半夏、杏仁、百部、马兜铃、海蛤壳、牡蛎、海藻等;利水渗湿类:猪苓、泽泻、防己、土茯苓、瞿麦、菝葜、萆薢等;虫类攻毒药:蟾皮、蜈蚣、蜂房、全蝎、䗪虫、蜣螂等。

【古代文献摘录】

《难经·五十六难》:"肝之积,名曰肥气,在胁下,如复杯,有头足……脾之积,名曰痞气,在胃脘,覆大如盘,久不愈令人四肢不收,发黄疸,饮食不为肌肤……肺之积,名曰息贲,在右胁下,覆大如杯,久不已……"

《景岳全书·虚损》:"劳嗽,声哑,声不能出或喘息气促者,此肺脏败也,必死。"

《杂病源流犀烛》:"壮盛之人,必无积聚。必其人正气不足,邪气留着,而后患此。"

《外科正宗·脏毒论》:"蕴毒结于脏腑,火热流注肛门,结而为肿,其患痛连小腹,肛门坠重,二便乖违,或泻或秘,肛门内蚀,串烂经络,污水流通大孔,无奈饮食不餐,作渴之甚,凡犯此未得见其生。"

《肘后备急方》:"凡癥坚之起,多以渐生,如有卒觉,便牢大自难治也,腹中癥有结积,便害饮食,转羸瘦。"

【现代文献推介】

[1] 王景良,汤继军.从"阳虚阴结"论治恶性肿瘤[J].中医杂志,2016,57(10):887-889.

[2] 阙祖俊,罗斌,周之毅,等.金复康"扶助正气、清透伏毒"预防肺癌转移的细胞学机制研究[J].上海中医药杂志,2016,(8):70-74.

[3] 王博偲,张宁苏,唐广义,等.原发性肝癌与肝转移癌的中医证候关系探析[J].内蒙古中医药,2016,35(14):4-5.

[4] 庞德湘.恶性肿瘤的"群段"分治思想[J].浙江中医药大学学报,2016,40(10):753.

[5] 刘庆,李忠,田劭丹,等.167例进展期胃癌中医证型研究分析[J].北京中医药大学学报,2014,37(4):273-276.

[6] 司富春,闫恒.肾癌中医证型与方药规律分析[J].中医学报,2015(7):928-930.

第七章 经络肢体病证

导学

经络肢体病证包括痹证、痉证、痿证、颤证、腰痛等病证。

学习重点：痹证的概念，病因病机，痹证与痿证的鉴别，辨证要点和治疗原则，分证论治；痉证的概念，分证论治；痿证的概念，病因病机，分证论治；颤证的概念，病因病机，分证论治；腰痛的基本病机，分证论治。

学习要求：

（1）掌握肢体经络病证痹证、痉证、痿证、颤证、腰痛等的概念、发病特点、病因病机、诊断及鉴别诊断和辨证论治。

（2）了解相关病证的经典理论及各家学说。

肢体即四肢及外在的躯体，与经络相连，具有防御外邪，保护内在脏腑组织的作用，在生理上以通为顺。经络与脏腑、骨骼、筋脉、肌表等有机相连，既是躯体各部的联络系统，运行气血的循环系统，主束骨而利关节的运动系统，又是疾病传变的反应系统，抵御外邪的防卫系统。

肢体经络病证是由于外感或内伤因素，导致机体失养或气血瘀滞等病变，出现肢体经络相关症状，甚至肢体功能障碍，结构失常的一类病证。若经络受邪，气血痹阻不通，则发为痹证；邪壅经络，或阴虚血少，筋脉失养，形成痉证；精血受损，肌肉筋脉失养，发为痿证；气血阴精亏损，或痰瘀壅阻筋脉，出现颤病；筋脉痹阻，腰府失养，则为腰痛。根据肢体经络的生理功能及病机变化特点，将痹证、痉证、痿证、颤证、腰痛等归属于肢体经络病证。

第一节　痹　证

痹证是肢体筋骨、关节、肌肉等处发生疼痛、重着、酸楚、麻木，或关节屈伸不利、僵硬、肿大、变形等症状的一种疾病。

早在《黄帝内经》就有"痹"的专篇论述。如《素问·痹论》指出："风、寒、湿三气杂至，合而为痹。其风气胜者为行痹，寒气胜者为痛痹，湿气胜者为着痹也。"又有"骨痹""筋痹""脉痹""肌痹""皮痹"和"肺痹""心痹""肝痹""肾痹""脾痹""肠痹""胞痹"之分。在预后方面，认为痹久不愈，可内舍入脏，病情趋严重。"其入脏者死，其留连筋骨间者疼久，其留皮肤间者易已。"

汉代张仲景《金匮要略》有湿痹、血痹、历节之名,其中历节病的特点是遍历关节疼痛,所创桂枝芍药知母汤、乌头汤等方,至今仍为临床常用。隋代巢元方《诸病源候论》又称为"历节风";唐代王焘《外台秘要》述其症状痛如虎咬,昼轻夜重,而称"白虎病";宋代严用和则称"白虎历节";元代朱丹溪又称"痛风",《丹溪心法·痛风》云:"痛风者四肢历节走痛,方书谓之白虎历节风证是也";明代王肯堂对膝关节肿大者称为"鹤膝风",手指关节肿大者称为"鼓槌风"。李中梓《医宗必读·痹》提出"治风先治血,血行风自灭"的痹证治则;清代叶桂对痹久不愈,邪入于络,用活血化瘀法治疗,并重用虫类药剔络搜风,对临床均有较大指导意义。

西医学中的风湿热、类风湿关节炎、骨关节炎、痛风、反应性关节炎、肌纤维炎、强直性脊柱炎等出现痹证的临床表现时,可参照本节辨证论治。

【病因病机】

正虚卫外不固是痹证发生的内在基础,感受外邪是痹证发生的外在条件,邪气痹阻肢体筋脉,经脉气血不通是其基本病机。

1. **感受风寒湿邪** 久居潮湿之地、严寒冻伤、贪凉露宿、睡卧当风、暴雨浇淋、水中作业或汗出入水等,外邪注于肌腠经络,滞留于关节筋骨,导致气血痹阻而发为风寒湿痹。由于感受风寒湿邪各有所偏盛,而有行痹、痛痹、着痹之别。若素体阳气偏盛,内有蓄热,复感风寒湿邪,可从阳化热;或风寒湿痹经久不愈,亦可蕴而化热。

2. **感受风湿热邪** 久居炎热潮湿之地,外感风湿热邪,袭于肌腠,壅于经络,痹阻气血经脉,滞留于关节筋骨,发为风湿热痹。

3. **劳逸不当** 劳欲过度,将息失宜,精气亏损,卫外不固;或激烈活动,耗损正气,汗出肌疏,外邪乘袭。

4. **年老久病** 老年体虚,肝肾不足,肢体筋脉失养;病后气血不足,腠理空疏,外邪乘虚而入。如《济生方·痹》所云:"皆因体虚,腠理空疏,受风寒湿气而成痹也。"

5. **禀赋不足** 素体亏虚,气血不足,或脾虚运化失常,气血生化乏源,易感外邪。

此外,恣食肥甘厚腻或酒热海腥发物,导致脾失健运,湿热痰浊内生;或跌仆外伤,损及肢体筋脉,气血经脉痹阻,亦与痹证发生有关。

痹证基本病机为风、寒、湿、热、痰、瘀等邪气滞留肢体、筋脉、关节、肌肉,经脉闭阻,气血不通。外邪侵袭机体,又可因人的禀赋素质不同而有寒热转化。素体阳气偏盛,内有蓄热者,感受外邪,易从阳化热,而成为风湿热痹。阳气虚衰者,寒自内生,复感风寒湿邪,多从阴化寒,而成为风寒湿痹。

病初邪在经脉,累及筋骨、肌肉、关节,以实证为主。由于病邪性质的偏盛,症状表现亦有不同,其中风邪胜者为行痹,病位偏上;寒邪胜者为痛痹;湿邪胜者为着痹,部位偏下;热邪胜者为热痹。各种邪气之间亦可互相转化。

痹证日久可以表现三个方面的病机演变,一是风寒湿痹或风湿热痹日久不愈,气血运行不畅日甚,瘀血痰浊痹阻经络,深入骨骱,导致关节肿胀、僵硬、变形;二是痹证日久耗伤气血,伤及脾肾,虚实相兼;三是痹证日久不愈,复感于邪,病邪由经络而入脏腑,出现脏腑痹证,其中以心痹较为多见。如《素问·痹论》说:"脉痹不已,复感于邪,内舍于心",则为心痹,"心痹者,脉不通,烦则心下鼓,暴上气而喘。"

【诊断】

(1) 临床表现为肢体关节、肌肉疼痛,屈伸不利,或疼痛游走不定,甚则关节剧痛、肿大、僵硬、变形。

(2) 发病及病情的轻重常与劳累以及季节、气候的寒冷、潮湿等天气变化有关,某些痹证的发生和加重可与饮食不当有关。

(3) 本病可发生于任何年龄,但不同年龄的发病与疾病的类型有一定的关系。

【相关检查】

(1) 病变相关部位的骨关节 X 线、CT 和 MRI 等影像学检查常有助于本病的诊断和了解骨关节疾病的病变部位与损伤程度。

(2) 实验室检查如红细胞沉降率、C 反应蛋白、抗溶血性链球菌"O"、类风湿因子、抗环瓜氨酸抗体(CCP)、血清抗核抗体谱、血尿酸、免疫球蛋白等有助于本病的诊断与鉴别诊断。

(3) 心电图、心脏彩色超声多普勒、肺功能等检查可提示痹证是否内舍入脏。

【鉴别诊断】

1. 痿证 鉴别要点首先在于关节的痛与不痛,其次要观察肢体的活动障碍情况。痿证病初就存在肢体肌肉萎缩,无力运动,但疼痛症状不明显。

2. 腰痛 参见"腰痛"篇。

【辨证论治】

辨证要点

1. 辨邪气偏盛 风邪盛则为行痹,疼痛游走不定;寒邪盛则为痛痹,痛势较甚,痛有定处,遇寒加重;湿邪盛则为着痹,关节酸痛、重着,漫肿;热邪盛则为热痹,关节肿胀,皮肤色红,灼热疼痛;痰湿重者关节疼痛反复消长,肿胀局限,或见皮下结节;瘀血重者则见关节肿大,僵硬,疼痛不移,夜间痛盛,或舌有瘀斑。

2. 辨别虚实 痹证新发,风、寒、湿、热之邪明显者为实;痹证日久,耗伤气血,损及脏腑,肝肾脾胃不足者为虚;病程缠绵,日久不愈,常为痰瘀互结,肝肾亏虚之虚实夹杂证。

治则治法

治疗应以祛邪通络为基本原则,根据邪气的偏盛,分别治以祛风、散寒、除湿、清热、化痰、行瘀等方法。

此外,还宜重视养血活血,即所谓"治风先治血,血行风自灭";治寒宜结合温阳补火,即所谓"阳气并则阴凝散";治湿宜结合健脾益气,即所谓"脾旺能胜湿,气足无顽麻"。

久痹正虚者,还应重视扶正,健脾胃、补肝肾、养气血亦是常用之法。

分证论治

1. 风寒湿痹

(1) 行痹

[主症] 肢体关节、肌肉疼痛酸楚,屈伸不利,可累及肢体多个关节,疼痛呈游走性。

[兼次症] 初起可见恶风、头痛、发热等表证。

[舌脉] 舌质淡红,苔薄白或薄腻;脉浮或浮缓。

[分析] 风邪兼夹寒湿,留滞经脉,闭阻气血,故关节肌肉疼痛酸楚,屈伸不利,痛处游走不定,

可涉及肢体多个关节;风胜则卫气不固,营卫失和,则可见恶风、头痛、发热等表证。

[治法] 祛风通络,散寒除湿。

[方药] 防风汤加减。本方有发散风寒,祛湿通络作用。方中防风、麻黄、桂枝、葛根驱散风寒,解肌通络止痛;当归养血活血通络;茯苓、生姜、大枣、甘草健脾渗湿,调和营卫。

腰背酸痛为主,加杜仲、桑寄生、淫羊藿、续断;关节红肿渐次化热,宜用桂枝芍药知母汤。

(2) 痛痹

[症状] 肢体关节疼痛,痛势较剧,部位固定,遇寒则痛甚,得热则痛缓,关节屈伸不利。

[兼次症] 局部皮肤或有寒冷感,口淡不渴,恶风寒,肢体沉重。

[舌脉] 舌质淡,苔薄白;脉弦紧。

[分析] 寒邪兼夹风湿,留滞经络,闭阻气血,故关节疼痛,痛势较剧,部位固定,遇寒痛增,得热则减。

[治法] 散寒通络,祛风除湿。

[方药] 乌头汤加减。本方重在温经散寒止痛,适用于痹证寒邪偏甚,关节疼痛明显。方中制川乌、麻黄温经散寒,通络镇痛;芍药、甘草、蜂蜜缓急止痛;黄芪益气固表,利血通痹。

寒邪甚,加制附子、细辛、桂枝、干姜温经散寒,通脉止痛。

(3) 着痹

[主症] 肢体关节、肌肉酸楚、重着、疼痛,肿胀散漫,关节活动不利。

[兼次症] 伴肌肤麻木不仁,口黏腻,大便黏滞不爽。

[舌脉] 舌质淡,苔白腻;脉濡缓。

[分析] 湿邪兼夹风寒,留滞经脉,闭阻气血,故见肢体关节、肌肉酸楚、重着、疼痛,肿胀散漫,关节活动不利;风湿相搏,气血失和则肌肤麻木不仁。

[治法] 除湿通络,祛风散寒。

[方药] 薏苡仁汤加减。方中黄芪、薏苡仁、苍术益气健脾除湿;生姜、甘草健脾和中;羌活、独活、防风祛风除湿;麻黄、桂枝、制川乌温经散寒,祛湿止痛;当归、川芎养血活血通脉。

关节肿胀甚者,加猪苓、萆薢;肌肤麻木不仁,加海桐皮、豨莶草;小便不利,肢体浮肿,加茯苓、泽泻、车前子;若痰湿盛者,加半夏、南星;湿热盛者,加二妙散以除湿热。

久痹风、寒、湿偏盛不明显者,可选用蠲痹汤作为基本方剂。

2. 风湿热痹

[主症] 关节疼痛,活动不便,局部灼热红肿,痛不可触,得冷则舒,可有皮下结节或红斑。

[兼次症] 常伴有发热、恶风、汗出、口渴、烦躁、小便黄、大便干等全身症状。

[舌脉] 舌红,苔黄或黄腻;脉滑数或浮数。

[分析] 风湿热邪壅滞经脉,气血闭阻不通,故见关节肿痛而热,得冷则舒,发热,汗出,小便黄,大便干;湿为阴邪,重着黏滞,湿胜则肿,故有皮下结节或红斑;湿热交阻于内,故口渴而不欲饮,烦躁不安。

[治法] 清热通络,祛风除湿。

[方药] 白虎加桂枝汤合宣痹汤加减。前方以清热宣痹为主,适用于风湿热痹,热象明显者;后方重在清热利湿,宣痹通络,适用于风湿热痹,关节疼痛明显者。方用生石膏、知母、黄柏、连翘清热坚阴;桂枝疏风解肌通络;防己、杏仁、薏苡仁、滑石、赤小豆、蚕砂、威灵仙清利湿热,通络宣痹。

皮肤有红斑加丹皮、赤芍、生地、紫草;关节肿甚,加猪苓、茯苓;发热、恶风、咽痛者,加荆芥、薄荷、牛蒡子、桔梗;热盛伤阴,症见口渴心烦者,加玄参、麦冬、生地;热毒炽盛,化火伤津,可选用五味消毒饮合犀黄丸。

3. 痰瘀痹阻

[主症]　病程日久,肌肉关节肿胀刺痛,固定不移,夜间痛甚,或关节肌肤紫暗、肿胀,按之较硬,肢体顽麻或重着,或关节僵硬变形,屈伸不利。

[兼次症]　皮肤关节处可见有硬结、瘀斑,面色黧黯,眼睑浮肿,或胸闷痰多。

[舌脉]　舌质紫暗或有瘀斑,苔白腻;脉弦涩。

[分析]　痰瘀互结,留滞肌肤,闭阻经脉,故关节肿胀刺痛,固定不移,夜间痛甚,按之较硬,或关节僵硬变形,屈伸不利;痰瘀流注皮肤,则见肤色晦暗,皮下硬结、瘀斑,眼睑浮肿;痰饮留滞胸胁,可见胸闷痰多;痰瘀阻滞,皮肤失养,则肌肤干燥,或肌肤甲错。

[治法]　化痰行瘀,蠲痹通络。

[方药]　双合汤加减。本方有活血化瘀,祛痰通络作用,适用于痰瘀痹阻筋脉,关节重着疼痛者。方用桃仁、红花、当归、川芎、白芍活血化瘀,通络止痛;茯苓、法半夏、陈皮、白芥子、竹沥、姜汁健脾化痰。

皮下有结节加胆南星、天竺黄;痰瘀胶结,疼痛不已,加白花蛇、全蝎、蜈蚣、地龙搜剔络道;瘀血痹阻,关节肿大、强直、畸形,加桃仁、红花、丹参、鸡血藤、三七、地鳖虫等。

4. 肝肾两虚

[主症]　痹证日久不愈,关节肿胀畸形,屈伸不利,肌肉瘦削,腰膝酸软。

[兼次症]　或畏寒肢冷,男性可见阳痿,遗精,或骨蒸劳热,心烦口干,头晕目眩,失眠。

[舌脉]　舌质淡红,舌苔薄白或少津;脉沉细弱或细数。

[分析]　痹久伤阴,肝肾不足,筋脉失于濡养,而见关节肿胀畸形,屈伸不利,虚火内旺,故关节灼热疼痛;肝肾阴虚,可见腰膝酸软,头晕目眩;肝肾不足,筋脉失于濡养、温煦,则可见畏寒肢冷,阳痿,遗精;虚火扰心,可见心烦、失眠。

[治法]　培补肝肾,通络止痛。

[方药]　独活寄生汤加减。方中以独活、秦艽、防风祛风除湿;杜仲、牛膝、桑寄生补益肝肾,祛风除湿;当归、地黄、白芍养血活血;党参、茯苓、甘草益气;川芎、桂心温通血脉祛风。

若肾阳虚甚,腰膝酸软,畏寒肢冷者,可加附子、肉苁蓉、淫羊藿等温肾助阳;肾阴虚甚,耳鸣腰酸,低热,或午后潮热,可加女贞子、旱莲草、桑椹子、何首乌等滋补肾阴;久痹痰瘀互结,关节强直变形者,加白芥子、胆南星、穿山甲、地龙、乌梢蛇化痰祛瘀,搜风通络;若痹证久治不愈,迁延日久,致气血两虚,气短乏力,面色少华,易于汗出,舌淡,脉细弱者,治当健脾益气,养血通络,可加黄芪、白术、当归,或可用黄芪桂枝五物汤。

痹证日久,内舍于心,症见心悸,气短,动则尤甚,面色少华,舌质淡,脉虚数或结代者,治宜益气养心,温阳复脉,用炙甘草汤加减治疗。

【转归预后】

本病预后与感邪的轻重、患者体质的强弱、治疗是否及时以及病后颐养等因素密切相关,一般来说,痹证初发,正气尚未大虚,病邪轻浅,采取及时有效的治疗,多可痊愈。若虽初发而感邪深重,或痹证反复发作,或失治、误治等,往往可使病邪深入,由肌肤而渐至筋骨脉络,甚至损及脏腑,病情缠绵难愈,预后较差。

【临证要点】

1. **"治风先治血,血行风自灭"** 痹证发病最根本是正气不足而感受外邪,在风寒湿热等邪气当中,以风邪为主,风为阳邪,为百病之长,其善行而数变,常与他邪气合而发病,无论内风、外风的形成,总与营血的功能不足或耗损有关,无论是血虚、血热、血寒、血瘀、血燥皆可引起风证,而通过补血、养血、活血、凉血可促使气血充足,运行通畅,各种致病因子及病理产物尤其是风邪随血的运行而解除。

2. **酌配通络止痛** 肢体关节疼痛是痹证的一个突出症状,有"不通则痛"和"不荣则痛"之别,临证常配合通络止痛之剂,以提高临床疗效。如散寒止痛,常用细辛、川椒、桂枝等;活血止痛,常用红花、三七、川芎、桃仁、水蛭等;补虚止痛,常用鸡血藤、当归、熟地、芍药等;搜风止痛,常用全蝎、蜈蚣、白花蛇、乌梢蛇等。

3. **分辨病位,引经用药** 痹在上肢选用片姜黄、羌活、桂枝尖;下肢疼痛者选用独活、牛膝、木瓜;痹在颈项,选用葛根、伸筋草、桂枝;腰部疼痛、僵硬,可选用桑寄生、杜仲、淫羊藿;两膝关节肿胀可用土茯苓、车前子、薏苡仁;四肢小关节疼痛、灼热者,选用土贝母、蜂房、威灵仙。

4. **谨慎应用有毒中药** 痹证的治疗常用附子、川乌、草乌等,此类药物生用毒性大,一般需经炮制,内服常用量为5～12克,用量宜从小剂量开始递增,适量为度,不可久服。应用时宜久煎,或与甘草同煎,以缓解毒性。若服药后出现唇舌发麻、头晕、心悸、恶心、脉迟等中毒反应,应立即停服;危重者,按药物中毒急救处理。

雷公藤用于类风湿关节炎、强直性脊柱炎等有良好效果,但本品有大毒,内服宜慎,常用量为10～25克,去皮根心,先煎1小时。

全蝎、蜈蚣、白花蛇、乌梢蛇等虫类药物多偏辛温,作用较猛,有一定毒性,故用量不可太大,不宜久服,中病即止。

【古代文献摘录】

《素问·痹论》:"五脏皆有合,病久而不去者,内舍于其合也。故骨痹不已,复感于邪,内舍于肾。筋痹不已,复感于邪,内舍于肝。脉痹不已,复感于邪,内舍于心。肌痹不已,复感于邪,内舍于脾。皮痹不已,复感于邪,内舍于肺。"

《类证治裁·痹证》:"诸痹……良由营卫先虚,腠理不密,风寒湿乘虚内袭。正气为邪阻,不能宣行,因而留滞,气血凝涩,久而成痹。"

《张氏医通·痹痛》:"臂痛者,有六道经络,各加引经药乃验……臂臑之前廉痛者属阳明,升麻、白芷、干姜为引药;后廉属太阳,藁本、羌活;外廉属少阳,柴胡、连翘;内廉属厥阴,柴胡、当归;内前廉属太阴,升麻、白芷、葱白;内后廉属少阴,细辛、当归。"

《医宗金鉴·痿痹辨似》:"痿痹之证,今人多为一病,以其相类也。然痿病两足痿软不痛,痹证通身肢节疼痛。但观古人治痿,皆不用风药,则可知痿多虚,痹多实,而所因有别也。"

【现代文献推介】

[1] 娄玉钤,陈永前,李满意,等.基于病证结合对类风湿关节炎临床表现的横断面描述及其证候探讨[J].风湿病与关节炎,2017,6(10):14-21,30.

[2] 吕爱平.中医证候研究从疾病证候分类到临床疗效评价和组合药物研发[J].中国中西医结合杂志,2015,35(8):942-945.

[3] 刘健,万磊,黄传兵.脾虚致痹探讨[J].中华中医药杂志,2017,32(6):2440-2444.

第二节　痉　证

痉证是以项背强直、四肢抽搐、甚至口噤、角弓反张为主要临床表现的一种病证，严重者可伴有神昏。

《黄帝内经》有"柔痉"一病名，"痉"一般认为是痓的俗体字，即指痉。此外，中医古籍里尚有"瘛疭"一证，清代张璐《张氏医通·诸风门》说："瘛者，筋脉拘急也；疭者，筋脉弛纵也，俗谓之抽。"《黄帝内经》对痉证的病因病机认识主要从外邪立论，《素问·至真要大论》云："诸痉项强，皆属于湿""诸暴强直，皆属于风。"《灵枢·经筋》也有："经筋之病，寒则反折筋急。"并认为与邪入督脉、肾有关。《素问·骨空论》有："督脉为病，脊强反折。"《素问·气厥论》有："肺移热于肾，传为柔痉。"汉代张仲景《金匮要略》在继承《黄帝内经》理论的基础上，不仅提出外感表实无汗为刚痉，表虚有汗为柔痉，并认为过汗、误汗、产后血虚等阴血不足也可致痉，从内伤致痉方面拓展了有关本病的认识，还提出了栝蒌桂枝汤、葛根汤、大承气汤等方剂。元代朱丹溪认为痉证也可由于气血亏虚所致，《医学明理·痉门论》指出："方书皆谓感受风湿而致，多用风药，予细详之，恐仍未备，当作气血内虚，外物干之所致。"并在治疗上指出切不可一味用祛除外风的"风药"。明代张景岳也有阴虚血少致痉的论述，《景岳全书·杂证谟》云："凡属阴虚血少之辈，不能养营筋脉，以致抽挛僵仆者，皆是此证。"至清代，随着温病学说的产生，对痉证的认识也有了新的发展。叶桂认为痉证的发生除了津液不足外，和肝风内动也有关，《临证指南医案》有"津液受劫，肝风内鼓，是发痉之源"。吴瑭则进一步将痉证概括为虚、实、寒、热四大纲领，《温病条辨·痉有寒热虚实四大纲论》中说："六淫致病，实证也；产后亡血，病久致痉，风家误下，温病误汗，疮家发汗者，虚痉也。风寒、风湿致痉者，寒证也；风温、风热、风暑、燥火致痉者，热痉也。"清代王清任在《医林改错》中则提出了气虚血瘀也可致痉。至此对痉证认识日趋完善。

西医学中一些中枢神经系统感染性疾病，如流行性脑脊髓膜炎、流行性乙型脑炎，颅内疾病如肿瘤、出血等可参照本篇辨证论治，破伤风也常见本病证的表现。

【病因病机】

痉证的病因病机，有外感和内伤两个方面。外感是由于感受风、寒、湿邪，壅阻经络，气血不畅，筋脉失养；或感受热邪，热灼津液，筋脉失养，或邪热炽盛，燔灼肝经，肝风内动而致；内伤是由于阴虚血少，筋脉失养，或久病不愈，痰瘀阻络，筋脉失养所致。

1. **邪壅经络**　外感风、寒、湿邪，壅阻经络，气血运行不利，筋脉失养，挛急发为痉证。唐代孙思邈《备急千金要方》谓："太阳中风，重感寒湿，则变痉。"

2. **热盛动风**　外感温热之邪或寒邪郁而化热，热灼津液，筋脉失于濡养；或外感温热之邪，内传营血，燔灼肝经，引动肝风，发为痉证。《临证指南医案·痉厥》有云："五液劫尽，阳气与内风鸱张，遂变为痉。"

3. **阴虚血少**　素体阴血亏虚，或劳累过度，耗气伤津，或因过于汗、吐、下法，如表证过汗及产后失血等，导致气血不足，津伤液脱，筋脉失养，均可发生痉证。清代尤在泾《金匮要略心典·痉湿暍病脉证治》谓："亦有亡血竭气,损伤阴阳,而病变成痉者……阴阳既衰,筋脉失其濡养,而强直不柔矣。"

4. 痰瘀内阻　久病失调,疾病迁延不愈,气血耗伤,血行不畅,瘀血内阻,筋脉失于濡养;或肺脾功能失调,津液失于布输,聚而为痰,痰浊阻滞经脉,筋脉失养而致痉。此即元代朱丹溪《医学原理》所谓："是以有气血不能引导,津液无以养筋脉而致者。"

总之,痉证的病位在筋脉,为肝所主。病机性质有虚有实,虚为气血津液不足,筋脉失于濡养;实为邪阻经脉而致筋脉失养或邪热炽盛、风阳内动。需注意的是邪热盛常常耗气伤津,久病失调,除痰瘀阻滞经脉外,也常伴有脏腑功能减弱和气血不足,呈现虚实夹杂的证候。

【诊断】

(1) 临床以项背强直,四肢抽搐,甚至口噤、角弓反张为主要特征。

(2) 发病原因多种多样,发病前常有外感或内伤等病史。

【相关检查】

(1) 血常规、血培养、血电解质等检查明确原因。

(2) 脑脊液常规、CT、MRI等检查有助于颅内疾病的诊断。

【鉴别诊断】

1. 痫病　痫病为发作性的神志异常的疾病,起病突然,可片刻缓解。其发作特点为突然仆倒,昏不知人,口吐涎沫,两目上视,四肢抽搐,或口中如作猪羊叫声,多有既往发作病史。痉证的抽搐、痉挛发作多呈持续性,不经治疗难以自行恢复,且多有发热、头痛等伴发症状。

2. 厥证　厥证是以突然昏倒,不省人事,四肢逆冷为主要表现,痉证也多见神昏,不省人事,但前者无项背强直,四肢抽搐的症状。

3. 中风　中风以突然昏仆,不省人事,或不经昏仆,而表现为以半身不遂,口眼歪斜,舌强言謇为主要特点。痉证以项背强急,四肢抽搐,无偏瘫症状为临床特点。

【辨证论治】

辨证要点

1. 辨外感与内伤　痉证的临床辨证,首先要辨明患者是属于外感还是内伤致痉。外感致痉多有恶寒、发热、脉浮等表证,部分热邪直中患者,可无恶寒,但必有发热;内伤发痉则多无恶寒发热症状。

2. 辨虚实　实证多由感受外邪或痰、瘀血阻络所致,证候特点为项背强直,四肢抽搐频繁有力、幅度较大,常伴有发热或表证;虚证多由体虚、失血、失津过多筋脉失养所致,证候特点则为四肢抽搐蠕动无力,时作时止并伴有神疲乏力,面色少华等症状。

治疗原则

痉证的治疗当循急则舒筋解痉以治其标,缓则养血滋阴以治其本的原则。因于风、寒、湿者治宜祛风、散寒、祛湿;热盛动风者宜清热存阴;痰瘀内阻者宜活血豁痰;阴虚血少者宜养血滋阴。此外,邪实与正虚夹杂者又须标本兼顾。

分证论治

1. 邪壅经络

[主症]　项背强直,甚至口噤不能语,四肢抽搐。

［兼次症］　头痛,恶寒发热,无汗或汗出,肢体酸重。

［舌脉］　苔薄白或白腻;脉浮紧。

［分析］　风寒湿邪侵于肌表,壅滞经络,气血运行不利,筋脉失养,挛急而致项背强直,甚至口噤不能语,四肢抽搐;邪侵于肌表,营卫不和则头痛,恶寒发热;寒邪偏甚,腠理紧闭则无汗;风邪偏甚,腠理开泄则汗出;湿邪偏甚,性重浊则见肢体酸重;苔薄白或白腻,脉浮紧,均为风寒湿邪在表之征。

［治法］　祛风散寒,燥湿和营。

［方药］　羌活胜湿汤加减。方中羌活、独活、防风、藁本祛风散寒胜湿;川芎、蔓荆子和营通络止痛,邪祛络通则痉得解。

若寒邪较甚,项背强急无汗,治宜解肌发汗,方易葛根汤为主方;若风邪偏甚发热不恶寒,汗出,头痛,方易栝蒌桂枝汤;若湿热偏盛,筋脉拘急,胸脘痞闷,身热,渴不欲饮,溲短赤,苔黄腻,脉滑数,三仁汤加地龙、丝瓜络、威灵仙,清热化湿,通经和络。

2. 热盛发痉

［主症］　项背强急,手足挛急,甚则口噤抽搐,角弓反张。

［兼次症］　壮热,烦躁,胸闷,腹满便结,口渴咽干喜冷饮,甚而神昏谵语。

［舌脉］　舌红或红绛,苔黄燥或焦黑;脉洪大而数。

［分析］　外感温热之邪或寒邪郁而化热,熏蒸阳明气分,热灼津液,筋脉失于濡养;或温热之邪,内传营血,燔灼肝经,引动肝风而见项背强急,手足挛急,甚则口噤抽搐,角弓反张;热在阳明,腑气不通则壮热,胸闷,腹满便结,热甚伤津故有口渴咽干喜冷饮。热扰神明则可见烦躁,甚而神昏谵语;舌质红或红绛,舌苔黄燥或焦黑,脉洪大而数,为实热壅盛之象。

［治法］　清热存阴,增液止痉。

［方药］　白虎汤合增液承气汤加减。前方石膏、知母、甘草、粳米清泄阳明实热为主;后方大黄、芒硝、玄参、麦冬、生地滋阴增液,泄热通腑。

若热邪伤津而无腑实之证,可加西洋参、南沙参、北沙参,取白虎加人参汤之意,以加强清热救津之功;若抽搐甚者,加天麻、地龙、全蝎、菊花、钩藤等息风止痉或易用羚角钩藤汤;若热传心营,症见高热烦躁,神昏谵语,舌质红绛,可用清营汤并加服安宫牛黄丸或至宝丹以清热开窍止痉。

3. 痰瘀阻络

［主症］　项背强急,四肢抽搐。

［兼次症］　头痛如刺或重,痛有定处,形瘦神疲或胸脘满闷,呕吐痰涎。

［舌脉］　舌质紫暗,边有瘀斑,苔薄白或白腻;脉细涩或弦滑。

［分析］　痰瘀阻络,筋脉失养而拘急则见项背强急,四肢抽搐;痰瘀阻于脑脉,不通则痛,故有头痛如刺,痛有定处;痰浊为著则头痛而重,胸脘满闷,呕吐痰涎;本证多为久病所致,一则正气已虚,二则瘀血阻络新血不生,故常见形瘦神疲的兼证;舌质紫暗,边有瘀斑,苔薄白或白腻,脉细涩或弦滑,为痰瘀阻络之征。

［治法］　活血豁痰,通络止痉。

［方药］　通窍活血汤合导痰汤加减。前者桃仁、红花、川芎、赤芍活血通络,麝香、老葱通窍;后者陈皮、半夏、茯苓、制胆星、枳实、甘草豁痰化浊。需加蜈蚣、全蝎、地龙等止痉之品。

若兼形瘦神疲之症也可加人参、黄芪、白术、木香、砂仁补脾理气以扶正,并助活血豁痰之力。

4. 阴血亏虚

［主症］　项背强急,四肢抽搐,蠕动无力,时作时止。

[兼次症] 唇舌干燥,皮肤干枯,头晕目眩,面色不华,小便短少,大便干结。

[舌脉] 舌干红,苔薄而少津;脉细数。

[分析] 素体阴血亏虚,或汗、下太过,及产后失血过多等原因导致阴血不足,津伤液脱,筋脉失养而见项背强急,四肢抽搐,蠕动无力,时作时止;阴血亏虚,不能上奉头目故见头晕目眩,面色不华;肌肤失于滋养则见唇舌干燥,皮肤干枯;不能化生小便故小便短少,不能濡润肠道故大便干结;舌干红,苔薄而少津,脉细数,皆为阴血亏虚之象。

[治法] 滋阴补血,缓急止痉。

[方药] 四物汤合大定风珠加减。前方补血养血,充养筋脉;后方炙甘草、生地、生白芍、麦冬、阿胶、麻仁滋阴养血润肠,牡蛎、龟甲、鳖甲滋阴潜阳息风。可酌加石斛、西洋参、鲜芦根加强滋补阴液。

痉急势重可加天麻、钩藤、全蝎息风止痉;若伴自汗出可加黄芪、防风、浮小麦益卫固表。

【转归预后】

引起痉证的原因有许多,原因不同转归预后也不同。感受风寒湿邪所致者,正气未虚,预后较好。热邪炽盛者虽然同属外感,但病情变化更快,治疗稍有不当则易出现热毒内陷心包,痉厥并见;热毒耗气伤阴致阴竭阳脱,则可转为厥脱。痰瘀阻络,阴血亏虚者,起病相对较缓,但也易见虚实夹杂的多种变证,治疗较为困难。

痉证属急危重证,预后一般较差,临床应细察病机,审慎调治。古代医家经验认为若见有口张目瞬、昏昧无知,或见有戴眼反折、遗尿,或见有汗出如油、如珠等,均属预后不良的征象。

【临证要点】

1. **原因多端,详加辨证** 导致痉证发生的原因有很多,外感、内伤及体内各个脏器病变几乎均可引起。因此,临床辨证须系统、详细,如起病之缓急、病变之范围(局部或全身)、病情之轻重,有无发热、意识障碍等伴随症状。这样才能准确地辨别外感、内伤,虚证、实证,不致误治、失治。

2. **治本为主,标本兼顾** 治疗痉证的关键在于祛除病因和原发疾病,如祛风散寒祛湿、清热解毒、活血豁痰、养血滋阴等。此外,邪实与正虚夹杂者又须标本兼顾,在辨证用药的基础上常加天麻、钩藤、全蝎、蜈蚣、地龙等。

3. **分清缓急** 起病较缓的痉证,发病前多有先兆症状,如双目不瞬,口角、眼睑肌肉抽动;婴幼儿发热 24 小时内体温即达 39℃以上等,应积极采取预防措施。病情急而重者宜即刻服用安宫牛黄丸、至宝丹或紫雪,并采取相应的急救措施,如保持呼吸道通畅、清除假牙及呼吸道异物,以防堵塞气管等。

【古代文献摘录】

《素问·至真要大论》:"诸痉项强,皆属于湿""诸暴强直,皆属于风。"

《诸病源候论·妇人产后病诸候》:"产后中风痉者,因产伤动血脉,脏腑虚竭,饮食未复,未满日月,荣卫虚伤,风气得入五脏,伤太阳之经,复感寒湿,寒搏于筋则发痉,其状口急噤,背强直,摇头马鸣,腰为反折,须臾十发,气急如绝,汗出如雨,手拭不及者,皆死。"

《三因极一病证方论·痉叙论》:"夫人之筋,各随经络结束于身。血气内虚,外为风、寒、湿、热之所中,则痉。"

《景岳全书·痉病》:"愚谓痉之为病,强直反张病也。其病在筋脉,筋脉拘急,所以反张。其病在血液,血液枯燥,所以筋挛","痉之为病,即《黄帝内经》之痉病也,以痉作痉,盖传写之误耳。其证则脊背反张,头摇口噤,戴眼项强,四肢拘急,或见身热足寒,恶寒面赤之类皆是也。"

《温病条辨·痉病瘈病总论》:"痉者,强直之谓,后人所谓角弓反张,古人所谓痉也。瘈者,蠕动引缩之谓,后人所谓抽掣、搐搦,古人所谓瘛也。"

《临证指南医案》:"肝为风木之脏,因有相火内寄,体阴用阳,其性刚,主动主升……倘精液有亏,肝阴不足,血燥生热,热则风阳上升,窍络阻塞,头目不清,眩晕跌仆,甚则瘛疭厥矣。"

【现代文献推介】

[1] 莫晨玲.六味地黄丸辅助辨治结核性脑膜炎的临床研究[J].中国中医基础医学杂志,2014,20(4):505-506.

[2] 程红梅,孙雅平.中西医结合治疗护理小儿结核性脑膜炎[J].湖北中医杂志,2015,37(2):52-53.

[3] 任志学.中西医结合治疗结核性脑膜炎的疗效研究[J].中华中医药学刊,2016,34(8):2032-2034.

[4] 谭子虎,陈延,吴永贵.基于因子分析的非传染性痿病证素提取及证型分布研究[J].中华中医药杂志,2017,32(8):3435-3438.

第三节 痿 证

痿证是指肢体筋脉弛缓,软弱无力,不能随意运动,或伴有肌肉萎缩的一种病证。临床以下肢痿弱较为常见,亦称"痿躄"。

《黄帝内经》阐述了痿证的病因病机、分类及治疗原则。《素问·痿论》指出本病的病因,有"热伤五脏""思想无穷""焦虑太过""有渐于湿"等,主要病机是"肺热叶焦",将痿证分为皮、脉、筋、骨、肉五痿,并提出"治痿独取阳明"的基本原则。《素问·生气通天论》又指出:"因于湿,首如裹,湿热不攘,大筋緛短,小筋弛长,緛短为拘,弛长为痿。"认为湿热也是痿证成因之一。

隋唐至北宋时期,将痿列入风门。金代张从正《儒门事亲·风痹痿厥近世差玄说》强调"痿病无寒",认为痿证的病机是"由肾水不能胜心火,心火上烁肺金,肺金受火制,六叶皆焦,皮毛虚弱,急而薄者,则生痿躄"。元代朱丹溪承张子和之说,力纠"风痿混同"之弊,在治法方面提出了"泻南方,补北方"的原则,在具体辨证方面又有湿热、湿痰、气虚、瘀血之别,对后世影响颇深。明清以后对痿证的辨证论治日趋完善。明代张景岳《景岳全书·痿论》指出:痿证并非尽是阴虚火旺,认为"元气败伤则精虚不能灌溉,血虚不能营养者,亦不少矣"。清代邹滋九在《临证指南医案·痿》按语中,将痿证病机概括为"肝肾肺胃四经之病"。

西医学中的多发性神经炎、运动神经元病、脱髓鞘性多发性神经病、脊髓病变、重症肌无力、周期性麻痹等符合本病特征者,均可参照本节内容辨证论治。

【病因病机】

痿证多因外感温热毒邪、内伤情志、饮食劳倦、先天不足、房事不节、跌打损伤以及接触神经毒性药物等,以致五脏受损,精津不足,气血亏耗,肌肉筋脉失养。

1. **感受温毒** 温热毒邪内侵,或病后余邪未尽,或温病高热持续,皆令内热燔灼,伤津耗气,肺热叶焦,津伤失布,不能润泽五脏,五体失养而痿弱不用。

2. **湿热浸淫** 久处湿地或涉水冒雨,感受外来湿邪,湿热浸淫经脉,营卫运行受阻,或郁遏生热,或痰热内停,蕴湿积热,导致湿热相蒸,浸淫筋脉,气血运行不畅,致筋脉失于滋养而成痿。如《素问·痿论》所言:"有渐于湿,以水为事,若有所留,居处相湿,肌肉濡渍,痹而不仁,发为肉痿。"

3. **药食所伤** 饮食不节,脾胃运化失常,气血津液生化乏源,无以濡养五脏,以致筋骨肌肉失养;或过食肥甘,嗜酒辛辣,致脾胃虚弱,运化失司,聚湿成痰,湿热内生,均可致痿。此外,服用或接触毒性药物,损伤气血经脉,脉道失畅,亦可致痿。

4. **久病房劳**　先天不足,或久病体虚,或房劳太过,伤及肝肾,精损难复,或劳役太过而伤肾,耗损阴精,肾水亏虚,筋脉失于灌溉濡养而致痿。

5. **跌仆外伤**　跌仆损伤,瘀血阻络,新血不生,经气运行不利,脑失神明之用,发为痿证;或产后恶露未尽,瘀血流注,气血瘀阻,脉道不利,四肢失其濡润滋养而致痿。

痿证病变部位在筋脉肌肉,病变脏器涉及肺、脾(胃)、肝、肾。基本病机为津液、气血、精髓亏虚,不能濡养肌肉筋脉。而津液、气血、精髓又赖肺、脾(胃)、肝、肾的生成敷布,通过脾胃的生化,肺的布散,肝的藏疏泄,肾的藏精,相互协调为用。若湿热毒邪灼肺,耗伤津液,则肌肤筋脉失其濡养,可致手足痿弱不用;或因脾胃虚弱,运化不健,气血生化乏源,脾不能为胃行其津液,肌肉、筋脉失于濡养,以致肢体痿软无力;久病体虚,劳欲太过,肝肾精血亏损,不能濡养筋骨,皆可致骨弱筋软无力。而本病重点在于肝肾,因肝肾主藏精血,久病迁延,势必损及肝肾,耗伤精血,而致肌肉消瘦,筋骨痿弱不用。

病理性质以热证、虚证为多,也可见虚实夹杂。外感温邪、湿热所致者,病初阴津耗伤不甚,邪热偏重,故属实证;但久延肺胃津伤,肝肾阴血耗损,则由实转虚,或虚实夹杂。内伤致病者,脾胃虚弱,肝肾亏损,病久不已,气血阴精亏耗,则以虚证为主,但可兼有湿热痰瘀,表现为本虚标实之候。

痿证病机常常传变。如肺热叶焦,精津失其宣布,久则五脏失濡而致痿;热邪内盛,肾水下亏,水不制火,则火灼肺金,又可加重肺热津伤;脾虚不运与湿热蕴积也可互为因果;湿热亦能下注于肾,伤及肾阴;温热毒邪,灼伤阴津,或湿热久稽,化热伤津,易致阴津耗损;脾胃虚弱,运化无力,又可津停成痰,痹阻经脉;肝肾阴虚,虚火内炽,灼伤津液,而致津亏血瘀,脉络失畅,使病程缠绵难愈。

【诊断】
(1) 部分患者发病前有感冒、腹泻病史,或有神经毒性药物接触史或家族遗传史。
(2) 肢体筋脉弛缓不收,下肢或上肢、一侧或双侧软弱无力,甚则瘫痪,部分患者伴有肌肉萎缩。
(3) 由于肌肉痿软无力,可有睑废、视歧、声嘶低喑、抬头无力等症状,甚则影响呼吸、吞咽。

【相关检查】
血清酶学、乙酰胆碱受体抗体、脑脊液、肌电图、肌肉活检、CT、MRI等检查有助于本病的诊断。

【鉴别诊断】
1. **偏枯**　亦称半身不遂,是中风症状,病见一侧上下肢偏废不用,常伴有语言謇涩、口眼歪斜,久则患肢肌肉枯瘦,其瘫痪是由于中风而致。
2. **痹证**　痹证后期,由于肢体关节疼痛,不能运动,肢体长期废用,亦有类似痿证之瘦削枯萎。
3. **中风**　参见"中风"篇。

【辨证论治】
辨证要点
1. **辨病位**　痿证初起,发热,咳嗽,咽痛,或在热病之后出现肢体软弱不用者,病位多在肺;四肢痿软,食少便溏,纳呆腹胀者,病在脾胃;下肢痿软无力明显,甚则不能站立,腰膝酸软,头晕耳鸣,遗精阳痿者,病在肝肾。

2. 辨虚实 痿证因感受温热毒邪或湿热浸淫者,多急性发病,病程发展较快,属实证。热邪最易耗津伤正,故疾病早期就常见虚实错杂。内伤积损,久病不愈,多属虚证,但又常兼夹湿、热、痰、瘀等实邪。

治则治法

痿证的治疗,总以扶正补虚为主。肺热伤津者,宜清热润燥;湿热浸淫者,宜清热利湿;瘀阻脉络者,宜活血行瘀。虚证宜扶正补虚为主,脾胃虚弱者,宜益气健脾;肝肾亏虚者,宜滋养肝肾。虚实兼夹者,又当兼顾之。

分证论治

1. 肺热津伤

[主症] 发病急,病起发热,或热后突然出现肢体软弱无力,可较快发生肌肉瘦削。

[兼次症] 干燥,心烦口渴,咳呛少痰,咽干不利,小便黄赤或热痛,大便干燥。

[舌脉] 舌质红,苔黄;脉细数。

[分析] 肺燥伤津,五脏失润,筋脉失养,则病起发热,或热后突然出现肢体软弱无力;热邪伤津,故见心烦口渴,溲短便燥;肺津不能上润肺系,可见咽干不利,咳呛少痰。

[治法] 清热润燥,养阴生津。

[方药] 清燥救肺汤加减。常用北沙参、西洋参、麦冬、生甘草甘润生津养阴;阿胶、胡麻仁养阴血以润燥;生石膏、霜桑叶、杏仁、枇杷叶清热宣肺。

身热未退,高热,口渴有汗,可重用生石膏,并加金银花、连翘、黄芩;咳嗽痰多加瓜蒌、桑白皮、川贝母;咳呛少痰,咽喉干燥,加桑白皮、天花粉、芦根。身热已退,兼见食欲减退,口干咽干较甚,宜用益胃汤加石斛、薏苡仁、麦芽。

2. 湿热浸淫

[主症] 起病较缓,逐渐出现肢体困重,痿软无力,尤以下肢或两足痿弱为甚。

[兼次症] 手足麻木微肿,扪及微热,喜凉恶热,或有发热,胸脘痞闷,小便赤涩热痛。

[舌脉] 舌质红,舌苔黄腻;脉濡数或滑数。

[分析] 湿热浸渍,壅遏经脉,营卫受阻,故四肢痿软,身体困重,痿软常以下肢或两足为甚,手足麻木;湿热郁蒸,气机不化,身热不扬,胸脘痞闷;湿热下注,故小便赤涩热痛。

[治法] 清热利湿,通利经脉。

[方药] 加味二妙散。方用苍术、黄柏清热燥湿;萆薢、防己、薏苡仁渗湿分利;蚕砂、木瓜、牛膝利湿,通经活络;龟甲滋阴益肾强骨。湿邪偏盛,胸脘痞闷,肢重且肿,加法半夏、厚朴、茯苓;夏令季节加藿香、佩兰;热邪偏盛,加忍冬藤、连翘、蒲公英;湿热伤阴,可去苍术,重用龟甲,加玄参、山药、生地;久病兼有瘀血阻滞,酌加丹参、赤芍、红花、鸡血藤。

3. 脾胃虚弱

[主症] 起病缓慢,肢体软弱无力逐渐加重,神疲肢倦,肌肉萎缩。

[兼次症] 少气懒言,纳呆便溏,面色㿠白或萎黄无华,面浮。

[舌脉] 舌淡,苔薄白,脉细弱。

[分析] 脾失健运,生化乏源,气血亏虚,筋脉失养,而见肢体痿弱无力,逐渐加重,甚则肌肉萎缩,纳呆便溏,神疲肢倦;气虚不能运化水湿,故见气短懒言,面色浮肿。

[治法] 补中益气,健脾升清。

[方药]　参苓白术散合补中益气汤。方用人参、白术、山药、扁豆、莲子肉、甘草、大枣补脾益气；黄芪、当归益气养血；薏苡仁、茯苓、厚朴、陈皮健脾理气化湿；升麻、柴胡升举清阳；神曲消食行滞。

脾胃虚加麦芽、山楂、神曲；气血虚甚，重用黄芪、党参、当归，加阿胶；兼有血瘀加丹参、川芎、红花；肥人痰多或脾虚湿盛，六君子汤加减。

4. 肝肾亏损

[主症]　起病缓慢，渐见肢体痿软无力，尤以下肢明显，甚至步履全废，腿胫大肉渐脱。

[兼次症]　腰膝酸软，不能久立，或伴有眩晕耳鸣，舌咽干燥，遗精或遗尿，或妇女月经不调。

[舌脉]　舌红少苔；脉细数。

[分析]　肝肾亏虚，阴精不足，筋脉失养，痿证渐成，下肢痿软无力；肝肾亏损，精髓不足，则腰膝酸软，不能久立，甚则步履全废，腿胫大肉渐脱；肝肾精血亏虚，则见目眩发落，咽干耳鸣。

[治法]　补益肝肾，滋阴清热。

[方药]　虎潜丸加减。方用虎骨(以狗骨代)、牛膝壮筋骨利关节；熟地、龟甲、知母、黄柏填精补髓，滋阴补肾，清虚热；锁阳温肾益精；当归、白芍养血柔肝；陈皮、干姜理气温中和胃，既防苦寒败胃，又使滋补而不滞。

病久阴损及阳，阴阳两虚，兼有神疲、怯寒、怕冷、阳痿早泄，晨尿频而清，去黄柏、知母，加淫羊藿、鹿角霜、附子，或服用鹿角胶丸；气血亏虚加黄芪、党参、何首乌；腰脊酸软加续断、补骨脂；热甚去锁阳、干姜，或服用六味地黄丸加牛骨髓、鹿角胶、枸杞子；阳虚畏寒佐以右归丸。

5. 痰瘀阻络

[主症]　久病体虚，或外伤之后四肢痿弱，甚至瘫痪，肌肤麻木不仁。

[兼次症]　肌肉瘦削，或挛缩，或活动时隐痛。

[舌脉]　舌痿不能伸缩，或舌胖质暗淡，或有瘀斑，苔厚腻；脉细涩。

[分析]　跌仆损伤，或久病入络，湿聚成痰，痰瘀阻络，筋脉失养，故肢体麻木，痿软无力；肌肉失濡，则肌肉瘦削或挛缩；瘀血内阻，故见肌肉活动时隐痛；舌痿，舌胖质暗淡或有瘀斑，苔厚腻，脉细涩为虚中夹痰夹瘀之象。

[治法]　豁痰祛瘀，益气养营。

[方药]　圣愈汤合补阳还五汤加减。方用人参、黄芪益气；当归、川芎、熟地、白芍养血和血；川牛膝、地龙、桃仁、红花、鸡血藤活血化瘀通脉。

手足麻木，舌苔厚腻，加橘络、木瓜；下肢痿软无力加杜仲、锁阳、桑寄生；肌肤甲错，形体消瘦，手足痿弱，为瘀血久留，可用圣愈汤送服大黄䗪虫丸，以丸图缓。

【转归预后】

本病以虚为本，或虚实错杂。临床虽以肺热津伤、湿热浸淫、脾胃虚弱，肝肾亏损、瘀阻络脉等证型常见，但各种证型之间常相互关联。如感受温热及湿热致痿，迁延日久可导致肝肾亏损；肝肾亏损，亦可阴损及阳，出现阳虚证候；经络是气血运行的通道，痿证日久，影响气血正常运行，经络瘀滞，使筋脉更失其濡养，而关节不利，肌肉萎缩明显。临床治疗时要结合标本虚实传变，扶正主要是调养脏腑，补益气血阴阳，祛邪重在清利湿热与温热毒邪。在治疗过程中还要兼顾运行气血，以通利经络，濡养筋脉。痿证的预后与病因，病程有关。外邪致痿，务必及时救治，免成痼疾。多数早期急性病例，病情较轻浅，治疗效果较好，功能较易恢复；内伤致病或慢性病例，病势缠绵，渐至于百节缓纵不收，脏气损伤加重，大多沉痼难治。年老体衰发病者，预后较差。

【临证备要】

1. **祛邪不可伤正,补益防止助邪**　本病多属五脏内伤,精血受损,阴虚火旺。临床一般虚证居多,或虚实错杂,实证、寒证较少。因此,补虚要分清气虚还是阴虚,气虚治阳明,阴虚补肝肾。临证又有夹湿,夹热,夹痰、夹瘀者,治疗时还当配合利湿、清热、化痰,祛瘀等法。此外,本病常有湿热、痰湿为患,用苦寒、燥湿、辛温等药物时要注意祛邪勿伤正,时时注意护阴,补虚扶正亦当防止恋邪助邪。

2. **重视调畅气血**　痿证日久,坐卧少动,气血亏虚,运行不畅,因此,在治疗时,可酌情配合养血活血通脉之品,即如吴师机所言"气血流通即是补"。若元气亏损,气虚血滞成痿,又当补气化瘀。若因情欲太过而成痿者,必以调理气机为法,盖气化正常,气机畅顺,百脉皆通,其病可愈。

3. **"治痿独取阳明"**　所谓"独取阳明",主要是指采用补益脾胃的方法治疗痿证。肺之津液来源于脾胃,肝肾的精血亦有赖于脾胃的生化,所以胃津不足者,宜养阴益胃,脾胃虚弱者,应益气健脾。脾胃功能健旺,饮食得增,气血津液充足,脏腑功能旺盛,筋脉得以濡养,有利于痿证恢复。其次,"独取阳明"尚包括祛除邪气,调理脾胃。如《灵枢·根结》指出:"故痿疾者取之阳明,视有余不足,无所止息者,真气稽留,邪气居之也。"又《症因脉治·痿证论》指出:"今言独取阳明者,以痿证及阳明实热致病耳……清除积热,则二便如常,脾胃清合,输化水谷,生精养血,主润宗筋,而利机关。"可见清阳明之热亦属"独取阳明"之范畴。对于"治痿独取阳明",临床可以从以下三方面来理解:一是不论选方用药,针灸取穴,都应重视补益脾胃。二是"独取阳明"尚包括清胃火、祛湿热,以调理脾胃。三是临证时要重视辨证施治。

4. **治痿慎用风药**　《丹溪心法》指出:"痿证断不可作风治而用风药。"《景岳全书》亦指出:"痿证最忌发表,亦恐伤阴。"痿证多虚,实证亦多偏热,治风之剂,皆发散之品,若误用之,阴血愈燥,常酿成坏病。

5. **配合针灸治疗**　《素问·痿论》"各补其荥而通俞,调其虚实,和其逆顺"是针刺治疗痿证的一个重要原则,为历代医家所重视。对痿证的治疗除内服药物外,还应配合针灸、推拿,气功等综合疗法,并应加强肢体活动,有助于提高疗效。

【古代文献摘录】

《素问·痿论》:"黄帝问曰:五脏使人痿,何也? 岐伯对曰:肺主身之皮毛,心主身之血脉,肝主身之筋膜,脾主身之肌肉,肾主身之骨髓。故肺热叶焦,则皮毛虚弱急薄,著则生痿躄也……论言治痿者,独取阳明,何也? 岐伯曰:阳明者,五脏六腑之海,主润宗筋,宗筋主束骨而利机关也。"

《局方发挥》:"诸痿皆起于肺热,只此一句便见治法大意,经曰:东方实,西方虚,泻南方,补北方。泻南方则肺金清而东方不实,何脾伤之有? 补北方则心火降而西方不虚,何肺热之有? 阳明实则宗筋润,能束骨而利机关矣。治痿之法,尤出于此。"

《证治汇补·痿躄》:"湿痰痿者,肥盛之人,血气不能运动其痰,致湿痰内停,客于经脉,使腰膝麻痹,脉来沉滑,故膏粱酒湿之故,所谓土太过,令人四肢不用举是也。"

《临证指南医案·痿》邹滋九按:"夫痿证之旨,不外肝、肾、肺、胃四经之病。盖肝主筋,肝伤则四肢不为人用,而筋骨拘挛;肾藏精,精血相生,精虚则不能灌溉诸末,血虚则不能营养筋骨;肺主气,为清高之脏,肺虚则高源化绝,化绝则水涸,水涸则不能濡润筋骨。阳明为宗筋之长,阳明虚则宗筋纵,宗筋纵则不能束筋骨以流利机关,此不能步履,痿弱筋缩之证作矣。"

【现代文献推介】

[1] 张邵青,邱美榕,吴追乐."治痿独取阳明"的古今研究及临床应用[J].陕西中医药大学学报,2016,39(2):9-12.

[2] 董兴鲁,韩奕,张肖,等.运动神经元病中医临床辨治思路探讨[J].中华中医药杂志,2017,32(4):1647-1649.

[3] 徐鹏,吕志国,张影,等.基于循证医学的重症肌无力中医文献质量评价研究报告[J].世界中医药,2017,12(1):191-193,197.

第四节 | 颤 证

颤证是以头部或肢体摇动颤抖,不能自制为主要临床表现的一类病证。轻者仅头摇或手足微颤;重者头部震摇大动,肢体颤动不止,甚则有痉挛扭转样动作,或兼有项强,四肢拘急,失去生活自理能力。颤证亦称"振掉""颤振""震颤"。

《黄帝内经》无颤证病名,但奠定了理论基础,如《素问·至真要大论》曰:"诸风掉眩,皆属于肝。"其中的"掉"即含颤证之义。《素问·脉要精微论》指出:"骨者髓之府,不能久立,行则振掉,骨将惫矣。"阐明了肢体摇动属风象,与肝、肾、骨髓密切相关,《黄帝内经》的这一理论一直被后世所宗。明代楼英在《医学纲目》中除肯定了《黄帝内经》肝风内动的观点,还扩充了病因病机内容,阐明风寒、热邪、湿痰均可作为病因生风致颤,并指出颤证"比之瘛疭,其势为缓"。明代王肯堂《证治准绳·杂病》作了进一步阐发,曰:"颤,摇也;振,动也。筋脉约束不住而莫能任持,风之象也……亦有头动而手足不动者……足动而头不动也。皆木气太过而兼火之化也。"并指出本病的发病特点以中老年居多。明代孙一奎《赤水玄珠》又提出气虚、血虚均可引起颤证。至清代张璐《张氏医通·颤振》明确指出颤证与瘛疭的鉴别:"颤振瘛疭相类,瘛疭则手足牵引,而或伸或屈,颤振则但振动而不屈也,亦有头摇手不动者。盖木盛则生风生火,上冲于头,故头为颤证。若散于四末,则手足动而头不动也。"张氏认为本病多因风、火、痰、虚所致,并载列相应的治疗方药10余首,对颤证的脉象也做了详细描述,从而使本病的辨证论治、理法方药日趋完善。

西医学中帕金森病、特发性震颤、肝豆状核变性等运动障碍性疾病以及甲状腺功能亢进症、酒精中毒等疾病具有颤证临床特征者,均可参考本篇辨证论治。

【病因病机】

颤证分虚实两方面,实证为风阳内动、痰热动风或瘀血夹风;虚证为髓海不足和气血亏虚。

1. **风阳内动** 多由年迈或久病肾亏,或劳欲太过,使肝肾阴虚,精血俱耗,以致水不涵木,风阳内动,筋脉失养,故出现颤动振掉或拘急强直等症;亦可由暴怒伤肝而气机不畅,阳气内郁,化热生风,风阳暴张,上冲头部或窜入经络,扰动筋脉而成。

2. **痰热动风** 多由肺脾肾亏虚,而致痰浊内生,又由五志过极,肝热化火,痰热互结,风火交盛,痰热挟风阻扰四肢,则见肢体颤动;上冲于脑,则见头部摇动。

3. **瘀血夹风** 年老体弱,髓海不足,或气血亏虚,气虚无力行血,血行不畅日久成瘀,或外伤损及脉络,血溢脉外,瘀阻脉道,又使得气血运行不畅,经脉失养,则拘急或颤抖;且年老之人,常肝肾不足,水不涵木,风阳内动,故瘀血夹风而发病。

4. **髓海不足** 久病或年迈或禀赋不足肾亏精少,或七情内伤,或房室太过,暗耗肾精,肾虚髓减,髓海失充,神机失养,筋脉肢体失主而成。

5. **气血亏虚** 多由劳倦过度,或饮食不节,或思虑内伤,心脾俱损。心气衰少,无力行血以荣四肢百骸;脾气受损,气血生化乏源,气血不足,不濡肢体经脉,筋脉失养,而成本病。

综上所述,颤证常因年老体虚、禀赋不足、情志过极、久病脏腑受损或劳逸失当,致使肝肾亏虚、气血不足,髓海失充,肢体失主,并与肝阳、痰热、瘀血等互阻络道;其病虽在筋脉,但为脑髓与肝、肾、脾、肺等脏器受损有关。本病病性为本虚标实。

本病标本之间相互影响,风、火、痰、瘀之邪因虚而生,如风因阴虚、血虚而生,痰因脾虚不运化水湿而成;诸邪又进一步耗伤阴津气血,如火邪伤津,风、火、痰、瘀之间也可互相影响及转化,如阳亢动风或痰热化风;或热邪煎熬津液成痰,痰又常与肝风、热邪兼夹为患;久病多瘀,瘀血常与痰浊并病。故单一或复合因素导致了颤证的发生。

【诊断】

(1) 具有头部、肢体颤抖或摇动,不能自制为特征的临床表现。轻者头摇、肢颤,重者头部震摇大动,肢体颤动不已,不能持物;继则肢体不灵,行动迟缓,步履慌张,表情淡漠、呆滞,口角流涎等症。

(2) 多见于中老年人,男性略多于女性。

(3) 起病缓慢,逐渐发展加重,不能自行缓解;部分患者发病与情志有关,或继发于脑部病变。

【相关检查】

(1) 甲状腺功能检查有助于内分泌疾病的诊断。

(2) 肝功能检查、血铜、眼底(K-F环)有助于铜代谢异常引起的颤证诊断。

(3) 头部 CT、MRI、PET 或 SPECT 等影像学检查,有助于颤证的定性诊断。

【鉴别诊断】

痉病　即抽搐,多见于急性热病或某些疾病急性发作,发作过程较短,其症手足屈伸牵引,常伴发热、神昏,两目窜视;颤证为慢性疾病,以头、手颤动、振摇为主要表现,手足颤抖动作幅度小,频率快,而无肢体抽搐牵引,一般无发热、神昏及其他神志改变症状。另可结合病史,辅以实验室及特殊检查,可以鉴别。

【辨证论治】

辨证要点

辨标本虚实　本病为本虚标实。肝肾阴虚、气血不足等脏腑气血功能失调为病之本,属虚,多表现为颤抖无力、腰膝酸软、眩晕耳鸣,形体消瘦、缠绵难愈等,常遇烦劳而加重;风、火、痰、瘀等引起风动之象为病之标,属实,多表现为颤震较剧、肢体僵硬、烦躁不宁、胸闷体胖等,常遇郁怒而发。临床多虚实夹杂证,但应注意其主次偏重。

治疗原则

本病的治疗,应遵循急则治标、缓则治本、标本兼治三大法则。若患者颤证明显,其风火,痰热,瘀血等邪实为盛时,应先平肝息风,清化热痰,或活血化瘀;若标证不明显,主要表现为肾精亏虚或脾气不足者,则重在填精补脑或补益气血,所谓缓则治本;若本虚标实者,又当补虚泻实,攻补兼施。

分证论治

1. 风阳内动

[主症]　肢颤、头摇不能自主。

[兼次症]　眩晕或头胀,面红,口干口苦,急躁易怒,心情紧张时颤动加重,或项强不舒。

[舌脉]　舌质红,苔黄;脉弦或弦数。

[分析]　肝属厥阴风木之脏,藏血主筋,体阴而用阳,肝郁化火生风,上扰于头,则头部摇动,眩晕头胀,面红、口苦;风阳侵扰筋脉,则肢体颤抖;肝郁化火伤阴,肝阴亏虚,阴津不足,口舌失其濡养,则口苦而干;筋脉失养,则项强不舒;肝主条达情志,郁怒伤肝,阴不潜阳,肝阳上亢,故急躁易怒,心情紧张时颤动加重;舌质红,苔黄,脉弦或数皆风阳内动之征。

[治法]　育阴潜阳,息风止颤。

[方药]　六味地黄丸合天麻钩藤饮加减。六味地黄丸滋肾水而育肝阴,阴复则能潜阳;合天麻钩藤饮中天麻、钩藤、牛膝、生石决明等平肝潜阳息风药,共达育阴潜阳,息风止颤之功效。

肝火偏盛,焦虑心烦加龙胆草、夏枯草、炒山栀;痰多加竹沥、天竺黄;肾阴不足,虚火上扰,眩晕耳鸣加熟地、山茱萸、知母、黄柏;心烦失眠,加炒酸枣仁、柏子仁、丹参、夜交藤;颤动不止,加僵蚕、全蝎增强息风活络止颤之力。

2. 痰热风动

[主症]　肢体颤震,头摇不止,或咳吐黄稠痰,或形体肥胖。

[兼次症]　肢体麻木,头晕目眩,燥扰不宁,口黏口苦,或胸闷泛恶,肢体困重,呕吐痰涎。

[舌脉]　舌体胖大,有齿痕,舌质红,苔厚腻或白,或黄;脉弦滑或弦滑数。

[分析]　痰热内蕴,阳盛化风,筋脉失于约束或筋脉失养,以致肢体颤震、肢体麻木;痰热夹风上扰,则头晕目眩,燥扰不宁;痰湿内盛则形体肥胖,口黏口苦,胸闷泛恶,咯吐黄稠痰等症以及舌质红,苔黄腻,脉弦滑或弦滑数皆为痰热之象。

[治法]　清热化痰,平肝息风。

[方药]　导痰汤加减。导痰汤即二陈汤加枳实、胆南星,方中二陈汤燥湿化痰,为化痰祖方,加入胆南星清热化风痰,枳实理气导痰下行。

痰湿内聚,加煨皂角、白芥子;胸闷脘痞,加瓜蒌皮、厚朴、苍术;神识呆滞,加石菖蒲、远志;肌肤麻木不仁,加地龙、丝瓜络、竹沥;心烦易怒者,加郁金、天竺黄、黄连、丹皮;颤震较重,加天麻、生石决明、珍珠母、羚羊角(水牛角代)、全蝎、地龙平肝息风。

3. 血瘀风动

[主症]　手足震颤,肌肉强直。

[兼次症]　动作减少,迟缓,肢体屈伸不利,或头部摇动,或肢体疼痛不已。

[舌脉]　舌质暗红,或有瘀点瘀斑,苔薄;脉涩,或细涩,或弦涩。

[分析]　瘀血内生,阻于脉络,血行不畅,经脉肌肤失其濡养,生风而见肢体震颤,肌肉强直,屈伸不利等症;肢体之运行赖气血以养,气血不足,故动作减少、迟缓;瘀阻经络则肢体疼痛不已,舌暗或有瘀点瘀斑,苔薄,脉细弦涩等均为血瘀之象。

[治法]　活血化瘀,息风定颤。

[方药]　通窍活血汤加减。方中赤芍、川芎、桃仁、红花活血化瘀,以使"血行风自灭",老葱、麝香(可用冰片或辛夷代替)芳香通窍,全方活血化瘀,通窍息风为治疗头部血瘀有效之方。亦可再加入天麻、全蝎以息风定颤。

4. 髓海不足

[主症]　头摇肢颤,善忘,甚或神呆。

[兼次症]　头晕目眩,耳鸣,或溲便不利,寤寐颠倒,甚则啼笑反常,言语失序。

[舌脉]　舌质淡红,苔薄白;脉多沉弱或弦细。

[分析] 脑者髓之海,元神之府,神机之源,但髓之生养有赖于肾精;肾精虚,髓海不足,脑失所养,则头晕目眩,耳鸣,善忘,神呆,寤寐颠倒,甚则啼笑反常,言语失序等;肾精虚,肝阴亦虚,肝肾之阴不足则风阳升动,故见头摇,肢颤;肾失蒸化水液,则溲便不利;舌质淡红,苔薄白,脉弱或弦细皆肝肾亏虚之象。

[治法] 填精益髓,育阴息风。

[方药] 龟鹿二仙膏加减。该方以鹿角通督脉,龟甲通任脉,均为血肉有情之品,一善通阳,一善通阴,使阴阳相和,则髓化生有源;人参大补中气,化精生髓;枸杞子滋补肝肾,四味合用,有填精益髓之功。亦可加入制何首乌、黄精、山茱萸等补益阴血,天麻、全蝎、钩藤等息风定颤。

兼见阴虚火旺,五心烦热,失眠,加知母、黄柏、玄参;肢体麻木,拘急强直,加木瓜、僵蚕、地龙,并重用白芍、甘草。

5. 气血亏虚

[主症] 头摇肢颤,乏力。

[兼次症] 头晕眼花,面色无华,心悸而烦,动则短气懒言,纳呆,自汗出,甚则畏寒肢冷,溲便失常。

[舌脉] 舌质淡,苔薄;脉沉细无力。

[分析] 气血两虚,筋脉失于濡养,故见头摇颤震;气虚则乏力、短气懒言、纳呆、自汗,气虚导致阳虚,则畏寒肢冷,溲便失常;血虚不能上荣清窍,则头晕眼花;血不养心,则心悸而烦;舌质淡,苔薄,脉沉细无力,均为气血亏虚之象。

[治法] 补益气血,濡养筋脉。

[方药] 八珍汤加减。方用四物汤补血,四君子汤补气;可加天麻、钩藤、全蝎等平肝息风,全方共奏补益气血,息风定颤之功效。

若气虚运化无力,湿聚成痰,可酌加化痰通络止颤之品,如半夏、白芥子、胆南星等;心悸、失眠、健忘,加远志、柏子仁、炒酸枣仁;气虚血滞,肢体颤抖,疼痛麻木,加鸡血藤、丹参、桃仁、红花。

【转归预后】

本病起病缓慢,中老年患病较多。若肝肾精亏不甚,痰热风阳不重,能早期正确运用中医或中西医结合治疗,则部分患者能缓解症状,延缓自然加重过程;年高病久,必然导致脏腑功能、气血阴阳进一步失调,故多数病情呈进展趋势,逐渐加重;若失治或调摄不当,或并发他证,或转为痴呆则治疗颇难;年老精气衰竭,已属晚期,预后不良。

【临证要点】

1. 早期诊断,坚持治疗　本病为本虚标实之证,随着年龄增长,病程迁延,肾精日衰,病邪互结,病机复杂,症状加重,并出现肢体僵直,活动笨拙,甚则肢体拘急,行走不能。故早期诊断并坚持治疗以缓解症状,阻止病情发展。

2. 息风法及虫类药的应用　颤证属"风病"范畴,临床对各证候的治疗均可在辨证的基础上配合息风法及虫类药,如天麻、钩藤、白蒺藜、生龙骨、生牡蛎、珍珠母、白僵蚕、蜈蚣、全蝎等。虫类药息风定颤,搜风通络,用时焙研为末吞服为佳。

【古代文献摘录】

《素问·至真要大论》:"筋骨掉眩清厥甚则入脾……头项痛而掉瘛尤甚,呕而密默,唾吐清液,甚则入肾,窍泻无度",

"客胜则耳鸣掉眩,甚则咳;主胜则胸胁痛,舌难以言。"

《证治准绳·杂病》:"病之轻者,或可用补金平木、清痰调气之法,在人自斟酌之。中风手足曳,星附散、独活散、金牙酒,无热者宜之;摧肝丸,镇火平肝,消痰定颤,有热者宜之;气虚而振,参术汤补之;心虚而振,补心丸养之;夹痰,导痰汤加竹沥;老人战振,宜定振丸。"

《医宗己任编·战振》:"大抵气血俱虚,不能养荣筋骨,故为之振摇不能主持也","须大补气血,人参养荣汤或加味人参养荣汤;若身摇不得眠者,十味温胆汤倍加人参,或加味温胆汤。"

《医碥·颤振》:"颤,摇也,振,战动也,亦风火摇撼之象,由水虚而然,风木盛则脾土虚,脾为四肢之本,四肢乃脾之末,故曰风淫末疾。风火盛而脾虚,则不能行其津液,而痰湿亦停聚,当兼去痰……风火交盛者,摧肝丸。气虚者,参术汤。心血虚,补心丸。挟痰者,导痰汤加竹沥。老人战振,定振丸。"

【现代文献推介】

[1] 王刚,王亚丽.从虚、瘀、毒论帕金森病的病因病机与辨证[J].新中医,2010,42(6):1-2.

[2] 杨文明,鲍远程,汪翰,等.颤病(帕金森病)中医临床路径[J].中医药临床杂志,2012,24(11):1124-1144.

[3] 孙小勇,徐大兵,王训.帕金森病中医研究概况[J].中医药临床杂志,2016,28(5):728.

[4] 陈宏志,李静蔚,何建成.基于临床病案文献的帕金森病中医基本证候研究[J].中华中医药杂志,2016,31(8):3216.

[5] 叶青,张红智,蔡定芳,等.益智平颤方治疗帕金森病合并轻度认知障碍疗效观察[J].上海中医药杂志,2016,50(7):47.

[6] 张小燕,颜乾麟.颜德馨治疗颤证经验[J].中医杂志,2006,47(7):494.

第五节　腰　　痛

腰痛是指腰部一侧或两侧疼痛为主要症状的一类病证。可表现为急性起病,疼痛较重,累及一侧或两侧腰部,轻微活动即可引起剧烈疼痛,脊柱一侧或两侧有明显压痛。也可以起病缓慢,表现为隐痛或酸痛,每因体位不当、劳累过度、天气变化等因素而加重。

《素问·脉要精微论》指出:"腰者,肾之府,转摇不能,肾将惫矣。"说明了肾虚腰痛的特点。《素问·刺腰痛》阐述了足三阴、足三阳以及奇经八脉为病所出现的腰痛病证,并介绍了相应的针灸疗法。《金匮要略·五脏风寒积聚病脉证并治》载有"肾着"之病,"身劳汗出,衣里冷湿,久久得之……其人身体重,腰中冷,如坐水中……腰以下冷痛,腹重如带五千钱"。元朱震亨《丹溪心法·腰痛》提出腰痛的病因:"腰痛主湿热、肾虚、瘀血、挫闪、有痰积。"清郑树珪《七松岩集·腰痛》认为腰痛有虚实之分:"然痛有虚实之分,所谓虚者,是两肾之精神气血虚也,凡言虚证,皆两肾自病耳。所谓实者,非肾家自实,是两腰经络血脉之中,为风寒湿之所浸,闪肭挫气之所碍,腰内空腔之中,为湿痰瘀血凝带不通而为痛,当依脉证辨悉而分治之。"对腰痛常见的病因和分证作了概括。至于治疗,清代李用粹《证治汇补·腰痛》:"治惟补肾为先,而后随邪之所见者以施治,标急则治标,本急则治本,初痛宜疏邪滞,理经遂,久痛宜补真元,养血气。"这种分清标本先后缓急的治疗原则,对临床很有指导意义。

西医学中强直性脊柱炎、类风湿脊椎炎、肌纤维炎、增殖性脊椎炎、结核性脊椎炎、腰肌劳损、急性脊髓炎、腰骶神经根炎、肾脏疾病等疾病,凡以腰痛为主要临床表现者,均可参照本篇辨证论治。

【病因病机】

腰为肾之府,受肾精气之充养,又为任、督、冲、带之脉循行之处,故凡感受外邪,闪挫跌仆,劳欲过度,久病、年老、体虚,均可引发腰痛。

1. **感受寒湿**　久居冷湿之地,或涉水冒雨,劳汗当风,衣着湿冷,都可感受寒湿之邪。寒邪凝滞收引,湿邪黏聚不化,致腰腿经脉受阻,气血运行不畅,因而发生腰痛。

2. **感受湿热秽气**　湿热行令,或长夏之际,湿热交蒸,或寒湿蕴积日久,郁而化热,转为湿热。人感此邪,阻遏经脉,引起腰痛。

3. **气滞血瘀**　跌仆外伤,损伤经脉气血,或因久病气虚,气血运行不畅,或体位不正,腰部用力不当,屏气闪挫,导致经络气血阻滞不通,均可使瘀血留着腰部而发生疼痛。

4. **肾亏体虚**　先天禀赋不足,加之劳累太过,或久病体虚,或年老体衰,或房室不节,以致肾精亏损,无以濡养筋脉而发生腰痛。

腰为肾之府,乃肾之精气所溉之域。肾与膀胱相表里,足太阳经过之。此外,任、督、冲、带诸脉,亦布其间,故内伤则不外乎肾虚,而外感风寒湿热诸邪,以湿性黏滞,最易痹着腰部,所以外感总离不开湿邪为患。总之,内外二因,相互影响,肾虚是发病关键所在,风寒湿热的痹阻不行,常因肾虚而客,否则虽感外邪,亦不致出现腰痛。至于劳力扭伤,则和瘀血有关,临床上亦不少见。

【诊断】

(1) 一侧或两侧腰部疼痛,是腰痛的主要诊断依据。

(2) 急性腰痛,病程较短,活动后常常加重,脊柱两旁常有压痛。

(3) 慢性腰痛,病程较长,腰部多隐痛或酸痛,常因体位不当、劳累及天气变化等因素诱发加重。

【相关检查】

(1) 腰椎、胸椎、骶髂关节 X 线、CT 或 MRI、B 超等有助于明确诊断。

(2) 尿常规、肾功能、HLA-B27、类风湿因子、血沉、自身免疫抗体等帮助诊断或鉴别诊断。

【鉴别诊断】

1. **腰软**　腰软指腰部软弱无力为主症的病证,多见于婴幼儿,多属于虚证,主要责之于肾虚,多与先天因素有关,亦有因肝肾阴亏而内热较重者,临床表现除腰部软弱无力外,多伴有发育迟缓、头项软弱、手足瘫痪、囟门迟闭,甚则鸡胸、龟背等,但一般无腰部酸痛。

2. **痹证**　痹证是由外邪侵袭人体,闭阻经络,气血运行不畅所导致的,以肌肉、筋骨、关节发生酸痛、麻木、重着、屈伸不利,甚或关节肿大变形或灼热疼痛等为主要临床表现的病证。痹证患者亦可伴有腰痛,两者在病因、病机、治疗用药上有相似之处,但痹证总以肢体关节疼痛为主要临床表现,而腰痛患者虽可伴有肢体酸痛,但以腰痛为主,且腰痛以肾虚为本,以虚证为多。

3. **腰酸**　腰酸是指腰部酸楚不适的症状。在临床上腰痛常伴有腰酸,腰酸则不一定有腰痛,两者都与肾虚有密切的关系。肾虚腰酸可视为肾虚腰痛的初始阶段,肾虚腰痛是其进一步发展的结果。

4. **淋证**　淋证是指小便频急短涩,淋沥刺痛,欲出未尽、小腹拘急,或痛引腰腹的病证。腰痛可为实证淋证重要的兼证,且多呈阵发绞痛或放射疼痛的特点。而腰痛患者则无小便频急涩痛的特征性表现。

【辨证论治】

辨证要点

1. **辨外感与内伤** 外感腰痛是指感受风、寒、湿、热等外邪所致,多为实证,起病较急,病程较短,腰痛明显,以刺痛或钝痛为主,且痛无歇止,常伴有不同程度的转动不灵和相应的外感邪袭的症状;内伤腰痛多为虚证或虚实夹杂,一般起病较缓,病程较长,反复发作,甚则久延不愈,以腰酸痛、隐隐作痛多见,或沉重不适,症状时重时轻,并多伴有不同程度的脏腑虚损或痰瘀内阻的症状。但要注意外感与内伤两者常交织发病并互相影响。

2. **辨病邪的性质** 外邪所致腰痛有风、寒、湿、热之分,如腰重痛,卧时不能转侧,行时重痛无力者,湿也;腰冷痛,得热则舒,形寒肢冷,寒也;腰部热痛,身热汗出,小便热赤,苔黄腻者,湿热也。

3. **审虚实** 内伤腰痛有虚实之别,若腰痛悠悠戚戚,屡发不止,劳动即痛,肢麻头晕者,乃肝肾之衰败;如腰酸乏力,神疲纳呆,面色白,或有水肿,或有泄泻,或有肢冷脘塞,为脾肾亏损;如果腰刺痛,部位固定,夜间痛甚,舌暗有瘀点,则为瘀血;若腰痛拒按,口干口苦,舌苔黄腻,则为湿热腰痛。

4. **辨经络部位** 腰痛引背者,病在太阳经;腰痛不可以俯仰者,病在少阳经;腰痛不可前后转动者,病在阳明经;腰痛引脊者,病在少阴经;腰痛引少腹,上至胁者,病在太阴经;腰痛引阴器者,病在厥阴经;冲脉腰痛,腰以下如有横木居茎中,烦热,或有遗溲;任脉腰痛,腰痛漯漯然汗出,汗止则欲饮水,以致阴气下溢;督脉腰痛,腰痛则不能左右或前后俯仰;带脉腰痛则不可以俯仰而有瘀血,令人腰痛如引带,带如折腰状;阳维脉腰痛则痛上怫然肿。

5. **分清气血** 病在气分者,其痛多为胀痛,病势时作时止,痛无定处,聚散无常,走窜作痛,痛处可按,多昼重夜轻;病在血分者,其痛多为刺痛,痛势绵绵不绝,痛处固定,痛不可按,或可触及条块状物,痛无休止,多昼轻夜重。

治疗原则

腰痛的治疗,属实证者,以祛邪为主,分别予以祛风、散寒、利湿、清热、祛瘀等,或兼而用之;属虚证者,以补肾为主,若为本虚标实,虚实夹杂者,当祛邪兼以补肾,或补肾兼以祛邪。

分证论治

1. **寒湿腰痛**

[主症] 腰部冷痛重着,得热则舒,遇阴雨天加重。

[兼次症] 腰部转侧不利,形寒肢沉。

[舌脉] 苔白腻;脉沉而迟缓。

[分析] 当寒湿之邪,侵袭腰部,痹阻经络时,因寒性收引,湿性凝滞,故腰部冷痛重着,转侧不利。湿为阴邪,得阳始化,静卧则湿邪更易停滞,故虽卧疼痛不减。阴雨寒冷天气则寒湿更甚,故疼痛加剧;苔白腻,脉沉而迟缓,均为寒湿停聚之象。

[治法] 散寒行湿,温经通络。

[方药] 甘姜苓术汤加减。本方以干姜、甘草散寒暖中,茯苓、白术健脾渗湿。脾主肌肉,司运化水湿,脾阳不振,则寒湿留着腰部肌肉,故用暖土胜湿法,使寒去湿化,则诸证自解。临证应用,可加桂枝、牛膝以温经通络,或加杜仲、桑寄生、续断,以兼补肾壮腰。

若寒邪偏胜,则冷痛为主,拘急不舒,可加附片,以温肾祛寒;若湿邪偏胜,则痛而沉重为著,苔厚腻,可加苍术,以燥湿散邪;若腰痛左右不定,牵引两足,或连肩背,或关节游痛,是兼有风邪,宜甘姜苓术汤合独活寄生汤加减,以祛风活络,补益肝肾;寒湿之邪,易伤阳气,若年高体弱或久病不愈,见腰膝酸软,脉沉无力等症,治当散寒行湿为主,兼补肾阳,酌加淫羊藿、菟丝子、补骨脂,以助温阳散寒。

2. 湿热腰痛

[主症]　腰部疼痛,痛处伴热感,热天或雨天加重。

[兼次症]　口苦,小便短赤。

[舌脉]　苔黄腻;脉濡数或弦数。

[分析]　湿热壅于腰部,筋脉弛缓,经气不通,故腰部弛痛而伴有热感。热天或雨天热重湿增,故疼痛加重,活动后气机稍有舒展,湿滞得减,故痛或可减。湿热下注膀胱,故小便短赤;苔黄腻,脉濡数,均为湿热之象。

[治法]　清热利湿,舒筋止痛。

[方药]　四妙丸加减。方中苍术苦温燥湿;黄柏苦寒清下焦之热;配薏苡仁清利湿热;再以牛膝通利筋脉,引药下行兼能强壮腰膝,四药合用,则湿热下清,而腰筋强壮,疼痛可愈。临证应用可酌加木瓜、络石藤,以加强舒筋通络止痛之功。

若舌质红、口渴、小便短赤,脉弦数则是热象偏重,可酌加栀子、泽泻、白木通以助清利湿热;湿热阴津,兼见腰酸咽干、手足心热,治当清利湿热为主,佐以滋补肾阴,如女贞子、旱莲草等。

3. 瘀血腰痛

[主症]　腰痛如刺,痛有定处,昼轻夜重。

[兼次症]　腰部转侧不利,痛处拒按。

[舌脉]　舌质紫暗,或有瘀斑;脉涩。

[分析]　瘀血阻滞经脉,以致气血不通畅,故腰痛如刺,而痛有定处,按之则痛甚;舌质紫暗,或有瘀斑,脉涩,日轻夜重,均为瘀血内停征象。

[治法]　活血化瘀,理气止痛。

[方药]　身痛逐瘀汤加减。方中用当归、川芎、桃仁、红花活血祛瘀;没药、五灵脂消肿定痛并增强祛瘀之力;香附行气以活血;牛膝引瘀血下行并能强壮腰膝。可酌加地鳖虫以配方中地龙起通络祛瘀作用。

若无周身痹痛,可去秦艽、羌活;若兼有风湿者,宜加独活、狗脊,以祛风胜湿;而狗脊配方中牛膝,更能强壮腰膝;若兼有肾虚者,宜加杜仲、续断、熟地黄以补肾壮筋骨;若有明显闪扭病史,则加乳香以配方中没药,可增强行气活血止痛之功,再加青皮以配方中香附,可加强行气之力。

4. 肾虚腰痛

[主症]　腰部酸痛,喜按喜揉,遇劳更甚,卧则减轻,腿膝无力。

[兼次症]　少腹拘急,面色白,手足不温,少气乏力;或心烦失眠,口燥咽干,手足心热,面色潮红。

[舌脉]　舌淡或红;脉沉细或细数。

[分析]　内阳外阴是人体阴阳的本位,腰为肾府,肾主骨髓,肾之精气亏虚,则腰脊失养,故酸软无力,其痛绵绵,喜按喜揉,是为虚证所见;劳则气耗,故遇劳更甚,卧则减轻。肾阳虚不能煦筋,则少腹拘急,四肢不得温养,故手足不温;面色白,舌淡,脉沉细皆为阳虚有寒之象;阴虚则阴津不足,虚火上炎,故心烦失眠,口燥咽干,手足心热;舌质红少苔,脉弦细数,均为阴虚有热之征。

[治法]　偏阳虚者,宜温补肾阳;偏阴虚者,宜滋补肾阴。

　　[方药]　偏阳虚者宜右归丸加减,偏阴虚者宜左归丸加减。右归丸方中用熟地、山药、山茱萸、枸杞子,培补肾精,是为阴中求阳之用;杜仲强腰益精;菟丝子补益肝肾;当归补血行血。诸药合用,共奏温肾壮腰之功。左归丸方中用地黄、枸杞子、山茱萸、龟甲胶以填补肾阴;配菟丝子、鹿角胶、牛膝以温肾壮腰,肾得滋养则虚痛可除。

　　若虚火甚者,可酌加大补阴丸送服;如腰痛日久不愈,无明显的阴阳偏虚者,可服用青娥丸补肾以治腰痛。

【转归预后】

　　外感腰痛,及早治疗,祛邪外出,一般多可向愈,但若未能及时治疗,尤其是湿邪,其性黏滞,较难祛尽,邪留腰府,久而入络,由实转虚,则病情迁延难愈。外伤腰痛,闪挫坠堕较轻者,经活血化瘀,理气止痛治疗,瘀祛络通,亦可向愈,但坠堕外伤较重,损及腰髓骨骱者,则往往因此留有终身残疾,肾虚腰痛的预后取决于引起本证的原发病证。

　　腰痛病迁日久,或因气郁血阻,经络不通,或因肾精亏损,脾肾两虚,致腰府肌肉、筋脉失养,肢体骨节失荣,可逐渐转变为痿证;肾虚腰痛,因肾虚水液气化失常,可伴发水肿;湿热腰痛,因湿热下注,膀胱气化失司,又可兼夹淋证、癃闭等。

【临证要点】

　　1. 痛急宜止,痛缓当调　腰痛急性发作,或痛势剧烈,当急则治其标以止痛为先,如腰痛呈慢性发作,痛势较缓,则以调理为主。

　　2. 应用温经止痛药　本病常用的温经止痛药,如川乌、草乌、附子、细辛等,应注意其毒性和用量用法。

　　3. 因人而异,灵活用药　久病老弱,柔剂阳药,慎温补太过,耗伤肾阴;治下焦如权,非重不沉,腰痛病位偏下而深,药用量取重,直达腰所;久痛入络,常佐通络,在辨证基础上,佐以通经活络之品,或配合使用虫类通经活络药,常可收到意想不到的疗效。

　　4. 综合治疗　腰痛的治疗除辨证用药外,还应根据病情选用针灸、推拿、拔罐、理疗、药物外敷、穴位注射、牵拉手法等综合治疗措施,以提高内服中药的疗效。

【古代文献摘录】

　　《证治准绳·腰痛》:"有风、有湿、有寒、有热、有挫闪、有瘀血、有滞气、有痰积,皆标也;肾虚其本也。"

　　《景岳全书·腰痛》:"腰痛之虚证十居八九,但察其既无表邪,又无湿热,而或以年衰,或以劳苦,或以酒色所伤,或七情抑郁所致者,则悉属真阴虚证……腰痛证凡悠悠戚戚,屡发不已者,肾之虚也;遇阴雨或久坐,痛而重者,湿也;遇诸寒而痛,或喜暖而恶寒者,寒也;遇诸热而痛及喜寒而恶热者,热也;郁怒而痛者,气之滞也;忧愁思虑而痛者,气之虚也;劳动即痛者,肝肾之衰也。当辨其所因而治之。"

　　《杂病源流犀烛·腰脐病源流》指出:"腰痛,精气虚而邪客病也……肾虚其本也,风寒湿热痰饮,气滞血瘀闪挫其标也,或从标,或从本,贵无失其宜而已。"

　　《医林绳墨》:"痛之不已,乏力而腰酸者,肾虚也。"又说:"劳役奔驰,内伤元气,动摇不能转侧,脊若脱节者,气虚也;房劳太过,精竭髓伤,身动不能转移,酸痛而连脊重者,血虚也。"

　　《医学心悟·腰痛》:"腰痛拘急,牵引腿足,脉浮弦者,风也;腰冷如冰,喜得热手熨,脉沉迟,或紧者,寒也,并用独活汤主之。腰痛如坐水中,身体沉重,腰间如带重物,脉濡细者,湿也,苍白二陈汤加独活主之。若腰重疼痛,腰间发热,痿软无力,脉弦数者,湿热也,恐成痿证,前方加黄柏主之。若因闪挫跌仆,瘀积于内,转侧若刀锥之刺,大便黑色,脉涩,或芤者,瘀血也,泽兰汤主之。走注刺痛,忽聚忽散,脉弦急者,气滞也,橘核丸主之。腰间肿,按之濡软不痛,脉滑者,痰也,二陈汤加白术、草薢、白芥子、竹沥、姜汁主之。腰痛似脱,重按稍止,脉细弱无力者,虚也,六君子汤加杜仲、续断主之。若兼阴冷,更佐以八味丸。大抵腰痛,悉属肾虚,既挟邪气,必须祛邪,如无外邪,则惟补肾而已。"

【现代文献推介】

[1]　中国针灸学会.循证针灸临床实践指南腰痛[M].北京：中国医药科技出版社,2014.

[2]　范为民,李艳.国医大师李济仁教授辨治强直性脊柱炎经验探要[J].环球中医药,2016(1)：54-56.

[3]　清水克时著,徐红萌译.腰痛诊断与治疗[M].郑州：河南科学技术出版社,2014.

[4]　郭秋蕾,贾文睿,孙启胜,等.《内经》腰痛之经络辨治[J].中国针灸,2017,37(6)：658-662.

附　方

一画

一阴煎(《景岳全书》)：生地　芍药　麦冬　熟地　炙甘草　知母　地骨皮

一贯煎(《柳州医话》)：沙参　麦冬　当归　生地黄　枸杞子　川楝子

二画

二术二陈汤(《张氏医通》)：半夏　茯苓　陈皮　炙甘草　白术　苍术　生姜　乌梅

二冬汤(《医学心悟》)：天冬　麦冬　天花粉　黄芩　知母　人参　荷叶　甘草

二至丸(《医方集解》)：女贞子　旱莲草

二阴煎(《景岳全书》)：生地　麦冬　枣仁　炙甘草　玄参　茯苓　黄连　木通　灯心　竹叶

二陈汤(《太平惠民和剂局方》)：半夏　陈皮　茯苓　甘草

十灰散(《十药神书》)：大蓟　小蓟　侧柏叶　荷叶　茜草根　山栀　白茅根　大黄　丹皮　棕榈皮

十枣汤(《伤寒论》)：大戟　芫花　甘遂　大枣

丁沉透膈散(《太平惠民和剂局方》)：白术　香附　人参　砂仁　丁香　麦芽　木香　肉豆蔻　神曲　炙甘草　沉香　青皮　厚朴　藿香　陈皮　半夏　草果

丁香柿蒂散(《症因脉治》)：丁香　柿蒂　人参　生姜

丁香散(《古今医统》)：丁香　柿蒂　良姜　甘草

七味白术散(《小儿药证直诀》)：人参　白茯苓　白术　藿香叶　木香　葛根　甘草

七味都气丸(《医宗己任编》)：熟地黄　山茱萸　山药　茯苓　丹皮　泽泻　五味子

七福饮(《景岳全书》)：人参　熟地　当归　白术　炙甘草　枣仁　远志

八正散(《太平惠民和剂局方》)：木通　车前子　萹蓄　瞿麦　滑石　甘草梢　大黄　山栀　灯心

八珍汤(《正体类要》)：人参　白术　茯苓　甘草　当归　白芍　川芎　熟地　生姜　大枣

人参养荣汤(《太平惠民和剂局方》)：人参　熟地　当归　白芍　白术　茯苓　炙甘草　黄芪　陈皮　五味子　桂心　炒远志

三画

三子养亲汤(《韩氏医通》)：苏子　白芥子　莱菔子

三仁汤(《温病条辨》)：杏仁　滑石　白通草　白蔻仁　竹叶　厚朴　生苡仁　半夏

三圣散(《儒门事亲》)：瓜蒂　防风　藜芦

三拗汤(《太平惠民和剂局方》)：麻黄　杏仁　甘草

大半夏汤(《金匮要略》)：半夏　人参　白蜜

大补元煎(《景岳全书》)：人参　炒山药　熟地黄　杜仲　枸杞子　当归　山茱萸　炙甘草

大补阴丸(《丹溪心法》)：知母　黄柏　熟地黄　龟版　猪骨髓

大青龙汤(《伤寒论》)：麻黄　杏仁　桂枝　甘草　石膏　生姜　大枣

大定风珠(《温病条辨》)：白芍药　阿胶　生龟版　生地黄　火麻仁　五味子　生牡蛎　麦冬　炙甘草　鸡子黄　鳖甲

大建中汤(《金匮要略》)：川椒　干姜　人参　饴糖

大承气汤(《伤寒论》)：大黄　厚朴　枳实　芒硝

大柴胡汤(《伤寒论》)：柴胡　黄芩　半夏　枳实　芍药　大黄　生姜　大枣

大黄甘草汤(《金匮要略》)：大黄　甘草

大黄附子汤(《金匮要略》)：大黄　附子　细辛

大黄䗪虫丸(《金匮要略》)：䗪虫　干漆　干地黄　甘草　水蛭　芍药　杏仁　黄芩　桃仁　虻虫　蛴螬　大黄

千金苇茎汤(《备急千金要方》)：芦根　薏苡仁　冬瓜仁　桃仁

川芎茶调散(《太平惠民和剂局方》)：川芎　荆芥　防风　细辛　白芷　薄荷　羌活　甘草

己椒苈黄丸(《金匮要略》)：防己　椒目　葶苈子　大黄

小半夏加茯苓汤(《金匮要略》)：半夏　生姜　茯苓

小半夏汤(《金匮要略》)：半夏　生姜

小青龙加石膏汤(《伤寒论》)：麻黄　桂枝　芍药　甘草　干姜　细辛　半夏　五味子　石膏

小青龙汤(《伤寒论》)：麻黄　桂枝　芍药　甘草　干姜　细辛　半夏　五味子

小建中汤(《伤寒论》)：桂枝　白芍　甘草　生姜　大枣　饴糖

小承气汤(《伤寒论》)：大黄　厚朴　枳实

小柴胡汤(《伤寒论》)：柴胡　黄芩　半夏　人参　甘草　生姜　大枣

小陷胸汤(《伤寒论》)：黄连　半夏　栝蒌实

小营煎(《景岳全书》)：当归　熟地　芍药　枸杞子　山药　炙甘草

小蓟饮子(《济生方》)：生地黄　小蓟　滑石　通草　炒蒲黄　淡竹叶　藕节　当归　山栀　甘草

四画

开噤散(《医学心悟》)：人参　黄连　石菖蒲　丹参　石莲子　茯苓　陈皮　冬瓜子　陈米　荷叶蒂

天王补心丹(《摄生秘剖》)：人参　玄参　丹参　茯苓　五味子　远志　桔梗　当归　天冬　麦冬　柏子仁　酸枣仁　生地黄　辰砂

天台乌药散(《医学发明》)：乌药　木香　茴香　青皮　良姜　槟榔　川楝子　巴豆

天麻钩藤饮(《杂病证治新义》)：天麻　钩藤　生石决明　川牛膝　桑寄生　杜仲　山栀　黄芩　益母草　朱茯神　夜交藤

无比山药丸(《太平惠民和剂局方》)：山药　肉苁蓉　干地黄　山茱萸　茯神　菟丝子　五味子　赤石脂　巴戟天　泽泻　杜仲　牛膝

木防己汤(《金匮要略》)：木防己　石膏　桂枝　人参

木香顺气散(《沈氏尊生书》)：木香　青皮　橘皮　甘草　枳壳　川朴　乌药　香附　苍术　砂仁　桂心　川芎

五仁丸(《世医得效方》)：桃仁　杏仁　柏子仁　松子仁　郁李仁　橘皮

五生饮(《世医得效方》)：生南星　生半夏　生白附子　川乌　黑豆

五汁安中饮(验方)：韭汁　牛乳　生姜汁　梨汁　藕汁

五皮饮(《华氏中藏经》)：桑白皮　橘皮　生姜皮　大腹皮　茯苓皮

五苓散(《伤寒论》)：桂枝　白术　茯苓　猪苓　泽泻

五味消毒饮(《医宗金鉴》)：金银花　野菊花　蒲公英　紫花地丁　紫背天葵

五磨饮子(《医方集解》)：乌药　沉香　槟榔　枳实　木香

不换金正气散(《太平惠民和剂局方》)：厚朴　藿香　甘草　半夏　苍术　陈皮　生姜　大枣

太无神术散(《医方集解》)：苍术　陈皮　藿香　厚朴　石菖蒲　生姜　大枣

止嗽散(《医学心悟》)：荆芥　桔梗　白前　紫菀　百部　甘草　陈皮

少腹逐瘀汤(《医林改错》)：小茴香　干姜　延胡索　当归　川芎　官桂　赤芍　蒲黄　五灵脂

中满分消丸(《兰室秘藏》)：厚朴　枳实　黄连　黄芩　知母　半夏　陈皮　茯苓　猪苓　泽泻　砂仁　姜黄　干姜　人参　白术　炙甘草

牛黄清心丸(《痘疹世医心法》)：牛黄　朱砂　黄连　黄芩　山栀子　郁金

升阳益胃汤(《脾胃论》)：黄芪　半夏　人参　炙甘草　独活　防风　白芍　羌活　橘皮　茯苓　柴胡　泽泻　白术　黄连

化肝煎(《景岳全书》)：青皮　陈皮　芍药　丹皮　栀子　泽泻　贝母

化积丸(《类证治裁》)：三棱　莪术　阿魏　海浮石　香附　雄黄　槟榔　苏木　瓦楞子　五灵脂

化痰通络汤(《临床中医内科学》)：茯苓　半夏　白术　天麻　胆南星　天竺黄　丹参　香附　大黄

月华丸(《医学心悟》)：沙参　麦冬　天冬　生地　熟地　阿胶　山药　茯苓　桑叶　菊花　獭肝　百部　三七　川贝母

丹参饮(《时方歌括》)：丹参　檀香　砂仁

丹栀逍遥散(《古今医统大全》)：丹皮　山栀　当归　白芍药　柴胡　茯苓　白术　甘草　薄荷　煨姜

乌头汤(《金匮要略》)：川乌　麻黄　黄芪　芍药　甘草

乌头赤石脂丸(《金匮要略》)：蜀椒　炮乌头　炮附子　干姜　赤石脂

乌头桂枝汤(《金匮要略》)：桂枝　芍药　甘草　生姜　大枣　干姜　赤石脂

乌梅丸(《伤寒论》)：乌梅　黄连　黄柏　人参　当归　附子　桂枝　蜀椒　干姜　细辛

六一散(《伤寒标本心法类萃》)：滑石　甘草

六君子汤(《医学正传》)：人参　炙甘草　茯苓　白术　陈皮　制半夏

六味地黄丸(《小儿药证直诀》)：熟地　山药　山茱萸　茯苓　丹皮　泽泻

六磨汤(《证治准绳》)：乌药　沉香　槟榔　枳实　木香　大黄

双合汤(《杂病源流犀烛》)：桃仁　红花　地黄　芍药　当归　川芎　半夏　茯苓　陈皮　甘草　白芥子　鲜竹沥　生姜汁

孔圣枕中丹(《备急千金要方》)：龟版　龙骨　远志　菖蒲

水陆二仙丹(《洪氏集验方》)：芡实　金樱子

五画

玉女煎(《景岳全书》)：石膏　熟地黄　麦冬　知母　牛膝

玉枢丹(《百一选方》)：山慈菇　续随子　大戟　麝香　腰黄　朱砂　五倍子

玉屏风散(《丹溪心法》)：黄芪　白术　防风

玉液汤(《医学衷中参西录》)：生山药　生黄芪　知母　生鸡内金　葛根　五味子　天花粉

正气天香散(《保命歌括》)：乌药　香附　陈皮　紫苏　干姜

甘麦大枣汤(《金匮要略》)：甘草　小麦　大枣

甘姜苓术汤(《金匮要略》)：甘草　干姜　茯苓　白术

甘遂半夏汤(《金匮要略》)：甘遂　半夏　芍药　甘草

甘露消毒丹(《温热经纬》)：滑石　茵陈　黄芩　石菖蒲　川贝母　木通　藿香　射干　连翘　薄荷　白蔻仁

左归丸(《景岳全书》)：熟地黄　山药　山茱萸　菟丝子　枸杞子　川牛膝　鹿角胶　龟甲胶

左金丸(《丹溪心法》)：黄连　吴茱萸

石韦散(《证治汇补》)：石韦　冬葵子　瞿麦　滑石　车前子

右归丸(《景岳全书》)：熟地黄　山药　山茱萸　枸杞子　杜仲　菟丝子　附子　肉桂　当归　鹿角胶

龙虎丸(验方)：牛黄　巴豆霜　辰砂　砒石

龙胆泻肝汤(《兰室秘藏》)：龙胆草　山栀　黄芩　木通　车前子　当归　生地　柴胡　泽泻　甘草

平胃散(《太平惠民和剂局方》)：苍术　厚朴　橘皮　甘草　生姜　大枣

归脾汤(《济生方》)：党参　黄芪　白术　茯神　酸枣仁　龙眼肉　木香　炙甘草　当归　远志　生姜　大枣

四七汤(《太平惠民和剂局方》)：苏叶　半夏　厚朴　茯苓　生姜　大枣

四君子汤(《太平惠民和剂局方》)：人参　白术　茯苓　炙甘草

四妙丸(《成方便读》)：苍术　黄柏　牛膝　薏苡仁

四味回阳饮(《景岳全书》)：人参　制附子　炮姜　炙甘草

四物汤(《太平惠民和剂局方》)：当归　白芍药　川芎　熟地黄

四逆散(《伤寒论》)：炙甘草　枳实　柴胡　芍药

四神丸(《内科摘要》)：肉豆蔻　补骨脂　吴茱萸　五味子

四神丸(《证治准绳》)：补骨脂　肉豆蔻　吴茱萸　五味子　生姜　大枣

四海舒郁丸(《疡医大全》)：海蛤粉　海带　海藻　昆布　陈皮　青木香

生脉散(《内外伤辨惑论》)：人参　麦冬　五味子

生津甘露饮(《医学统旨》)：人参　茯苓　麦冬　知母　五味子　生地黄　甘草　天花粉　葛根

生铁落饮(《医学心悟》)：天冬　麦冬　贝母　胆星　橘红　远志　石菖蒲　连翘　茯苓　茯神　玄参　钩藤　丹参　辰砂　生铁落

失笑散(《太平惠民和剂局方》)：五灵脂　蒲黄

代抵当丸(《证治准绳》)：大黄　归尾　生地黄　穿山甲　芒硝　桃仁　肉桂

白头翁汤(《伤寒论》)：白头翁　秦皮　黄连　黄柏

白虎加人参汤(《伤寒论》)：知母　石膏　甘草　粳米　人参

白虎加桂枝汤(《金匮要略》)：知母　石膏　甘草　粳米　桂枝

白虎汤(《伤寒论》)：知母　石膏　甘草　粳米

白金丸(验方)：白矾　郁金

瓜蒂散(《伤寒论》)：瓜蒂　赤小豆

半夏白术天麻汤(《医学心悟》)：半夏　白术　天麻　陈皮　茯苓　甘草　生姜　大枣

半夏泻心汤(《伤寒论》)：半夏　黄芩　干姜　人参　甘草　黄连　大枣

半夏厚朴汤(《金匮要略》)：半夏　厚朴　紫苏　茯苓　生姜

半硫丸(《太平惠民和剂局方》)：半夏　硫黄

加味二妙散(《丹溪心法》)：黄柏　苍术　当归　牛膝　防己　草薢　龟甲

加味四物汤(《金匮翼》)：生地　当归　白芍　蔓荆子　川芎　黄芩　菊花　炙甘草

加味桔梗汤(《医学心悟》)：桔梗　银花　贝母　薏苡仁　橘红　葶苈子　白及　甘草

加味清胃散(《张氏医通》)：生地　丹皮　当归　黄连　连翘　犀角　升麻　生甘草

加减一阴煎(《新方八阵》)：生地　芍药　麦冬　熟地　炙甘草　知母　地骨皮

加减葳蕤汤(《通俗伤寒论》)：玉竹　葱白　桔梗　白薇　豆豉　薄荷　炙甘草　大枣

圣愈汤(《医宗金鉴》)：熟地　白芍　川芎　人参　当归　黄芪

六画

地黄饮子(《宣明论方》)：生地黄　巴戟天　山萸肉　石斛　肉苁蓉　五味子　肉桂　麦冬　炮附子　石菖蒲　茯苓　远志　生姜　大枣　薄荷

地榆散(验方)：地榆　茜根　黄芩　黄连　山栀　茯苓

芍药甘草汤(《伤寒论》)：白芍药　炙甘草

芍药汤(《素问病机气宜保命集》)：黄芩　芍药　炙甘草　黄连　大黄　槟榔　当归　肉桂

芎芷石膏汤(《医宗金鉴》)：川芎　白芷　石膏　菊花　藁本　羌活

百合固金汤(《医方集解》)：生地　熟地　麦冬　贝母　百合　当归　芍药　玄参　桔梗　甘草

至宝丹(《太平惠民和剂局方》)：生乌犀屑　生玳瑁　琥珀　朱砂　雄黄　麝香　龙脑　牛黄　安息香　金箔　银箔

当归六黄汤(《兰室秘藏》)：当归　生地黄　熟地黄　黄连　黄芩　黄柏　黄芪

当归龙荟丸(《宣明论方》)：当归　龙胆草　栀子　黄连　黄柏　黄芩　芦荟　大黄　木香　麝香　青黛

朱砂安神丸(《医学发明》)：黄连　生地　当归　炙甘草　朱砂

竹叶石膏汤(《伤寒论》)：淡竹叶　石膏　半夏　麦冬　人参　甘草　粳米

华盖散(《太平惠民和剂局方》)：麻黄　桑白皮　紫苏子　杏仁　赤茯苓　陈皮　甘草

血府逐瘀汤(《医林改错》)：当归　生地黄　桃仁　红花　枳壳　赤芍药　柴胡　甘草　桔梗　川芎　牛膝

舟车丸(《景岳全书》引刘河间方)：甘遂　芫花　大戟　大黄　黑丑　木香　青皮　陈皮　轻粉　槟榔

交泰丸(《韩氏医通》)：黄连　肉桂

安宫牛黄丸(《温病条辨》)：牛黄　郁金　犀角　黄连　朱砂　冰片　珍珠　山栀　雄黄　黄芩　麝香　金箔衣

安神定志丸(《医学心悟》)：茯苓　茯神　远志　人参　石菖蒲　龙齿

导赤散(《小儿药证直诀》)：生地黄　竹叶　木通　甘草

导痰汤(《济生方》)：半夏　陈皮　枳实　茯苓　甘草　胆

南星

防己黄芪汤(《金匮要略》)：防己 白术 黄芪 甘草 生姜 大枣

防风汤(《宣明方论》)：防风 秦艽 麻黄 杏仁 葛根 赤茯苓 当归 肉桂 黄芩 生姜 大枣 甘草

防风通圣散(《宣明论方》)：防风 大黄 芒硝 荆芥 麻黄 栀子 连翘 薄荷 黄芩 炒白术 川芎 当归 白芍 石膏 桔梗 滑石 甘草 生姜

如金解毒散(《景岳全书》)：桔梗 黄芩 黄连 黄柏 山栀子 甘草

红灵丹(上海中医药大学《方剂学》)：朱砂 麝香 银硝 礞石 雄黄 硼砂 冰片

七画

麦门冬汤(《金匮要略》)：麦门冬 半夏 人参 甘草 粳米 大枣

麦味地黄丸(《医级》)：熟地黄 山药 山茱萸 丹皮 茯苓 泽泻 麦冬 五味子

苍白二陈汤(《杂病源流犀烛》)：苍术 白术 茯苓 陈皮 半夏 甘草

芪附汤(《赤水玄珠》)：黄芪 附子

苏子降气汤(《太平惠民和剂局方》)：苏子 橘皮 半夏 当归 前胡 厚朴 肉桂 甘草 生姜

苏合香丸(《太平惠民和剂局方》)：白术 青木香 水牛角 香附 朱砂 诃子 檀香 安息香 沉香 麝香 丁香 荜茇 苏合香油 熏陆香 冰片

杏苏散(《温病条辨》)：杏仁 紫苏叶 桔梗 橘皮 半夏 生姜 枳壳 前胡 茯苓 甘草 大枣

杞菊地黄丸(《医级》)：枸杞子 菊花 熟地黄 山茱萸 山药 泽泻 丹皮 茯苓

更衣丸(《先醒斋医学广笔记》)：芦荟 朱砂

来复丹(《太平惠民和剂局方》)引杜先生方：玄精石 硝石 硫黄 橘皮 青皮 五灵脂

连朴饮(《随息居重订霍乱论》)：厚朴 黄连 石菖蒲 制半夏 豆豉 栀子 芦根

连理汤(《张氏医通》)：人参 白术 干姜 炙甘草 黄连 茯苓

吴茱萸汤(《伤寒论》)：吴茱萸 人参 大枣 生姜

何人饮(《景岳全书》)：何首乌 人参 当归 陈皮 煨姜

身痛逐瘀汤(《医林改错》)：秦艽 川芎 桃仁 红花 羌活 没药 香附 五灵脂 牛膝 地龙 当归 甘草

龟鹿二仙膏(《成方切用》)：鹿角 龟甲 人参 枸杞子

羌活胜湿汤(《内外伤辨惑论》)：羌活 独活 藁本 防风 炙甘草 川芎 蔓荆子

沙参麦冬汤(《温病调辨》)：沙参 麦冬 玉竹 桑叶 甘草 天花粉 生扁豆

沙参清肺汤(验方)：北沙参 生黄芪 太子参 合欢皮 白及 生甘草 桔梗 苡仁 冬瓜仁

沉香散(《金匮翼》)：沉香 石韦 滑石 当归 橘皮 白芍 冬葵子 甘草 王不留行

良附丸(《良方集腋》)：高良姜 香附

启膈散(《医学心悟》)：沙参 茯苓 丹参 川贝 郁金 砂仁壳 荷叶 杵头糠

补天大造丸(《医学心悟》)：人参 白术 当归 黄芪 枣仁 远志 芍药 山药 茯苓 枸杞 熟地 紫河车 龟甲 鹿角

补天育麟丹(《辨证录》)：鹿茸 人参 肉苁蓉 巴戟天 炒白术 炙黄芪 仙灵脾 山药 蛇床子 菟丝子 肉桂 锁阳 海狗肾 人胞 山茱萸 熟地 当归 柏子仁 麦冬 五味子 芡实 黄连 砂仁

补中益气汤(《脾胃论》)：党参 黄芪 白术 陈皮 升麻 柴胡 当归身 炙甘草

补气运脾汤(《统旨方》)：人参 白术 茯苓 甘草 黄芪 陈皮 砂仁 半夏曲 生姜 大枣

补阳还五汤(《医林改错》)：生黄芪 当归尾 川芎 赤芍 桃仁 红花 地龙

补阴益气煎(《景岳全书》)：人参 当归 山药 熟地黄 陈皮 炙甘草 升麻 柴胡

补肝汤(《医宗金鉴》)：当归 川芎 白芍药 熟地黄 酸枣仁 炙甘草 木瓜

补肺汤(《永类钤方》)：人参 黄芪 五味子 紫菀 熟地 桑白皮

补虚汤(《圣济总录》)：黄芪 茯苓 干姜 半夏 厚朴 五味子 陈皮 炙甘草

附子理中丸(《太平惠民和剂局方》)：炮附子 人参 白术 炮姜 炙甘草

附子粳米汤(《金匮要略》)：炮附子 粳米 半夏 甘草 大枣

妙香散(《沈氏尊生书》)：山药 茯苓 茯神 远志 黄芪 人参 桔梗 木香 辰砂 麝香 甘草

纯阳正气丸(《饲鹤亭集方》)：藿香 肉桂 陈皮 半夏 公丁香 小茴香 紫苏 茯苓 制苍术 生白术 红灵丹

八画

青娥丸(《太平惠民和剂局方》)：补骨脂 杜仲 胡桃肉 大蒜头

青蒿鳖甲汤(《温病条辨》)：青蒿 知母 鳖甲 丹皮 生地

青麟丸(《邵氏经验良方》)：大黄 侧柏叶 绿豆芽 黄豆芽 槐枝 桑叶 桃叶 柳叶 车前 鲜茵香 陈皮 荷叶 银花 苏叶 冬术 艾叶 半夏 厚朴 黄芩 香附 砂仁 甘草 泽泻 猪苓 牛乳 苏叶 梨汁 姜汁 童便 陈酒

苓甘五味姜辛汤(《金匮要略》)：茯苓 甘草 五味子 干姜 细辛

苓桂术甘汤(《金匮要略》)：茯苓 桂枝 白术 甘草

转呆丹(《辨证录》)：人参 半夏 神曲 菖蒲 附子 茯神 酸枣仁 当归 白芍 天花粉 柴胡 柏子仁

虎潜丸(《丹溪心法》)：龟甲 黄柏 知母 熟地黄 白芍

药　锁阳　陈皮　虎骨　干姜

明目地黄丸（《审视瑶函》）：熟地黄　山萸肉　淮山药　丹皮　茯苓　泽泻　当归　白芍　枸杞子　白菊花　白蒺藜　石决明

知柏地黄丸（《医宗金鉴》）：知母　黄柏　熟地　山茱萸　山药　茯苓　丹皮　泽泻

金水六君煎（《景岳全书》）：半夏　橘红　茯苓　当归　熟地　甘草

金铃子散（《素问病机气宜保命集》）：金铃子　延胡索

金匮肾气丸（《金匮要略》）：桂枝　附子　熟地黄　山萸肉　山药　茯苓　丹皮　泽泻

金锁固精丸（《医方集解》）：沙苑蒺藜　芡实　莲须　龙骨　牡蛎　莲肉

炙甘草汤（《伤寒论》）：炙甘草　人参　桂枝　生姜　阿胶　生地黄　麦冬　火麻仁　大枣

河车大造丸（《扶寿精方》）：紫河车　人参　当归　生地　龟甲　杜仲　牛膝　天冬　麦冬　五味子　黄柏

泻心汤（《金匮要略》）：大黄　黄芩　黄连

泻白散（《小儿药证直决》）：地骨皮　桑白皮　粳米　炙甘草

泽泻汤（《金匮要略》）：泽泻　白术

定志丸（《备急千金要方》）：党参　茯苓　菖蒲　远志　甘草

定喘汤（《摄生众妙方》）：白果　麻黄　半夏　款冬花　杏仁　桑白皮　苏子　黄芩　甘草

定痫汤（《医学心悟》）：天麻　川贝母　姜半夏　茯神　胆南星　陈皮　石菖蒲　丹参　麦冬　远志　朱砂　全蝎　僵蚕　琥珀

实脾饮（《济生方》）：附子　干姜　白术　甘草　厚朴　木香　草果　槟榔　木瓜　生姜　大枣　茯苓

参苏饮（《太平惠民和剂局方》）：人参　苏叶　葛根　前胡　法半夏　茯苓　甘草　桔梗　枳壳　木香　陈皮　生姜　大枣

参附龙牡汤（验方）：人参　附子　煅龙骨　煅牡蛎

参附再造汤（《重订通俗伤寒论》）：人参　附子　桂枝　羌活　黄芪　细辛　防风　炙甘草

参附汤（《正体类要》）：人参　附子

参附汤（《校注妇人良方》）：人参　熟附子　生姜　大枣

参附注射液（《验方新制剂》）：人参　附子

参苓白术散（《太平惠民和剂局方》）：人参　白术　山药　莲子肉　炙甘草　茯苓　薏苡仁　砂仁　桔梗　白扁豆

参茸地黄丸（《景岳全书》）：人参　鹿茸　熟地黄　山药　茯苓　丹皮　泽泻　山茱萸

参蛤散（《普济方》）：人参　蛤蚧

驻车丸（《备急千金要方》）：黄连　阿胶　当归　干姜

九画

春泽汤（《医方集解》）：白术　桂枝　猪苓　泽泻　茯苓　人参

封髓丹（《医宗金鉴》）：黄柏　砂仁　甘草

荆防败毒散（《外科理例》）：荆芥　防风　羌活　独活　柴胡　前胡　川芎　枳壳　茯苓　桔梗　甘草

茜根散（《证治准绳》）：茜草根　地榆　生地黄　当归　栀子　黄芩　黄连　犀角

茵陈五苓散（《金匮要略》）：茵陈蒿　桂枝　茯苓　白术　泽泻　猪苓

茵陈术附汤（《医学心悟》）：茵陈蒿　白术　附子　干姜　炙甘草　肉桂

茵陈蒿汤（《伤寒论》）：茵陈蒿　山栀　大黄

枳术丸（《脾胃论》）：炒枳实　白术　荷叶

枳实导滞丸（《内外伤辨惑论》）：大黄　枳实　黄芩　黄连　神曲　白术　茯苓　泽泻

柏叶汤（《金匮要略》）：柏叶　干姜　艾叶　童便

栀子清肝汤（《外科正宗》）：牛蒡子　柴胡　川芎　白芍　石膏　当归　山栀　丹皮　黄芩　黄连　甘草

拯阳理劳汤（《医宗必读》）：人参　黄芪　肉桂　当归　白术　甘草　陈皮　五味子　生姜　大枣

星蒌承气汤（《临床中医内科学》）：胆南星　全瓜蒌　生大黄　芒硝

胃苓汤（《丹溪心法》）：甘草　茯苓　苍术　陈皮　白术　官桂　泽泻　猪苓　厚朴　生姜　大枣

复元活血汤（《医学发明》）：柴胡　栝楼根　当归　红花　甘草　穿山甲　大黄　桃仁

香苏散（《太平惠民和剂局方》）：香附　苏叶　陈皮　甘草

香附旋覆花汤（《温病条辨》）：生香附　旋覆花　苏子霜　薏苡仁　半夏　茯苓　陈皮

香茸丸（《证治准绳》）：麝香　麋茸　鹿茸　肉苁蓉　熟地黄　沉香　五味子　茯苓　龙骨

香茸丸（《证治准绳》）：麝香　鹿茸　麋茸　肉苁蓉　熟地　沉香　五味子　茯苓　橘皮

香砂六君子汤（《时方歌括》）：木香　砂仁　陈皮　半夏　党参　白术　茯苓　甘草

顺气导痰汤（验方）：半夏　陈皮　茯苓　甘草　生姜　胆星　枳实　木香　香附

顺气和中汤（《证治准绳》）：黄芪　人参　白术　白芍　当归　陈皮　甘草　柴胡　升麻　蔓荆子　川芎　细辛

保元汤（《博爱心鉴》）：人参　黄芪　肉桂　甘草　生姜

保和丸（《丹溪心法》）：神曲　山楂　茯苓　半夏　陈皮　连翘　莱菔子

保真汤（《十药神书》）：人参　黄芪　白术　茯苓　大枣　天冬　麦冬　生地　熟地　五味子　当归　芍药　莲须　地骨皮　柴胡　陈皮　生姜　黄柏　知母　甘草

独参汤（《景岳全书》）：人参

独活寄生汤（《备急千金要方》）：独活　寄生　杜仲　牛膝　细辛　秦艽　茯苓　肉桂心　防风　川芎　人参　甘草　当归　芍药　干地黄

养心汤（《证治准绳》）：黄芪　茯苓　茯神　当归　川芎　炙甘草　半夏曲　柏子仁　酸枣仁　远志　五味子　肉桂　人参

洗心汤（《辨证录》）：人参　甘草　半夏　陈皮　菖蒲　附

子　茯神　枣仁　神曲

活人败毒散（《南阳活人书》）：人参　羌活　独活　柴胡　川芎　枳壳　桔梗　茯苓　炙甘草　生姜

济川煎（《景岳全书》）：当归　牛膝　肉苁蓉　泽泻　升麻　枳壳

济生肾气丸（《济生方》）：地黄　山药　山茱萸　丹皮　茯苓　泽泻　炮附子　牛膝　车前子　肉桂

宣痹汤（《温病条辨》）：防己　杏仁　滑石　连翘　山栀　薏苡仁　半夏　蚕砂　赤小豆

神术散（《医学心悟》）：苍术　陈皮　厚朴　甘草　藿香　砂仁

十画

秦艽鳖甲散（《卫生宝鉴》）：秦艽　鳖甲　柴胡　当归　地骨皮　青蒿　知母　乌梅

真人养脏汤（《太平惠民和剂局方》）：诃子　罂粟壳　肉豆蔻　白术　人参　木香　肉桂　炙甘草　当归　白芍

真武汤（《伤寒论》）：炮附子　白术　茯苓　芍药　生姜

桂枝甘草龙骨牡蛎汤（《伤寒论》）：桂枝　炙甘草　煅龙骨　煅牡蛎

桂枝加厚朴杏子汤（《伤寒论》）：桂枝　芍药　生姜　炙甘草　炙厚朴　杏仁　大枣

桂枝芍药知母汤（《金匮要略》）：桂枝　芍药　炙甘草　麻黄　白术　知母　防风　炮附子　生姜

桂枝汤（《伤寒论》）：桂枝　芍药　生姜　炙甘草　大枣

桂枝茯苓丸（《金匮要略》）：桂枝　茯苓　丹皮　桃仁　芍药

栝蒌桂枝汤（《金匮要略》）：瓜蒌根　桂枝　芍药　甘草　生姜　大枣

栝蒌薤白白酒汤（《金匮要略》）：瓜蒌实　薤白　白酒

栝蒌薤白半夏汤（《金匮要略》）：瓜蒌实　薤白　半夏　白酒

桃仁红花煎（《素庵医案》）：丹参　赤芍　桃仁　红花　制香附　延胡索　青皮　当归　川芎　生地黄

桃红四物汤（《医宗金鉴》）：桃仁　红花　当归　熟地黄　白芍　川芎

桃花汤（《伤寒论》）：赤石脂　干姜　粳米

桃核承气汤（《伤寒论》）：桃仁　大黄　桂枝　芒硝　甘草

盐汤探吐方（《备急千金要方》）：炒食盐

柴胡桂枝干姜汤（《伤寒论》）：柴胡　桂枝　干姜　栝蒌根　黄芩　牡蛎　甘草

柴胡疏肝散（《景岳全书》）：陈皮　柴胡　枳壳　芍药　炙甘草　香附　川芎　薄荷　煨姜

柴胡截疟饮（《医宗金鉴》）：柴胡　黄芩　人参　甘草　半夏　常山　乌梅　槟榔　桃仁　大枣

柴枳半夏汤（《医学入门》）：柴胡　半夏　黄芩　瓜蒌仁　枳壳　桔梗　杏仁　青皮　甘草

逍遥散（《太平惠民和剂局方》）：炙甘草　当归　茯苓　芍药　白术　柴胡

射干麻黄汤（《金匮要略》）：射干　麻黄　生姜　半夏　紫

菀　款冬花　五味子　细辛　大枣

脏连丸（《中药制剂手册》）：黄连　黄芩　赤芍　当归　阿胶珠　荆芥穗　炒槐花　地榆炭　地黄　槐角　猪大肠

益胃汤（《温病条辨》）：沙参　麦冬　生地黄　玉竹　冰糖

凉膈散（《太平惠民和剂局方》）：连翘　大黄　甘草　芒硝　栀子　黄芩　薄荷　竹叶　蜂蜜

消渴方（《丹溪心法》）：黄连末　天花粉　生地汁　藕汁　人乳汁　姜汁　蜂蜜

消瘰丸（《医学心悟》）：玄参　牡蛎　贝母

海藻玉壶汤（《医宗金鉴》）：海藻　昆布　海带　半夏　青皮　陈皮　连翘　象贝　当归　川芎　独活　甘草

涤痰汤（《济生方》）：制半夏　制南星　陈皮　枳实　茯苓　人参　石菖蒲　竹茹　甘草　生姜

润肠丸（《沈氏尊生书》）：当归　生地　桃仁　枳壳　麻仁

调胃承气汤（《伤寒论》）：芒硝　大黄　甘草

调营饮（《证治准绳》）：莪术　川芎　当归　延胡索　赤芍　瞿麦　大黄　槟榔　陈皮　大腹皮　葶苈　赤茯苓　桑白皮　细辛　官桂　炙甘草　姜枣　白芷

通幽汤（《脾胃论》）：生地黄　熟地黄　桃仁泥　红花　当归　炙甘草　升麻

通窍活血汤（《医林改错》）：赤芍　川芎　桃仁　红花　老葱　鲜姜　红枣　麝香　酒

通瘀煎（《景岳全书》）：归尾　红花　山楂　乌药　香附　木香　青皮　泽泻

桑白皮汤（《景岳全书》）：桑白皮　半夏　苏子　杏仁　贝母　黄芩　黄连　山栀　生姜

桑杏汤（《温病条辨》）：桑叶　杏仁　沙参　浙贝母　豆豉　山栀　梨皮

桑菊饮（《温病条辨》）：桑叶　菊花　杏仁　桔梗　苇根　连翘　薄荷　生甘草

桑螵蛸散（《本草衍义》）：桑螵蛸　远志　菖蒲　龙骨　人参　茯神　当归　龟甲

十一画

理中丸（《伤寒论》）：人参　白术　干姜　炙甘草

黄土汤（《金匮要略》）：灶心黄土　甘草　干地黄　白术　炮附子　阿胶　黄芩

黄芩泻白散（《症因脉治》）：黄芩　桑白皮　地骨皮　甘草　粳米

黄芪汤（《金匮翼》）：黄芪　陈皮　火麻仁　白蜜

黄芪建中汤（《金匮要略》）：黄芪　白术　桂枝　炙甘草　生姜　大枣　饴糖

黄芪桂枝五物汤（《金匮要略》）：黄芪　桂枝　白芍　生姜　大枣

黄连上清丸（《古今医方集成》）：黄芩　黄连　黄柏　栀子　菊花　桔梗　薄荷　川芎　大黄　连翘　当归　葛根　玄参　天花粉　姜黄

黄连阿胶汤（《伤寒论》）：黄连　阿胶　黄芩　鸡子黄　芍药

黄连香薷饮(《类证活人书》)：黄连　香薷　厚朴

黄连理中汤(验方)：黄连　人参　白术　干姜　炙甘草

黄连清心饮(《沈氏尊生书》)：黄连　生地黄　当归　甘草　酸枣仁　茯神　远志　人参　莲子肉

黄连温胆汤(《备急千金要方》)：半夏　陈皮　茯苓　甘草　枳实　竹茹　黄连　大枣

黄连解毒汤(《外台秘要》)：黄连　黄柏　黄芩　栀子

菖蒲郁金汤(《温病全书》)：鲜石菖蒲　广郁金　炒山栀　连翘　菊花　银花　滑石　竹叶　丹皮　牛蒡子　竹沥　姜汁

萆薢分清饮(《医学心悟》)：萆薢　车前子　茯苓　莲子心　菖蒲　黄柏　丹参　白术

控涎丹(《三因极一病证方论》)：甘遂　大戟　白芥子

银翘散(《温病条辨》)：金银花　连翘　竹叶　荆芥　桔梗　牛蒡　芦根　淡豆豉　薄荷　甘草

猪肚丸(《备急千金要方》)：猪肚　黄连　粱米　瓜蒌根　茯神　知母　麦冬

猪苓汤(《伤寒论》)：猪苓　茯苓　泽泻　阿胶　滑石

麻子仁丸(《伤寒论》)：麻子仁　芍药　枳实　大黄　厚朴　杏仁

麻杏石甘汤(《伤寒论》)：麻黄　杏仁　石膏　炙甘草

麻黄汤(《伤寒论》)：麻黄　桂枝　杏仁　甘草

麻黄连翘赤小豆汤(《伤寒论》)：麻黄　连翘　赤小豆　生梓白皮　杏仁　甘草　生姜　大枣

麻黄附子细辛汤(《伤寒论》)：麻黄　附子　细辛

旋覆代赭石汤(《伤寒论》)：旋覆花　代赭石　人参　半夏　炙甘草　生姜　大枣

羚羊角汤(《医醇賸义》)：羚羊角　龟甲　生地　丹皮　白芍　柴胡　薄荷　蝉衣　菊花　夏枯草　石决明

羚羊钩藤汤(《通俗伤寒论》)：羚羊角　桑叶　钩藤　菊花　鲜生地　白芍　甘草　川贝　茯神　鲜竹茹

清心滚痰丸(《沈氏尊生书》)：大黄　黄芩　青礞石　犀角　皂角　朱砂　沉香　麝香

清金化痰汤(《统旨方》)：桑白皮　黄芩　山栀　桔梗　知母　贝母　瓜蒌　橘红　茯苓　甘草　麦冬

清肺饮(《证治汇补》)：茯苓　黄芩　桑白皮　麦冬　车前子　山栀　木通

清骨散(《证治准绳》)：银柴胡　胡黄连　秦艽　鳖甲　地骨皮　青蒿　知母　甘草

清胆汤(验方)：柴胡　郁金　川楝子　延胡索　黄连　栀子　蒲公英　大黄　白芍　金钱草　栝蒌

清营汤(《温病条辨》)：犀角　生地黄　玄参　竹叶心　麦冬　丹参　黄连　金银花　连翘

清暑益气汤(《脾胃论》)：黄芪　苍术　升麻　人参　神曲　橘皮　白术　麦冬　当归　炙甘草　青皮　黄柏

清暑益气汤(《温热经纬》)：西洋参　石斛　麦冬　黄连　竹叶　荷梗　甘草　知母　粳米　西瓜翠衣

清震汤(《素问病机气宜保命集》)：升麻　苍术　荷叶

清瘴汤(验方)：青蒿　柴胡　茯苓　知母　陈皮　半夏　黄芩　黄连　枳实　常山　竹茹　滑石　甘草　朱砂

清燥救肺汤(《医门法律》)：桑叶　石膏　杏仁　甘草　麦冬　人参　阿胶　炒胡麻仁　炙枇杷叶

十二画

琼玉膏(《洪氏集验方》引铁瓮方)：人参　生地黄汁　白茯苓

斑龙丸(《景岳全书》)：鹿角胶　鹿角霜　菟丝子　熟地黄　柏子仁　补骨脂　白茯苓

越婢加术汤(《金匮要略》)：麻黄　石膏　甘草　大枣　白术　生姜

越婢加半夏汤(《金匮要略》)：麻黄　石膏　生姜　大枣　甘草　半夏

越鞠丸(《丹溪心法》)：川芎　苍术　香附　神曲　栀子

葛根汤(《伤寒论》)：葛根　麻黄　桂枝　生姜　炙甘草　芍药　大枣

葛根芩连汤(《伤寒论》)：葛根　黄芩　黄连　炙甘草

葱白七味饮(《外台秘要》)：豆豉　葛根　生姜　麦冬　干地黄　葱白

葱豉汤(《肘后备急方》)：葱白　豆豉

葶苈大枣泻肺汤(《金匮要略》)：葶苈子　大枣

椒目瓜蒌汤(《医醇賸义》)：川椒目　瓜蒌仁　葶苈子　桑白皮　苏子　半夏　茯苓　橘红　蒺藜　生姜

紫雪(《太平惠民和剂局方》)：黄金　寒水石　磁石　滑石　石膏　犀角屑　羚羊角屑　青木香　沉香　玄参　升麻　甘草　丁香　朴硝　硝石　麝香　朱砂

黑锡丹(《太平惠民和剂局方》)：黑锡　硫黄　川楝子　胡芦巴　木香　炮附子　肉豆蔻　阳起石　沉香　茴香　肉桂　补骨脂

猴枣散(验方)：猴枣　羚羊角　天竺黄　川贝母　沉香　青礞石　麝香　硼砂

痛泻要方(《景岳全书》)：白术　白芍　防风　炒陈皮

普济消毒饮(《东垣十书》)：黄芩　黄连　连翘　玄参　板蓝根　马勃　牛蒡子　僵蚕　升麻　柴胡　陈皮　桔梗　甘草　薄荷

温胆汤(《备急千金要方》)：半夏　橘皮　甘草　枳实　竹茹　生姜　茯苓

温脾汤(《备急千金要方》)：人参　甘草　干姜　附子　大黄

滋水清肝饮(《医宗己任编》)：生地黄　山茱萸　茯苓　归身　山药　丹皮　泽泻　白芍　柴胡　山栀　酸枣仁

滋肾通关丸(《兰室秘藏》)：知母　黄柏　肉桂

犀角地黄汤(《备急千金要方》)：犀角　生地黄　丹皮　芍药

犀角散(《备急千金要方》)：犀角　黄连　升麻　山栀　茵陈

疏凿饮子(《济生方》)：商陆　泽泻　赤小豆　椒目　木通　茯苓皮　大腹皮　槟榔　生姜　羌活　秦艽

十三画

槐花散(《本事方》)：槐花　侧柏叶　荆芥炭　炒枳壳

槐角丸(《血证论》)：槐角　黄芩　生地　地榆　当归　防
　　风　荆芥　侧柏叶
暖肝煎(《景岳全书》)：肉桂　小茴香　茯苓　乌药　枸杞
　　子　当归　沉香　生姜
解语丹(《医学心悟》)：白附子　石菖蒲　远志　天麻　全
　　蝎　羌活　南星　木香　甘草
新加香薷饮(《温病条辨》)：香薷　金银花　扁豆花　厚朴
　　连翘

十四画

酸枣仁汤(《金匮要略》)：酸枣仁　甘草　知母　茯苓
　　川芎
膈下逐瘀汤(《医林改错》)：五灵脂　当归　川芎　桃仁
　　丹皮　赤芍药　乌药　延胡索　甘草　香附　红花
　　枳壳
膏淋汤(《医学衷中参西录》)：山药　芡实　龙骨　牡蛎
　　生地黄　党参　白芍

十五画及以上

增液汤(《温病条辨》)：玄参　麦门冬　生地黄

增液承气汤(《温病条辨》)：玄参　麦冬　生地　大黄
　　芒硝
镇肝熄风汤(《医学衷中参西录》)：怀牛膝　生赭石　生龙
　　骨　生牡蛎　生龟甲　生杭芍　玄参　天冬　川楝子
　　生麦芽　茵陈　甘草
薏苡仁汤(《类证治裁》)：薏苡仁　苍术　羌活　独活　麻
　　黄　桂枝　防风　川乌　当归　川芎　甘草　生姜
黛蛤散(验方)：青黛　海蛤壳
礞石滚痰丸(《养生主论》)：青礞石　沉香　大黄　黄芩
　　朴硝
藿香正气散(《太平惠民和剂局方》)：藿香　紫苏　白芷
　　桔梗　白术　厚朴　半夏曲　大腹皮　茯苓　橘皮
　　甘草　大枣　生姜
鳖甲煎丸(《金匮要略》)：鳖甲　乌扇　柴胡　黄芩　干姜
　　鼠妇　大黄　桃仁　丹皮　紫葳　芍药　桂枝　蜣螂
　　葶苈子　石韦　瞿麦　半夏　厚朴　赤硝　人参　阿
　　胶　蜂房　䗪虫
癫狂梦醒汤(《医林改错》)：桃仁　柴胡　香附　木通　赤
　　芍药　半夏　大腹皮　青皮　陈皮　桑白皮　苏子
　　甘草
蠲痹汤(《医学心悟》)：羌活　独活　桂枝　秦艽　海风藤
　　桑枝　当归　川芎　乳香　木香　甘草